W0075804

**Rationelle Therapie
in der Endokrinologie
einschließlich Diabetologie
und Stoffwechsel**

Mit freundlicher
Empfehlung

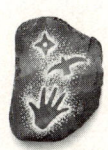 Pharmacia&Upjohn

Pharmacia & Upjohn GmbH
Produktservice Genotropin®
91051 Erlangen
Tel. 09131/801-0
Fax 09131/801-465

Rationelle Therapie in der Endokrinologie einschließlich Diabetologie und Stoffwechsel

Herausgegeben von der Deutschen Gesellschaft für Endokrinologie

Redaktion:

Reinhard Ziegler
Rüdiger Landgraf

Otto-Albrecht Müller
Alexander von zur Mühlen

Unter Mitarbeit von:

Bruno Allolio
Georg Brabant
Mario Colombo-Benkmann
Helmuth-Günther Dörr
Henning Dralle
Rudolf Fahlbusch
Horst Lorenz Fehm
Roland Gärtner
Annette Grüters-Kieslich
Martin Grußendorf
Hans Hauner
Johannes Hensen
Christian Herfarth
Rolf Dieter Hesch
Bernd Hinney
Wieland Kiess

Johannes Köbberling
Wilhelm Krone
Klaus Kruse
Rüdiger Landgraf
Hendrik Lehnert
Klaus Mann
Hans-Peter Meißner
Wieland Meng
Manfred James Müller
Otto-Albrecht Müller
Eberhard Nieschlag
Wolfgang Oelkers
Hans-Jürgen Quabbe
Friedhelm Raue
Christoph Reiners

Hans-Dietrich Röher
Matthias Rothmund
Ludwig Schaaf
Werner A. Scherbaum
Jochen Schopohl
Guido Schürmann
Heinrich M. Schulte
Wolfgang Sippell
Klaus-Henning Usadel
Klaus von Werder
Rolf-Peter Willig
Günther Wolfram
Wolfgang Wuttke
Reinhard Ziegler
Alexander von zur Mühlen

14 Abbildungen, 96 Tabellen

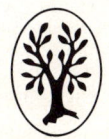

1997
Georg Thieme Verlag
Stuttgart · New York

*Die Deutsche Bibliothek –
CIP-Einheitsaufnahme*

*Rationelle Therapie in der Endokrinologie
einschließlich Diabetologie und Stoffwechsel :
96 Tabellen* / hrsg. von der Deutschen
Gesellschaft für Endokrinologie. Red.:
Reinhard Ziegler … Unter Mitarb. von
Bruno Allolio … – Stuttgart ; New York :
Thieme, 1997

© 1997 Georg Thieme Verlag
Rüdigerstraße 14
70469 Stuttgart

Printed in Germany

Umschlaggrafik: Martina Berge,
Erbach-Ernsbach

Satz und Druck: Druckhaus Götz GmbH,
Ludwigsburg
Gesetzt auf CCS Textline (Linotronic 630)
Buchbinderei: Held, Rottenburg

ISBN 3-13-104521-3   1 2 3 4 5 6

Wichtiger Hinweis: Wie jede Wissenschaft ist die Medizin ständigen Entwicklungen unterworfen. Forschung und klinische Erfahrung erweitern unsere Erkenntnisse, insbesondere was Behandlung und medikamentöse Therapie anbelangt. Soweit in diesem Werk eine Dosierung oder eine Applikation erwähnt wird, darf der Leser zwar darauf vertrauen, daß Autoren, Herausgeber und Verlag große Sorgfalt darauf verwandt haben, daß diese Angabe **dem Wissensstand bei Fertigstellung des Werkes** entspricht.

Für Angaben über Dosierungsanweisungen und Applikationsformen kann vom Verlag jedoch keine Gewähr übernommen werden. **Jeder Benutzer ist angehalten,** durch sorgfältige Prüfung der Beipackzettel der verwendeten Präparate und gegebenenfalls nach Konsultation eines Spezialisten festzustellen, ob die dort gegebene Empfehlung für Dosierungen oder die Beachtung von Kontraindikationen gegenüber der Angabe in diesem Buch abweicht. Eine solche Prüfung ist besonders wichtig bei selten verwendeten Präparaten oder solchen, die neu auf den Markt gebracht worden sind. **Jede Dosierung oder Applikation erfolgt auf eigene Gefahr des Benutzers.** Autoren und Verlag appellieren an jeden Benutzer, ihm etwa auffallende Ungenauigkeiten dem Verlag mitzuteilen.

Geleitwort

Die Endokrinologie ist die Lehre von Hormonen, die als Botenstoffe lebenserhaltende, leistungserhaltende und arterhaltende Funktionen besitzen. Störungen hormoneller Regulation führen zu Krankheiten, die vielfach Volkskrankheitscharakter besitzen, z.B. Diabetes mellitus, Schilddrüsenstörungen, Sterilität, Pubertätsstörungen, Störungen des Herz/Kreislauf- und Skelettsystems etc. Demzufolge ist eine einheitliche Diagnostik und Therapie dieser Erkrankungen notwendig.

Im Herbst 1993 erschien deshalb das Büchlein „Rationelle Diagnostik in der Endokrinologie einschließlich Diabetologie und Stoffwechsel". Dieser Leitfaden hatte das Anliegen, bewährte diagnostische Verfahren zu bündeln und somit die Diagnostik zu vereinheitlichen und zu standardisieren. Damit sollte ein wesentlicher Beitrag für die Qualitätssicherung in der Endokrinologie geleistet werden. Das nunmehr erschienene Büchlein über die „Rationelle Therapie in der Endokrinologie einschließlich Diabetologie und Stoffwechsel" dient den gleichen Zielen.

Die Endokrinologie hat in den letzten 10 Jahren ihre Kenntnis dramatisch erweitert. Demzufolge ist es selbst für den Experten der Endokrinologie schwierig, das Feld in Diagnose und Therapie zu überblicken. Wie schon der Diagnoseleitfaden, richtet sich dieser Leitfaden über die Therapie endokriner Störungen an den endokrinologisch gebildeten Arzt und darf nicht mißverstanden werden als Einführungswerk in endokrinologische Therapie. Nur Ärzte, die ein Grundverständnis pathoendokrinologischer Mechanismen haben, sind in der Lage, endokrinologische Störungen zu diagnostizieren und zu therapieren. Der vorliegende Leitfaden soll die dabei anfallenden therapeutischen Maßnahmen vereinheitlichen und dient damit erneut der Qualitätssicherung in der Medizin.

Die Deutsche Gesellschaft für Endokrinologie dankt als Herausgeber dieses Leitfadens dem Redaktionsteam dieses Büchleins und den Verfassern der einzelnen Kapitel.

Göttingen, Frühjahr 1996   Prof. Dr. Wolfgang Wuttke

Präsident der Deutschen Gesellschaft für Endokrinologie zur Zeit der Abfassung dieses Buches

Vorwort

Im Herbst 1993 erschien der erste Teil einer gemeinsamen Bemühung der Endokrinologen um Leitlinien unseres Faches: „Die rationale Diagnostik in der Endokrinologie", als wesentlicher Beitrag des Teilgebietes Endokrinologie zur „Qualitätssicherung" in der Medizin. Folgerichtig hat unsere Gesellschaft (DGE) nun auch Richtlinien zur Therapie endokriner Erkrankungen erarbeitet. Kondensate beider Bücher haben mittlerweile auch in eine übergreifende Bemühung der Deutschen Gesellschaft für Innere Medizin Eingang gefunden, die in komprimierter Form entsprechende Leitlinien aller Fächer zusammengetragen hat und publiziert. Diese informative Übersicht war jedoch nur durch Verzicht vieler Details möglich.

Vom Druck der Zeit mit den finanziellen Möglichkeiten der Medizin wissenschaftlich begründet und wirtschaftlich umzugehen, ist auch die Endokrinologie nicht ausgenommen. Wir sind froh, daß auch das vorliegende Buch nicht nur den Blickwinkel der gesamten Inneren Medizin wiedergibt, sondern das betont in der Deutschen Gesellschaft für Endokrinologie geübte Miteinander in gegenseitiger Befruchtung auch in der Autorenschaft verwirklicht: Chirurgie, Neurochirurgie, Pädiatrie, Gynäkologie und Geburtshilfe sowie Nuklearmedizin haben ihre Kompetenz eingebracht.

Zum Zeitpunkt der Fertigstellung plant unsere Gesellschaft bereits den nächsten Schritt, nämlich Diagnostik und Therapie in einem Bande zusammenzuführen. Wir hoffen in zwei bis drei Jahren das vereinte Opus der Deutschen Gesellschaft für Endokrinologie vorlegen zu können.

Es möge nützen!

Reinhard Ziegler
Rüdiger Landgraf
Otto-Albrecht Müller
Alexander v. zur Mühlen

Autorenverzeichnis

Allolio, Bruno, Prof. Dr. med., Medizinische Universitätsklinik, Josef-Schneider-Straße 2, 97080 Würzburg

Brabant, Georg, Prof. Dr. med., Klinische Endokrinologie, Medizinische Hochschule Hannover, Konstanty-Gutschow-Straße 8, 30625 Hannover

Colombo-Benkmann, Mario, Dr. med., Chirurgische Klinik und Poliklinik, Universität Heidelberg, Kirschnerstraße 1, 69120 Heidelberg

Dörr, Helmuth-Günther, Priv.-Doz. Dr. med., Klinik mit Poliklinik für Kinder und Jugendliche, Universität Erlangen-Nürnberg, Abteilung Pädiatrische Endokrinologie, Loschgestraße 15, 91054 Erlangen

Dralle, Henning, Prof. Dr. med., Klinik für Allgemeinchirurgie, Medizinische Fakultät der Martin-Luther-Universität, Klinikum Kröllwitz, Ernst-Grube-Straße 40, 06097 Halle

Fahlbusch, Rudolf, Prof. Dr. med., Universität Erlangen-Nürnberg, Neurochirurgische Klinik mit Poliklinik, Schwabachanlage 6, 91054 Erlangen

Fehm, Horst Lorenz, Prof. Dr. med. habil., Medizinische Universität zu Lübeck, Medizinische Klinik I, Ratzeburger Allee 160, 23538 Lübeck

Gärtner, Roland, Prof. Dr. med., Medizinische Klinik Innenstadt der Universität, Endokrinologie, Ziemssenstraße 1, 80336 München

Grüters-Kieslich, Annette, Priv.-Doz. Dr. med., Universitäts-Kinderklinik, Heubnerweg 6, 14059 Berlin

Grußendorf, Martin, Prof. Dr. med., Hospitalstraße 34, 70174 Stuttgart

Hauner, Hans, Prof. Dr. med., Universität Düsseldorf, Diabetes-Forschungsinstitut, Auf'm Hennekamp 65, 40225 Düsseldorf

Hensen, Johannes, Prof. Dr. med., Medizinische Klinik I, Endokrinologie, Universität Erlangen-Nürnberg, Krankenhausstraße 12, 91054 Erlangen

Herfarth, Christian, Prof. Dr. med., Chirurgische Klinik und Poliklinik, Universität Heidelberg, Kirschnerstraße 1, 69120 Heidelberg

Hesch, Rolf Dieter, Prof. Dr. med., Seestraße 1, 78464 Konstanz

Hinney, Bernd, Priv.-Doz. Dr. Dr. med., Universitäts-Frauenklinik, Abteilung für Klinische und Experimentelle Endokrinologie, Robert-Koch-Straße 40, 37075 Göttingen

Kiess, Wieland, Priv.-Doz. Dr. med., Universitäts-Kinderklinik, Justus-Liebig-Universität, Feulgenstraße 12, 35385 Giessen

Köbberling, Johannes, Prof. Dr. med., Ferdinand-Sauerbruch-Klinik, Innere Abteilung, Arrenberger Straße 20, 42117 Wuppertal

Krone, Wilhelm, Prof. Dr. med., Klinik II und Poliklinik für Innere Medizin, Universität zu Köln, 50924 Köln

Kruse, Klaus, Prof. Dr. med., Klinik für Pädiatrie, Medizinische Universität zu Lübeck, Kalhorststraße 31–35, 23562 Lübeck

Landgraf, Rüdiger, Prof. Dr. med., Medizinische Klinik Innenstadt der Universität München, Ziemssenstraße 1, 80336 München

Lehnert, Hendrik, Prof. Dr. med., Medizinische Fakultät, Zentrum Innere Medizin, Klinik für Endokrinologie und Stoffwechselkrankheiten, Leipziger Straße 44, 39120 Magdeburg

Mann, Klaus, Prof. Dr. med., Universitätsklinikum Essen, Zentrum für Innere Medizin, Abteilung für Endokrinologie, Hufelandstraße 55, 45122 Essen

Meißner, Hans-Peter, Prof. Dr. med., Thomasiusstraße 1, 10557 Berlin

Meng, Wieland MR, Prof. Dr. sc. med., Klinik für Innere Medizin, Ernst-Moritz-Arndt-Universität, Friedrich-Loeffler-Straße 23a, 17489 Greifswald

Müller, Manfred James, Prof. Dr. med., Institut für Humanernährung und Lebensmittelkunde, Christian-Albrecht-Universität, Düsternbrookerweg 17, 24105 Kiel

Müller, Otto-Albrecht, Prof. Dr. med., II. Medizinische Abteilung, Krankenanstalten Rotes Kreuz, Nymphenburger Straße 163, 80634 München

Nieschlag, Eberhard, Prof. Dr. med., FRCP Institut für Reproduktionsmedizin, Westfälische Wilhelms-Universität Münster, Domagkstraße 11, 48149 Münster

Oelkers, Wolfgang, Prof. Dr. med., Medizinische Klinik und Poliklinik, Abteilung für Endokrinologie, Klinikum Benjamin Franklin, Freie Universität, Hindenburgdamm 30, 12200 Berlin

Quabbe, Hans-Jürgen, Prof. Dr. med., Klinikum Benjamin Franklin, Medizinische Klinik und Poliklinik, Abteilung für Endokrinologie, Freie Universität Hindenburgdamm 30, 12200 Berlin

Raue, Friedhelm, Prof. Dr. med., Brückenstraße 21, 69120 Heidelberg

Reiners, Christoph, Prof. Dr. med., Klinik und Poliklinik für Nuklearmedizin der Universität Würzburg, Josef-Schneider Straße 2, 97080 Würzburg

Röher, Hans-Dietrich, Prof. Dr. med., Chirurgische Klinik und Poliklinik der Universität, Moorenstraße 5, 40225 Düsseldorf

Rothmund, Matthias, Prof. Dr. med., Zentrum Operative Medizin I, Klinik für Allgemeinchirurgie, Baldingerstraße, 35033 Marburg

Schaaf, Ludwig, Priv.-Doz. Dr. med., Max-Planck-Institut für Psychiatrie, Klinisches Institut, Klinische Chemie und Endokrinologie, Kraepelinstraße 10, 80804 München

Scherbaum, Werner A., Prof. Dr. med., Diabetes-Forschungsinstitut der Universität Düsseldorf, Auf'm Hennekamp 65, 40225 Düsseldorf

Schopohl, Jochen, Dr. med., Medizinische Klinik Innenstadt der Universität München, Ziemssenstraße 1, 80336 München

Schürmann, Guido, Priv.-Doz. Dr. med., Chirurgische Klinik und Poliklinik, Universität Heidelberg, Kirschnerstraße 1, 69120 Heidelberg

Schulte, Heinrich M., Prof. Dr. med., Institut für Hormon- und Fortpflanzungsforschung an der Universität Hamburg, Grandweg 64, 22529 Hamburg

Sippell, Wolfgang G., Prof. Dr. med., Universitäts-Kinderklinik, Pädiatrische Endokrinologie, Schwanenweg 20, 24105 Kiel

Usadel, Klaus-Henning, Prof. Dr. med., Zentrum der Inneren Medizin, Abteilung Endokrinologie, Klinikum der Universität, Theodor-Stern-Kai 7, 60596 Frankfurt

Werder, Klaus von, Prof. Dr. med., Schloßpark-Klinik, Heubnerweg 2, 14059 Berlin

Willig, Rolf-Peter, Prof. Dr. med., Universitäts-Kinderklinik, UKE Hamburg, Pädiatrische Endokrinologie, Martinistraße 52, 20251 Hamburg

Wolfram, Günther, Prof. Dr. med., Medizinische Poliklinik der Universität München, Pettenkoferstraße 8a, 80336 München

Wuttke, Wolfgang, Prof. Dr. med., Universitäts-Frauenklinik, Abteilung für Klinische und Experimentelle Endokrinologie, Robert-Koch-Straße 40, 37075 Göttingen

Ziegler, Reinhard, Prof. Dr. med., Medizinische Universitätsklinik und Poliklinik, Innere Medizin I, Endokrinologie und Stoffwechsel, Bergheimer Straße 58, 69115 Heidelberg

v. zur Mühlen, Alexander, Prof. Dr. med., Medizinische Hochschule Hannover, Abteilung für Klinische Endokrinologie, Konstanty-Gutschow-Straße 8, 30623 Hannover

Inhaltsverzeichnis

8. Weibliche Gonaden: Gynäkologische Endokrinologie und Fertilitätsstörungen ··· 343

1. Hypothalamus und Hypophyse

H.-J. Quabbe, R. Fahlbusch
A. v. zur Mühlen, O.-A. Müller
H. M. Schulte, K. von Werder
R.-P. Willig

Hypothalamische Erkrankungen

Störungen der ADH-Sekretion

Diabetes insipidus

Definition

Mangel an antidiuretischem Hormon (ADH, Synonym: Arginin-Vaso-pressin = AVP), meist durch Zerstörung der hypothalamischen Vasopressin(= ADH)-Neurone durch Trauma, granulomatöse Prozesse, als Autoimmunerkrankung, aus unbekannter Ursache („idiopathisch"). In seltenen Fällen kombiniert mit einer Störung des nahe gelegenen Durstzentrums (Diabetes insipidus occultus, s. hypersalaemicus). Zerstörung des Hypophysenhinterlappens allein bewirkt im allgemeinen keinen permanenten Diabetes insipidus.

Therapeutische Situation/Indikation zur Therapie

Die der Polyurie folgende Polydispsie (bis zu 15 l/d und mehr) ist allein nicht lebensbedrohend, führt aber zu erheblicher Störung des Tagesablaufes und der Nachtruhe. Diabetes insipidus hypersalaemicus (Diabetes insipidus mit Hypodipsie) ist eine lebensbedrohliche Erkrankung. Fehlendes Durstgefühl bei starker Polyurie führt schnell zu massiver Dehydratation und extremer Hypernatriämie/Hyperosmolalität.

Therapeutisches Konzept

Die medikamentöse Therapie besteht im Ersatz des fehlenden Hormons ADH in Form des länger wirksamen und pernasal anwendbaren DDAVP (Desmopressin, 1-Deaminocystein-8-D-Arginin-Vasopressin).

Medikamentengruppe (Tab. 1.1)

Therapie der Wahl ist die intranasale Zuführung von Desmopressin (z.B. Minirin). Bei Schwierigkeiten (Bewußtseinsstörungen, chronische Rhinitis, Reizung der Nasenschleimhaut [selten]) muß auf ein s.c/i.m./i.v. injizierbares Präparat (z.B. Minirin parenteral, Pitressin Tannat [i.m.]) zurückgegriffen werden. Neuerdings steht DDAVP auch für die orale Therapie zur Verfügung. Chlorpropamid und Clofibrat haben eine schwache antidiuretische Wirkung. Sie können in Problemfällen herangezogen werden.

Tab. 1.**1** Therapie des Diabetes insipidus

Präparat (Genericum)	Handelspräparate	Zuführung	Dosierung	Einnahmeintervall
Desmopressin	Minirin Spray	pernasal	1 Hub = 10 µg	ein- bis zweimal täglich
Desmopressin	Minirin Rhinette	pernasal	1 Rhinette = 20 µg	ein- bis zweimal täglich
Desmopressin	Minirin parenteral	s.c., i.m., i.v.	1 Ampulle = 4 µg	ein- bis zweimal täglich $1/4$ – 1 Ampulle
Desmopressin	DDAVP 0,1 mg Tbl.	oral	0,2 – 1,2 mg/d	aufgeteilt in 3 Dosen
Desmopressin	Minirin 0,2 mg Tbl.	oral	0,2 – 1,2 mg/d	aufgeteilt in 3 Dosen
Vasopressin Tannat	Pitressin Tannat	i.m.	1 Ampulle = 5 I.E.	einmal tägl. bis einmal alle 3 Tage
Chlorpropamid	in Deutschland nicht im Handel	oral	250 – 750 mg/d	ein- bis zweimal täglich
Clofibrat	Clofibrat 500	oral	250 – 500 mg	alle 6 – 8 h

Wirksamkeit
Sehr gut. Die Differentialdiagnose „nephrogener Diabetes insipidus"
muß ausgeschlossen sein.

Dosierung
Meist zweimal täglich 1 Hub (enthält 0,1 ml Lösung entsprechend 10 μg
DDAVP). Bei leichteren Formen genügt auch 1 Hub, der dann abends gegeben wird (Nachtruhe). Dosen bis 60 μg/d in geteilten Dosen sind möglich. Die parenterale Dosis (ein- bis zweimal täglich) beträgt 1,0 – 4,0 μg
pro Dosis. Die orale Dosis beträgt 100 – 800 μg/d in geteilten Dosen.

Nebenwirkungen
Selten Reizung der Nasenschleimhaut.

Kontraindikationen/Warnungen
Keine Kontraindikationen. Überdosierung führt zur Flüssigkeitsretention, Hyponatriämie, selten Ödemen. Verstärkung der Wirkung durch
Clofibrat und Indometacin, Verminderung der Wirkung durch Glibenclamid und Carbamazepin.

Erfolgskontrollen/Verlaufskontrollen
Tägliche Gewichtskontrolle zur Vermeidung von Dehydratation, Flüssigkeitsretention. Die Therapie muß bei der idiopathischen Form im allgemeinen lebenslang durchgeführt werden. Diabetes insipidus nach
Operationen im Hypophysen-Hypothalamus-Bereich besteht meist nur
temporär (Auslaßversuch).

■ **Besondere Situationen:** Bei Serum-Natriumkonzentrationen
> 160 mmol/l Gefahr der *hypertonen Enzephalopathie*. Die intrazelluläre
Osmolalität im Gehirn sinkt bei Flüssigkeitsausgleich langsamer als die
Serum-Osmolalität. Es kommt zum Hirnödem. Der Flüssigkeitsausgleich muß daher langsam erfolgen (Serum-Natrium-Reduktion etwa
0,5 mmol/h. Meist Flüssigkeitszufuhr als hypotone (0,45 %) NaCl-Lösung.
Bei sehr hohen Natriumkonzentrationen zunächst auch als physiologische NaCl-Lösung (0,9 %), die dann dem Serum gegenüber hypoosmolar
ist. Das Wasserdefizit (Liter [l]) wird nach der folgenden Formel berechnet:

$$\text{Defizit } H_2O = (0,6 \times \text{Körpergewicht [kg]} \times$$
$$(1 - 140/\text{Serum-Natriumkonzentration [mmol/l]})$$

Körperwasser = 60% des Körpergewichtes; 140 = normale Serum-Natriumkonzentration; Beispiel: Eine Serum-Natriumkonzentration = 170 mmol/l ergibt ein Defizit von 7,41 Liter. Diese etwa 7 Liter wären innerhalb von 60 Stunden zuzuführen, zusätzlich zu der täglichen Trinkmenge von etwa 2 Litern.

Diabetes insipidus mit Hypodipsie (hypersalaemicus)

kann besonders nach Schädel-Hirn-Traumen und nach Aneurysmablutung mit Clippung der Arteria communicans anterior auftreten. Eine mangelnde Funktion des Durstzentrums führt dazu, daß trotz Polyurie nicht getrunken wird. Diese Patienten müssen Desmopressin anwenden, Ein- und Ausfuhr täglich kontrollieren und bewußt die Einfuhr der Ausfuhr angleichen. Bei Kindern fällt diese Aufgabe den Eltern zu. Kontrollparameter ist das Serum-Natrium, das zwischen 140 und 150 mmol/l liegen sollte.

Kindesalter

Bei Neugeborenen und auch bei älteren Kindern muß die DDAVP-Dosis austitriert werden. Neugeborene reagieren auf DDAVP sehr sensibel. Kinder werden mit Rhinylen behandelt, mit denen die Dosen auf 0,025 ml (= 25 µl) reduziert werden können. Ggf. kann die DDAVP-Flüssigkeit mit physiologischer Kochsalzlösung verdünnt werden (1:10). Jenseits der Säuglingszeit ist die übliche tägliche Dosis zweimal 25 µl (zweimal 2,5 µg). Häufig wird nur eine abendliche Dosis benötigt. Bei Säuglingen muß die Flüssigkeitszufuhr von den Eltern reglementiert werden.

Schwangerschaft

Schwangerschaft ist keine Kontraindikation für die Anwendung von Desmopressin.

Prognose

Gute Prognose bei unkompliziertem Diabetes insipidus; unsichere Prognose bei Diabetes insipidus hypersalaemicus.

Nephrogener Diabetes

Ursache des – seltenen – nephrogenen Diabetes insipidus ist ein angeborener Defekt des ADH-Rezeptors im Nierentubulus. Die Therapie besteht in geregelter Flüssigkeitszufuhr, ggf. einem Thiaziddiuretikum abends (induziert leichten Salz- und Flüssigkeitsverlust und ermöglicht so eine bessere Nachtruhe). Iatrogen kann ein nephrogener Diabetes insipidus u. a. bei Lithiumtherapie vorkommen (reversibel nach Absetzen des Medikamentes).

Syndrom der inappropriaten ADH-Sekretion (SIADH, Vasopressin-Exzeß)

Definition

Sekretion des ADH ist inadäquat hoch im Verhältnis zur Plasma-Osmolalität, z. B. durch ektope ADH-Sekretion (paraneoplastisches Syndrom), nach Schädel-Hirn-Trauma, nach Subarachnoidalblutung und bei Meningitis. Iatrogen (Carbamazepin, Chlorpropamid, Vincristin, Cyclophosphamid). Abgrenzung von Hyponatriämie anderer Ursache erforderlich (Herzinsuffizienz, Leberzirrhose, terminales Nierenversagen).

Therapeutische Situation/Indikation zur Therapie

Gefährdung durch niedrige Serum-Natriumkonzentration und niedrige Serum-Osmolalität. Es muß daher eine Therapie erfolgen mit dem Ziel der Normalisierung von Serum-Natriumkonzentration und -Osmolalität.

Therapeutisches Konzept

In der chronischen Situation lediglich Restriktion der Gesamtflüssigkeitsaufnahme auf etwa 800 – 1000 ml/24 h. Medikamente, die die renale Wasserrückresorption reduzieren (z. B. Lithium, Demeclocycline), haben alle erhebliche Nebenwirkungen. Sie sollten nur vom Erfahrenen angewendet werden. Bei ektoper ADH-Sekretion (z. B. kleinzelliges Bronchialkarzinom) Behandlung des Grundleidens.

Erfolgskontrollen/Verlaufskontrollen

Tägliche Gewichtskontrolle zur Vermeidung von Dehydratation oder Flüssigkeitsretention. Die Therapie muß im allgemeinen lebenslang durchgeführt werden.

■ **Besondere Situationen:** Bei akuter Entwicklung von Serum-Natriumkonzentrationen unter 125 mmol/l besteht die Gefahr einer *hypotonen Enzephalopathie*. Die Natriumkonzentration sollte zunächst auf 125 mmol/l angehoben werden durch Zufuhr von 3–5 % NaCl-Lösung nach der Formel:

$$\text{Defizit}_{[\text{mmol Na}]} = (0{,}6 \times \text{Körpergewicht [kg]}) \times$$
$$(125 - \text{Serum-Natriumkonzentration [mmol/l]})$$

Die Korrektur sollte durch Anheben der Natriumkonzentration um 0,5 mmol/l/h erfolgen. Junge Frauen, die bereits zerebrale Symptome aufweisen, sind durch die Hyponatriämie stärker gefährdet. Bei ihnen sollte die Korrektur mit 1–2 mmol/l/h erfolgen. Nach Erreichen von 125 mmol/l sollte die weitere Anhebung der Serum-Natriumkonzentration langsam erfolgen, um die Gefahr eines Hirnödems (diffuse Schädigung oder pontine Myelinolyse) zu vermeiden. Jetzt reicht Flüssigkeitsrestriktion aus (Gesamtflüssigkeitszufuhr 800–1000 ml/d).

Handelt es sich um eine Hyponatriämie mit Volumenexpansion (z.B. Herzinsuffizienz), so sollte zusätzlich Furosemid gegeben werden (→ geringere Urin- als Plasma-Osmolalität). Alternativ können ACE-Hemmer zur Anwendung kommen.

Kindesalter

Im Kindesalter wird das SIADH bei PEEP-Beatmung von Früh- und Neugeborenen, nach Hirnoperationen und anderen Schädel-Hirn-Traumen, inkl. epileptischer Anfälle, beobachtet; ferner auch bei pulmonalen Erkrankungen. Die Therapie erfolgt durch Flüssigkeitsrestriktion, Schleifendiuretika und Ausgleich des Kochsalzverlustes (140 – Serum-Natriumkonzentration) × (Körpergewicht [kg] : 3) + Tagesbedarf (2 mval/kg). Im Notfall kann Furosemid bei gleichzeitiger Natriumzufuhr hilfreich sein. Hierdurch wird Flüssigkeit ausgeschleust und gleichzeitig die intravasale Natriumkonzentration gesteigert, um einem Hirnödem vorzubeugen.

Senium

Im Senium muß die Flüssigkeitszufuhr (Volumen) wegen der Gefahr des Lungenödems bei Herzmuskelinsuffizienz besonders vorsichtig erfolgen.

Prognose

Akute, schwere Hyponatriämie mit Werten unter 120 mmol/l trägt das Risiko des ZNS-Schadens und führt in Extremfällen zum Tode. Chronische Hyponatriämie bleibt häufig asymptomatisch, auch bei Konzentrationen unter 120 mmol/l. Die Gefahr durch zu schnelle Korrektur der Serum-Natriumkonzentration ist meist höher als die Hyponatriämie selbst.

Andere Ursachen des hypoosmolaren Syndroms und ihre Therapie s. Tab. 1.2.

Tab. 1.2 Andere Ursachen des hypoosmolaren Syndroms und ihre Therapie

Krankheit	Therapie	Bemerkungen
psychogene Polydipsie	Psychotherapie	
diuretika-induziert	Absetzen der Medikamente	
Morbus Addison	Gluko- und Mineralo-kortikoidsubstitution	Volumenkontraktion
Herzinsuffizienz Leberzirrhose	Reduktion der Flüssigkeits-zufuhr, Diuretika	Volumenexpansion
exzessiver Bier-konsum	Einschränkung des Bier-konsums, Kochsalzzufuhr	Ursache: hohe Flüssig-keitszufuhr mit geringem NaCl-Gehalt
Überinfusion hypo-osmolarer Flüssigkeit	Diuretika, Ursache beseitigen	

Erkrankungen der Hypophyse

Erkrankungen der Hypophyse sind insgesamt selten. Jedoch machen Hypophysenadenome etwa 10–20% aller klinisch wichtigen intrakraniellen Tumoren aus. Sie sind hormonell aktiv: Sekretion von Prolaktin, GH, ACTH, selten biologisch aktives FSH oder LH; okkult aktiv (klinisch endokrin-inaktiv): FSH, LH, TSH (freie Glykoproteinuntereinheiten, selten GH, PRL, ACTH); oder inaktiv: Nullzelladenome. Maligne Hypophysenadenome sind Raritäten. Unter diesen überwiegen dann allerdings die Prolaktinome. Selten kann ein Adenom vorgetäuscht werden durch Hyperplasie bei ektoper Sekretion eines Releasing-Hormones, bei entzündlichen Prozessen (Hypophysitis, granulomatöse Erkrankungen) oder durch Aktivierung des Regelkreises bei Endorganinsuffizienz (Hypothyreose, besonders im Kindesalter).

Eine supraselläre Tumorausdehnung bedroht das Chiasma opticum (→ Quadrantenanopsie → temporale Hemianopsie → Erblindung), seltener die Augenmuskelnerven (besonders N. oculomotorius). Ein Makroadenom bedroht die restliche Hypophysenfunktion (→ Oligo- → Pan-Hypopituitarismus).

Unterfunktion der Hypophyse ist meist Folge einer intra- oder suprasellären Raumforderung (Hypophysenadenom, Kraniopharyngeom, Meningeom, Metastase u. a.), einer Hypophysennekrose (spontane Tumoreinblutung, Sheehan-Syndrom), eines Schädel-Hirn-Traumas (Hypophysenstiel-Abriß, hypothalamische Läsion, Steißlage bei der Geburt) oder Folge einer Hypophysitis, einer granulomatösen Erkrankung, Folge einer ZNS-Bestrahlung (besonders GH-Mangel durch GRH-Defizit), extrem selten genetisch bedingt (z. B. Deletion des GH-Genes).

Hypophysentumoren

Hypophysentumoren fallen auf durch hormonelle Mehrsekretion, durch Folgen der Raumforderung (Gesichtsfelddefekt, Augenmuskellähmung) oder werden zufällig entdeckt, wenn aus anderer Ursache (z. B. Kopfschmerzen, Schädeltrauma) ein Schädel-CT/MRT angefertigt wird (Hypophyseninzidentalom). Hypophysenadenome sind praktisch immer gutartig. Maligne, d. h. metastasierende Tumoren sind Raritäten.

Klinisch endokrin-aktive Tumoren

Prolaktinom, Hyperprolaktinämie

Definitionen

Autonome Sekretion von Prolaktin durch ein Hypophysenadenom (Prolaktinom) oder erhöhte Serumkonzentration von Prolaktin als sog. Begleit- oder Enthemmungs-Hyperprolaktinämie durch Kompression des Hypophysenstiels und Entkoppelung von der hypothalamischen (inhibierenden) Regulation. Als weitere Ursachen kommen in Frage: supraselläre Tumoren, Hypothyreose, Medikamente (Dopamin-Antagonisten, Katecholamindepletoren). Serum-Prolaktinkonzentrationen über 250 µg/l sprechen für ein Prolaktinom.

Therapeutische Situation/Indikation zur Therapie

Ein Makroprolaktinom bedroht Chiasma opticum und Augenmuskelnerven. Der Hormonexzeß bewirkt einen hyperprolaktinämischen Hypogonadismus. Die Hyperprolaktinämie als solche muß behandelt werden, weil sie (1) bei der Frau über die Ovarialinsuffizienz und den Östrogenmangel eine Osteoporose bewirkt, (2) beim Mann eine Störung von Libido und Potenz sowie sonstige Folgen eines Androgenmangels bewirkt, (3) bei der Frau mit Kinderwunsch über die Lutealinsuffizienz zu anovulatorischen Zyklen, Oligomenorrhö oder Amenorrhö führt, (4) eine Galaktorrhö unterhält (eher selten).

Therapeutisches Konzept

Die primäre Therapie des Prolaktinoms ist *immer* medikamentös mit einem Dopamin-Agonisten, da bei diesen Adenomen nicht nur die Prolaktinkonzentration gesenkt wird, sondern es auch zu einer Verkleinerung des Tumors kommt. Eine Operation ist dann indiziert, wenn trotz dopaminerger Therapie ein Makroadenom nicht kleiner wird, weiter wächst oder nach mehrmonatiger Therapie klar wird, daß eine befriedigende Prolaktinsenkung medikamentös nicht erreichbar ist.

Die Hyperprolaktinämie bei Kompression des Hypophysenstiels oder aus anderen nicht tumorbedingten Ursachen (Enthemmungs-Hyperprolaktinämie), sollte auf jeden Fall kausal behandelt werden (Operation des endokrin-inaktiven Hypophysentumors, Substitution mit Schilddrüsenhormonen bei Hypothyrose, Absetzen verursachender Medikamente etc.). Persistiert die Hyperprolaktinämie danach, so können ebenfalls Dopamin-Agonisten eingesetzt werden.

Operative Therapie

Die operative Therapie entspricht der anderer Hypophysenadenome (zu Details s. S. 25). Evtl. Hormondefizite – besonders Cortisolmangel – müssen vor der Operation ausgeglichen werden.

Medikamentöse Therapie

Bei allen Dopamin-Agonisten handelt es sich um Ergotverbindungen. Einzige Ausnahme ist ein Quinagolin-Derivat (Norprolac). Einen Überblick über die Gruppe der Dopamin-Agonisten gibt Tab. 1.**3**.

Tab. 1.3   Dopamin-Agonisten zur Behandlung der Hyperprolaktinämie

Präparat (Genericum)	Handels- präparate	Dosierung (mg)	Einnahme- intervall	Bemerkungen
Bromocriptin	Pravidel Kirim	1,25 – 30	ein- bis dreimal/d	mit diesem Präparat besteht die größte Erfahrung
Lisurid	Dopergin Cuvalit	0,2 – 2,6 0,2 – 2,6	zwei- bis dreimal/ d zwei- bis dreimal/ d	Alternative zu Bromocriptin
Quinagolid (CV 205 – 502)	Norprolac	0,075 – 0,75	einmal/d	Dopamin-Agonist der „2. Generation"
Cabergolin	Dostinex	0,25 – 1,0	zwei- bis viermal/ Woche	Dopamin-Agonist der „2. Generation"
Metergolin	Liserdol	4 – 16	dreimal/d	Dopamin-Agonist und partieller Serotonin-Antagonist; nur bei mäßig ausgeprägter Hyperprolaktinämie indiziert
Pergolid	Parkotil	0,05 – 0,25	einmal/d	in Deutschland nur für Morbus Parkinson zugelassen

Wirksamkeit

Serum-Prolaktinkonzentration: Dopamin-Agonisten senken die Prolaktinkonzentration sehr effektiv. Die Enthemmungs-Hyperprolaktinämie kann praktisch immer beseitigt werden. Auch bei Mikroprolaktinom kann die Prolaktinkonzentration fast immer normalisiert werden. Bei Makroadenomen wird sie nicht immer normalisiert, und gelegentlich bleibt die Prolaktinkonzentration völlig unbeeinflußt.

Tumorschrumpfung: In 85 % der Adenome kommt es unter Dopamin-Agonisten-Therapie zur Tumorschrumpfung. Ausnahmsweise ist nach langjähriger Therapie kein sicherer Tumor mehr im MRT nachweisbar. Allerdings steigt während eines Auslaßversuches (nach mindestens dreijähriger ununterbrochener Therapie) die Prolaktinkonzentration in über 90 % dieser Fälle wieder an. Gelegentlich wird jedoch – fast ausschließlich bei Mikroadenomen – eine bleibende Normoprolaktinämie beobachtet. Zur Zeit kann empfohlen werden, daß ein Auslaßversuch frühestens nach dreijähriger, kontinuierlicher Therapie dann durchgeführt wird, wenn mit der kleinsten Dosierung des Dopamin-Agonisten eine Normoprolaktinämie erhalten bleibt. Während des Auslaßversuches sollten MRT und Prolaktinkonzentration innerhalb von 4 Wochen kontrolliert werden und später in größeren Abständen.

Dosierung

Die Therapie wird immer mit einer sehr niedrigen Dosis begonnen, die zunächst abends unmittelbar nach dem Essen eingenommen wird (meist eine halbe Tablette des jeweiligen Präparates). Dann wird langsam bis zur Normoprolaktinämie bzw. zur Höchstdosis (s. Tab. 1.**3**) gesteigert.

Nebenwirkungen

Gastrointestinale Symptome (Übelkeit, Erbrechen), Blutdruckabfall, trockene Nase, seltener digitale Vasospasmen, Gewichtsabnahme, depressive oder manische Symptome (besonders bei Quinagolid). Dopamin-Agonisten der 2. Generation werden in der Regel besser vertragen. Sie sind auch gelegentlich bei Bromocriptin- oder Lisurid-Resistenz noch wirksam. Bromocriptin gilt jedoch weiterhin als Bezugspräparat, da mit ihm weitaus die meiste Erfahrung gewonnen wurde.

Kontraindikationen/Warnungen

Dopamin-Agonisten sind selbstverständlich kontraindiziert bei Erkrankungen, die mit Dopamin-Antagonisten behandelt werden. So z.B. bei Neuroleptikatherapie der Schizophrenie und der affektiven depressiven Psychosen wie auch bei einer mit Metoclopramid oder Domperidon behandelten gastrointestinalen Motilitätsstörung. Die Wirkung von Sulpirid, das bei Schwindelzuständen gegeben wird, wird durch Dopamin-Agonisten aufgehoben. Ist eine Schwangerschaft unerwünscht, so müssen unter erfolgreicher Dopaminagonisten-Therapie ggf. kontrazeptive Maßnahmen ergriffen werden.

Erfolgskontrollen/Verlaufskontrollen
Der Therapieerfolg wird durch Messung der Prolaktinkonzentration kontrolliert. Diese erfolgt anfangs wöchentlich unter Steigerung der Dosis bis zur Normalisierung oder Konstanz der Serum-Prolaktinkonzentration. Anschließend Kontrolle alle 3 Monate. Die Tumorgröße muß beim Makroadenom zunächst nach 4 Wochen und dann jährlich im MRT geprüft werden. Ist der Tumor deutlich kleiner geworden und bleibt die Prolaktinkonzentration im niedrig normalen Bereich, so kann auf jährliche MRT-Kontrollen verzichtet werden. Besteht bei Therapiebeginn bereits ein Gesichtsfelddefekt und bessert sich dieser nicht innerhalb weniger Tage, so sollte eine MRT-Kontrolle schon früher (z. B. nach einer Woche) erfolgen, da bei fehlender Volumenreduktion in dieser Situation ggf. eine Operation erwogen werden muß.

Alternative medikamentöse Therapie

Steht beim Mikroprolaktinom der hyperprolaktinämische Hypogonadismus im Vordergrund (Östrogen- bzw. Testosteronmangel mit Libidoverlust und Amenorrhö, bzw. Impotenz; Gefahr der Osteoporose), so kann auch ausschließlich eine Substitutionstherapie mit Gonadenhormonen erfolgen. Halbjährliche Kontrolle der Prolaktinkonzentration als Tumormarker. Bei Frauen mit Kinderwunsch und einem Mikroprolaktinom, die Dopamin-Agonisten nicht tolerieren, kann die Ovulation auch mit einer pulsatilen GnRH-Behandlung ausgelöst werden.

Operative Therapie

Werden große, über die Sella turcica hinausgewachsene Prolaktinome operiert, so ist mit einer Normalisierung der Prolaktinkonzentration im allgemeinen nicht zu rechnen. Eine Operationsindikation besteht bei Dopamin-Agonisten-refraktären Adenomen und bei Kompression/Invasion des Hypothalamus mit Blockade der Foramina Monroi (meist transkranielle Operation). Falls möglich, sollte auch hier durch eine vier- bis sechswöchige Vortherapie mit einem Dopamin-Agonisten eine Verkleinerung des Tumors versucht werden, um das Operationsergebnis zu verbessern.

Strahlentherapie

Eine Strahlentherapie ist beim Prolaktinom nur sehr selten indiziert. Sie könnte bei einem großen Adenom erwogen werden, wenn eine Dopamin-Agonisten-Resistenz mit einer Operationsverweigerung oder einer Kontraindikation zusammentrifft. Postoperativ kann sie indiziert sein, wenn bei einer Persistenz der Hyperprolaktinämie bzw. der Raumforderung eine Dopamin-Agonisten-Intoleranz bzw. -Resistenz besteht. Die konventionelle Strahlentherapie ist beim Prolaktinom allerdings weniger effektiv als bei der Akromegalie, langfristig aber auch wirksam. Die Bedeutung radio-chirurgischer Maßnahmen („stereotaktische Radiochirurgie", „Gamma-Knife") für die Behandlung des Prolaktinoms läßt sich noch nicht beurteilen.

■ **Besondere Situationen:** Prolaktinome sind im *Kindesalter* selten (in Deutschland in den letzten 20 Jahren weniger als 50 Patienten). Durch die führenden Symptome Wachstums- und Pubertätsstörungen wird die Diagnose meist relativ früh gestellt (1 – 2 Jahre nach Erstsymptomen). Meist handelt es sich um ein Makroadenom bei Knaben. Die Therapie ist die gleiche wie bei Erwachsenen. Prolaktinome im *Senium* fallen vornehmlich durch ihre Raumforderung auf. Hier muß die Therapieindikation klinisch gestellt werden.

Patientinnen mit Kinderwunsch

Besondere Aufmerksamkeit gilt dem Prolaktinom bei Patientinnen mit Kinderwunsch. Durch plazentare Östrogene kann es zu einem Wachstum des Prolaktinoms mit neurologischen Konsequenzen kommen. Makroadenome sollten vor der Sterilitätstherapie operiert werden mit dem Ziel der Tumorverkleinerung. Dopamin-Agonisten müssen bei Eintreten einer Schwangerschaft abgesetzt werden, wenn keine besondere Indikation zur Fortführung der Therapie besteht. Teratogene Effekte sind bei Bromocriptintherapie während der Schwangerschaft bisher jedoch nicht beobachtet worden. Mit anderen Dopamin-Agonisten bestehen keine ausreichenden Erfahrungen in dieser Hinsicht. In jedem Fall sollten die Gesichtsfelder mindestens einmal im Trimester kontrolliert werden.

Prognose

Durch die Einführung der Dopamin-Agonisten in die Therapie der Prolaktinome hat sich deren Prognose erheblich gebessert. Dies gilt besonders für Makroprolaktinome mit suprasellärer Extension und invasivem Wachstum in den Sinus cavenosus, den 3. Ventrikel und hypothalamische Strukturen, die früher nur mit hohem Risiko und in der Regel äußerst unbefriedigend operiert werden konnten. In diesen Fällen muß die Behandlung mit einem Dopamin-Agonisten in der Regel lebenslang – meist in niedriger Dosierung – durchgeführt werden. Mikroadenome können in Einzelfällen möglicherweise durch konsequente, mehrjährige Dopamin-Agonisten-Therapie medikamentös geheilt werden.

Akromegalie

Definition

Autonome Sekretion von Wachstumshormon (GH = growth hormone), im allgemeinen durch ein Hypophysenadenom, sehr selten ($<1\%$) durch Hypophysenhyperplasie bei ektoper GH-Releasing-Hormon(GRH)-Produktion.

Therapeutische Situation/Indikation zur Therapie

Akromegalie ist mit einer reduzierten Lebenserwartung verbunden. Eine suprasellläre Tumorausdehnung bedroht das Chiasma opticum, seltener die Augenmuskelnerven. Ein Makroadenom bedroht die restliche Hypophysenfunktion. Kardiovaskuläre, pulmonale, osteoarthrotische und Stoffwechsel-Veränderungen ($\rightarrow$ Diabetes mellitus) bedingen weitere Einschränkungen von Organfunktionen und Lebensqualität.

Therapeutisches Konzept

Primäre Therapie ist die transsphenoidale, selektive Adenomektomie. Der Versuch einer präoperativen medikamentösen Tumorverkleinerung zur Verbesserung des operativen Ergebnisses wird in klinischen Studien untersucht. Bei ungenügendem Operationserfolg oder bei primärer Kontraindikation gegen eine Operation (Zweiterkrankungen, hohes Alter) oder Operationsverweigerung stehen der Versuch einer medikamentösen Therapie (Dopamin-Agonisten, Somatostatin-Analoga) und die Strahlentherapie zur Verfügung. Bei älteren Patienten kann in Ausnahmefällen auch abwartendes Verhalten (selten) bei geringer klinischer Aktivität, Fehlen von Komplikationen (z. B. Diabetes mellitus) und lokal nicht bedrohlichem Tumor gerechtfertigt sein. Besonders wichtig ist dann bei suprasellärem Tumoranteil die Kontrolle der Gesichtsfelder.

Therapieziel

Therapieziel ist die Normalisierung der GH-Sekretion durch die selektive Adenomektomie mit Erhaltung/Wiederherstellung einer normalen Hypophysenfunktion unter Einschluß der GH-Sekretion. Kriterium für das Erreichen des Therapiezieles ist nach strengen Kriterien die Supprimierbarkeit des Wachstumshormones während einer oralen Glukosebelastung unter eine Konzentration von 1,0 μg/l. Die alleinige Bestimmung des IGF-1 reicht nicht aus.

Operative Therapie

Bei Mikroadenomen, aber auch bei den meisten Makroadenomen, ist die transsphenoidale, selektive Adenomektomie die primäre Operationsweise. Selten ist eine kombinierte Operation (z. B. transsphenoidal/subtemporal, ein- oder zweizeitig) indiziert. Zu Details s. S. 25 „Operation von Hypophysenadenomen". Evtl. Hormondefizite – besonders Cortisolmangel – müssen vor der Operation ausgeglichen werden.

Medikamentöse Therapie

Dopamin-Agonisten
Die GH-supprimierende Wirkung von Dopamin-Agonisten bei der Akromegalie ist ein (im Mechanismus noch unklarer) „paradoxer" Effekt, da diese Substanzen beim Gesunden die GH-Sekretion stimulieren. Die größte Erfahrung besteht mit den Ergocriptin-Derivaten Bromocriptin und Lisurid. Mit dem Nicht-Ergot-Präparat Quinagolid liegen bei der Akromegalie bisher weniger Erfahrungen vor. Für Einzelheiten über die Dopamin-Agonisten s. S. 10 und Tab. 1.**3**.

Wirksamkeit
Dopamin-Agonisten bewirken bei etwa 20 – 30% der Patienten eine Senkung des GH, aber nur sehr selten eine Normalisierung. Verkleinerung des Tumorvolumens ist eine Ausnahme und nicht sicher dem Medikament zuzuschreiben. Dopamin-Agonisten sind jedoch wesentlich billiger als die Somatostatin-Analoga. Sie sollten daher zunächst versucht werden. Bei ungenügendem Erfolg kann dann die effektvollere, aber auch teurere und nebenwirkungsreichere Therapie mit einem Somatostatin-Analogon eingeleitet werden.

Dosierung
Details der Dosierung sind den Angaben des jeweiligen Herstellers zu entnehmen. Immer ist die Behandlung bei allen Dopamin-Agonisten einschleichend mit sehr niedrigen Dosen zu beginnen (z. B. 1,25 mg Bromocriptin abends unmittelbar vor dem Schlafengehen). Die Dosierung entspricht prinzipiell der beim Prolaktinom, jedoch sind bei der Akromegalie niedrige Dosen nicht ausreichend. Dosen über 30 mg/d werden selten angewendet. Für Details zur Dosierung s. Tab. 1.**3**.

Nebenwirkungen
Gastrointestinale Beschwerden (Übelkeit) und Blutdruckabfall. Für seltene Nebenwirkungen s. Angaben der Hersteller. Bei einschleichender Dosierung vergehen die Nebenwirkungen meist relativ schnell. In Einzelfällen kann eine Beendigung der Therapie notwendig werden. Es kann dann ggf. ein anderer Dopaminagonist versucht werden.

Kontraindikationen/Warnungen
Raynaud-Syndrom (relativ), Schwangerschaft (relativ).

Somatostatin-Analoga
Somatostatin-Analoga sind länger wirksame Abkömmlinge des natürlichen Tetradecapeptides Somatostatin. Sie werden alle 8 Stunden durch den Patienten selbst subkutan injiziert. Die größte Erfahrung besteht mit dem Präparat Octreotid. Ein Depotpräparat mit vierwöchiger Wirkungsdauer (Depot-Sandostation) steht neuerdings zur Verfügung.

Wirksamkeit
Octreotid bewirkt bei etwa zwei Drittel der Patienten eine Senkung der GH-Konzentration, in etwa einem Viertel zu Werten unterhalb 2 µg/l. Eine Verkleinerung des Tumorvolumens wird bei etwa 40 % der Patienten erzielt. Absetzen des Medikamentes führt jedoch zu einer sehr schnellen Wiederausdehnung des Adenoms und zum Wiederanstieg der GH-Konzentration.

Dosierung
Es werden meist dreimal 100 µg/d (alle 8 Stunden) injiziert. Höhere Dosen (bis dreimal 500 µg/d) bewirken gelegentlich eine bessere Senkung des GH (sehr hohe Kosten). Depotform des Octreotid: 10 – 30 mg i. m. alle 4 Wochen.

Nebenwirkungen

Vor Behandlungsbeginn sollte eine Sonographie der Gallenblase durchgeführt werden (Cholelithiasis?) und ein Vitamin-B_{12}-Wert bestimmt werden. Somatostatin-Analoga haben wichtige Nebenwirkungen. Sie gehören daher immer in die Hand eines erfahrenen Endokrinologen. Bei Therapiebeginn häufig gastrointestinale Beschwerden (Blähungen, Durchfall, Übelkeit; Suppression der exokrinen Pankreassekretion), die aber im allgemeinen trotz Weiterbehandlung verschwinden. Verschlechterung der Kohlenhydrattoleranz (Hemmung der Insulinsekretion) kann vorkommen, häufiger jedoch Verbesserung durch Wegfall der insulin-antagonistischen Wirkung des GH.

Bei längerer Therapie (z. B. mehr als 6 Monate) ist relativ oft (Angaben schwanken) mit der Entstehung von Gallensteinen zu rechnen. In solchen Fällen ist die prophylaktische Therapie mit Gallensäuren zu empfehlen, spätestens wenn sonographisch Sludge in der Gallenblase sichtbar wird. Bei Therapiedauer über 2 Jahren sollte einmal jährlich die Vitamin-B_{12}-Konzentration kontrolliert werden. Die Entstehung einer chronischen, Helicobacter-positiven Pangastritis wurde beschrieben.

Kontraindikationen/Warnungen

s. Nebenwirkungen.

Operative Therapie

Die transsphenoidale Operation ermöglicht bei rein intrasellärer Ausdehnung die vollständige Entfernung des Adenoms durch einen erfahrenen Neurochirurgen in etwa 85% der Fälle. Bei Makroadenomen und basalen GH-Konzentrationen über 40 – 50 µg/l sinkt die Rate der kurativen Operationen auf etwa 35%. Obwohl unter der präoperativen Therapie mit Octreotid die Hälfte der Tumoren eine deutliche Schrumpfung zeigt, ist der endgültige Wert dieser Therapie noch nicht erwiesen. Eine solche Vorbehandlung sollte daher nur im Rahmen von Studien erfolgen.

Strahlentherapie

Die Strahlentherapie ist bei der Akromegalie – wie auch bei anderen Hypophysentumoren – keine Therapie der 1. Wahl. Sie bewirkt eine Senkung der GH-Konzentration nur sehr langsam. Die endgültigen Werte werden erst nach 10 – 15 Jahren erreicht. Sie ist außerdem mit einer hohen Rate der partiellen und zunehmenden Hypophyseninsuffizienz belastet. Eine Strahlentherapie sollte erwogen werden bei unzureichendem operativem Erfolg oder Kontraindikation gegen eine Operation.

■ **Besondere Situationen:** Bei *Kindern und Jugendlichen* ist ein GH-sezernierendes Hypophysenadenom sehr selten. Zeichen der Akromegalie sind nur leicht ausgeprägt. Im Vordergrund steht der Hoch-(Riesen-)wuchs. Unbehandelt kommt es nach sehr spätem Epiphysenschluß zum Mischbild des akromegalen Riesenwuchses. Die Therapie unterscheidet sich nicht von der beim Erwachsenen.

Morbus Cushing

Definition

Hypercortisolismus durch ein ACTH-sezernierendes Hypophysenadenom.

Therapeutische Situation/Indikation zur Therapie

Unbehandelt ist der Morbus Cushing, eine potentiell tödliche Erkrankung. Zu den Komplikationen gehören Osteoporose und Frakturen, Diabetes mellitus, psychiatrische Probleme (Depression). Die Differentialdiagnose muß ein Cushing-Syndrom (primäre Nebennierenrinden-Überfunktion), meist durch ein Adenom oder Karzinom der Nebennierenrinde, und ein ektopes ACTH-Syndrom, z. B. bei Bronchuskarzinom, ausschließen. 5 – 10 % der Patienten haben einen zyklischen Verlauf ihres Morbus Cushing mit normalen ACTH(Cortisol)-Werten im Intervall. Weiter muß gelegentlich an ein alkoholbedingtes Cushing-Syndrom gedacht werden (verschwindet durch Abstinenz).

Therapeutisches Konzept

Die Therapie der 1. Wahl ist die transsphenoidale Operation mit dem Ziel der selektiven Adenomektomie. Rezidive sind auch bei primär kurativ erscheinender Operation häufig. Für diese Hypophysenoperation ist immer ein hier besonders erfahrener Neurochirurg heranzuziehen. Sekundärtherapie (nach der evtl. Re-Operation) ist die Strahlentherapie. Medikamentöse Therapieformen für die präoperative Behandlung und für die Behandlung nach Operation mit ungenügendem Erfolg oder im Falle des Rezidivs, bzw. zur Überbrückung zwischen Bestrahlung und Eintreten der Bestrahlungswirkung, stehen zur Verfügung (s. Kap. „Erkrankungen der Nebennieren", S. 289).

Operative Therapie

Die operative Therapie entspricht der bei anderen Hypophysenadenomen. Da es sich meist um Mikroadenome handelt, ist die Darstellung im MRT oft schwierig (Nachweisgrenze bei etwa 3 – 4 mm Durchmesser). Ggf. kann eine Katheterisierung des Sinus petrosus inferior mit seitengetrennter ACTH-Bestimmung während eines CRH-Tests hilfreich sein. Allerdings ist die Wertigkeit dieses Verfahrens umstritten. Bei endokrinologisch gesicherter Diagnose ist die Operation auch dann indiziert, wenn kein sicherer Adenomnachweis mit bildgebenden Verfahren möglich war. Bei der operativen Exploration wird insgesamt in über 90 % der Fälle ein Mikroadenom gefunden. Zeichen einer primär kurativen Operation ist der temporäre postoperative Hypocortisolismus. Er macht eine vorübergehende Hydrocortison-Substitutionstherapie notwendig.

Nach ungenügendem Operationserfolg muß neben der Strahlentherapie auch die bilaterale Adrenalektomie in Erwägung gezogen werden, wenn der Hypercortisolismus schnell beseitigt werden soll. Dann kann trotzdem eine Bestrahlung der Hypophyse notwendig werden, um ein Nelson-Syndrom zu verhindern (ACTH-sezernierendes hypophysäres Makroadenom; häufig – wahrscheinlich durch Wegfall der Glukokortikoidhemmung nach Adenalektomie – aggressiv wachsend).

Vorbereitung
Vor einer Operation sollten die Folgen des Cortisolexzesses besonders bei metabolischer Entgleisung und schlechtem Allgemeinzustand medikamentös beseitigt werden, um die Operation unter optimalen Bedingungen mit dem geringsten Risiko durchführen zu können (s. Kapitel „Erkrankungen der Nebennieren", S. 282).

Erfolgskontrollen/Verlaufskontrollen
Bei erfolgreicher Operation besteht postoperativ – z. T. über Monate – eine ACTH- und damit eine sekundäre Nebennierenrinden-Insuffizienz. Es muß daher eine Hydrocortison-Substitutionstherapie erfolgen (in der Regel morgens 15 mg und nachmittags 10 mg Hydrocortison oral). Die Patienten müssen in dieser Zeit einen Notfallausweis bei sich tragen und eine Ampulle eines injizierbaren Glukokortikoidpräparates (z. B. Decortin H).

■ **Besondere Situationen:** Die Therapie bei *ektopem ACTH-Syndrom* wird im Kap. „Erkrankungen der Nebennierenrinde" (S. 284) besprochen.

Im *Kindesalter* fallen die – seltenen – ACTH-sezernierenden Hypophysenadenome durch Reduktion der Wachstumsgeschwindigkeit und schnelle Gewichtszunahme auf. Nach Entfernung des ACTH-sezernierenden Adenoms kommt es zum Catch-up-Wachstum. Die Therapie entspricht der beim Erwachsenen.

Prognose

Die primäre Heilungsrate durch transsphenoidale Adenomektomie beträgt etwa 70%. Die angegebenen Rezidivraten betragen bis zu 15%.

Seltene klinisch endokrin-aktive Hypophysentumore (Thyreotropinom, Gonadotropinom)

Definition

Hypophysenadenome, die biologisch aktives TSH, LH, FSH (sehr selten beide Gonadotropine) sezernieren. Die Sekretion der freien α- oder β-Untereinheit allein führt nicht zu erkennbaren klinischen Symptomen. Selten kann es bei schwerer primärer Hypothyreose durch Aktivierung des Regelkreises zur TSH-Zell-Hyperplasie mit Vortäuschung eines Hypophysenadenoms kommen (Kindesalter).

Therapeutische Situation/Indikation zur Therapie

Diese Tumoren werden fast immer als Makroadenome entdeckt. Im Vordergrund steht daher die Beseitigung der Raumforderung durch Operation. TSH-sezernierende Adenome verursachen sekundäre Hyperthyreose. LH-sezernierende Adenome können beim Mann supraphysiologische Testosteronkonzentrationen verursachen. FSH-sezernierende Adenome bewirken bei der Frau Amenorrhö.

Therapeutisches Konzept

TSH-sezernierende Adenome reagieren fast immer auf eine Behandlung mit Octreotid (dreimal 50–100 µg/d oder mehr). Es kommt akut zu einer TSH-Senkung und Besserung bis Normalisierung (75% der Patienten) der peripheren Schilddrüsenhormone. Ein Escape von der Octreotidwirkung ist möglich. Etwa 20–50% der Adenome werden unter Octreotid kleiner. Versuche der präoperativen Tumorverkleinerung bei Gonadotropin-sezernierenden Adenomen durch Dopamin-Agonisten oder durch Octreotid sind mit wechselndem Erfolg durchgeführt worden.

Aufgrund der Seltenheit dieser Adenome kann ein allgemein gültiges Therapieschema nicht angegeben werden.

Operative Therapie

Unterscheidet sich nicht von der Operation anderer Hypophysenadenome (zu Details s. S. 25). Evtl. Hormondefizite – besonders Cortisolmangel – müssen vor der Operation ausgeglichen werden. TSH-sezernierende Adenome sollten präoperativ mit Octreotid behandelt werden, um eine euthyreote Stoffwechsellage zu erzielen und evtl. das Tumorvolumen zu verkleinern. Die Gabe von Thyreostatika allein könnte evtl. durch Stimulation des Regelkreises zu vermehrter TSH-Sekretion führen.

Kontraindikationen/Warnungen

Beim Versuch der Tumorverkleinerung eines Gonadotropin-sezernierenden Adenoms mittels eines langwirkenden GnRH-Analogons kann es zur Tumorvergrößerung kommen.

Erfolgskontrollen/Verlaufskontrollen

Das Prinzip der Verlaufskontrollen entspricht dem bei anderen Hypophysenadenomen.

■ **Besondere Situationen:** Bei der schweren, unbehandelten, *konnatalen primären Hypothyreose* kann es zur hypophysären Raumforderung durch TSH-Zell-Hyperplasie kommen. Die vermehrte TRH-Sekretion bewirkt zusätzlich eine Prolaktinerhöhung und gelegentlich Pubertas praecox. Nach Substitutionstherapie mit Thyroxin bilden sich Hyperplasie und Raumforderung zurück.

Die Pubertas praecox vera mit erhöhten Gonadotropinen ist eine Funktionsstörung des Hypothalamus mit vorzeitiger Aktivierung des Pulsgenerators und nachfolgender rhythmischer Freisetzung von Gonadotropin-Releasing-Hormon. Die Therapie mit LHRH-Analoga (evtl. auch Antagonisten) wird im Kapitel „Erkrankungen der Gonaden" besprochen (S. 333).

Klinisch endokrin-inaktive Hypophysentumoren

Definition

Adenome des Hypophysenvorderlappens, die keine klinisch erkennbaren Symptome eines Hormonexzesses verursachen. Es handelt sich um Adenome, die (1) Hormone produzieren, aber nicht sezernieren (meist Gonadotropine), (2) Hormone sezernieren, aber nicht in ausreichender

Menge um klinische Symptome zu verursachen, (3) biologisch unwirksame Hormonvarianten sezernieren oder (4) gar keine Hormone produzieren (keine entsprechende mRNA nachweisbar). Schwierig ist die korrekte Diagnose evtl. bei einem Hypophysenadenom bei der postmenopausalen Frau mit physiologisch hohen Gonadotropinkonzentrationen. Hier kann möglicherweise eine pathologische Reaktion der Gonadotropine oder deren freier α-Untereinheit auf TRH weiterhelfen. TRH bewirkt bei der gesunden Person keinen Anstieg der Gonadotropine oder der α-Untereinheit.

Therapeutische Situation/Indikation zur Therapie

Infolge fehlender Zeichen eines Hormonexzesses fallen diese Adenome meist erst durch die Symptome der Raumforderung auf (Gesichtsfeldeinschränkung, Oculomotorius-Parese, Kopfschmerzen, ggf. sekundäre Unterfunktion peripherer endokriner Drüsen [Gonaden, Nebennierenrinde, Schilddrüse]). Die Therapieindikation ergibt sich aus den Folgen der Raumforderung bzw. dem drohenden Eintreten dieser Schädigungen. Bei operativer (oder – selten – medikamentöser, s. u.) Verkleinerung des Tumors kann es aber auch zu einer partiellen oder (selten) kompletten Restitution einer bereits eingeschränkten Hypophysenfunktion kommen.

Therapeutisches Konzept

Diese Adenome werden im allgemeinen operiert. Eine medikamentöse präoperative Therapie mit dem Ziel der Volumenreduktion sollte derzeit nur unter Studienbedingungen erfolgen. Welche Adenome evtl. auf das Somatostatin-Analogon Octreotid mit einer Volumenreduktion reagieren, ist bisher unklar.

Operative Therapie

Die operative Therapie entspricht der bei anderen Hypophysenadenomen (zu Details s. S. 25, „Operation von Hypophysenadenomen"). Evtl. Hormondefizite – besonders Cortisolmangel – müssen vor der Operation ausgeglichen werden. Es handelt sich meist um Makroadenome und im Falle großer, invasiver Tumoren ist die Operation selten kurativ. Die Rezidivrate beträgt nach MRT-belegter, vollständiger Tumorentfernung 15 %. Eine Nachbestrahlung muß daher – unter Berücksichtigung individueller Faktoren (Kinderwunsch?) – oft in Erwägung gezogen werden.

Medikamentöse Therapie

Eine alleinige medikamentöse Therapie steht bei klinisch endokrin-inaktiven Hypophysenadenomen nicht zur Verfügung.

Strahlentherapie

Eine primäre Strahlentherapie kann erwogen werden, wenn eine Operation abgelehnt wird oder eine Kontraindikation besteht. Bei ungenügendem Operationserfolg muß eine Nachbestrahlung erwogen werden. Die Tumoren sind im allgemeinen jedoch wenig strahlensensibel.

Erfolgskontrollen/Verlaufskontrollen

Nach einer Operation/Bestrahlung muß eine Kontrolle der hormonellen Situation durchgeführt werden (bei Operation zunächst etwa 6 Wochen nach der Operation). Es empfiehlt sich außerdem eine Kontrolle des MRT-Bildes als Grundlage für weitere Verlaufsbeobachtungen. Jährliche Kontrolluntersuchungen sollten 5 Jahre lang erfolgen und weitere zwei- bis dreijährliche Untersuchungen mindestens bis zum 10. Jahr nach der Behandlung.

■ **Besondere Situationen:** Bei intrasellären Adenomen und bei Makroadenomen ohne Chiasma-Syndrom/Kompression der Augenmuskelnerven und mit erhaltener Hormonsekretion kann eine abwartende Haltung eingenommen werden. MRT-Kontrollen – zunächst in halbjährlichen Abständen – müssen eine Größenkonstanz nachweisen, und hormonelle Kontrollen (Stimulationstests; Basiswerte allein reichen nicht aus!) müssen eine nachlassende Sekretionsleistung ausschließen.

Andere Erkrankungen der Hypophyse

Lymphozytäre, Riesenzell- und granulomatöse Hypophysitis sind sehr selten. Sie präsentieren sich als intra-/suprasselläre Raumforderung mit den Zeichen der Hypophysenunterfunktion. Eine Autoimmungenese wird für die lymphozytäre und die Riesenzell-Hypophysitis vermutet. Erstere tritt am ehesten bei jungen Frauen im Zusammenhang mit der Schwangerschaft auf. Eine immunsuppressive Therapie (z. B. Glukokortikoide) bietet sich an, wenn die Diagnose operativ oder durch Biopsie gesichert ist. Größere Erfahrungen liegen wegen der Seltenheit der Erkrankungen nicht vor. Die granulomatöse Hypophysitis kann wahrscheinlich als Folge einer aseptischen Nekrose in einem Hypophysentumor entstehen.

Nicht-hypophysäre Raumforderungen im Sellabereich

Kraniopharyngeome (Fehlbildungstumoren der Rathkeschen Tasche) kommen besonders bei Kindern vor, werden aber auch noch – z. B. als Hypophyseninzidentalom – im Erwachsenenalter diagnostiziert. Im Computertomogram sind Verkalkungen richtungweisend. Sie werden operativ entfernt, Resttumoren sollten wegen einer hohen Rezidivrate bestrahlt werden. Im Erwachsenenalter kann eine abwartende Haltung nach den oben beschriebenen Grundsätzen gerechtfertigt sein. Germinome (bei Kindern) werden bestrahlt. Meningeome, Astrozytome, Neurofibrome und andere nicht-hypophysäre Neubildungen im Sella-/Hypothalamus-Bereich werden zum Teil im MRT erkannt (z. B. Meningeome) oder intraoperativ diagnostiziert. Sie werden ggf. einer Nachbestrahlung zugeführt.

Operation von Hypophysentumoren

Die meisten Hypophysenadenome werden transsphenoidal operiert. Ziel ist die selektive Adenomektomie unter Bewahrung aller präoperativ erhaltenen Hypophysenfunktionen. Eine gewisse Besserung präoperativ geschädigter Funktionen ist nicht selten. Bei suprasellärer Ausdehnung des Tumors nimmt dieser meist das Diaphragma sellae mit nach oben, und die gesunde Hypophyse liegt in etwa 50 % der Fälle oberhalb des Sella-Einganges (hierdurch wird wahrscheinlich erklärt, warum auch bei sehr großen Tumoren die Hypophysenfunktion oft erstaunlich wenig geschädigt ist). Bei Ausräumung des intrasellären Tumoranteiles senkt sich der supraselläre Tumor nach unten und kann so ebenfalls vom Sellacavum aus entfernt werden. Etwa bei 15 % der Patienten ist ein transkranieller Zugangsweg notwendig, weil der Tumor retrosellär, weit parasellär oder subfrontal gewachsen ist.

Postoperativ muß auf ein temporäres, innerhalb von Stunden bis Tagen auftretendes SIADH (niedrige Serum-Natriumkonzentration) und einen – etwas später (Tage) auftretenden – temporären Diabetes insipidus (hohe Serum-Natriumkonzentration) geachtet werden. Besteht der Verdacht auf eine postoperative, sekundäre Nebennierenrinden-Insuffizienz, so sollte bis zur endokrinologischen Testung eine Hydrocortison-Substitution (z. B. 15 mg morgens und 10 mg um 15 h) erfolgen. Schilddrüsenhormone brauchen postoperativ bis dahin nicht substituiert werden (sofern nicht schon präoperativ eine Hypothyreose bestand).

Indikationen und Besonderheiten bei einzelnen Adenomen wurden dort bereits besprochen.

Strahlentherapie von Hypophysentumoren

Die Strahlentherapie ist bei Hypophysenadenomen indiziert, wenn eine Operation (ggf. Re-Operation) nicht ausreichend erfolgreich war. Dies gilt besonders, wenn bei einem endokrin aktiven Adenom keine Normalisierung bzw. ausreichende Senkung der Hormonsekretion erreicht werden konnte. Bei allen Adenomen ist die Bestrahlung dann indiziert, wenn nach einer (Re-) Operation in MRT-Kontrollen ein erneutes Wachstum festgestellt wird. Die Bestrahlung hat Nachteile: (1) die Wirkung tritt nur verzögert im Verlaufe von Monaten und Jahren ein, (2) eine Beeinträchtigung meist noch vorhandener normaler Hormonsekretion ist unvermeidbar, und (3) besteht das Risiko eines Strahlenschadens im Gehirn (Temporallappen) oder an Hirnnerven (Sehnerv, Okulomotorius). Besondere Vorsicht ist geboten, wenn eine Schädigung des Nervus opticus oder der Augenmuskelnerven vorbesteht, da eine Verschlechterung durch die Strahlentherapie nicht auszuschließen ist. Im zeugungsfähigen Alter sollte eine Bestrahlung möglichst vermieden werden, da mit einer Insuffizienz der Gonadotropine gerechnet werden muß.

Die konventionelle Bestrahlung erfolgt als Pendelbestrahlung fraktioniert mit Einzeldosen, die 1,8 Gy nicht überschreiten sollen. Die Gesamtherddosis soll nicht höher als 45 (48) Gy sein. Neuerdings wurde berichtet, daß mit 20 Gy Gesamtdosis gleich gute Erfolge erzielt werden. Hierzu fehlen jedoch bisher Nachuntersuchungen.

Die stereotaktische Bestrahlung mit dem Linearbeschleuniger in einer (stereotactic radiosurgery) oder mehreren (stereotactic radiotherapy) Sitzungen oder die stereotaktische einzeitige [60]Cobalt-Bestrahlung nach Leksell (Gamma Knife) ermöglichen höhere Zieldosen. Ihr Indikationsbereich in der Behandlung von Hypophysenadenomen ist bisher nicht ausreichend abgegrenzt. Derartige Bestrahlungen sollten möglichst unter Studienbedingungen durchgeführt werden, um sichere Erfahrungen zu sammeln.

Unterfunktion der Hypophyse

Partielle multihormonale Hypophysenunterfunktion und Panhypopituitarismus

Definition

Ausfall mehrerer oder sämtlicher Funktionen des Hypophysenvorderlappens. Die Sekretion der Hypophysenhinterlappen-Hormone ist meist erhalten, da selbst bei völligem Fehlen der Hypophyse (z. B. nach totaler Hypophysektomie) die in der medianen Eminenz endenden Vasopressin- und Oxytocinneurone eine ausreichende Hormonsekretion aufrechterhalten. Ursache ist meist ein Hypophysentumor, ggf. dessen Operation. Die Ursache des primären Empty-Sella-Syndroms ist unklar. Sekundär kann ein Empty-Sella-Syndrom auch Folge einer Tumornekrose (Hypophysenapoplex) sein. Die röntgenologische Diagnose einer Empty-Sella sagt nichts über die Hypophysenfunktion aus. Diese kann erhalten oder aber partiell oder ganz insuffizient sein. Auch ein Hormonexzeß ist bei postnekrotischer Empty-Sella mit noch erhaltenem Tumorrestgewebe möglich.

Therapeutische Situation/Indikation zur Therapie

Der Ausfall aller Hypophysenvorderlappen-Hormone führt zur sekundären Unterfunktion der entsprechenden Zieldrüsen (Gonaden, Nebennierenrinde, Schilddrüse) bzw. zum Fehlen der Milchproduktion nach Entbindung (Prolaktin). Auch der Ausfall des Wachstumshormons hat Folgen beim Erwachsenen (s. S. 31). Auf den Wachstumshormonmangel des Kindes wird gesondert eingegangen (S. 30). Fehlen aller Hypophysenhormone ist jedoch mit dem Leben nicht unvereinbar, da die peripheren Drüsen offenbar auch ohne hypophysäre Stimulation eine gewisse Restfunktion beibehalten.

Therapeutisches Konzept

Die fehlenden Hormone müssen – mit Ausnahme des Prolaktins – im Rahmen einer Substitutionstherapie lebenslang ersetzt werden. Die Indikationen und die Modalitäten der Substitution des Wachstumshormones beim Erwachsenen werden zur Zeit in klinischen Studien untersucht. Eine Übersicht über die Substitutionstherapie wird in Tab. 1.**4** gegeben.

Nebenwirkungen
Physiologische Substitution hat keinerlei schädliche Nebenwirkungen. Auch die Hydrocortisonsubstitution in physiologischer Dosierung erzeugt keinen Diabetes mellitus, keine Osteoporose, keine Immunschwäche etc. Fortlassen der notwendigen Hormonsubstitution aus derartigen Bedenken – wie leider immer wieder gesehen – ist ein Kunstfehler und gefährdet den Patienten!

Tab. 1.4 Substitutionstherapie bei Hypophysenvorderlappen-Insuffizienz

Organ	Hormone	Handelspräparate	Dosierung	Bemerkungen
Nebennieren-rinde	Hydrocortison	s. Kap. „Nebenniere", S. 281	morgens 15 mg nachmittags 10 mg	evtl. nachmittags 5 mg und abends 5 mg
Schilddrüse	L-Thyroxin	s. Kap. „Schilddrüse", S. 35	100 – 150 µg/d	nüchtern einzunehmen
Gonaden	**Frau** Östrogen/ Progesteron **Mann** Testosteron	s. Kap. „Gonaden", S. 343	s. Kap. „Gonaden", S. 343	Testosteron: Depotpräparate (in Injektion) oder Pflaster (Pflaster noch nicht im Handel)
Wachstums-hormon	rekombinantes humanes Wachs-tumshormon	Genotropin Humatrope Norditropin Saizen Zomacton	für Erwachsene optimale Dosierung noch nicht sicher, s. Text; für Kinder s. Text	zugelassene Indikationen sind: Wachstumshormonmangel bei Kindern und Erwachsenen, Turner-Syndrom, renaler Minderwuchs

Kontraindikationen/Warnungen

Die Substitutionstherapie der Glukokortikoide erfolgt nicht mit synthetischen Derivaten, sondern mit dem physiologischen Glukokortikoid Hydrocortison (Cortisol). Die Patienten müssen mit einem Notfallausweis versehen werden und sollen für Notfälle eine Ampulle eines injizierbaren Glukokortikoids (z. B. 250 mg Solu-Decortin H) bei sich tragen. In Streßsituationen (Fieber, Unfall) muß die orale Glukokortikoiddosis auf das Dreifache erhöht werden. Bei Übelkeit, Erbrechen können Suppositorien (z. B. Rectodelt, 10 mg/30 mg) benutzt werden. Für größere Operationen sollte ein erfahrener Endokrinologe hinzugezogen werden.

Erfolgskontrollen/Verlaufskontrollen

Die detaillierte Dosierung erfolgt unter Kontrolle der jeweiligen Serum-Hormonkonzentrationen. Mineralokortikoide werden im allgemeinen nicht ersetzt, da diese Nebennierenrinden-Funktion keiner wesentlichen hypophysären Steuerung unterliegt.

■ **Besondere Situationen:** Im *Kindesalter* ist der angeborene ACTH-Mangel wichtig, da Hypoglykämien drohen. Die Substitutionstherapie mit Hydrocortison (nicht ACTH) sollte 15 mg/d/m² Körperoberfläche nicht überschreiten. Bei Kombination ACTH-Mangel plus GH-Mangel muß mit einer niedrigeren Hydrocortisondosis behandelt werden (z. B. 5 mg/d/m²), um eine Wachstumsverzögerung zu vermeiden.

Zur angeborenen Hypothyreose s. Kap. „Erkrankungen der Schilddrüse" (S. 35). Gonadotropinmangel (hypophysär oder als Folge eines [hypothalamischen] GnRH-Mangels) macht eine normale Pubertätsentwicklung unmöglich. Zur Therapie s. Kap. „Erkrankungen der Gonaden" (S. 317, 343).

Prognose

Eine Hypophysenunterfunktion bessert sich gelegentlich nach Operation eines Hypophysenadenoms, wahrscheinlich durch Wegfall des Druckes und/oder durch Verbesserung der Durchblutung vorhandener Reste des gesunden Hypophysengewebes. Daher sind nach einer solchen Operation Kontrollen durch Auslaßversuche der Substitutionstherapie nach 6, ggf. auch nach 12 Monaten durchzuführen. Nach Ablauf von 1 – 2 Jahren sind jedoch keine Veränderungen mehr zu erwarten. Bei primärem Empty-Sella-Syndrom sind Auslaßversuche nicht indiziert.

Wachstumshormonmangel im Kindesalter

Definition

Verminderte Sekretion oder komplettes Fehlen des Wachstumshormones entweder allein (isolierter GH-Mangel) oder kombiniert mit Ausfall anderer hypophysärer Hormone. Selten als Erbleiden. Zu 70% hypothalamischer GRH-Mangel. Ursachen: Steißgeburt (Schädelkompression mit Hypophysenstiel-„Irritation"), Schädel-Hirn-Traumen, Schädelbestrahlung (auch hypophysenfern), intrakranielle Tumoren und Entzündungen.

Therapeutische Situation/Indikation zur Therapie

GH-Mangel bewirkt Minderwuchs. Neigung zu Hypoglykämie. Verzögertes Einsetzen der Pubertät. Bestätigt sich in zwei Stimulationstests der GH-Mangel, so besteht immer eine Indikation zur Therapie mit rekombinantem humanen Wachstumshormon (Präparate s. Tab. 1.**4**).

Therapeutisches Konzept

Tägliche subkutane Injektion von GH abends unmittelbar vor dem Schlafengehen (beim Gesunden ist der größte GH-Sekretionspuls an die Einschlafphase gebunden). Die Therapie wird bis zum Ende der Wachstumsphase durchgeführt. Die Weiterführung der Therapie im Erwachsenenalter ist bereits zugelassen, jedoch sind Details der Dosierung noch Gegenstand von Studien.

Wirksamkeit
Sehr gute Wirkung. Sehr selten Entwicklung blockierender Antikörper bei Patienten mit Fehlen des GH-Genes auf Chromosom 17 (Immunintoleranz gegen exogenes GH).

Dosierung
2 IE/d/m^2 Körperoberfläche. Verdopplung der Dosis während der Pubertät, geringere Dosis nach Abschluß des Wachstums (s. S. 31).

Nebenwirkungen
Pseudotumor cerebri (gutartiger, erhöhter Hirndruck; Kopfschmerzen, Sehstörungen, Papillenödem) wurde beschrieben und verschwindet nach Absetzen der Therapie.

Kontraindikationen/Warnungen

Malignomerkrankungen. Erhöhte Leukämierate wurde nach GH-Therapie in Japan beschrieben, jedoch anderswo nicht bestätigt. Gefahr eines Diabetes mellitus besteht nur bei supraphysiologischen Dosen (z.B. bei Turner-Syndrom).

Erfolgskontrollen/Verlaufskontrollen

Die Therapie mit menschlichem Wachstumshormon beim Kind/Jugendlichen gehört in die Hand eines erfahrenen Kinderendokrinologen.

Wachstumshormonmangel des Erwachsenen

Definition

Erworbener Wachstumshormonmangel durch Kompression (oder Destruktion) der gesunden Hypophyse durch einen Hypophysentumor, nach Operation eines intrasellären Prozesses, nach Hypophysenbestrahlung oder bei hypothalamischen Läsionen (z.B. Kraniopharyngeom), aber auch nach Bestrahlung des Gehirns insgesamt (z.B. prophylaktisch bei Tumorleiden mit bevorzugter Metastasierung ins Zentralnervensystem) als sekundäre Wachstumshormon-Insuffizienz. Evtl. auch „relativer" Wachstumshormonmangel bei Katabolismus nach Polytrauma, Verbrennung, Operation, chronischen Allgemeinerkrankungen. Die sog. „Somatopause" (Abnahme der Wachstumshormonsekretion im Alter) ist dagegen ein physiologischer Prozeß.

Therapeutische Situation/Indikation zur Therapie

Bei erworbenem Wachstumshormonmangel kommt es zu nachteiligen Veränderungen der Körperzusammensetzung, des Knochenstoffwechsels, des Fettstoffwechsels, der muskulären Leistungsfähigkeit, der kardiovaskulären Situation und der allgemeinen Lebensqualität.

Therapeutisches Konzept

Tägliche subkutane Selbstinjektion von rekombinantem, humanem Wachstumshormon abends vor dem Schlafengehen.

Medikamentöse Therapie

Rekombinantes humanes Wachstumshormon ist für die Therapie bei nachgewiesenem Wachstumshormonmangel zugelassen. Details der optimalen Dosierung (geschlechtsspezifisch?, altersabhängig?) sind jedoch noch Gegenstand kontrollierter, klinischer Studien. Vor Beginn der Therapie muß der Wachstumshormonmangel durch geeignete Funktionsuntersuchungen (z.B. Insulin-Hypoglykämie-Test, Arginin-Infusionstest) gesichert werden.

Dosierung

Tägliche, subkutane Selbstinjektion von 0,01 – 0,02 IU/kg Körpergewicht biosynthetischen Wachstumshormones abends unmittelbar vor dem Schlafengehen. Die optimale Dosierung ist wahrscheinlich geschlechts- und altersabhängig und zur Zeit noch Gegenstand von Studien.

Nebenwirkungen

Wasserretention, Hypertonus, Arthralgien, Muskelschmerzen (zumal bei Therapiebeginn). Entwicklung eines Karpaltunnel-Syndroms.

Kontraindikationen/Warnungen

Manifeste Malignomerkrankungen und Erkrankungen, die als Malignomrisiko anzusehen sind (z.B. Polyposis coli), stellen eine Kontraindikation dar. Weiterhin durchgemachte Akromegalie, Diabetes mellitus, Nierentransplantation, Schwangerschaft, Stillperiode (?), Hypertonie (?), mangelnde Compliance. Wegen der bisher geringen Erfahrung gehört diese Therapie vorläufig in die Hand eines erfahrenen Endokrinologen.

Erfolgskontrollen/Verlaufskontrollen

Allgemeinbefinden, Körperzusammensetzung (Fett/Muskelmasse), Glukosebelastungstest zum Ausschluß einer Verschlechterung der Kohlenhydrattoleranz, Kontrolle des Lipidstatus, Blutdruckkontrolle. Die Ermittlung der individuellen, optimalen Dosis sollte über die Bestimmung der Serum-IGF-1-Konzentration erfolgen. Der Wert einer Bestimmung des IGFBP-3 (IGF-1-Bindungsprotein) ist gering.

■ **Besondere Situationen:** Therapiestudien in der *Schwangerschaft* bzw. während der Stillzeit bei Patientinnen mit erworbenem Wachstumshormonmangel liegen bisher nicht vor.

Senium

Ob eine Substitutionstherapie mit Wachstumshormon geeignet ist, den physiologischen Alterungsprozeß aufzuhalten, ist zur Zeit unklar.

Literatur

Bevan, J. S., J. Webster, C. W. Burke, M. F. Scanlon: Dopamine agonists and pituitary tumor shrinkage. Endocr. Rev. 13 (1992), 220 – 240.

Brada, M., B. Rajan, D. Traish, S. Ashley, P. J. Holmes-Sellors, S. Nussey, D. Uttley: The long-term efficacy of conservative surgery and radiotherapy in the control of pituitary adenomas. Clin. Endocrinol. (Oxf.) 38 (1993), 571 – 578.

Cuneo, R. C., F. Salomon, G. A. McGauley, P. H. Soenksen: The growth hormone deficiency syndrome in adults. Clin. Endocrinol. (Oxf.) 37 (1992), 387 – 397.

Ezzat, S., M. J. Forster, P. Berchthold, D. A. Redelmeier, V. Boerlin, A. G. Harris: Acromegaly. Clinical and biochemical features in 500 patients. Medicine 73 (1994), 233 – 240.

Imura, H. (Ed.): The Pituitary Gland. In Martini, L. (Series Editor): Comprehensive Endocrinology (Raven Press: New York 1994).

Kane, L. A., M. C. Leinung, B. W. Scheithauer, E. J. Bergstralh, E. R. Jr. Laws, R. V. Groover, K. Kovacs, E. Horvath, D. Zimmerman: Pituitary adenomas in childhood and adolescence. J. clin. Endocrinol. Metab. 79 (1994), 1135 – 1140.

Katznelson, L., J. M. Alexander, A. Klibanski: Clinically nonfunctioning pituitary adenomas. J. clin. endocrinol. Metab. 76 (1993), 1089 – 1094.

Lamberts, S. W. J., W. W. De Herder, D. J. Kwekkeboom, A. J. Lely, F. R. E. Nobels, E. P. Krenning: Current tools in the diagnosis of pituitary tumours. Acta endocrinol. (Kph.) 129, Suppl. 1 (1993), 6 – 12.

Mindermann, T., C. B. Wilson: Thyrotropin-producing pituitary adenomas. J. Neurosurg. 79 (1993), 521 – 527.

Molitch, M. E., E. J. Russell: The pituitary „Incidentaloma". Ann. intern. Med. 112 (1990), 925 – 931.

Sautner, D., W. Saeger, D. K. Lüdecke: Tumors of the sellar region mimicking pituitary adenomas. Exp. clin. Endocrinol. 101 (1993), 283 – 289.

Vance, M. L.: Medical progress: Hypopituitarism. New Engl. J. Med. 330 (1994), 1651 – 1662.

2. Schilddrüse

K. Mann, H. Dralle, R. Gärtner
M. Grußendorf, A. Grüters-Kieslich
W. Meng, A. von zur Mühlen
Chr. Reiners

Vorbemerkungen

Schilddrüsenfunktionsstörungen finden sich bei sehr unterschiedlichen Erkrankungen der Schilddrüse. Die Therapie muß sich daher an den zugrundeliegenden Krankheiten orientieren. Diese Empfehlungen richten sich grundsätzlich nach der Klassifikation der Schilddrüsenerkrankung der Sektion Schilddrüse der Deutschen Gesellschaft für Endokrinologie. Die Erkrankungen werden jedoch unter therapeutischen Gesichtspunkten zu entsprechenden Entitäten zusammengefaßt.

Struma

Euthyreote diffuse Struma

Therapeutische Situation

Die Struma ist Symptom verschiedener möglicher Erkrankungen und muß daher vor einer Therapie ursächlich abgeklärt sein. Abgegrenzt werden müssen insbesondere eine Knotenstruma, die thyreoidale Autonomie und Schilddrüsentumoren. Dies geschieht durch Anamnese, Palpation, sonographische Untersuchung einschließlich Volumetrie und Bestimmung des basalen TSH. Beim Nachweis von Knotenbildungen ist die szintigraphische Untersuchung zu ergänzen, im Falle eines malignitätsverdächtigen, insbesondere kalten Knotens eine Feinnadelpunktionszytologie anzuschließen. Hierdurch gelingt eine ätiologische Abgrenzung zur häufigsten Entität der euthyreoten Jodmangelstruma.

Zur medikamentösen Behandlung der euthyreoten Struma stehen heute drei wirksame Therapiemodalitäten zur Verfügung: die Behandlung mit Jodid, mit Levothyroxin oder eine kombinierte Behandlung mit Jodid und Levothyroxin. Besonderheiten ergeben sich für die Therapie der schwangerschaftsassoziierten Struma.

Prophylaxe mit Jodid

Eine Jodmangelstruma kann durch rechtzeitigen Ausgleich des alimentären Jodmangels, insbesondere im Kindes- und Jugendalter, verhindert werden. Hierzu genügt allerdings in der Regel nicht die generelle Verwendung von jodiertem Speisesalz im Privathaushalt, da die erforderliche Zusalzmenge von 5 g für 100 µg Jodid nicht erreicht (durchschnittlicher Kochsalzverbrauch 2 g/Kopf und Tag entspricht 40 µg/d Jodid). Eine generelle Verwendung von Jodsalz in Fertignahrungsmitteln, Backwaren, Gaststätten, Kantinen u. a. m. wäre erforderlich.

Eine ausreichende Jodversorgung liegt allenfalls bei Säuglingen vor, wenn diese eine mit Jodid angereicherte Säuglingsnahrung (ca. 5 µg/ 100 ml) erhalten, bzw. bei gestillten Säuglingen von Müttern, die selbst eine ausreichende Jodprophylaxe, z.B. mit Kalium- oder Natriumjodid-Tabletten (200 µg/d) erhalten. Eine individuelle, gezielte Jodidprophylaxe kann derzeit nur mit Tabletten durchgeführt werden. Dies ist aus pädiatrischer Sicht nicht wünschenswert, da hierdurch frühzeitig Kinder an die Einnahme von Medikamenten gewöhnt werden.

Der tägliche Jodidbedarf des Erwachsenen liegt zwischen 100–200 µg/d, der Bedarf im Säuglings- und Kindesalter ist Tab. 2.1 zu entnehmen.

Tab. 2.1   Täglicher Jodbedarf (Empfehlungen der Deutschen Gesellschaft für Ernährung)

Säuglinge bis 11. Monat	50 – 80
Kinder 1 bis 9 Jahre	100 – 140
Kinder ab 10 Jahre, Jugendliche und Erwachsene	180 – 200
Schwangere	230
Stillende Mütter	260

Therapie mit Jodid

Ist eine diffuse Struma sonographisch belegt, wird bei Kindern, Jugendlichen und jungen Erwachsenen in der Regel eine Therapie mit Jodid (200 µg/d) eingeleitet.

Bei Kindern und Jugendlichen kann hiermit meist noch eine vollständige Rückbildung der Struma, bei jüngeren Erwachsenen (< 40 Jahre) häufig eine deutliche Volumenreduktion um ca. 30% des Ausgangsvolumens erzielt werden. Eine Therapiedauer von mindestens 1 Jahr, gefolgt von einer langfristigen Prophylaxe mit 100 µg/d Jodid, wird empfohlen. Eine sonographische Volumenkontrolle sollte nach $1/2$ und 1 Jahr erfolgen. Die erreichbare Volumenreduktion zeigt sich innerhalb dieses Zeitraums. Besteht die Struma über längere Zeit und ist deutlich (> 50 ml) vergrößert, ist die Wirksamkeit der Therapie eingeschränkt. Die meisten prospektiven Studien zur Therapie der euthyreoten Struma wurden mit 300–500 µg Jodid täglich durchgeführt. Wahrscheinlich ist aber auch eine niedrigere Dosis von 200 µg täglich ausreichend, so daß zumindest mit der niedrigeren Dosierung für $1/2$ Jahr begonnen werden kann.

Kontraindikationen und Nebenwirkungen
für eine Jodidbehandlung

Von einer Behandlung mit Jodid auszuschließen sind Patienten mit manifester oder latenter Hyperthyreose (Ausschlußdiagnostik durch basales TSH), mit Autoimmunerkrankungen der Schilddrüse (anamnestische Hinweise ggf. ergänzt durch Bestimmung von Schilddrüsenperoxidase-TSH-Rezeptor- und Thyreoglobulinantikörpern), mit großer Struma (> 50 ml) und/oder relevanter Autonomie (Technetium-Uptake > 2 % im Suppressions-Szintigramm) oder Struma nodosa.

Sehr seltene Nebenwirkungen einer Jodidtherapie sind: eine Jodakne und eine Verschlechterung der Dermatitis herpetiformis (Duhring), die die einzige eindeutige Kontraindikation darstellt. Eine Jodidallergie ist nicht bekannt, allergische Reaktionen kommen dagegen bei jodhaltigen Medikamenten und Röntgenkontrastmitteln vor.

Mit jodinduzierten Hyperthyreosen ist bei einer Dosierung bis 200 μg/d Jodid nicht zu rechnen, da selbst bei belegter Autonomie die Dosierung hierfür nicht ausreichend hoch ist. Im Unterschied hierzu werden im Rahmen jodhaltiger Medikamente, jodhaltiger Desinfizienzien oder Kontrastmittel 100fach höhere Mengen verabreicht und um den Faktor 100–1000 höhere Serumspiegel an freiem Jodid als bei der Jodidtherapie erreicht.

Die Entwicklung einer Immunthyreoiditis ist auch unter niedrigdosierter Jodidgabe möglich. Bei klinischem Verdacht sollten Schilddrüsenantikörper bestimmt und, falls positiv, Jodid abgesetzt werden. Mit einer spontanen Remission ohne Funktionsstörung ist im weiteren Verlauf zu rechnen.

Behandlung mit Schilddrüsenhormonen

Die Wirksamkeit einer Behandlung der diffusen Struma mit Schilddrüsenhormonen ist in zahlreichen retrospektiven und einigen prospektiven Studien belegt. Die Effektivität ist mit der der Jodidbehandlung vergleichbar. Nach Absetzen der Medikation kommt es jedoch rascher als nach der Jodidbehandlung zu einer erneuten Zunahme des Schilddrüsenvolumens. Ferner nimmt unerwünschterweise der intrathyreoidale Jodgehalt ab, so daß das pathophysiologisch wirksame Prinzip eher verschlechtert wird. Eine Therapie mit Jodid wird bei Kindern, Jugendlichen und auch jungen Erwachsenen in der Regel bevorzugt. Indikationen für die Behandlung mit Schilddrüsenhormonen sind in Tab. 2.**2** zusammengefaßt.

Der Vorteil einer TSH-suppressiven Schilddrüsenhormontherapie konnte in Studien nicht belegt werden. Die Dosierung von Levothyroxin

Tab. 2.**2** Indikationen zur Therapie der diffusen Struma mit Levothyroxin

- bei manifester oder subklinischer Hypothyreose
- bei älteren Patienten (> 40 Jahre), sofern eine relevante Autonomie nicht ausgeschlossen ist
- bei Patienten mit Nachweis von Schilddrüsenantikörpern
- bei unzureichender Wirkung einer Jodidtherapie nach 1 Jahr

sollte daher so gewählt werden, daß TSH im niedrig normalen Bereich (0,3 – 0,8 mU/l) eingestellt ist. Zur Vermeidung von Nebenwirkungen beginnt man mit einer niedrigen Dosierung von 50 – 75 μg/d und steigert individuell, entsprechend den basalen TSH-Spiegeln, nach 4 – 6 Wochen auf 75 – 150 μg/d. Die Dauer der Therapie ist in der Regel auf 1 Jahr zu beschränken. Anschließend sollte eine Jodidprophylaxe mit 100 μg/d erfolgen, falls keine Hormonsubstitution erforderlich ist.

Kontraindikationen und Nebenwirkungen für eine Schilddrüsenhormontherapie

Bei überhöhter Levothyroxinmedikation finden sich Symptome der Thyreotoxicosis factitia. Sie wird durch den Nachweis erhöhter fT_3-Spiegel, nicht meßbarer Thyreoglobulinspiegel und eines supprimierten TSH belegt. Eine Appetitsteigerung unter Levothyroxinmedikation wurde wiederholt beobachtet. Sie ist durch Kalorienrestriktion vermeidbar. Rhythmusstörungen stellen keine absolute Kontraindikation dar. Bei postmenopausalen Frauen ohne Östrogen/Gestagensubstitution kann eine TSH-suppressive Levothyroxinmedikation langfristig zu einer Verminderung der Knochendichte führen. Bei der Levothyroxindosierung in der empfohlenen Dosierung sind keine wesentlichen Nebenwirkungen zu erwarten. Kombinationspräparate aus Trijodthyronin und Levothyroxin haben wegen der höheren, vor allem kardialen Nebenwirkungsrate keinen Platz mehr in der Therapie der euthyreoten Struma. Sie werden nur noch zur Therapie bei Patienten mit einer Konversionsstörung von Levothyroxin zu Trijodthyronin (Lebererkrankungen, Mangelzustände) empfohlen. Die Relation von Levothyroxin zu Trijodthyronin sollte dabei bei 10 : 1 liegen.

Behandlung mit einer Kombination von Jodid und Levothyroxin

Während eine Therapie mit Levothyroxin zu einer raschen Rückbildung der Hypertrophie von Schilddrüsenfollikeln führt, begünstigt die Jodidgabe langfristig den Rückgang der Hyperplasie und normalisiert das Gleichgewicht zwischen Neubildung und Apoptose. Als Argument für die Zugabe von Jodid zur Levothyroxinmedikation gilt die Beobachtung, daß der intrathyreoidale Jodgehalt unter Levothyroxinmedikation weiter abnimmt. Über das optimale Verhältnis von Levothyroxin und Jodid liegen noch keine ausreichenden Daten vor. Es ist jedoch belegt, daß selbst unter TSH-suppressiver Therapie, im Rahmen der Autoregulation der Schilddrüse, eine Jodidaufnahme in geringem Umfang gewährleistet bleibt. Zur Therapie stehen verschiedene Jod-Thyroxin-Kombinationspräparate mit einem Jodidanteil von 100 oder 150 µg zur Verfügung. Neuerdings ist eine Dosierung von Levothyroxin 50–125 µg zusammen mit 150 µg Jodid als Kombinationspräparat erhältlich. Auch die freie Kombination von 200 µg Jodid und 75–100 µg Levothyroxin ist im Einzelfall sinnvoll. Die Indikationen überlappen sich mit denen zur Therapie mit Levothyroxin.

Die Kombination wird bei älteren Patienten mit erhöhtem Autonomierisiko und zur Strumarezidivprophylaxe nach Schilddrüsenoperationen empfohlen, wenn Levothyroxinsubstitutionspflicht besteht.

Ablative Behandlungsverfahren

Eine Indikation für die Anwendung eines ablativen Therapieverfahrens besteht bei der Struma diffusa in Abhängigkeit vom klinischen Beschwerdebild und der Größe der Struma. Wichtige Gesichtspunkte sind hierbei: mechanische Beeinträchtigung der Luftwege und ein unzureichender Erfolg einer medikamentösen Behandlung. Therapie der Wahl ist die chirurgische Therapie, meist in Form einer beidseitigen subtotalen Strumaresektion. Bei subjektiv empfundener Atemnot muß ein Hyperventilationssyndrom ausgeschlossen werden.

Auch eine Radiojodtherapie kann zu einer Volumenreduktion zwischen 30 und 50 % führen, in seltenen Fällen, insbesondere bei nicht operationsfähigen Patienten, bei Kontraindikationen oder auf besonderen persönlichen Wunsch (Angst vor Rekurrensparese) kann auch die Radiojodtherapie der euthyreoten Struma empfohlen werden.

Knotenstruma

Die Abklärung der Struma nodosa erfordert, neben der Hormondiagnostik und der Sonographie, eine Schilddrüsenszintigraphie einschließlich quantitativer Erfassung des Technetium-Uptake (TcTU). Kalte und/oder sonographisch echoarme Knoten haben ein erhöhtes Malignomrisiko und müssen punktionszytologisch abgeklärt werden. In einer Struma multinodosa ist insbesondere auf das gleichzeitige Vorkommen von warmen und kalten Knoten zu achten. Maligne Knoten können in enger Nachbarschaft zu heißen Knoten vorkommen und sind dann schwierig zu diagnostizieren. Ein genauer Vergleich sonographisch abgrenzbarer Herdbefunde und szintigraphischer Herde ist Voraussetzung für eine adäquate Therapieentscheidung.

Kalter Knoten

Beim kalten Knoten muß zwischen einer Verlaufskontrolle und einem chirurgischen Vorgehen entschieden werden. Eine konservative Therapie mit Levothyroxin in suppressiver Dosis hat nach neuen prospektiven Studien eine volumenverkleinernde Wirkung, kann jedoch als Standardtherapie bisher noch nicht empfohlen werden.

Eine absolute Indikation zur operativen Behandlung besteht bei suspektem oder nicht eindeutig beurteilbarem zytologischen Befund. Ferner empfiehlt sich die Operation bei sonographisch echoarmen Knoten mit zusätzlichen klinischen Malignomkriterien, wie Wachstumstendenz, derber Konsistenz oder dem Nachweis vergrößerter Halslymphknoten. Eine Verlaufskontrolle ist gerechtfertigt bei sonographisch echoreichen Knoten ohne Wachstumstendenz, kleinen Knoten unter 1 cm oder aber bei lange bestehenden, in der Folge unveränderten Knoten. Jeder malignitätsverdächtige Knoten sollte aspirationszytologisch abgeklärt werden. Bei karzinomzellpositivem Befund wird eine karzinomtyporientierte Thyreoidektomie mit intraoperativer Schnellschnittuntersuchung, bei unklarem Befund eine ipsilaterale Hemithyreoidektomie durchgeführt (siehe Abschnitt „Schilddrüsenmalignome", S. 80).

Operative Therapie

Die operative Therapie der Knotenstruma richtet sich in erster Linie nach Größe, Anzahl und Lokalisation der Knoten. Die Autonomie kann sich auf Funktion und/oder Wachstum beziehen. Szintigraphisch außerhalb von Knotenbildungen nachweisbare Aktivitätsanreicherungen sind darüber hinaus in das Resektionsausmaß mit einzubeziehen. Solitäre autonome Adenome in einer normalen Schilddrüse werden, je nach Größe und Lage im Schilddrüsenlappen, enukleiert oder durch eine Polresektion oder subtotale Lobektomie entfernt. Bei multinodulärer autonomer Knotenstruma ist in der Regel eine bilaterale Resektion erforderlich; sie hat neben der vollständigen Knotenentfernung das Ziel, einen möglichst großen Anteil normalen Schilddrüsengewebes zu erhalten und in situ zu belassen. Bei (zusätzlichen) malignitätsverdächtigen Knoten wird ipsi-lateral eine Hemithyreoidektomie vorgenommen, um das Morbiditäts-risiko bei erforderlichem Reeingriff (komplettierende Thyreoidektomie) möglichst gering zu halten.

Das Risiko einer permanenten Rekurrensparese liegt beim Erstein-griff bei 1 %, das eines permanenten Hypoparathyreoidismus bei 1 – 3 %.

Nach definitiver Therapie der Struma nodosa ist eine Kontrolle nach 3, 6 und 12 Monaten, später jährlich, sinnvoll. Neben der körperlichen Untersuchung ist die Bestimmung des basalen TSH und die Schilddrü-sensonographie obligat.

Rezidivprophylaxe nach Strumaresektion

Die Rezidivprophylaxe nach einer chirurgischen Strumabehandlung orientiert sich an der aktuellen Schilddrüsenfunktion und Größe des verbliebenen Schilddrüsenrestes.

Zur Rezidivprophylaxe nach Operation empfiehlt sich neben einer Jodidgabe von 100 µg täglich die zusätzliche Levothyrointherapie, so daß das TSH im Normbereich zwischen 0,3 und 1,0 mU/l liegt. Postope-rativ ist das bei der Mehrzahl der Patienten mit Restschilddrüsenvolu-mina unter 10 ml erforderlich. Die definitive postoperative Substitu-tionspflicht ist erst 3 – 6 Monate nach der Schilddrüsenoperation end-gültig zu entscheiden. Bei unauffälliger Restschilddrüse mit ausreichen-der Größe und Funktion genügt die alleinige Gabe von Jodid in einer Do-sierung von 100 – 200 µg täglich.

Alternative Behandlungsmethoden

In jüngster Zeit wurde neben den etablierten Behandlungsverfahren alternativ die lokale Injektionsbehandlung autonomer Adenome mit hochprozentiger Ethanollösung empfohlen. Eine Wirksamkeit wurde zwar wahrscheinlich gemacht, schmerzhafte Injektionen sind jedoch wiederholt nötig, das Rekurrenspareserisiko ist nicht ausreichend doku-mentiert. Für eine abschließende Beurteilung dieser neuen Behand-lungsmethode liegen noch zu wenig Erfahrungen vor. Alternative Me-thoden müssen sich an der Effektivität und Nebenwirkungsarmut der Radiojodtherapie messen lassen.

Schilddrüsenzysten

Liegen punktionsfähige, größere Schilddrüsenpseudozysten vor, empfehlen sich eine Punktion und Entleerung des Zysteninhalts sowie eine zytologische Untersuchung des Sediments. Enthält die Zystenwand solides Gewebe, sollte unter sonographischer Kontrolle eine Feinnadelpunktion aus der Zystenwand gesondert erfolgen, da auch ein zystisch degeneriertes Schilddrüsenkarzinom vorliegen kann. Das Malignomrisiko solitärer und multipler Zysten ist vergleichbar. Da große Zysten häufig auch nach erfolgreicher Entleerung zum Rezidiv neigen, ist in der Regel eine operative Sanierung erforderlich. Alternativ kann eine Verklebung mit Fibrinkleber versucht werden. Kleine Zysten (unter 1 cm Durchmesser) werden im Regelfall aus diagnostischer Indikation einmal punktiert und dann im Verlauf kontrolliert.

Struma bei anderen Schilddrüsenerkrankungen

Eine begleitende Struma bei Autoimmunerkrankungen der Schilddrüse (Morbus Basedow, Hashimoto-Thyreoiditis) muß dem therapeutischen Konzept der Behandlung der Grunderkrankung folgen. Nur sehr selten besteht die Indikation zur Operation der hypertrophen Form der Hashimoto-Thyreoiditis.

■ **Besonderheiten in der Schwangerschaft:** Während der Schwangerschaft kommt es gehäuft zur Entwicklung von diffusen Strumen und Knotenstruma. Sie sollten in jedem Fall rasch laborchemisch und sonographisch abgeklärt und bei hypothyreoter Stoffwechsellage mit einer Levothyroxinsubstitution begonnen werden, um Komplikationen des weiteren Schwangerschaftsverlaufs zu vermeiden.

Liegt kein Hormonmangel vor, wird bei einer diffusen Struma die Monotherapie mit 200 µg Jodid/d zum Ausgleich des erhöhten Jodbedarfs empfohlen (s. Tab. 2.**2**). Wegen der erhöhten Jodidempfindlichkeit der fetalen Schilddrüse sind höhere Jodiddosen zu vermeiden. Alternativ ist eine Kombinationsbehandlung (Levothyroxin und Jodid) möglich. Die TSH-Spiegel sind zur Überwachung der Schilddrüsenfunktion in der Schwangerschaft wenig geeignet, da sie starken physiologischen Schwankungen vom 1.–3. Trimenon unterliegen. Da Schilddrüsenhormone nur minimal plazentagängig sind, sollte zur Verhinderung einer Strumaentwicklung beim Feten keine Monotherapie mit Levothyroxin in der Schwangerschaft durchgeführt werden.

Sofern keine andere Schilddrüsenerkrankung vorliegt, sollte jede Schwangere zur Prophylaxe einer schwangerschaftsassoziierten Struma

200 µg/d Jodid erhalten. Nur so ist eine ausreichende Jodversorgung von Mutter und Kind gewährleistet.

■   **Besonderheiten im Kindesalter:** Auch bei Kindern und Jugendlichen mit vergrößerter Schilddrüse stellt die kausale Behandlung mit Jodid die Therapie der Wahl dar. Bei Vorliegen einer Knotenstruma oder bei einer massiven Schilddrüsenvergrößerung (> 30 ml) sowie bei echoarmen Bezirken im Sonogramm muß eine Autonomie oder Thyreoiditis vor Einleitung der Jodidtherapie ausgeschlossen werden. Die zur Strumatherapie erforderliche Dosis beträgt bei Säuglingen und kleinen Kindern 100 µg/d, bei Schulkindern und Jugendlichen 200 µg/d. Die Behandlungsdauer beträgt zunächst 6–9 Monate. Meistens ist bereits nach 3–6 Monaten eine Verkleinerung der Schilddrüse nachweisbar. Ist diese nach 6–9 Monaten nicht eingetreten, so muß eine Behandlung mit Thyroxin überlegt werden. Nach erfolgreicher Verkleinerung sollte die Jodiddosis nach 1–2 Jahren auf die Substitutionsdosis reduziert werden. Eine dauerhafte Substitution ist bei diesen Patienten zwingend nötig, weil es sonst zu Rezidiven kommt. Eine nach diesen Richtlinien durchgeführte Jodidtherapie ist im Kindesalter sehr effektiv (Volumenreduktion um 50%). Die Gefahr einer jodinduzierten Hyperthyreose ist in diesem Alter vernachlässigbar klein. Unter Umständen kann es jedoch bei prädisponierten Patienten zur Entwicklung einer Autoimmunthyreoiditis mit nachfolgender Hypothyreose kommen. Bei klinischen Verdachtsfällen ist dem durch Bestimmung von Antikörpern vor Jodidgabe vorzubeugen. Sind signifikant erhöhte Antikörper nachweisbar, sollte in der Regel einer Therapie mit Levothyroxin der Vorzug gegeben werden.

Hyperthyreose

Immunogene Hyperthyreose

Die Diagnose der immunogenen Hyperthyreose (Morbus Basedow) ist beim Vorliegen einer endokrinen Orbitopathie (60% der Fälle) einfach. Schwierigkeiten kann die Differentialdiagnose zur disseminierten Autonomie bereiten. Der Nachweis von Schilddrüsenantikörpern (TSH-Rezeptor-AK, TRAK oder Schilddrüsen-Peroxidase-Antikörper, TPO-AK) sichert in etwa 90% die Diagnose. Selten sind TRAK-negative Immunhyperthyreosen ohne endokrine Orbitopathie. Auch dann ist aber praktisch immer die Diagnose durch positive TPO-AK und die sonographisch erfaßbare diffuse Echoarmut zu sichern.

Allgemeine Therapierichtlinien

Für die Behandlung des Morbus Basedow stehen drei Verfahren zur Verfügung: die thyreostatische Therapie, die Radiojodtherapie und die Operation. Alle Therapieformen sind symptomatisch wirksam und erreichen unterschiedlich schnell das Therapieziel der Euthyreose, beeinflussen aber nicht den Immunprozeß.

Die initial obligate thyreostatische Therapie wird in der Regel nach Dosisreduktion 1 Jahr beibehalten. Persistiert die Hyperthyreose nach Absetzen der Medikation oder kommt es zum Rezidiv, müssen ablative Verfahren angewandt werden.

Therapie mit Thyreostatika

Die gebräuchlichen, antithyreoidalen Substanzen vom Thionamidtyp (Thiamazol, Carbimazol) und Thiouracil (Propycil) hemmen dosisabhängig die durch die Schilddrüsen-Peroxidase katalysierte Jodination des Tyrosins und damit den Jodeinbau in Thyreoglobulin und die Schilddrüsenhormonsynthese. Ein hohes Verhältnis von Jod zu Thiamazol begünstigt dabei die Oxidation des Thyreostatikums, ein niedriges Verhältnis die TPO-Inaktivierung. Daher ist die Hemmwirkung bei Jodmangel ausgeprägter als bei reichlicher alimentärer Jodzufuhr oder bei einer Jodkontamination. Carbimazol ist primär unwirksam und wird im Organismus zu Thiamazol umgewandelt. Thiamazol wird rasch und vollständig resorbiert, reichert sich vorwiegend in Schilddrüse, Leber und Niere an und ist etwa 24 Stunden pharmakologisch wirksam. Eine einmalige Thiamazoldosis pro Tag ist daher ausreichend. Aufgrund seiner kürzeren Wirkzeit (12–24 h) muß Propycil zweimal täglich eingenommen werden. Die Initialdosis sollte sich nach dem geschätzten Grad des Jodmangels und der Schwere des Krankheitsbildes richten. Liegt keine Jodkontamination vor, kann mit 25 mg Thiamazol praktisch immer eine komplette Blockade erreicht werden. Bei unbekannter Jodversorgung wird eine Initialdosis von 20 mg/d, bei höherer Jodversorgung (> 100 µg/d) und ausgeprägtem Krankheitsbild 30 mg/d empfohlen. Nach Jodkontamination sind 40 mg und mehr, ggf. auch in Kombination mit Perchlorat zweimal 300 mg/d erforderlich. Die Äquivalenzdosen sind Tab. 2.**3** zu entnehmen. Die durchschnittliche Initialdosis für Propycil beträgt zweimal 100 mg/d.

Zur symptomatischen Behandlung der gesteigerten Adrenalinsensitivität und Tachykardie hat sich die Gabe von β-Rezeptorenblockern bewährt. Bei Anwendung von Propranolol empfiehlt sich eine Dosierung von dreimal 20 bis dreimal 40 mg/d, so daß die Herzfrequenz auf 80–90

Tab. 2.**3** Äquivalenzdosen gebräuchlicher Thyreostatika

chemische Verbindung	Initialdosis mg/d	Erhaltungsdosis mg/d
Thiamazol	10 – 40	2,5 – 10
Carbimazol	15 – 60	5 – 15
Propylthiouracil	150 – 300	50 – 200
Perchlorat	1200 – 2000	100 – 400

Schläge/min gesenkt wird. Auch der initiale Tremor kann hierdurch gebessert werden.

Eine euthyreote Stoffwechsellage wird in der Regel nach 3 – 6 Wochen erreicht. Zu diesem Zeitpunkt reduziert man auf eine Erhaltungsdosis und kontrolliert die Stoffwechsellage anhand von T_3, fT_4 und TSH. Anzustreben ist ein niedrig-normales TSH zwischen 0,5 und 1 mU/l. Bei einer Monotherapie mit Thiamazol genügen Dosen zwischen 2,5 mg jeden 2. Tag und 10 mg/d. Alternativ empfiehlt sich eine Kombinationstherapie von 5 – 10 mg Thiamazol unter Zugabe von Levothyroxin (25 – 75 µg/d). Hierdurch sind weniger engmaschige Kontrollen nötig, ein Strumawachstum ist leichter vermeidbar. Nach einjähriger thyreostatischer Therapie liegen die Remissionsraten um 50 %.

Kontrollen: Therapiekontrollen betreffen die Stoffwechsellage, Strumagröße und das Nebenwirkungsprofil. Initial sind dreiwöchentliche Kontrollen bis zum Erreichen der Euthyreose notwendig, danach dreimonatlich bis zum Absetzen der Therapie nach 12 Monaten. Innerhalb der ersten Wochen empfehlen sich Blutbildkontrollen. Da jedoch in jeder Phase der Therapie die seltene Agranulozytose auftreten kann, ist es wichtiger, klinische Symptome (Tonsillitis oder Infekte) genau zu beobachten und gezielt zu diagnostizieren. Nach Abschluß der thyreostatischen Therapie sind Kontrolluntersuchungen in halbjährlichen bis einjährlichen Abständen wegen der Gefahr eines Hyperthyreoserezidivs oder der sich selten entwickelnden Hypothyreose (5 %) indiziert. Zur Vorhersage der Rezidivgefährdung des einzelnen Patienten stehen uns derzeit keine zuverlässigen Parameter zur Verfügung. Das Rezidiv erfordert in der Regel eine definitive Behandlung durch Radiojod oder Strumaresektion, in Ausnahmefällen kann eine medikamentöse Langzeittherapie sinnvoll sein.

Nebenwirkungen

Die Häufigkeit von Nebenwirkungen ist dosisabhängig. Sie liegt bei Dosen von 10 mg Thiamazol unter 10% und steigt auf über 30% bei täglichen Dosen von 60 mg. Am häufigsten sind Nebenwirkungen wie allergische Exantheme, Pruritus, Kopfschmerzen, Arzneimittelfieber, Gelenk- sowie Muskelschmerzen und Geschmacksstörungen. Sie sind in aller Regel reversibel. Leberenzymerhöhungen, Cholestase, allergische Vaskulitis, Thrombopenie, aplastische Anämie, Leukopenie und Agranulozytose sind sehr selten (0,1 – 1%). Der weitere Einsatz der gleichen Substanzgruppe ist bei schweren Nebenwirkungen kontraindiziert. Eine thyreostatische Therapie muß jedoch wegen Nebenwirkungen nur selten (3%) abgebrochen werden. Kreuzreaktionen zwischen Thionamiden und Thiouracil sind selten. 90% aller Nebenwirkungen treten innerhalb der ersten 3 Monate auf. Falls medikamentös weiterbehandelt werden muß, kann man auf eine andere Substanz oder kurzfristig auf Perchlorat ausweichen. Anzustreben ist eine definitive Therapie durch Operation. Eine vermeidbare Nebenwirkung ist das Strumawachstum infolge einer Überdosierung von Thyreostatika. Das Auftreten oder die Verschlimmerung einer endokrinen Orbitopathie ist bei euthyreoter Stoffwechsellage unabhängig von der Therapie. Aus den genannten Gründen empfiehlt sich nach Erreichen der Euthyreose eine Dosisreduktion auf den erforderlichen Bedarf.

■ **Besonderheiten in der Schwangerschaft:** Eine Hyperthyreose in der Schwangerschaft ist kein Grund zur Interruptio, erfordert jedoch eine prompte Therapie. Unbehandelt kommt es gehäuft zu Aborten, Totgeburten, vorzeitiger Entbindung, untergewichtigen Säuglingen sowie einer erhöhten Mißbildungsrate (Herzfehler). Ferner kann bei der Geburt eine thyreotoxische Krise ausgelöst werden.

Therapie der Wahl sind Thyreostatika; eine Radiojodtherapie ist kontraindiziert. Eine Operation kann in Ausnahmefällen erforderlich werden. Indikationen für die Operation sind: schwere allergisch-toxische Reaktionen auf Thyreostatika, eine sehr große Struma mit mechanischer Behinderung, fehlende Compliance oder ungewöhnlich hoher Thionamidbedarf sowie ein begleitendes Schilddrüsenkarzinom. Die Strumektomie ist im 2. Trimenon am sichersten. Thyreostatika sollten in der niedrigst möglichen Dosierung begonnen (z.B. Thiamazol 10 mg, Propycil 100 mg) und rasch reduziert werden, so daß T_3 und fT_4 im hochnormalen Bereich bleiben. Eine klinische Besserung tritt häufig schon innerhalb 1 Woche ein. Da beide Medikamente diaplazentar auf den Feten übertreten, kann eine Überdosierung zur fetalen Struma und Hypothyreose führen.

Mütterliche TSH-Spiegel sind kein verläßlicher Parameter der erreichten Euthyreose. Eine Kombinationsbehandlung mit Levothyroxin ist kontraindiziert, da es kaum plazentagängig ist und bei Euthyreose der Mutter eine Hypothyreose des Kindes maskieren kann. Aufgrund der höheren Empfindlichkeit der fetalen Schilddrüse auf höhere Jodiddosen ist eine Jodidgabe über 100 µg/d nicht empfehlenswert. Da die mütterlichen Rezeptorantikörper die Plazenta passieren und auch an der fetalen Schilddrüse wirksam sind, ist eine entsprechende pädiatrische Überwachung, insbesondere ein Monitoring der kindlichen Herzfrequenz erforderlich.

Da die Schwangerschaft selbst eine hemmende Wirkung auf den Immunprozeß ausübt, kann sich eine vorübergehende Remission einstellen. Die Euthyreose kann dann durch minimale Thiamazoldosen (z. B. 1,25 – 2,5 mg) erhalten bleiben, nicht selten kann die Medikation abgesetzt werden. Häufig kommt es aber in der Postpartalphase wieder zum Rezidiv.

Beim Stillen überträgt zwar die Mutter kleine Thionamiddosen auf den Säugling, eine Dosierung bis zu 15 mg Thiamazol (150 mg Propycil) beeinflußt jedoch nicht die kindliche Schilddrüsenfunktion und gilt als unbedenklich. Hinweise für eine Teratogenität von Thyreostatika gibt es nicht. Vielmehr senkt die medikamentöse Therapie das erhöhte Mißbildungsrisiko in den Normbereich. β-Rezeptorenblocker sollten vermieden werden, da sie eine kleine Plazenta, eine fetale Wachstumsretardierung, postnatale Bradykardie und Hypoglykämie verursachen können.

Besteht bei einer Immunhyperthyreose Kinderwunsch, sollte eine definitive Therapie vorzeitig angeboten werden. Nach Radiojodtherapie empfiehlt sich eine einjährige sichere Antikonzeption. Prinzipiell gibt es jedoch keine Einwände gegen eine Konzeption unter niedrigdosierter thyreostatischer Therapie, sofern die Euthyreose erreicht ist.

■ **Besonderheiten im Kindesalter:** Im Kindesalter sind Thyreostatika die primäre Therapie der Wahl. Die mittlere Dosierung von Methimazol beträgt 0,5 mg/kg als einmalige Tagesdosis, von Propylthiouracil 4 – 6 mg/kg verteilt auf 2 – 3 Einzelgaben/pro Tag. Daten einer Dosis-Wirkungs-Beziehung, wie sie bei Erwachsenen vorliegen, gibt es nicht für das Kindesalter. In einer europäischen Umfrage lag die angewandte Carbimazoldosis zwischen 0,25 – 2 mg/kg/d (Median 0,5 mg/kg/d entsprechend 10 – 20 mg Gesamtdosis). Nebenwirkungen der thyreostatischen Therapie im Kindesalter sind selten ($< 5\%$). Nach einer vier- bis achtwöchigen Behandlung in dieser Dosierung normalisieren sich die Hormonparameter (T_4 rascher als T_3). Wie bei Erwachsenen wird entweder die Dosis schrittweise reduziert oder – bei Kindern bevorzugt – eine Dosis von 5 – 10 mg/d beibehalten unter Zusatz von Levothyroxin (2 – 3 μg/kg/d entsprechend 50 – 75 μg/d). Hierdurch sind Kontrolluntersuchung in längerfristigen Intervallen möglich.

Besteht ein Bedarf, die adrenergen Symptome zu bekämpfen, gibt man β-Rezeptorenblocker, z. B. Propranolol, 10 mg alle 6 – 8 Stunden, bei Neugeborenen mit angeborener Hyperthyreose 2 mg/kg/d. Bei Neugeborenen mit Morbus Basedow ist wegen der nur vorübergehenden Dauer des Krankheitsbildes in einigen Fällen nur eine symptomatische Therapie mit Sedativa und β-Blockern erforderlich. Bei schwerem Verlauf werden auch hier Thyreostatika in der gleichen Dosierung wie bei älteren Kindern verabreicht. Selten ist eine Digitalisierung notwendig. Eine Normalisierung der Schilddrüsenfunktion tritt bei Neugeborenen zumeist 3 – 4 Tage nach Beginn der thyreostatischen Therapie auf.

Der Morbus Basedow im Kindesalter weist eine höhere Aktivität als bei Erwachsenen auf, so daß eine vermehrte Neigung zu Rezidiven besteht und dauerhafte Remissionen selten sind.

Die übliche Dauer einer thyreostatischen Therapie beträgt 1 – 3 Jahre, wobei sich eine längere Therapiedauer offensichtlich günstig auf die Rate langfristiger Remissionen auswirkt. Patienten mit großen Strumen, langer Latenz bis zum Eintritt der Euthyreose unter thyreostatischer Therapie, anhaltend nachweisbare TSH-Rezeptor-Antikörper und kleine Kinder neigen eher zum Rezidiv. Eine Therapiedauer von 4 – 5 Jahren ist dann gerechtfertigt.

Eine primäre operative Therapie ist bei Kindern mit Morbus Basedow nicht angezeigt. Treten jedoch ernsthafte Nebenwirkungen der thyreostatischen Therapie auf oder persistiert die Hyperthyreose nach Absetzen der Therapie, so ist ein operatives Vorgehen indiziert. Hierbei wird ein Verfahren angestrebt, das wie bei Erwachsenen eine sichere Rezidivverhütung gewährleistet und in der Regel in einer ausgedehnten subtotalen Thyreoidektomie mit kleinem Rest besteht. Eine postoperative Hypothyreose muß substituiert werden.

Eine Radiojodtherapie wird in Deutschland bei Kindern nicht eingesetzt, während in den USA, Großbritannien und den Niederlanden aus Gründen der Effektivität und Wirtschaftlichkeit der Einsatz auch bei Kindern und Jugendlichen empfohlen wird.

Radiojodtherapie

Ziel der Radiojodtherapie ist die Beseitigung der Hyperthyreose möglichst in einer Therapiesitzung. Die Indikationen sind Tab. 2.**4** zu entnehmen. Eine Altersbegrenzung ist nicht mehr gerechtfertigt, so daß auch Patienten im Alter von 20 – 30 Jahren behandelt werden können. Die Radiojodtherapie ist weitgehend nebenwirkungsfrei, nur gelegentlich

Tab. 2.**4**   Indikationen zur Radiojodtherapie bei Morbus Basedow

Rezidivhyperthyreose nach thyreostatischer Therapie ohne und mit Struma (< 60 ml)

Kontraindikationen zur Strumaresektion
(schwere Begleiterkrankungen, sehr große Struma, Malignomverdacht, erhöhtes Operationsrisiko)

Rezidivhyperthyreose nach Strumaresektion

Unverträglichkeit von Thyreostatika

kommt es infolge einer Thyreoiditis zu lokalen Beschwerden. Kurzfristig können nicht steroidale Antiphlogistika eingesetzt werden. Als Zieldosis werden 150–200 Gy angesetzt. Hierbei ist in etwa 80 % der Fälle mit einer dauerhaften Beseitigung der Hyperthyreose zu rechnen, 10–20 % der Patienten bedürfen einer erneuten Radiojodbehandlung. Die Auslösung einer thyreotoxischen Krise ist nicht zu erwarten und liegt im Promillebereich. Bewußt in Kauf genommen wird bei der genannten Dosierung eine bereits früh auftretende Hypothyreoserate (40 % der Patienten), die dosisunabhängige Hypothyreoserate liegt bei 3 % pro Jahr. Eine entsprechende Überwachung und Substitutionsbehandlung ist daher erforderlich. In Deutschland wird die Radiojodtherapie als Primärtherapie nur in etwa 35 %, in den USA dagegen in 85 %, eingesetzt. Die hier noch geltenden strengen Strahlenschutzbestimmungen verursachen lange Liegezeiten und limitieren die Therapieplätze.

Eine absolute Kontraindikation für die Radiojodtherapie ist nicht nur die Gravidität, sondern auch Laktation, Kinderwunsch innerhalb der nächsten 6 Monate, schwere Hyperthyreose ohne thyreostatische Vorbehandlung. Relative Kontraindikationen sind große Strumen (> 60 ml), insbesondere mit ausgeprägter Trachealeinengung und kalte Knoten mit Malignomverdacht. Bei hyperthyreoter Stoffwechsellage ist eine thyreostatische Vorbehandlung (Monotherapie) erforderlich. Eine niedrigdosierte Thiamazoltherapie (maximal 20 mg/d) muß vor der Radiojodtherapie nicht abgesetzt werden.

Kontrollen: Therapiekontrollen mit der Bestimmung von Schilddrüsenhormonen und basalem TSH sind anfangs halbjährlich und später jährlich durchzuführen. Subklinische Hypothyreosen können frühzeitig mit Levothyroxin substituiert werden.

Operation

Die Operationsindikationen sind in Tab. 2.**5** zusammengefaßt.

Tab. 2.**5**   Indikationen für die Operation bei Morbus Basedow

Rezidivhyperthyreose nach thyreostatischer Primärtherapie

wachsende bzw. große Struma (> 60 ml) unter thyreostatischer Therapie

zusätzliche malignitätsverdächtige Knoten

Nebenwirkungen der Thyreostatika

Kontraindikationen der Radiojodtherapie
(Schwangerschaft, Kinder)

jodinduzierte, thyreostatisch nicht behandelbare Hyperthyreose

Die operative Behandlung folgt dem Prinzip der sicheren Beseitigung der Hyperthyreose. Zur Vermeidung eines Rezidivs wird ein Restvolumen unter 5 g angestrebt. Die Operation wird als beidseitige Strumaresektion mit Belassen kleiner dorsaler Schilddrüsenreste (je ca. 2 g) oder alternativ als einseitige Hemithyreoidektomie und subtotale Resektion kontralateral durchgeführt. Letztgenanntes Verfahren hat den Vorteil, daß ein Rezidiv auf der total entfernten Seite vermieden wird. Sollte ein operativer Eingriff erneut erforderlich werden, kann man sich auf eine Seite beschränken und das Rekurrenspareserisiko senken. Ein geringes Rezidivrisiko (< 5 %) ist nur mit einer ausgedehnten Schilddrüsenresektion zu erreichen. Damit ist aber bei den meisten Patienten (> 50 %) eine postoperative Hypothyreose unvermeidlich. Eine lebenslang durchzuführende Substitutionstherapie ist bei diesen Patienten erforderlich und sollte bereits früh postoperativ begonnen werden (in der Regel 100 µg/d Levothyroxin).

Einseitige Rekurrenspareseen und ein postoperativer Hypoparathyreoidismus treten in 1 – 3 % auf.

Kontrollen: Eine postoperative Nachsorge sollte 1 Monat und 6 Monate nach der Operation stattfinden. Nach 6 Monaten kann das verbliebene Restvolumen sonographisch ermittelt werden. Jährliche Kontrollen sind dann im Verlauf ausreichend. Angestrebt wird eine euthyreote Stoffwechsellage mit einem basalen TSH zwischen 0,5 und 1 mU/l. Eine zusätzliche Jodidmedikation ist nicht angezeigt.

Endokrine Orbitopathie

Indikation zur Therapie

Die endokrine Orbitopathie ist eine Autoimmunerkrankung und geht in über 90% der Fälle mit einer immunogen bedingten Schilddrüsenfunktionsstörung, meistens einer Hyperthyreose, einher. Ein gemeinsames Antigen mit dem Bindegewebe der Schilddrüse bzw. den Thyreozyten wird diskutiert, ist aber bisher nicht gesichert. In etwa 20% der Fälle tritt die endokrine Orbitopathie vor, in 40% während und in weiteren 40% erst nach der Manifestation der Schilddrüsenfunktionsstörung auf. Der meist langjährige Verlauf der Erkrankung ist gekennzeichnet durch häufige Rezidive; individuell ist er sehr unterschiedlich ebenso wie die Ausprägung der Erkrankung. Die einzelnen Symptome der endokrinen Orbitopathie haben eine unterschiedliche Prognose. Die Lidretraktion, periorbitale Ödeme und Konjunktivitis bessern sich ohne spezifische Therapie in etwa 80% der Fälle, wohingegen eine Augenmuskelbeteiligung eine spontane Remissionsrate von nur etwa 30–40% und eine Protrusio bulbi weniger als 10% aufweist. Die Indikation zur Therapie und die Wahl der therapeutischen Möglichkeiten sind daher im Einzelfall genau abzuwägen und müssen von den Symptomen und Ausprägungen der Erkrankung geleitet werden. Dem chronischen Stadium, histopathologisch gekennzeichnet durch eine Fibrosierung, geht immer ein aktiver Prozeß mit lymphozytärer Infiltration des Orbitagewebes und Aktivierung der Fibroblasten voraus. Medikamentöse therapeutische Interventionen sind nur im aktiven Stadium sinnvoll, also wenn sich akut eine Augenmuskelbeteiligung oder Protrusio bulbi abzeichnet. Im chronischen Stadium kommen chirurgische Interventionen zum Einsatz. Eine gemeinsame Betreuung dieser Patienten unter Beteiligung des Hausarztes, eines Endokrinologen, Ophthalmologen, Strahlentherapeuten sowie HNO-Arztes ist daher notwendig.

Da die endokrine Orbitopathie fast immer mit einer immunogenen Schilddrüsenerkrankung assoziiert ist, liegt es nahe anzunehmen, daß die Therapie der Schilddrüsenerkrankung die endokrine Orbitopathie mit beeinflussen könnte. Die hierzu vorliegenden, validen Studien zeigen keinen signifikanten Einfluß der verschiedenen Therapieformen (antithyreoidale Medikamente, subtotale Thyreoidektomie, Radiojodtherapie) auf den Verlauf der Erkrankung, und damit ist die Bevorzugung einer dieser Therapieformen bisher nicht gerechtfertigt. Aus pathophysiologischer Sicht könnte eine Entfernung des postulierten gemeinsamen Antigens der Schilddrüse und des Orbitagewebes eine frühzeitige Thyreoidektomie sinnvoll erscheinen lassen, dies konnte in einzelnen Studien belegt werden; eine abschließende Bewertung erscheint jedoch derzeit noch nicht möglich. Das therapeutische Ziel muß zunächst sein, bei immunogener Hyperthyreose eine Euthyreose zu erreichen. Eine Hypothyreose sollte vermieden werden. Inwieweit eine TSH-suppressive Therapie, als Kombination einer antithyreoidalen Medikation mit Schilddrüsenhormon, den Verlauf einer endokrinen Orbitopathie günstig beeinflussen kann, wird diskutiert, ist aber ebenfalls noch nicht gesichert.

Durchführung der Therapie

Eine kausale Therapie der endokrinen Orbitopathie gibt es nicht, die symptomatischen Therapieansätze müssen einer strengen Nutzen-Risiko-Analyse unterzogen werden und müssen sich den Symptomen anpassen (Abb. 2.**1**). Die einzelnen therapeutischen Ansatzpunkte sind in Tab. 2.**6** zusammengefaßt. Grundsätzlich unterscheidet man zwischen der Aktivität, das entspricht klinisch der floriden Entzündung, und dem Schweregrad der Erkrankung, wobei die Aktivität im zeitlichen Verlauf vor der Schwere der Erkrankung liegt und letztere wahrscheinlich bedingt. Daher sollte mit der Therapie möglichst frühzeitig begonnen werden.

Tab. 2.**6** Therapeutische Ansatzpunkte bei endokriner Orbitopathie

lokale Maßnahmen

Augentropfen („künstliche Tränen", Methylcellulose)

Schlafen mit erhöhtem Oberkörper

Sonnenschutzbrille

Prismengläser (Folienprismen)

Beeinflussung des Autoimmunprozesses in der Orbita

systemisch mit Glukokortikoiden

lokal durch Retrobulbärbestrahlung

Kombination aus Retrobulbärbestrahlung und Glukokortikoiden

bei Beteiligung des N. opticus hochdosierte Glukokortikoidbehandlung

chirurgische Intervention

Orbitadekompression

Schielkorrektur

Lidverlängerung

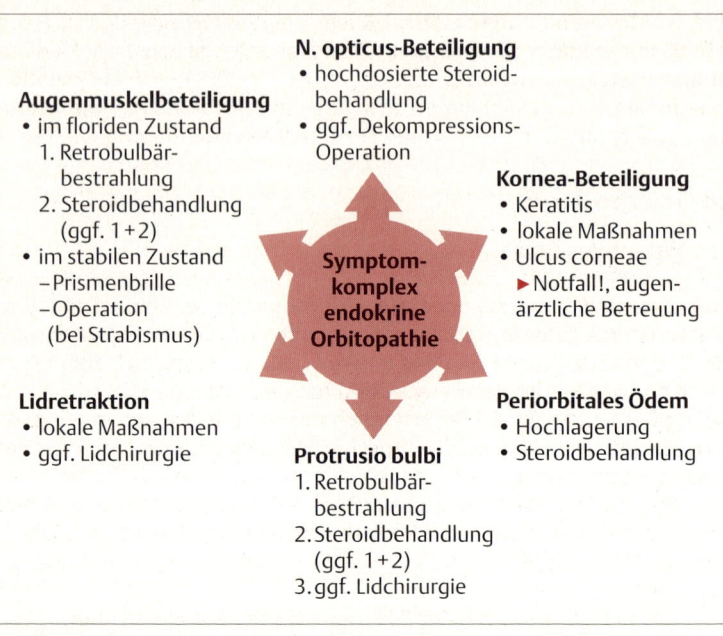

N. opticus-Beteiligung
- hochdosierte Steroid-behandlung
- ggf. Dekompressions-Operation

Augenmuskelbeteiligung
- im floriden Zustand
  1. Retrobulbär-bestrahlung
  2. Steroidbehandlung (ggf. 1+2)
- im stabilen Zustand
  – Prismenbrille
  – Operation (bei Strabismus)

Symptom-komplex endokrine Orbitopathie

Kornea-Beteiligung
- Keratitis
- lokale Maßnahmen
- Ulcus corneae
  ▶ Notfall!, augen-ärztliche Betreuung

Lidretraktion
- lokale Maßnahmen
- ggf. Lidchirurgie

Protrusio bulbi
1. Retrobulbär-bestrahlung
2. Steroidbehandlung (ggf. 1+2)
3. ggf. Lidchirurgie

Periorbitales Ödem
- Hochlagerung
- Steroidbehandlung

Abb. 2.**1**   Therapie der endokrinen Orbitopathie.

Basistherapie der immunogenen Hyperthyreose
– Erlangung einer euthyreoten Stoffwechsellage (1 Jahr antithyreoidale Therapie),
– nach einem Jahr bei weiterbestehender Hyperthyreose ohne Medikation Radiojodtherapie oder Operation (der Vorteil einer frühzeitigen Radiojod-therapie oder Operation ist nicht gesichert)
– Vermeidung des negativen Einflußfaktors Rauchen

Lokale Maßnahmen

Die lokalen Maßnahmen dienen nur der subjektiven Erleichterung der Beschwerden und haben keinen Einfluß auf den Krankheitsverlauf. Im Frühstadium der Erkrankung und begleitend im fortgeschrittenen Stadium können getönte Brillen mit Windschutz verordnet werden. Bei Conjunctivitis sicca sind zusätzlich Tränenersatzmittel (methylcellulosehaltige Augentropfen bzw. Augengel nachts) indiziert. Bei ungenügendem Lidschluß während des Schlafes ist ein Okklusionsaugenverband sowie Hochlagerung des Oberkörpers sinnvoll. Auch bei ausgeprägten periorbitalen Ödemen ist die Hochlagerung des Oberkörpers zu empfehlen, ein positiver Effekt durch Diuretikagabe ist nicht gesichert. Lokale Steroidapplikation wird wegen der überwiegenden Nebenwirkungen nicht empfohlen. Prismenfolien sind bei Doppelbildern auch im Akutstadium eine erleichternde und kostengünstige Maßnahme.

Immunmodulation

Der Einsatz von Glukokortikoiden in der Akutphase der Erkrankung und hier vorwiegend bei Protrusio bulbi und Augenmuskelbeteiligung hat sich als sinnvoll erwiesen, wenn auch eine Heilung dadurch nicht zu erzielen ist. Trotz des langen Zeitraumes ihrer Anwendung hat sich weltweit kein einheitliches Behandlungsschema durchgesetzt. Empfohlen wird zur Zeit Prednisolon 1 mg/kg KG für 1 – 2 Wochen, danach schrittweise Reduktion um 20 mg innerhalb von jeweils 4 Wochen mit einer Erhaltungsdosis 20 mg/d bis zu insgesamt 6 Monaten, bei Verschlechterung der Symptomatik Erhöhung der Dosis und eventuell Verlängerung der Therapie auf 8 – 9 Monate. Bei Optikusbeteiligung und drohendem Visusverlust wird eine hochdosierte intravenöse Therapie mit bis zu 500 mg Methylprednisolon für 3 Tage mit nachfolgend oraler Prednisolon-Therapie empfohlen.

Die Nebenwirkungen der längeren Glukokortikoidbehandlung sind bekanntlich vielfältig, die Inzidenz wird in Studien mit bis zu 90 % angegeben. Eine entsprechend strenge Indikationsstellung und Überwachung der Patienten ist daher notwendig. Eine retrobulbäre Steroidinjektion bringt gegenüber der systemischen Gabe keine Vorteile aber eine höhere lokale Komplikationsrate. Andere medikamentöse immunmodulatorische Interventionen, wie Cyclosporin A, Azathioprin, Cyclophosphamid, eine hochdosierte Immunglobulintherapie oder Plasmapherese sind experimentell und nicht ausreichend belegt.

Retrobulbärbestrahlung

In zahlreichen Studien konnte die Effektivität einer Retrobulbärbestrahlung bei endokriner Orbitopathie belegt werden. Man nimmt an, daß durch die lokale Bestrahlung der Orbita die infiltrierenden Lymphozyten geschädigt werden. Daher wird die Bestrahlung als eine lokal antientzündlich wirkende Therapieform betrachtet. Zusätzlich vermutet man auch einen antiproliferativen Effekt auf die Fibroblasten und auf deren Produktion von Glukosaminglykanen. Der Erfolg kann demnach natürlich nur in einem aktiven Stadium, ebenso wie bei der Steroidbehandlung, erzielt werden.

Die Strahlenart scheint weniger von Bedeutung zu sein als die Möglichkeit der exakten Applikation mit wenig Streustrahlung und ausreichender Strahlendosis. Heute werden Linearbeschleuniger als Strahlenquelle bevorzugt. Eine Herddosis von 20 Gy wird als optimale Strahlendosis allgemein anerkannt. Es werden kleine Bestrahlungsfelder seitlich appliziert mit dorsalem Neigungswinkel und einer Abdeckung der Bulbi. Die Netzhaut muß außerhalb des Strahlenfeldes liegen. Die Nebenwirkungsrate ist gering, die in der 1. Woche fast regelhaft auftretende verstärkte Schwellung ist transient. Bei diabetischer Retinopathie ist die Retrobulbärbestrahlung wegen der Gefahr einer Blutung kontraindiziert, eine Strahlenretinitis bzw. Strahlenkatarakt wurde nur bei Fehldosierung beschrieben.

In der kürzlich veröffentlichten, einzigen doppelblind randomisierten Studie konnte gezeigt werden, daß die Retrobulbärbestrahlung mit einer Herddosis von 20 Gy, verteilt auf 10 Einzeldosen, ebenso effektiv ist wie eine Steroidtherapie, aber signifikant weniger Nebenwirkungen aufweist. Die Steroidtherapie wurde mit 60 mg, danach 40 mg Prednison für je 2 Wochen, 30 mg und 20 mg für jeweils 4 Wochen und danach ausschleichend mit Reduktion um 2,5 mg/Woche behandelt. Demnach ist die Retrobulbärbestrahlung, wenn keine Optikusbeteiligung vorliegt, zur Zeit die als am gesichertsten anzusehende therapeutische Intervention. Einschränkend muß man aber sagen, daß sowohl die Retrobulbärbestrahlung als auch die Steroidbehandlung nur bei etwa der Hälfte der Patienten zu einem signifikanten, meßbaren Therapieerfolg führt. Der Therapieeffekt auf die Protrusio bulbi und die Augenmuskelbeteiligung ist bei beiden Therapieformen am wenigsten ausgeprägt, der Effekt auf die Weichteilschwellung am besten. Je früher die Behandlung beginnt, um so besser sind die Therapieerfolge. Liegt der Beginn der endokrinen Orbitopathie länger als 1 Jahr zurück, so ist der Therapieerfolg deutlich geringer.

Durch eine Kombination von Retrobulbärbestrahlung und Steroidtherapie kann der Erfolg möglicherweise noch gesteigert werden, allerdings ist mit den Nebenwirkungen der Steroidtherapie zu rechnen, und daher sollte diese Kombinationsbehandlung nur bei schweren Verlaufsformen zum Einsatz kommen. Bei akuter Visusverschlechterung oder Gesichtsfeldeinschränkung infolge eines Konussyndromes ist die Retrobulbärbestrahlung nicht indiziert, da wegen der anfänglich fast immer auftretenden Zunahme der Schwellung die Gefahr der weiteren Optikusschädigung als zu groß erachtet wird.

Chirurgische Intervention

Die chirurgischen Möglichkeiten umfassen eine Verminderung des Orbitagewebes, eine Erweiterung des Orbitaraumes, eine Korrektur der extraorbitalen Augenmuskeln sowie eine Lidverlängerung.

Eine akute operative Dekompression der Orbita ist immer dann indiziert, wenn aufgrund der Augenmuskelverdickung und des hohen Orbitadruckes der N. opticus im Konus komprimiert wird, Visusverschlechterung und Gesichtsfeldausfälle auftreten und eine medikamentöse Therapie mit hochdosierten Steroiden nicht erfolgreich ist. Eine weitere Indikation zur Dekompression ist dann gegeben, wenn durch eine persistierende Protrusio bulbi und fehlenden Lidschluß die Hornhaut geschädigt wird. Auch eine persistierende Augenmuskelverdickung nach konservativer Therapie und/oder nach Abklingen der akuten Entzündungsreaktion kann eine Indikation zur operativen Intervention darstellen.

Verschiedene Möglichkeiten der Orbitadekompression stehen zwar theoretisch zur Verfügung, ihre praktische Anwendung hängt aber von den chirurgischen Möglichkeiten der einzelnen Zentren ab. Das gebräuchlichste Dekompressionsverfahren ist eine Entfernung der medialen und unteren Orbitawand mit Ausräumung des Siebbeines.

Bei stabilem Zustand und persistierenden Doppelbildern kann eine Korrektur der extraokularen Augenmuskeln mittels Schieloperation vorgenommen werden, wenn Prismengläser nicht ausreichen. Bei einer persistierenden Protrusio oder Lidretraktion besteht die Möglichkeit der operativen Lidverlängerung.

Kontrollen

Patienten mit endokriner Orbitopathie im akuten Stadium müssen engmaschig interdisziplinär überwacht werden, um eine drohende Visusverschlechterung, Gesichtsfeldeinschränkungen oder Hornhautläsionen frühzeitig zu erkennen. Auch nach ausreichender Behandlung einer immunogenen Hyperthyreose und fehlender oder geringer endokriner Orbitopathie kann es in bis zu 50% der Fälle innerhalb von 1 – 2 Jahren noch zu einer floriden endokrinen Orbitopathie kommen. Daher sind halbjährliche Kontrolluntersuchungen auch nach Erreichen einer stabilen Euthyreose empfehlenswert. Es gibt keine Serumparameter, die in der Verlaufskontrolle eine sichere Aussage darüber zulassen, ob eine endokrine Orbitopathie sich entwickeln wird oder wie der Verlauf einer manifesten Erkrankung sein wird. Studien, die den Effekt einer frühzeitigen immunmodulatorischen Therapie oder in letzter Zeit auch eine

TSH-suppressive Therapie nach Radiojodtherapie, nahezu vollständiger Thyreoidektomie oder antithyreoidalen Medikation auf die Entwicklung einer endokrinen Orbitopathie untersuchten, konnten teilweise einen positiven Einfluß dieser Interventionen auf den Verlauf der endokrinen Orbitopathie zeigen. Keine dieser Maßnahmen sind aber ausreichend gesichert, um eine generelle Empfehlung aussprechen zu können.

Funktionelle Autonomie

Therapeutische Situation

Bei lange bestehendem Jodmangel kann es zur Proliferation funktionell autonomer Zellen kommen, die in der Lage sind, TSH-unabhängig Jod aufzunehmen und Schilddrüsenhormone zu synthetisieren. In Abhängigkeit von der Masse funktionell autonomen Gewebes kann die Stoffwechsellage euthyreot, latent hyperthyreot oder manifest hyperthyreot sein. Statistisch finden sich die verschiedenen „Schweregrade" der funktionellen Autonomie in etwa je einem Drittel der szintigraphisch nachgewiesenen Fälle.

Jodmangelstrumen weisen häufig eine funktionelle Autonomie auf. Nach Untersuchungen im Göttinger Strumaendemiegebiet findet man in Abhängigkeit vom Alter des Strumapatienten (oder besser vom „Strumaalter") bei etwa zwei Drittel der über 45jährigen Strumaträger eine funktionelle Autonomie. Diese tritt in etwa einem Viertel der Fälle unifokal, in der Hälfte der Fälle multifokal und in einem weiteren Viertel der Fälle disseminiert auf. In Deutschland ist die funktionelle Autonomie mit einem Anteil von 60–70% gegenüber dem Morbus Basedow mit einem Anteil von nur 30–40% die häufigste Ursache der Hyperthyreose.

Das Risiko für die Entwicklung einer Schilddrüsenüberfunktion hängt von der Masse bzw. dem Volumen und der Aktivität des funktionell autonomen Gewebes sowie der Jodzufuhr ab.

Statistisch läßt sich ein „kritisches Volumen" von 10–15 ml festlegen, oberhalb dessen das Hyperthyreoserisiko deutlich erhöht ist. Dieser „Grenzwert" korreliert mit einem Wert des szintigraphisch bestimmten Technetium-Uptakes unter Suppressionsbedingungen von 2–3%. Da es bei unifokalen funktionellen Autonomien mit teilweiser liquider Degeneration des „Adenoms" oder generell in Fällen von multifokaler und disseminierter Autonomie schwierig ist, das funktionell autonome Volumen sonographisch zu messen, ist hier die Bestimmung des Technetium-Uptakes unter Suppressionsbedingungen zur Risikoabschätzung von Vorteil.

Subklinische Hyperthyreose

Definitionsgemäß ist bei der subklinischen oder latenten Hyperthyreose der basale TSH-Spiegel erniedrigt ($< 0,3$ mU/l); die Serumspiegel der peripheren Schilddrüsenhormone (Parameter für freies T_4 und T_3) liegen jedoch noch im Referenzbereich. Sogenannte autonome Adenome geringeren Volumens bleiben häufig euthyreot. Es ist damit zu rechnen, daß im Verlauf pro Jahr etwa 5 % solcher unifokaler funktioneller Autonomien mit primär euthyreoter Stoffwechsellage hyperthyreot werden. Auf der Grundlage dieser Beobachtung kann es als gerechtfertigt erscheinen, bei euthyreoten unifokalen funktionellen Autonomien geringen Volumens (< 10 ml) und mit einem Technetium-Uptake unter Suppressionsbedingungen von weniger als 2 % zunächst eine abwartende Haltung zu beziehen. Allerdings muß der Patient darauf hingewiesen werden, jodhaltige Medikamente oder Röntgenkontrastmittel strikt zu meiden, da damit zu rechnen ist, daß sich bei „Jodkontamination" in 20–30 % der Fälle von funktioneller Autonomie mit noch euthyreoter Stoffwechsellage eine manifeste Hyperthyreose entwickelt.

Auf der Grundlage der Beobachtung, daß sich bei etwa 50 % der Patienten mit primär euthyreoter Stoffwechsellage beziehungsweise latenter Hyperthyreose und unifokaler funktioneller Autonomie im Verlaufe von 10 Jahren eine manifeste Hyperthyreose entwickelt, und der klinischen Erfahrung, daß auch die latente Hyperthyreose mit Symptomen wie Tachyarrhythmien, Depressionen, verstärkter Nervosität usw. einhergehen kann, hat sich die Einstellung zur Indikation der Behandlung dieser Frühform der Hyperthyreose in den letzten Jahren gewandelt. Eine absolute Indikation für die Therapie der subklinischen Hyperthyreose wird gesehen bei Begleiterkrankungen, die im Falle der Entwicklung einer Hyperthyreose zu einer erheblichen Gefährdung des Patienten führen können, sowie bei absehbarer Notwendigkeit einer diagnostischen oder therapeutischen Jodapplikation. Unabhängig davon ergibt sich natürlich eine Indikation zur Therapie bei großen Knotenstrumen mit lokalen Kompressionserscheinungen oder bei Malignomverdacht.

Eine relative Indikation zur Behandlung der subklinischen Hyperthyreose besteht nach heutiger Auffassung bei Vorliegen von Herzrhythmusstörungen, insbesondere einer absoluten Arrhythmie, sowie bei hyperthyreose-typischen psychischen Symptomen.

Im Gegensatz zum Morbus Basedow ist bei einer Hyperthyreose auf dem Boden einer funktionellen Autonomie nicht mit einer Spontanremission zu rechnen. „Selbstheilungen" von funktionell autonomen Knoten durch liquide Degeneration wurden zwar beschrieben; sie sind jedoch als Raritäten zu betrachten.

Damit stehen als etablierte „ablative" Therapieverfahren die Operation und die Radiojodtherapie zur Verfügung. Bei hyperthyreoter Stoffwechsellage muß zunächst durch eine kurzzeitige medikamentöse Vorbehandlung die Euthyreose herbeigeführt werden. Die thyreostatische Therapie wird mit üblichen Dosierungen von 10–40 mg/d Thiamazol vorgenommen. Eine langfristige thyreostatische Behandlung sollte besonderen Situationen vorbehalten bleiben. Hierzu gehören schwere Allgemeinerkrankungen mit schlechter Prognose, Kontraindikationen gegen eine Operation oder ausgeprägte Multimorbidität.

Eine medikamentöse Therapie noch euthyreoter, funktioneller Autonomien mit Schilddrüsenhormonen oder Jodid ist nicht sinnvoll. Es besteht das Risiko, daß sich unter dieser Behandlung eine manifeste Hyperthyreose entwickelt.

Therapeutische Alternativen

In jüngster Zeit wird als Alternative zur Behandlung unifokaler funktioneller Autonomien auch die lokale Instillation von hochprozentigem Alkohol empfohlen. Nach der größten bisher publizierten Serie an rund 80 Patienten konnten die funktionell autonomen Knoten in zwei Drittel der Fälle zum Verschwinden gebracht werden. Allerdings müssen 3–13 Injektionsbehandlungen bei ein- bis zweimaliger Anwendung pro Woche vorgenommen werden. Außer häufig auftretenden Schmerzen wurden als Nebenwirkungen Rekurrensläsionen beschrieben. Für eine abschließende Bewertung dieser neuen Behandlungsmethode sind die bisher vorliegenden Erfahrungen noch nicht ausreichend.

Operative Behandlung

Eine absolute Indikation zur Operation besteht bei großen Knotenstrumen mit meist multifokaler funktioneller Autonomie und bei begleitenden kalten Knoten, die zu lokalen Kompressionserscheinungen führen können. Weiterhin ist eine Indikation zur Operation und histologischen Klärung selbstverständlich bei Malignomverdacht gegeben. Hier sind bei der funktionellen Autonomie die gleichen Maßstäbe anzusetzen wie bei „kalten Knoten" (s. S. 41).

Die operative Strategie bei der funktionellen Autonomie folgt heute dem Prinzip der „funktionskritischen Resektion". Unter Berücksichtigung der präoperativen Befunde von Sonographie und Szintigraphie wird das gesamte intraoperativ identifizierbare knotige Gewebe entfernt und möglichst nur makroskopisch gesundes Gewebe belassen. Die Enukleation eines autonomen Adenoms wird heute nur noch im Ausnahmefall (Solitärknoten in ansonsten normaler Schilddrüse, dorsale Knotenlage) durchgeführt, da dieses Operationsverfahren mit dem Risiko für Rest- beziehungsweise Rezidivautonomien verbunden ist.

Ziel der operativen Behandlung der funktionellen Autonomie ist die sichere Beseitigung der Hyperthyreose. Erfahrenen Chirurgen gelingt dies in bis zu 95 % der Fälle. Das Risiko für eine postoperative Hypothyreose ist – in Abhängigkeit von der Masse des Restgewebes – zwischen 20 und 60 % anzusiedeln.

Eine besondere Indikation für die sofortige Operation funktionell autonomer Strumen ergibt sich unter Umständen bei jodinduzierter Hyperthyreose (s. u.). Fortgeschrittenes Lebensalter ist heute per se nicht mehr als Kontraindikation gegen eine chirurgische Therapie der funktionellen Autonomie der Schilddrüse zu betrachten. Allerdings stellt bei älteren, häufig multimorbiden Patienten die Radiojodtherapie eine weniger belastende Alternative zur Operation dar.

Kontrollen: Es wird empfohlen, die erste Kontrolluntersuchung nach Operation funktioneller Autonomie etwa 4 Wochen nach dem Eingriff vorzunehmen. Bis dahin sollten keine schilddrüsenspezifischen Medikamente verordnet werden, damit die Stoffwechsellage anhand von TSH und den Parametern für freies T_4 und T_3 unbeeinflußt von der medikamentösen Therapie beurteilt werden können. Bei kleinen Schilddrüsenresten und dann meist bestehender postoperativer Hypothyreose ist die Indikation zur Schilddrüsenhormonsubstitution mit 100–150 mg Levothyroxin täglich gegeben (die Parameter für den peripheren Schilddrüsenhormongehalt und das basale TSH sollten hierunter in den jeweiligen Referenzbereichen liegen). Auch bei euthyreoter Stoffwechsellage empfiehlt sich eine Strumarezidivprophylaxe über einen Zeitraum von etwa 1 Jahr. Danach kann die Rezidivprophylaxe – euthyreote Stoffwechsellage vorausgesetzt – auf die alleinige Behandlung mit Jodid (100–200 µg/d) umgestellt werden.

Radiojodtherapie

Der Betastrahler ^{131}Jod wird – entsprechend der gesteigerten Stoffwechselaktivität – bevorzugt in funktionell aktive Thyreozyten aufgenommen. Die kurzreichende Betastrahlung verursacht in dem funktionell autonomen Gewebe eine in der Regel schmerzlose Entzündung. Als Folge der Entzündung entsteht eine Fibrose, die dazu führt, daß ehedem „heiße" Organanteile in „kalte" umgewandelt werden. Neben einer Normalisierung der Funktion kommt es auch zu einer Größenabnahme funktionell autonomer Strumen.

Die Vorbereitung zur Radiojodtherapie ist ähnlich wie bei der Operation: Bei Patienten mit manifester Hyperthyreose sollte zunächst durch Thyreostatika eine euthyreote beziehungsweise noch grenzwertige hyperthyreote Stoffwechsellage eingestellt werden. Der basale TSH-Spiegel muß supprimiert bleiben, da ansonsten nicht funktionell autonomes Gewebe einer vermeidbaren Strahlenexposition durch das Radiojod ausgesetzt wäre. Im Falle von primär euthyreoten Patienten mit Frühformen der funktionellen Autonomie ist vor der Radiojodbehandlung durch Gabe von Schilddrüsenhormonen eine TSH-Suppression erforderlich (z. B. 60–80 µg Trijodthyronin über mindestens 1 Woche vor dem Radiojodtest und der daran anschließenden Radiojodtherapie).

Im Gegensatz zur im Ausland praktizierten fraktionierten Radiojodtherapie mit Standardaktivitäten hat sich in Deutschland die Radiojodbehandlung mit individueller Bemessung der therapeutischen Aktivität nach vorgegebenen Dosiskonzepten bewährt. Die für eine bestimmte Strahlendosis erforderliche therapeutische Aktivität wird mittels eines Radiojodtests und der sonographischen Volumetrie bestimmt. Man appliziert 300 Gy bei der unifokalen funktionellen Autonomie (bezogen auf das Knotenvolumen) und 150 Gy bei der multifokalen und disseminierten Autonomie (bezogen auf das Organvolumen). Als Nebenwirkung der Radiojodbehandlung ist – in Abhängigkeit vom Strumavolumen – mit leichten Schmerzen infolge der Strahlenthyreoiditis in etwa 10 % der Fälle zu rechnen. Diese Schmerzen treten am 2. oder 3. Tag nach der Radiojodgabe auf und verschwinden meist spontan nach wenigen Tagen. Eine thyreotoxische Krise stellt eine absolute Rarität nach Radiojodbehandlung der funktionellen Autonomie dar: Das Risiko für diese Nebenwirkung ist unterhalb von 1 ‰ anzusiedeln. Früher nahm man an, daß nach Radiojodbehandlung benigner Schilddrüsenerkrankungen ein erhöhtes Risiko für Schilddrüsenkarzinome und unter Umständen auch andere Malignome gegeben sei. Nach den heute vorliegenden umfangreichen Untersuchungen zu diesem Thema kann sowohl ein erhöhtes Krebsrisiko als auch ein gesteigertes Risiko für Erbschäden nach Radiojodbehandlung funktionell autonomer Strumen ausgeschlossen werden.

Trotzdem gilt wegen der möglichen teratogenen Effekte die Regel, daß eine Schwangerschaft vor einer Radiojodtherapie sicher ausgeschlossen sein muß. Eine weitere Kontraindikation für die Radiojodbehandlung ist der Malignomverdacht bei klinisch auffälligen oder andersartig verdächtigen Knoten. Große Strumen (> 100 ml) stellen per se keine Kontraindikation für die Radiojodbehandlung dar. Allerdings muß im Einzelfall – insbesondere beim Vorliegen von kalten Knoten und lokalen Kompressionserscheinungen – geprüft werden, ob nicht die operative Behandlung effektiver und schneller zum Ziel führt.

Die Radiojodbehandlung der funktionell autonomen Struma führt bei etwa 80 % der Patienten zur Euthyreose und bei etwa 5 % zur Hypothyreose. In 15 % der Fälle besteht die manifeste beziehungsweise latente Hyperthyreose fort, so daß unter Umständen eine Wiederholung der Radiojodbehandlung erforderlich ist. Das Volumen funktionell autonomer Knoten beziehungsweise der Struma bei Patienten mit multifokaler und disseminierter funktioneller Autonomie nimmt nach Radiojodbehandlung um 40–50 % ab.

Kontrollen: Kontrolluntersuchungen nach Radiojodbehandlung müssen in Abhängigkeit von der Stoffwechsellage des Patienten vor der Therapie angesetzt werden. Bei Patienten, die zum Zeitpunkt der Radiojodbehandlung wegen einer manifest hyperthyreoten Stoffwechsellage unter Thyreostatika standen, kann diese Medikation im allgemeinen 3–4 Wochen nach der Radiojodtherapie in Abhängigkeit von den aktuellen Parametern für das freie T_4 und T_3 abgesetzt werden. Bei Patienten mit euthyreoter Stoffwechsellage oder lediglich latenter Hyperthyreose sollten Kontrollen 3 und 6 Monate nach Radiojodtherapie erfolgen. Hier sind außer dem basalen TSH ebenfalls die Parameter für das freie T_4 und T_3 zu bestimmen. Die sonographische Volumetrie gestattet die Beurteilung der Volumenabnahme. Wichtigster Bestandteil der Kontrolluntersuchungen ist die Szintigraphie, die die Beseitigung der funktionellen Autonomie beweist (bei Patienten mit normalem Serum-TSH ist die Szintigraphie unter Suppressionsbedingungen durchzuführen).

Jodinduzierte Hyperthyreose

Bei Schilddrüsenautonomie (ca. 30 %) und Morbus Basedow (ca. 15 %) steht die Entwicklung einer Hyperthyreose in einem ursächlichen Zusammenhang mit einer vorangegangenen Jodapplikation. Auf dem deutschen Pharmamarkt werden über 130 Medikamente, Desinfektionsmittel und Röntgenkontrastmittel angeboten, deren Jodgehalt sich zwischen einigen 100 µg und etlichen Gramm bewegen.

Das Risiko für die Auslösung einer Hyperthyreose bei Patienten mit primär nicht bereits manifest bzw. latent hyperthyreoten Strumen hängt von folgenden Faktoren ab:
- applizierte Jodidmenge (Schwellendosis etwa 200 µg),
- Masse funktionell autonomen Gewebes
  (kritisches Volumen etwa 10 ml),
- Technetium-Uptake unter Suppressionsbedingungen
  (Grenzwert etwa 2 %).

Die an sich berechtigte Forderung, vor Jodapplikation bei jedem Patienten eine Schilddrüsenerkrankung mit potentiellem Risiko einer Hyperthyreose auszuschließen, läßt sich in der Praxis kaum verwirklichen. Vor der Gabe hoher Jodiddosen muß jedoch zumindest eine Palpation, besser eine Sonographie der Schilddrüse durchgeführt und das basale TSH zum Ausschluß einer Hyperthyreose bestimmt werden. Bei bekannter oder belegter Autonomie sollte vor Jodapplikation eine definitive Therapie angestrebt werden. Eine Jodapplikation unter thyreostatischer Therapie einer bekannten Hyperthyreose ist kontraindiziert. Kam es ohne die genannte Diagnostik zur Jodbelastung ($> 200\,\mu g/d$), ist die mögliche Entwicklung einer Hyperthyreose in Betracht zu ziehen, und die Parameter für freies T_4 und T_3 sind innerhalb der nächsten Wochen zu kontrollieren.

Vorgehen bei unumgänglicher Jodgabe

Bei einer dringlichen Indikation zur Anwendung jodhaltiger Kontrastmittel (CT, Angiographie) oder Medikamente (z.B. Amiodaron) empfiehlt sich das in Tab. 2.7 angegebene Vorgehen.

Tab. 2.7 Empfehlungen zur Prophylaxe der jodinduzierten Hyperthyreose

Perchlorat (Irenat®)	
500 mg (25 Gtt.)	2 – 4 Stunden vor Kontrastmittelgabe
500 mg (25 Gtt.)	2 – 4 Stunden nach Kontrastmittelgabe
dreimal 300 mg (dreimal 15 Gtt.)	über 7 – 14 Tage
zusätzlich Methimazol	
20 mg p.o. tägl.	über 7 – 14 Tage (Beginn vor Kontrastmittelgabe)
Engmaschige Nachbeobachtung des Patienten	

Bei manifester, jodinduzierter Hyperthyreose muß Thiamazol hoch dosiert (40 – 120 mg) und über längere Zeit (Wochen) gegeben werden. Bewährt hat sich die Kombination mit Perchlorat (Irenat, dreimal 300 mg entsprechend dreimal 15 Tropfen), was zu einer Zeitverkürzung bis zum Erreichen der Euthyreose führt. Falls nötig, das heißt bei kurzfristig unzureichendem Therapieerfolg, sollte eine Frühoperation vorgenommen werden.

Thyreotoxische Krise

Schwere Verlaufsformen sowohl der immunogenen als auch der nicht-immunogenen Hyperthyreose können selten zur thyreotoxischen Krise führen. Diese bezeichnet eine klinische Exazerbation des Krankheitsbildes, die nicht streng mit der Höhe der gemessenen Schilddrüsenhormonkonzentrationen korreliert ist. Leitsymptome sind: Tachykardie über 140/min, Temperaturanstieg, starke innere Unruhe, profuse Schweißausbrüche und Diarrhöen. Schwerwiegende zerebrale Beteiligungen sind: Adynamie, Bewußtseinsstörung, Somnolenz, Verwirrtheit bis hin zum Koma.

Auslösende Ursachen sind meist eine Jodexposition, schwere Infektionen, Streß oder Traumen bei unerkannter Hyperthyreose. Das Krankheitsbild weist immer eine noch sehr hohe Letalität auf (20 – 50%). Eine intensivmedizinische Behandlung muß daher ohne Verzögerung bereits aufgrund des typischen klinischen Bildes eingeleitet werden. Die Therapie der thyreotoxischen Krise ist in Tab. 2.8 zusammengefaßt. Bei jodin-

Tab. 2.**8**   Therapie der thyreotoxischen Krise

Thyreostatika hochdosiert i. v.
(z. B. Thiamazol 40 – 80 mg i. v. alle 8 h)

β-Rezeptorenblocker
(z. B. Propranolol 1 – 5 mg i. v. oder 120 – 240 mg über Magensonde oder Pindolol 0,1 mg/h i. v.)

Glukokortikoide
(z. B. Prednisolon 50 mg i. v. alle 6 – 8 h oder Dexamethason 2 – 4 mg i. v. alle 6 – 8 h)

supportive Maßnahmen
Intensivüberwachung
hohe Flüssigkeitszufuhr (3 – 5 l), Elektrolytsubstitution
hohe Kalorienzufuhr (3000 kcal/d)
Normalisierung der Körpertemperatur (Eisbeutelkühlung)
Digoxin in hoher Dosierung (Digoxinspiegel messen)
   bzw. Therapie von Rhythmusstörungen
Sauerstoffgabe
Thrombembolieprophylaxe (Heparin i. v.)
Antibiotikaprophylaxe
Plasmapherese zur Elimination von eiweißgebundenen Schilddrüsenhormonen

Frühoperation nach Ersttherapie innerhalb von 48 Stunden bei jodinduzierter Hyperthyreose

duzierter thyreotoxischer Krise hat heute die Frühoperation einen entscheidenden Stellenwert. Sie wird unter einer kardialen Schutzmedikation mit β-Rezeptorblockern in hoher Dosierung (z. B. 120–240 mg Propranolol über Magensonde) möglichst innerhalb von 48 Stunden nach Ersttherapie durchgeführt, wenn eine konservative Beherrschung nicht gelingt. Mit Hilfe der Plasmapherese kann, auch zur Operationsvorbereitung, akut das überwiegend eiweißgebundene Thyroxin, weniger effektiv Trijodthyronin, weitgehend entzogen werden. Die Therapie mit hochdosiertem Jodid oder Lithium wurde weitgehend verlassen. Bei der Schilddrüsenoperation wird eine ausgedehnte Schilddrüsenresektion angestrebt. Etwa 1 Woche nach der Operation ist eine Schilddrüsenhormonsubstitution mit Levothyroxin erforderlich. Wenn eine konservative Behandlung gelingt, sollte eine operative Therapie elektiv angeschlossen werden.

Schilddrüsenentzündungen

Akute Thyreoitiden

Bakterielle Thyreoiditis

Die Ursache der extrem seltenen bakteriellen Thyreoiditis ist eine hämatogene oder lymphogene Infektion der Schilddrüse. Sie weist entsprechende klinische Zeichen (Fieber, Druckschmerz, Überwärmung, Rötung, evtl. Fluktuation eines Abszesses) und laborchemische Veränderungen (stark beschleunigte BSG, Leukozytose mit Linksverschiebung etc) auf.
Die antibiotische Therapie richtet sich nach dem Antibiogramm (hauptsächlich Strepto-, Staphylo- und Pneumokokken, E. coli). Eine Entlastungspunktion oder baldige Inzision kann erforderlich werden, um eine mediastinale Abszedierung zu verhindern. Zusätzlich gibt man Antiphlogistika. Bei adäquater Therapie kommt es im Regelfall zur vollständigen Ausheilung, nur bei ausgedehnter Gewebszerstörung zur vorübergehenden oder permanenten Hypothyreose. Auch andere Infektionen (Mykobakterien, Pilze etc) können in sehr seltenen Fällen eine akute Thyreoiditis hervorrufen, die im Rahmen der Grunderkrankung behandelt werden.

Strahlenthyreoiditis

Die akute Strahlenthyreoiditis entsteht im Rahmen einer hochdosierten Radiojodtherapie oder externen Bestrahlung der Halsregion (z. B. Lymphomtherapie). Sie zeigt in der Regel einen klinisch milden Verlauf und macht nur selten Antiphlogistika (Salicylate, Indomethacin, Diclofenac) erforderlich. Bei schweren Fällen kann auch die Gabe von Prednisolon (20 – 100 mg/d) notwendig werden, wodurch das Krankheitsbild rasch beherrscht wird.

Andere akute Thyreoitiden

Akute Virusthyreoitiden können im Rahmen von Virusinfekten auftreten und müssen von der subakuten Thyreoiditis diagnostisch abgegrenzt werden. Antiphlogistika und lokale Maßnahmen (Kühlung) stehen therapeutisch im Vordergrund.

Eine akute schmerzhafte Schwellung kann auch durch eine intrathyreoidale Blutung (Einblutung in Zyste oder Knoten) bedingt sein. Eine Punktion und Entlastung, sehr selten eine Operation, kann dann erforderlich werden.

Akut-subakute Thyreoiditis de Quervain

Sie ist die häufigste Form unter den schmerzhaften entzündlichen Schilddrüsenerkrankungen und verläuft meist subakut. Daneben gibt es aber auch akute Verläufe und leichte Fälle ohne wesentliche klinische Symptomatik. Betroffen sind bevorzugt Frauen im mittleren Lebensalter. Sie tritt oft einige Wochen nach einer Virusinfektion auf, führt zu einem schweren Krankheitsbild mit allgemeiner Abgeschlagenheit, Fieber und ausgeprägter Druckschmerzhaftigkeit, einer asymmetrisch vergrößerten, knotig veränderten Schilddrüse. Im akuten Anfangsstadium kommt es häufig zur Hyperthyreose, die durch entzündlichen Zellzerfall mit Ausschüttung der Schilddrüsenhormone bedingt ist.

Akuttherapie

Bei nur geringer klinischer Symptomatik sind Antiphlogistika (Acetylsalicylsäure 1 – 2 g, Indomethacin 50 – 150 mg, Diclofenac 50 – 150 mg) meist ausreichend. Bei sehr schmerzhaften Formen bringen Glukokortikoide eine rasche Linderung, ohne aber den natürlichen Verlauf der Erkrankung zu verkürzen. Die Initialdosis von Prednisolon liegt zwischen 30 – 60 mg/d. Eine Dosisreduktion auf 15 – 20 mg/d wird je nach klinischem Verlauf nach etwa 3 Wochen empfohlen. Meist kommt es innerhalb von Tagen zur schlagartigen Besserung der Symptome. Tritt die Besserung nicht kurzfristig ein, muß die Diagnose überprüft werden. Thyreostatika sind nicht indiziert, da hierdurch die Ausschüttung präformierten Schilddrüsenhormons nicht beeinflußt werden kann. Symptomatisch kommen zusätzlich β-Rezeptorenblocker (z.B. Propranolol, dreimal 20 bis dreimal 40 mg/d) zur Anwendung. Im Verlauf richtet sich die Dosierung der Antiphlogistika oder des Prednisolons nach den klinischen Symptomen. Treten erneut Beschwerden auf, muß die Dosierung erneut erhöht werden.

Kontrollen: Je nach Schwere der Erkrankung empfiehlt sich nach 7 – 10 Tagen eine erste Kontrolluntersuchung (klinischer Befund, Sonographie, BSG, Schilddrüsenhormonparameter). Die weiteren Kontrollen erfolgen individuell. Nach Ausheilung sollte alle 6 – 12 Monate kontrolliert werden, da sich bei einem kleinen Teil der Patienten eine Hypothyreose entwickeln kann. In der Regel kann nach etwa 8 Wochen Prednisolon auf eine minimale Dosierung reduziert oder abgesetzt werden, nach 3 Monaten ist die Thyreoiditis meist ausgeheilt. Protrahierte Verläufe sind jedoch beschrieben; auch nach klinischer Ausheilung kann eine fleckförmige Echoarmut im Schilddrüsensonogramm persistieren.

Immunthyreoiditis

Die hypertrophische Variante der Autoimmunthyreoiditis (Hashimoto-Thyreoiditis) imponiert durch eine kleinknotige, schmerzlose Struma. Die in der Bundesrepublik Deutschland häufigere atrophische Variante führt meist symptomlos zu einer langsamen Destruktion des Organs. Lokale Beschwerden treten selten auf, eine Abgrenzung von der subakuten Thyreoiditis ist dann erforderlich. Die Immunthyreoiditis ist durch eine diffuse Echoarmut der Schilddrüse und deutlich erhöhte TPO- und Thyreoglobulin-AK charakterisiert.

Therapie

Bisher gibt es keine ursächliche Therapie, eine Behandlung mit Glukokortikoiden ist nicht indiziert. Der Verlauf der Erkrankung ist nicht vorhersehbar, Remissionen sind selten, meistens kommt es zur Fibrosierung oder Atrophie des Organs und zur Hypothyreose. Die Therapie besteht daher lediglich in der Gabe von Levothyroxin (100 – 150 g/d). Hierunter kann sich die Struma deutlich verkleinern. Bei permanenter Hypothyreose ist eine Dauersubstitution erforderlich. Eine euthyreote Stoffwechsellage wird angestrebt, eine TSH-suppressive Therapie ist nicht notwendig.

Eine Operation ist nur ausnahmsweise indiziert bei großer Struma mit mechanischer Behinderung oder bei zusätzlichem Verdacht auf ein Malignom (gehäuft bei Immunthyreoiditis). Zur Durchführung der Therapie s. Kap. „Hypothyreose" (S. 71).

Kontrollen: Eine Kontrolluntersuchung einschließlich klinischem Befund, Sonographie und Schilddrüsenhormonparametern sollte nach 4 – 8 Wochen erfolgen. Häufig kommt es schon in dieser Zeit zu einer deutlichen Größenabnahme der Struma. Nach guter Einstellung der Therapie sollte der Verlauf alle 6 – 12 Monate überwacht werden. Zu diesem Zeitpunkt erfolgt die Adaptation der Levothyroxindosis. Die Gabe von Jodid ist bei der chronischen Autoimmunthyreoiditis nicht indiziert, da hierdurch der Autoimmunprozeß stimuliert werden kann.

■ **Besonderheiten im Kindesalter:** Bei Kindern mit Autoimmunthyreoiditis und hypothyreoter Stoffwechsellage muß die Levothyroxindosierung besonders sorgfältig überwacht werden, damit es nicht zur Entwicklungsverzögerung kommt. Da es bei etwa 20 % der Patienten zu einer Remission der Erkrankung kommt, sollte nach der Pubertät ein Auslaßversuch unternommen werden.

■ **Besonderheiten in der Schwangerschaft:** Bei Patientinnen mit latenter oder manifester Hypothyreose muß die Levothyroxindosierung in der Regel dem erhöhten Bedarf in der Schwangerschaft angepaßt werden. Die Interpretation der Hormonparameter ist schwierig, und die TSH-Spiegel sind wenig verläßlich (s. Kap. „Hypothyreose" S. 70). Auch in der Schwangerschaft sollte eine ausreichende Jodidversorgung gewährleistet sein, die gesamte Jodidgabe sollte jedoch 200 µg/d nicht überschreiten. Die Jodiddosierung muß anhand der Schwere des Krankheitsbildes und der Begleitumstände im Einzelfall entschieden werden.

Postpartale Thyreoiditis

Die postpartale Thyreoiditis zeigt das gleiche klinische Bild wie die als schmerzlose Thyreoiditis (Silent thyreoiditis) beschriebene Schilddrüsenentzündung außerhalb der Gravidität und des Wochenbetts. Diese Sonderform der Immunthyreoiditis geht häufig mit einer initial hyperthyreoten Phase über 2 – 3 Monate gefolgt von einer hypothyreoten Periode einher. Meist handelt es sich um eine passagere Hypothyreose, so daß keine Dauersubstitution erforderlich ist.

Therapie

In Abhängigkeit von der klinischen Symptomatik und den Hormonparametern ist die Substitution mit Levothyroxin indiziert. Die hyperthyreote Phase wird erforderlichenfalls mit β-Rezeptorenblockern behandelt.

Kontrollen: Initiale Kontrollen im Abstand von 4–8 Wochen sind in der hyperthyreoten Phase sinnvoll. Wird eine manifeste oder subklinische Hypothyreose mit Levothyroxin substituiert, sollte nach 6 Monaten ein Auslaßversuch erfolgen, um zu prüfen, ob eine Dauertherapie erforderlich wird. Permanente Hypothyreosen sind selten.

Invasiv-sklerosierende Thyreoiditis (Riedel-Struma)

Bei dieser sehr seltenen Erkrankung entwickelt sich langsam eine sehr derbe, diffuse oder knotige „eisenharte" Struma, die zu lokalen Komplikationen (Trachealeinengung, Rekurrensparese, Gefäßkompression, Schluckstörungen) führt. Der entzündlich fibrosierende Prozeß überschreitet die Schilddrüsenkapsel und infiltriert die benachbarte Muskulatur.

Therapie

Der langsam sich entwickelnde Prozeß kann spontan zum Stillstand kommen. Bei lokalen Komplikationen, aber auch infolge des nicht sicher ausschließbaren Malignomverdachts, ist eine Operation erforderlich. Die Diagnose wird häufig erst retrospektiv histologisch gestellt. Postoperativ ist die Gefahr eines Rezidivs gering, eine lebenslange Levothyroxinsubstitution ist erforderlich. Die Krankheit kann mit einer Fibrose der Parotis, des Mediastinums und des Retroperitoneums kombiniert sein. In diesen Fällen soll eine Glukokortikoidtherapie nützlich sein.

Hypothyreose

Primäre Hypothyreose im Erwachsenenalter

Therapeutische Situation und Indikation zur Therapie

Die Hypothyreose ist definiert als Folgezustand einer unzureichenden Versorgung der Körperzellen mit Schilddrüsenhormonen. Insofern besteht die Therapie im Ersatz der defizienten Schilddrüsenhormone.

Die Substitution erfolgt mit Levothyroxin (Thyroxin, T_4). Levothyroxin wird zu ca. 80% bei Nüchterneinnahme resorbiert. Nahrungsaufnahme kann die Resorption beeinträchtigen, so daß die Hormoneinnahme 30–60 Minuten vor einer Mahlzeit erfolgen soll. Die bedarfsgerechte Konversion zum stoffwechselaktiven Trijodthyronin (T_3) erfolgt in extrathyreoidalen Geweben und geht bei einer biologischen Halbwertszeit des T_4 im Blut von ca. 7 Tagen langsam vor sich. Damit lassen sich auch bei einer täglichen Einzeldosis weitgehend konstante T_3-Spiegel erreichen. Die Wirkung ist frühestens nach 2–3 Tagen nachweisbar, der maximale Effekt nach 10 Tagen erreicht und die Wirkung hält bis zu 4 Wochen an.

Liothyronin (Trijodthyronin, T_3) wird zu 80–100% resorbiert, wirkt rascher, hat eine biologische Halbwertszeit von ca. 1 Tag und eine Wirkungsdauer von ca. 10 Tagen. Liothyronin-haltige Präparate führen zu unphysiologischen T_3-Spiegelschwankungen und erhöhten T_3-Konzentrationen im Blut. Es wird daher heute nur noch passager beim Schilddrüsenkarzinom eingesetzt (s. S. 87). Bei möglichen Störungen der Konversion bzw. der Resorption bestehen selten Indikationen für eine Therapie mit Liothyronin.

Die Indikation zur Substitution ist bei nachgewiesener Hypothyreose unabhängig von deren Ursache gegeben.

Durchführung der Therapie

Das Therapieziel ist der Ausgleich des Hormondefizits und die Wiederherstellung der euthyreoten Stoffwechsellage. Die Therapiedosis liegt im Mittel bei 2,0 µg/kg KG. 90% der Patienten benötigen 100–200 µg/d Levothyroxin. Die Therapie darf nicht schematisch erfolgen, sondern muß individuell angepaßt geführt werden. Nach dem klassischen Vorgehen empfiehlt es sich, die Initialdosis niedrig zu wählen und langsam bis zur Dauerdosis aufzubauen. Das Vorgehen hängt u.a. vom Alter, der Krankheitsdauer, dem Schweregrad des klinischen Bildes und von Begleiterkrankungen (besonders koronaren Herzerkrankungen) ab.

Bei jüngeren Patienten ohne Begleiterkrankungen, besonders bei kurzer Anamnese (z.B. nach Schilddrüsenresektion), kann man relativ zügig vorgehen. Die Initialdosis kann 50–100 µg/d Levothyroxin betragen. Die Dosis wird alle 4 Wochen um 25–50 µg/d bis zur kalkulierten Erhaltungsmenge erhöht. Bei älteren Patienten, bei lange bestehender Hypothyreose, schwerem klinischen Bild und immer bei kardialen Erkrankungen, insbesondere bei Hinweisen auf eine koronare Herzkrankheit, sollte die Initialdosis nur 25 µg, u.U. nur 12,5 µg/d Levothyroxin betragen. Die Steigerungsraten alle 4 Wochen liegen gleichfalls nur bei 12,5–25 µg/d. Die Erhaltungsdosis wird bei solchen Patienten oft nur 100–125 µg/d Levothyroxin betragen können, d.h. oft wird die erwünschte Dosis nicht toleriert, so daß man eine subklinische Hypothyreose in Kauf nehmen muß. Es sollte aber eine aktive koronare Diagnostik und Therapie angestrebt werden, der eine Optimierung der Hormonsubstitution folgen kann.

Grund für den langsamen Dosisaufbau ist, daß ein zu rasch angehobener Stoffwechsel den Sauerstoffbedarf des Myokards erhöht und die koronare Perfusion damit möglicherweise nicht schritthalten kann.

Kontrollen: Kriterien zur Beurteilung des Behandlungseffektes sind Rückbildung der Symptomatik und die Normalisierung der Hormonparameter. Am besten ist die TSH-Bestimmung geeignet. TSH soll im Normbereich liegen, supprimierte Werte sind zu vermeiden. Die T_4- bzw. fT_4-Spiegel werden nach 24stündiger Levothyroxinkarenz bestimmt und liegen meist im oberen Normbereich oder grenzwertig darüber (nach der Einnahme sind sie oft deutlich erhöht), während sich die T_3- bzw. fT_3-Konzentrationen in der Regel im unteren Normbereich bewegen. T_3-Bestimmungen sind beim Verdacht auf eine Überdosierung nützlich. Ferner können sie Hinweise für eine mögliche Konversionsstörung geben. Kontrolluntersuchungen erfolgen während der Initialphase alle 3–6 Wochen, später alle 6 Monate. Bei Erreichen der Dauerdosis sollte vor weiteren Dosisänderungen eine TSH-Bestimmung nach einem Therapieintervall von mindestens 6–8 Wochen abgewartet werden.

Bedarfsänderungen vollziehen sich in der Regel sehr langsam. Klinische Bedingungen, die eine Dosiskorrektur bewirken können, sind in Tab. 2.**9** zusammengestellt.

Tab. 2.**9**   Bedingungen eines veränderten Levothyroxinbedarfs

Ursache	Mechanismus
erhöhter Bedarf	
Phenytoin, Carbamazepin, Rifampicin	erhöhte T_4-Clearance
Cholestyramin, Sucralfat, Aluminiumhydroxyd, Eisensulfat	verminderte intestinale Resorption
Malabsorption, Kurzdarmsyndrom	
Amiodaron	verminderte Konversion Hemmung der T_3-Wirkung
Schwangerschaft	erhöhte Bindungskapazität vergrößerte Körpermasse erhöhter Jodbedarf
nach Operation und Radiojodtherapie	mit der Zeit Abnahme der Hormonsynthese
verminderter Bedarf	
höheres Lebensalter	verminderte T_4-Clearance

Bis auf wenige Ausnahmen von passagerer Hypothyreose muß die Therapie lebenslang fortgeführt werden. Die Patienten sind über die Notwendigkeit der Dauertherapie aufzuklären. Lebenslange Kontrollen sind zu sichern, da es in bis zu 40% der Fälle bei Abbruch der Therapie mit Rückfall in die Hypothyreose kommen kann.

Passagere Formen

Passagere hypothyreote Phasen können auftreten unter Thyreostatika, fakultativ thyreostatisch wirkenden Medikamenten (z.B. Lithium), Amiodaron, nach Jodexzeß und bei Schilddrüsenentzündungen (s.S. 66). Nach einer subtotalen Schilddrüsenresektion findet sich in den ersten Monaten sehr häufig eine subklinische Hypothyreose, und in bis zu 30% der Fälle ist neben der TSH-Erhöhung auch eine T_4-Absenkung mit milder klinischer Hypothyreosesymptomatik 3 Monate postoperativ nachweisbar. In vielen Fällen sind die Veränderungen reversibel. Über die Notwendigkeit einer permanenten Substitution kann daher erst ca. 6 Monate nach der Operation entschieden werden. Auch nach Radiojodtherapie einer Hyperthyreose kann zunächst eine passagere Hypothyreose auftreten. Im weiteren Verlauf muß jedoch mit einer zunehmenden hypothyreoten Tendenz gerechnet werden.

Mit einer in der Regel niedrig dosierten Levothyroxingabe können hypothyreote Phasen überbrückt werden. Nach Dosisreduktion bzw. Unterbrechung der Therapie muß entschieden werden, ob eine Weiterführung erforderlich ist (s.S. 38).

Nebenwirkungen

Wichtig sind koronare Komplikationen, insbesondere bei zu raschem Dosisaufbau. Überdosierungen führen zum reversiblen Bild der Thyreotoxicosis factitia und erfordern eine Dosiskorrektur nach kurzer Therapiepause. Eine physiologische Dosis hat keine negativen Auswirkungen auf den Knochenstoffwechsel. Zu beachten ist, daß sich ein Diabetes mellitus manifestieren bzw. der Insulinbedarf erhöht sein kann. Die Wirkung von Cumarinpräparaten kann verstärkt werden.

Kontraindikationen

Für die Substitutionstherapie gibt es prinzipiell keine Kontraindikationen. Interkurrente Erkrankungen dürfen nicht Anlaß zur Therapieunterbrechung sein. Beim frischen Myokardinfarkt und anderen schweren extrathyreoidalen Erkrankungen empfiehlt sich eine vorübergehende Dosisreduktion. Wenn aufgrund einer akuten Erkrankung Levothyroxin nicht appliziert werden kann, so ist das bis zu ca. 1 Woche ohne nachteilige Folgen, da die Levothyroxinwirkung nur langsam abklingt.

Kausale Therapie

Bis auf wenige Ausnahmen (medikamentös induzierte Formen) ist die Ursache der Hypothyreose nicht zu beheben.

Prognose

Bei sachgemäßer Therapie kommt es in der Regel zur völligen Wiederherstellung. Die Patienten erlangen ihre volle Berufsfähigkeit. Bei schweren Krankheitsbildern und spät einsetzender Therapie können Restsymptome bestehen bleiben (koronare Beschwerden, Myopathie, Gelenkbeschwerden).

■ **Besonderheiten in der Schwangerschaft:** Die Therapie – auch der leichten und subklinischen Form – ist in der Schwangerschaft zwingend notwendig, da eine unbehandelte Hypothyreose den Schwangerschaftsverlauf und den Feten gefährdet. Die Dosis ist ggf. dem um bis zu 40 % höheren Bedarf anzupassen. Das entspricht etwa 50 – 60 µg/d Levothyroxin. Man sollte aber nicht schematisch handeln, sondern sich nach dem TSH-Wert richten. Nur in wenigen Einzelfällen wurde eine Verminderung des Hormonbedarfs (Remission einer milden Hypothyreose bei Hashimoto-Thyreoiditis) beobachtet, der sich aber postpartal wieder erhöhte. TSH-Bestimmungen sollten daher in jedem Trimenom, in der Postpartalperiode sowie nach 3 und 6 Monaten erfolgen. Bei ausreichend mit Levothyroxin substituierten Frauen besteht kein erhöhtes Risiko für den Verlauf der Schwangerschaft und die Entwicklung des Kindes. Während der Schwangerschaft und Laktation sollten 100 µg Jodid (für den Feten) substituiert werden. Die Kinder sind sorgfältig zu kontrollieren (TSH, Antikörper).

■ **Besonderheiten im hohen Lebensalter:** Bei Patienten im höheren Lebensalter sollte der Dosisaufbau langsam erfolgen. Der Hormonbedarf sinkt mit zunehmendem Lebensalter und ist bei über 60jährigen um ca. 30 % vermindert.

■ **Besonderheiten beim Schilddrüsenkarzinom:** Bei differenzierten Schilddrüsenkarzinomen wird über die substitutive Levothyroxinmenge hinaus eine Dosis gewählt, die den TSH-Spiegel ausreichend supprimiert. Die Dosis liegt selten bei 150 µg und meist bei 175 – 250 µg/d Levothyroxin. 4 – 6 Wochen vor einer Szintigraphie oder Radiojodtherapie wird Levothyroxin durch Liothyronin (je nach Körpergewicht 60 – 100 µg/d Trijodthyronin in 3 Tagesdosen) ersetzt und dieses 10 – 14 Tage vor der geplanten Maßnahme abgesetzt. Damit reduziert sich die Schilddrüsenhormonkarenzzeit von 4–6 auf 2 Wochen und erspart den Patienten eine längere hypothyreote Phase. Anschließend kann die alte Einstellung weitergeführt werden. Nur bei Risikopatienten gibt man zunächst die halbe und nach 1 Woche die volle Menge.

■ **Besonderheiten beim Low-T_3-/T_4-Syndrom:** Der u. a. bei schweren Allgemeinerkrankungen, nach Operationen und in Fastenperioden nachweisbare Abfall der T_3- und seltener der T_4-Spiegel ist als physiologischer Schutzmechanismus aufzufassen und reflektiert keinen substitutionsbedürftigen Zustand.

■ **Besonderheiten beim Nebenniereninsuffizienz:** Bei der Kombination einer Hypothyreose auf der Basis einer chronischen lymphozytären Thyreoiditis mit einem Morbus Addison (Schmidt-Syndrom) ist vor Beginn der Levothyroxingabe die Glukokortikoid- und Mineralokortikoidsubstitution erforderlich.

Es gilt zu beachten, daß bei einem nicht oder nur unzureichend behandelten Morbus Addison leicht erhöhte TSH-Spiegel vorkommen können, die sich unter Glukokortikoidtherapie normalisieren.

Sekundäre Hypothyreose

Meistens liegt gleichzeitig eine sekundäre Nebennierenrindeninsuffizienz vor, die mit Glukokortikoiden substituiert werden muß, bevor die Levothyroxingabe erfolgt. Der Aufbau der Levothyroxindosis kann zügiger durchgeführt werden als bei der primären Hypothyreose, und die Dauerdosis liegt in der Regel etwas niedriger (ca. 75–125 µg/d Levothyroxin). Kontrollen erfolgen anhand des klinischen Bildes sowie der T_4- und T_3-Spiegel. TSH ist zur Therapieüberwachung naturgemäß nicht geeignet.

Subklinische Hypothyreose

Als subklinische (präklinische, latente) Hypothyreose wird ein Zustand bezeichnet, bei dem ein erhöhter basaler TSH-Spiegel vorliegt und/oder eine gesteigerte TSH-Antwort im TRH-Test (heute kaum noch benötigt) nachweisbar ist, während die T_4- und fT_4-Spiegel noch im Normbereich liegen. T_3-Werte sind zur Erkennung der subklinischen und manifesten Hypothyreose nicht geeignet. Die Prävalenz in der Bevölkerung wird mit 0,5–0,6% veranschlagt. Hauptursachen sind eine Autoimmunthyreoiditis sowie ein Zustand nach Schilddrüsenoperation oder Radiojodtherapie. Ferner kann man diese Befundkonstellation finden bei anderen Schilddrüsenentzündungen, nach Bestrahlung der Halsregion, nach Morbus Basedow, bei Jodmangelstruma, unter Thyreostatika und anderen Medikamenten (Lithium, Amiodaron, α-Interferon, Interleukin-2) und nach Jodexzeß.

Eine klinische Symptomatik besteht definitionsgemäß nicht oder nur in äußerst geringer Form.

Die Frage nach dem Krankheitswert und der Therapiebedürftigkeit wird nicht einheitlich beantwortet. Es gibt Hinweise auf hypothyreote Tendenzen in peripheren Geweben (Achillessehnen-Reflexzeit, Herzindices u. a.), dezente Verschiebungen im Lipidmuster (LDL-Cholesterin erhöht, HDL-Cholesterin erniedrigt), ein erhöhtes koronares Risiko, Regel- und Fertilitätsstörungen, Störungen des Schwangerschaftsverlaufes und gehäuft auftretende depressive Verstimmungen. Es ist jedoch im Einzelfall nicht sicher, ob Levothyroxin einen positiven Effekt auf diese Veränderungen ausübt. TSH-Erhöhungen ohne Hypothyreose können bei schweren Allgemeinerkrankungen und beim Morbus Addison vorkommen, die keiner Levothyroxintherapie bedürfen.

Die subklinische Hypothyreose führt nicht zwangsläufig zur manifesten Erkrankung, es kommen auch komplette Remissionen vor. Das Hypothyreoserisiko hängt von der Ursache ab, steht in enger Beziehung zur Höhe des TSH-Spiegels und erhöht sich beim Vorhandensein von TPO-Antikörpern. Insgesamt entwickelt sich nach 1, 5 und 10 Jahren bei 3%, 18% bzw. 29% der Patienten eine manifeste Hypothyreose. Das 10-Jahres-Risiko kann bei TSH-Werten < 20 mU/l und negativem Antikörperbefund („low risk") mit 22% und bei einem TSH > 20 mU/l bzw. mäßig erhöhtem TSH und positivem TPO-Antikörpernachweis („high risk") mit 63% veranschlagt werden.

Somit besteht primär keine absolute Behandlungsindikation, Langzeitkontrollen sind aber unbedingt erforderlich (bei hohem Risiko alle 6 – 12 Monate, bei niedrigem Risiko alle 1 – 3 Jahre). Eine Behandlung ist indiziert, wenn mit einem hohen Risiko für den Übergang in eine permanente Form gerechnet werden muß und weitere Befunde bzw. Symptome vorliegen, die in Zusammenhang mit der subklinischen Hypothyreose stehen könnten oder die die Hormonsubstitution sinnvoll erscheinen lassen. Im Zweifelsfall kann eine probatorische Therapie erfolgen und bei fehlender Wirkung nach 6 – 12 Monaten wieder abgebrochen werden (Tab. 2.**10**).

Unter dem Aspekt, daß der subklinischen Hypothyreose ein gewisses unterschwelliges Risikopotential nicht sicher abgesprochen werden kann, sollte man sich eher für als gegen eine milde und völlig nebenwirkungsfreie Levothyroxintherapie entscheiden.

Tab. 2.**10**   Indikationen zur Therapie der subklinischen Hypothyreose

Eine Behandlung ist indiziert

– bei diffuser Struma
– nach Schilddrüsenoperation und Radiojodtherapie
  (**beachte**: passagere Hypothyreose in den ersten Monaten)
– nach externer Strahlenbehandlung der Halsregion
– nach Morbus Basedow
– bei TSH-Spiegeln $>$ 10 mU/l
– beim Nachweis von TPO-Antikörpern
– in der Schwangerschaft
– bei Neugeborenen, Kindern, Jugendlichen (Pubertät) und alten Patienten
– bei Medikamenten, die einen thyreostatischen Nebeneffekt haben und
  nicht abgesetzt werden können (für die Zeit der Anwendung)

Eine probatorische Behandlung ist angezeigt

– bei Zyklus- und Infertilitätsstörungen
– bei HLP (besonders bei erhöhtem LDL-Cholesterin)
– bei depressiver Verstimmung
– bei klinischem Verdacht auf eine larvierte Hypothyreose
– bei Hyperprolaktinämie

Hypothyreotes Koma

Das hypothyreote Koma ist eine seltene, lebensbedrohliche Krisensituation. Gefährdet sind nicht oder nur unzureichend behandelte, meist ältere Patienten. Begünstigend wirken Kälteexposition, Begleiterkrankungen, Operationen, Sedativa und Narkotika.

Leitsymptome sind neben der bekannten Symptomatik einer schweren Hypothyreose, Hypothermie ($<$ 30 °C), Bradykardie ($<$ 50/min), Bradypnoe (um 5/min), Hypotonie, träge Sehnenreflexe, extreme Muskelschwäche, Bewußtseinsstörungen und Krämpfe.

Wesentliche Ursache der Bewußtseinsstörungen ist eine Hypoxie, die Folge einer alveolären Hypoventilation mit respiratorischer Azidose ist. Die Prognose hängt entscheidend von der Dauer des Komas und damit der Hypoxie ab.

Nach Überwindung der Krise erfolgt die Dauermedikation mit Levothyroxin. Es muß mit einer Letalität bis zu 50 % gerechnet werden.

Die Notfallmaßnahmen sind in Tab. 2.**11** zusammengefaßt.

Tab. 2.**11** Therapie des hypothyreoten Komas (Myxödemkoma)

Intensivüberwachung

– bei arteriellem pCO_2 > 50 mmHg. Intubation und assistierte Beatmung
  Glukokortikoide i. v. (z. B. Prednisolon 100 mg innerhalb 3 Stunden,
  anschließend 10 mg/h bis zur Beseitigung der Bewußtlosigkeit oder
  Hydrocortison 200 mg in absteigender Dosierung)
– Levothyroxin 500 µg i. v. (L-Thyroxin – Inject Henning®) bis ca. zum 10. Tag
  100 µg/d i. v.
– bei Hypoglykämie 40 %ige Glukose, BZ-Kontrollen, parenterale Ernährung,
  Volumensubstitution
– bei Hyponatriämie hypertone NaCl-Lösung bzw. Flüssigkeitsrestriktion
  (ZVD-Kontrolle) Besserung unter Levothyroxin
– bei schwerer Hypotonie Volumenersatz, Humanalbumin, ggf. Katecholamine
– bei hämodynamisch wirksamem Perikarderguß (Echokardiogramm)
  Punktion und Drainage
– bei Herzinsuffizienz Digitoxin (erhöhte Empfindlichkeit) ggf. passagerer
  Schrittmacher
– bei Infektion Gabe von Antibiotika
– langsames Erwärmen (unter 1 °C/h) ohne Heizkissen

Angeborene Hypothyreose im Kindes- und Jugendalter

Das Ziel der Behandlung Neugeborener mit primärer, angeborener Hypothyreose, die durch ein Screening entdeckt wurde, liegt in der raschen ausreichenden Schilddrüsenhormonsubstitution. Levothyroxin ist in dieser Lebensphase für die Entwicklung des ZNS wichtig, da die Bereitstellung von T_3 aus der lokalen Dejodierung von T_4 erfolgt. Da die Verabreichung von biologisch aktivem T_3 schlechter steuerbar ist und häufig mit Überdosierungserscheinungen einhergeht, sollte sie nicht zur Substitutionstherapie der Hypothyreose verwendet werden. Die T_4-Spiegel sollen so rasch wie möglich in den oberen Normbereich angehoben werden, da – insbesondere bei Patienten mit Athyreose und kaum nachweisbaren T_4-Spiegeln bei Geburt – eine verzögerte Normalisierung der Stoffwechsellage eintritt. Hierdurch kommt es zu einer schlechteren mentalen und psychomotorischen Entwicklung.

Eine Anhebung der T_4-Spiegel in den oberen Normbereich ist bei Kindern mit einer Entwicklungsstörung der Schilddrüse oder mit einem kompletten Enzymdefekt deshalb erforderlich, weil die fehlende T_3-Sekretion der Schilddrüse (sie macht 20 % der Gesamtsekretion aus) durch ein gesteigertes Substratangebot für die hepatische Monodejodierung kompensiert werden muß.

Wenn bei reifen Neugeborenen mit einem durchschnittlichen Gewicht von 3,5 – 4,5 kg eine tägliche Dosis von 10 – 15 μg/kg verabreicht wird (entsprechend einer täglichen Dosis von ca. 50 μg/d), normalisieren sich die T_4- und auch die TSH-Spiegel binnen weniger Tage, werden hingegen nur 6 – 8 μg/kg/d verabreicht, wie es zu Beginn der Erfahrungen mit durch Screening entdeckten Patienten der Fall war, dauert es 2 – 3 Monate bis zur vollständigen Normalisierung der T_4 und TSH-Werte. Bei Neugeborenen mit Restfunktion kann die Dosis unter engmaschigem Monitoring bei für das Alter erhöhten T_3- und T_4-Spiegeln verringert werden, hierbei genügen häufig Dosen zwischen 8 und 10 μg/kg (25 – 37,5 μg/d).

Bei einigen Patienten bleiben die TSH-Spiegel trotz dieser T_4-Dosis erhöht. Ein Grund mag bei Neugeborenen eine mangelnde Resorption von T_4 aus Tablettenform sein, da bei der Verabreichung von löslichen T_4-Präparaten offensichtlich geringere Dosen erforderlich sind. Da aber bei manchen Patienten die TSH-Spiegel oft über Jahre erhöht bleiben, wird angenommen, daß bei ihnen eine Veränderung des TSH-Rezeptors oder eine Veränderung des Schwellenwerts für die hypophysäre TSH-Sekretion durch die Hypothyreose besteht, wobei der Pathomechanismus hierbei ungeklärt ist. Eine Möglichkeit ist die verminderte intrahypophysäre Monodejodierung von T_4 zu T_3, was durch die Beobachtung unterstützt wird, daß bei diesen Patienten eine Normalisierung der erhöhten TSH-Werte durch eine T_3-Gabe (40 μg/m^2/d) oder Erhöhung der T_4-Dosis auf > 15 μg/kg/d erzielt werden kann, ohne daß es zur Entwicklung von Symptomen einer Hyperthyreose kommt. Mit zunehmendem Alter erhöht sich die Gesamtdosis des T_4, während die Dosis – bezogen auf das Körpergewicht – bis auf 2 – 3 μg/kg/d abnimmt (Tab. 2.**12**).

Tab. 2.**12**   Therapie der angeborenen Hypothyreose

Alter	L-Thyroxin μg/kg	(μg/d)
0 – 3 Monate	10 – 15	(50)
3 – 24 Monate	8 – 10	(50 – 75)
2 – 10 Jahre	4 – 6	(75 – 125)
10 – 16 Jahre	3 – 4	(100 – 200)
>16 Jahre	2 – 3	(100 – 250)

Serum-TSH: 0,5 – 3 μU/ml anstreben

Erworbene Hypothyreose im Kindes- und Jugendalter

Die Substitution einer erworbenen Hypothyreose im Kindesalter erfolgt in einer entsprechenden Dosierung. Als Anhalt kann eine Dosierung von 100 µg/m^2 gewählt werden. Bei Kindern und Jugendlichen mit einer Autoimmunthyreoiditis sollte die Therapie kompensierter Formen der Hypothyreose (erhöhtes TSH bei normalen peripheren Schilddrüsenhormonspiegeln) erwogen werden, da hierdurch die Bildung hypothyreoter Symptome vermieden wird. Eine Suppression der Autoantikörperproduktion durch Schilddrüsenhormongabe wird zwar diskutiert, konnte bislang aber nicht bewiesen werden.

Schilddrüsenkarzinome

Therapeutische Situation

Maligne Schilddrüsentumoren zählen zu den seltenen Tumorerkrankungen. Pro Jahr erkranken in der Bundesrepublik etwa 3 Patienten pro 100 000 Einwohner neu an einem malignen Schilddrüsentumor. Wegen der meist guten Prognose der am häufigsten vorkommenden differenzierten Karzinome liegt die Mortalität mit nur 0,5 Sterbefällen pro 100 000 Einwohnern deutlich niedriger. Die malignen Schilddrüsentumoren stellen keine einheitliche Tumorentität dar, sondern zeichnen sich durch eine besondere histologische Vielfalt aus (Tab. 2.**13**). Die über 90 % aller Fälle ausmachenden Karzinome gehen entweder von den Thyreozyten aus, die das Follikelepithel bilden, oder von den parafollikulären C-Zellen, die neuroektodermalen Ursprungs sind.

Von den beiden differenzierten, von den Thyreozyten abstammenden Tumorformen sind papilläre Karzinome (50 – 60 %) häufiger als follikuläre Karzinome (20 – 30 %). Die Häufigkeit für C-Zell-Karzinome wird mit 5 – 10 %, für anaplastische Karzinome ebenfalls mit 5 – 10 % angegeben.

Die Rolle ionisierender Strahlen bei der Karzinogenese maligner Schilddrüsentumoren ist seit mehr als 40 Jahren bekannt und in zahlreichen Publikationen beschrieben. Beispielhaft seien hier die Fälle von papillärem Schilddrüsenkrebs bei Patienten genannt, die in Kindes- und Jugendalter wegen gutartiger Erkrankungen im Kopf- und Halsbereich perkutan mit Röntgenstrahlen bestrahlt worden waren oder die radioaktive Jodisotope nach der Reaktorkatastrophe von Tschernobyl in den davon besonders betroffenen Gebieten Weißrußlands und der Ukraine inkorporiert hatten.

Tab. 2.**13**   WHO-Klassifikation der malignen Schilddrüsentumoren

1	**Karzinome**
1.1	follikuläre Karzinome
1.1.1	minimal invasiv (gekapselt)
1.1.2	grob invasiv
1.1.3	oxyphil
1.1.4	hellzellig
1.2	papilläre Karzinome
1.2.1	papilläres Mikrokarzinom
1.2.2	gekapselt
1.2.3	follikuläre Variante
1.2.4	diffus sklerosierende Variante
1.2.5	oxyphil
1.3	medulläre (C-Zell-)Karzinome
1.3.1	hereditär
1.4	undifferenzierte (anaplastische) Karzinome
2	**nichtepitheliale Tumoren**
3	**maligne Lymphome**
4	**Metastasen extrathyreoidaler Tumoren**

Eine Besonderheit stellt das C-Zell-Karzinom – auch medulläres Karzinom genannt – dar, das bei 25 % der Patienten familiär gehäuft vorkommt. Diese Variante ist meist mit anderen endokrinen Tumoren im Rahmen der sogenannten multiplen endokrinen Neoplasie (MEN) vergesellschaftet. Liegen gleichzeitig bilaterale Phäochromozytome und/oder Nebenschilddrüsenhyperplasien vor, so handelt es sich um die MEN-IIa, während man bei der Kombination mit neurokutanen Tumoren oder Schleimhautneuromen von der MEN-IIb spricht. Verschiedene Punktmutationen im Bereich der extrazellulären Domäne des Ret-Protoonkogens auf Chromosom 10 können als genetische Marker für das autosomal dominant vererbte MEN-II-Syndrom eingesetzt werden. Damit können einerseits genetisch nicht Betroffene in den MEN-II Familien von weiteren Untersuchungen (Pentagastrintest mit Calcitoninbestimmung) ausgeschlossen werden, andererseits genetisch Betroffene schon im Säuglingsalter vor der Entwicklung des medullären Schilddrüsenkarzinoms diagnostiziert werden. Bei autoptischen Untersuchungen der

Schilddrüse finden sich in einem hohen Prozentsatz sogenannte okkulte Schilddrüsenkarzinome, bei denen es sich um papilläre Mikrokarzinome mit einem Durchmesser bis zu einem Zentimeter handelt. Je nach Intensität der feingeweblichen Aufarbeitung werden die Inzidenzen für derartige klinisch nicht manifeste Mikrokarzinome mit 5–35% angegeben. Es wird heute angenommen, daß Schilddrüsenkarzinome im frühen Erwachsenenalter als papilläre Mikrokarzinome entstehen und „okkult" bleiben. Nur nach Einwirkung von speziellen „Promotoren" proliferieren die Mikrokarzinome und manifestieren sich dadurch klinisch.

Da Schilddrüsenkarzinome bei Frauen zwei- bis dreimal häufiger beobachtet werden als bei Männern, wurden hormonelle Faktoren zu derartigen Promotoren gezählt. Ein eindeutiger Einfluß der endogenen Hormonproduktion oder der Hormonmedikation zur Kontrazeption beziehungsweise Substitution nach der Menopause ist nach der Literatur jedoch nicht belegbar.

Prognose

Die einfache, derzeit gültige histologische Klassifikation maligner Schilddrüsentumoren der WHO (Tab. 2.**13**) berücksichtigt nicht mehr die Vielzahl an Subtypen, sondern folgt vorwiegend prognostischen Gesichtspunkten. Die günstigste Prognose mit 10-Jahres-Überlebensraten von 85–90% weisen papilläre Karzinome auf. Nach der WHO-Einteilung werden Mikrokarzinome, gekapselte Karzinome und die diffus sklerosierenden Karzinome als Varianten der papillären Karzinome betrachtet. Papilläre Karzinome metastasieren vorwiegend lymphogen, wobei die Überlebensraten nicht immer negativ von einem Lymphknotenbefall beeinflußt werden. Bei invasiv wachsenden papillären Karzinomen kann es auch zu einer Lungenmetastasierung in Form einer disseminierten Aussaat kommen.

Die 10-Jahres-Überlebensraten der follikulären Karzinome werden mit 60–75% angegeben. Unter prognostischen Gesichtspunkten ist die Unterscheidung zwischen minimal invasiven, gekapselten Tumoren und grob invasiven follikulären Karzinomen von Bedeutung. Follikuläre Karzinome metastasieren vorwiegend hämatogen in Lunge und Skelett. Die oxyphilen bzw. onkozytären malignen Tumoren werden nach der WHO-Einteilung als Varianten der follikulären bzw. papillären Karzinome betrachtet. Onkozytäre Karzinome speichern in der Regel kein Radiojod, können jedoch Thyreoglobulin bilden. Dies ist für die Therapie und Nachsorge von Bedeutung. Die Prognose der onkozytären Karzinome ist mit 10-Jahres-Überlebenszeiten zwischen 50 und 60% ungünstiger als die der restlichen follikulären bzw. papillären Karzinome.

Die von den parafollikulären C-Zellen ausgehenden medullären Karzinome kommen sporadisch (75 %) und familiär (25 %) entweder isoliert oder im Rahmen einer multiplen endokrinen Neoplasie vor. Bei sporadischen Formen findet sich meist ein unifokaler Tumorbefall der Schilddrüse, während bei der hereditären Form gewöhnlich beide Schilddrüsenlappen betroffen sind. Typischerweise findet man in der Kongorotfärbung Amyloid im Stroma der C-Zell-Karzinome; beweisend ist jedoch der immunhistochemische Nachweis von Calcitonin und häufig auch carzinoembryonalem Antigen (CEA). C-Zell-Karzinome metastasieren sowohl lymphogen als auch hämatogen. Beide Formen der Metastasierung stellen beim medullären Karzinom einen entscheidenden Prognosefaktor dar. Die 10-Jahres-Überlebensraten liegen bei 50 – 60 %.

Die anaplastischen Schilddrüsenkarzinome zählen zu den malignen Tumoren mit der schlechtesten Prognose überhaupt. Der Median der Überlebenszeit liegt bei etwa 100 Tagen; kaum ein Patient überlebt das erste Jahr nach Diagnosestellung. Anaplastische Karzinome infiltrieren rasch das perithyreoidale Gewebe, viele Patienten ersticken auf Grund der lokalen Kompressionserscheinungen. Gelingt es, das lokal infiltrative Wachstum durch eine kombinierte Behandlung (Chemotherapie, Strahlentherapie, Operation) aufzuhalten, kann es im Verlauf dennoch zu einer rasch progredienten Lungenmetastasierung kommen mit infauster Prognose.

Allgemeine Behandlungsstrategien

Die Behandlung des Schilddrüsenkarzinoms bedarf einer besonders guten interdisziplinären Abstimmung zwischen Chirurgen, Nuklearmedizinern, Strahlentherapeuten und Internisten. Eine wichtige Rolle bei der Festlegung der therapeutischen Strategie spielt auch der Pathologe, da das Behandlungskonzept abhängig vom Typing und vom Staging ist. Wegen dieser Besonderheiten und unter Berücksichtigung der Tatsache, daß es sich beim Schilddrüsenmalignom um einen seltenen Tumor handelt, sollten die Therapie und Nachsorge immer in enger Abstimmung mit einem Zentrum erfolgen, das über ausreichende Erfahrungen in der Betreuung von Schilddrüsenmalignompatienten verfügt.

Die Primärtherapie ist immer chirurgisch. Sie wurde in den letzten Jahren auf der Grundlage der Empfehlungen der Chirurgischen Arbeitsgemeinschaft Endokrinologie standardisiert.

Eine spezielle Vorbereitung des Patienten ist in der Regel nicht erforderlich. Falls klinisch Malignitätsverdacht besteht, sollte selbst dann, wenn der Patient bereit zur Operation und damit zur histologischen Klärung des Befundes vorgesehen ist, eine Feinnadelpunktion durchgeführt werden. Die Strategie bei der Operation ist z.B. beim medullären Karzinom – was die Radikalität der Lymphknotenentfernung betrifft – aggressiver als bei papillären oder follikulären Karzinomen. Von noch wesentlicherer Bedeutung ist die Feinnadelpunktion für die Behandlungsstrategie bei den seltenen malignen Schilddrüsenlymphomen, da hier Indikation und Ausmaß der Operation Teil eines multimodalen Therapieregimes darstellen und wesentlich vom Tumorstadium bestimmt werden. Bei Patienten mit Fernmetastasen eines Primärtumors unbekannter Herkunft (sogenanntes CUP-Syndrom) mit Schilddrüsenknoten sollte neben der Feinnadelpunktion des Knotens auch eine Bestimmung von Tumormarkern im Serum (Thyreoglobulin, Calcitonin) vorgenommen werden, da sich hierdurch der Verdacht auf ein primäres Schilddrüsenkarzinom erhärten bzw. entkräften läßt. Es wird empfohlen, bei Patienten mit mediastinalen Raumforderungen vor der Operation eine Computertomographie (ohne Kontrastmittel) durchzuführen, um den chirurgischen Eingriff besser planen zu können. Es ist unbedingt darauf hinzuweisen, daß jodhaltige Medikamente und Röntgenkontrastmittel bei Patienten mit Verdacht auf ein Schilddrüsenkarzinom so lange kontraindiziert sind, bis geklärt ist, ob es sich um einen potentiell radiojodspeichernden Tumor handelt.

Wird die Diagnose zufällig – wie es in der Praxis häufig vorkommt – nach Entfernung eines Schilddrüsenknotens gestellt, so ist im allgemeinen eine Zweitoperation innerhalb von Tagen erforderlich, um eine ausreichende Radikalität zu gewährleisten. Für das postoperative klinische Staging ist die TNM-Klassifikation der UICC (1987) von großer Bedeutung (Tab. 2.**14**), da sich in Abhängigkeit von der Metastasierung in regionäre Lymphknoten und Fernlokalisationen unterschiedliche Therapiekonzepte ergeben.

Beim papillären und follikulären Karzinom schließt sich nach totaler Thyreoidektomie eine Radiojodtherapie an. Eine Ausnahme bilden hier lediglich unter Umständen Patienten mit onkozytär differenzierten follikulären bzw. papillären Karzinomen. Beim medullären Karzinom steht die operative Entfernung des Tumors und möglichst aller regionären Lymphknotenstationen im Vordergrund. Bei entdifferenzierten Karzinomen, die nicht radikal entfernt werden konnten, folgt der Operation eine perkutane Strahlentherapie. Eine Chemotherapie sollte nur nach Ausschöpfung aller anderen therapeutischen Möglichkeiten und bei Tumorprogredienz durchgeführt werden. Eine Ausnahme bilden die malignen Schilddrüsenlymphome, die nach den üblichen Konzepten für maligne Lymphome behandelt werden. Die lebenslange Behandlung mit Schilddrüsenhormonen erfolgt beim papillären und follikulären Karzinom mit TSH-suppressiven Dosen von Levothyroxin, während bei

Tab. 2.**14**   Klinische TNM-Klassifikation nach UICC (1987)

T –   Primärtumor[*]

T_x Primärtumor kann nicht beurteilt werden

T_0 kein Anhalt für Primärtumor

T_1 Tumor 1 cm oder weniger in größter Ausdehnung,
           begrenzt auf Schilddrüse

T_2 Tumor mehr als 1 cm, aber nicht mehr als 4 cm in
           größter Ausdehnung, begrenzt auf Schilddrüse

T_3 Tumor mehr als 4 cm in größter Ausdehnung,
           begrenzt auf Schilddrüse

T_4 Tumor jeder Größe mit Ausbreitung jenseits der Schilddrüse

N –   regionäre Lymphknoten

N_x regionäre Lymphknoten können nicht beurteilt werden

N_0 kein Anhalt für regionäre Lymphknotenmetastasen

N_1 regionäre Lymphknotenmetastasen
           N_{1a} Metastasen in ipsilateralen Halslymphknoten
           N_{1b} Metastasen in bilateralen, in der Mittellinie gelegenen oder
           kontralateralen Halslymphknoten oder in mediastinalen
           Lymphknoten.

M –   Fernmetastasen

Die Definitionen der M-Kategorie für alle Kopf- und Halsregionen sind:

M_x das Vorliegen von Fernmetastasen kann nicht beurteilt werden

M_0 keine Fernmetastasen

M_1 Fernmetastasen
           Die Kategorie M_1 kann wie folgt spezifiziert werden:

Lunge	PUL	Knochenmark	MAR
Knochen	OSS	Pleura	PLE
Leber	HEP	Peritoneum	PER
Hirn	BRA	Haut	SKI
Lymphknoten	LYM	andere Organe	OTH

[*] Jede T-Kategorie kann weiter unterteilt werden in:
   a) solitärer Tumor
   b) multifokaler Tumor (der größte Tumor ist für die Klassifikation
      bestimmend)

medullären und anaplastischen Karzinomen eine TSH-Suppression nicht erforderlich ist.

Papilläre und follikuläre Karzinome

Operation

Nach den Empfehlungen der chirurgischen Arbeitsgemeinschaft Endo-krinologie wird heute folgendes Vorgehen empfohlen: Beim follikulären wie beim papillären Karzinom, das intraoperativ per Schnellschnittdia-gnose gesichert werden kann, stellen die totale Thyreoidektomie und zentrale Lymphadenektomie die Therapie der Wahl dar. Bei Vorliegen von Lymphknotenmetastasen im lateralen Kompartiment wird zusätz-lich eine systematische Lymphadenektomie mit Ausräumung des Lymphknoten enthaltenden Fettzellgewebes durchgeführt.

Ausgenommen von der Notwendigkeit einer totalen Thyreoidekto-mie ist lediglich das kleine, unifokale, papilläre Karzinom im Tumorsta-dium $pT_1N_0M_0$. Hier wird die Hemithyreoidektomie bzw. subtotale Thy-reoidektomie aufgrund der exzellenten Prognose dieses Tumors als aus-reichend angesehen. Dies gilt insbesondere für papilläre Mikrokarzino-me als postoperativen Zufallsbefund. Wenn Hinweise auf eine Multifo-kalität, Tumorreste oder Lymphknotenmetastasen bestehen, so ist die Thyreoidektomie mit zentraler Lymphadenektomie im Rahmen eines Zweiteingriffes zum frühestmöglichen Zeitpunkt nachzuholen.

Bei den nicht radiojodspeichernden, onkozytär differenzierten folli-kulären bzw. papillären Karzinomen ist eine möglichst radikale Thyreo-idektomie und systematische Lymphadenektomie Voraussetzung für die langfristige Rezidivfreiheit.

In der Therapie differenzierter Schilddrüsenkarzinome hat auch die operative Entfernung von synchronen oder metachronen Fernmetasta-sen eine nicht zu unterschätzende Bedeutung. Trotz der Möglichkeiten der Radiojodtherapie bei speichernden Lungen- und Knochenmetasta-sen sollte auf die chirurgische Resektion der Metastasen beziehungs-weise Verringerung der Tumormasse so oft wie möglich zurückgegriffen werden.

Die Komplikationen der chirurgischen Behandlung des differen-zierten Schilddrüsenkarzinoms hängen von der Radikalität des Eingriffs, der Erfahrung des Chirurgen und möglicherweise vorangegangenen Operationen ab. Beim intrathyreoidalen, papillären und follikulären Karzinom ist nach totaler Thyreoidektomie und zentraler Lymphaden-ektomie mit einer permanenten Rekurrensparese in ca. 1–3 % und ei-nem Hypoparathyreoidismus in ca. 3–8 % zu rechnen. Falls postoperativ eine Rekurrensläsion diagnostiziert wird, sollten frühzeitig alle Möglichkeiten ergriffen werden, um die Stimmbandfunktion des Patienten zu verbessern (Elektrostimulation, logopädische Behandlung, unter Umständen auch Laterofixation).

Radiojodtherapie

Die differenzierten papillären und follikulären Schilddrüsenkarzinome sind der Radiojodtherapie zugänglich. Dabei folgt man heute weitgehend den Empfehlungen der Arbeitsgemeinschaft Therapie der Deutschen Gesellschaft für Nuklearmedizin. Voraussetzung für die Radiojodtherapie ist eine möglichst komplette Thyreoidektomie. Grundsätzlich sind bei der Radiojodtherapie zwei unterschiedliche Ansätze zu differenzieren:

1. Die prophylaktische Ablation der nach totaler Thyreoidektomie noch vorhandenen restlichen Schilddrüsenzellverbände bzw. Gewebereste.
2. Die kurative oder palliative Therapie radiojodspeichernder Lymphknoten- bzw. Fern-Metastasen und/oder lokoregionärer Tumorreste bzw. Rezidive.

Bei den onkozytären, medullären und anaplastischen Schilddrüsenkarzinomen, die aufgrund ihrer zellulären Differenzierung kein ^{131}Jod speichern, ist eine Radiojodtherapie in der Regel nicht indiziert. Berichte über Erfolge der ^{131}Jod-Therapie bei diesen Karzinomtypen dürften mit seltenen „Mischformen" oder „Doppelkarzinomen" in Zusammenhang zu bringen sein, bei denen neben nicht radiojodspeichernden Tumoranteilen auch speichernde Anteile vorhanden waren.

Zur Ausschaltung der Restschilddrüse werden üblicherweise 1–5 Gbq ^{131}Jod verabreicht. Läßt sich im Kontrollszintigramm 3–6 Monate später noch Restgewebe nachweisen, so ist eine zweite Radiojodtherapie erforderlich. Zwischen der ersten und zweiten Radiojodbehandlung wird eine Suppressionstherapie mit Schilddrüsenhormonen durchgeführt. Die Levothyroxinbehandlung muß jeweils etwa 4–6 Wochen vor einer Radiojodbehandlung abgesetzt werden, um eine ausreichende TSH-Stimulation zu erzielen. Zur Verringerung der für den Patienten häufig unangenehmen hypothyreosespezifischen Beschwerden sollte in der Absetzphase während der ersten 14 Tage ersatzweise das pharmakologisch kurzlebigere Trijodthyronin in einer Dosierung von 60–80 µg/d verordnet werden. Die Radiojodtherapie erfolgt dann nach zehntägiger Hormonkarenz, das TSH ist zu diesem Zeitpunkt notwendigerweise erhöht.

Zur Elimination speichernder Metastasen und lokoregionärer Tumorreste beziehungsweise Rezidive sind in der Regel höhere Aktivitätsmengen von 6 – 10 Gbq [131]Jod erforderlich, die meist mehrfach verabreicht werden müssen. Auch hier gilt die Regel, daß – falls irgend möglich – eine operative Verringerung der Tumormasse der Radiojodtherapie vorgeschaltet werden sollte.

Nach jeder Radiojodtherapie wird der aktuelle Status durch ein sogenanntes Posttherapieszintigramm 3 – 7 Tage nach Verabreichung der therapeutischen Aktivität dokumentiert. Zu diesem Zeitpunkt kann allerdings der Effekt der aktuellen Radiojodgabe noch nicht vollständig beurteilt werden, da dieser protrahiert im Verlaufe der folgenden 6 – 8 Wochen eintritt. Zur Überprüfung des Erfolges einer vorangegangenen Radiojodbehandlung ist somit ein Kontrollszintigramm 3 – 6 Monate später erforderlich.

Einzige absolute Kontraindikation für die Radiojodtherapie ist die Gravidität. Vor der therapeutischen [131]Jod-Gabe muß eine Schwangerschaft wegen der hohen Strahlenbelastung der fetalen Schilddrüse, die insbesondere nach Aufnahme des Jodstoffwechsels in der 12. Woche zum Tragen kommt, sicher ausgeschlossen werden. Unter den Nebenwirkungen der Radiojodtherapie sind kurzfristige passagere Effekte (Gastritis, Thrombo- und Leukopenie in etwa 30 % der Patienten), bleibende somatische Schäden (Sialadenitis und Xerostomie in ebenfalls etwa 30 % der Patienten) sowie die Möglichkeit einer strahleninduzierten Leukämie (in nur etwa 1 % der Fälle) in Betracht zu ziehen.

Perkutane Strahlentherapie

Differenzierte Schilddrüsenkarzinome sind im Prinzip wenig strahlensensibel. Mit der perkutanen Strahlentherapie lassen sich Tumordosen von maximal 60 Gy applizieren, während die Tumordosen bei der Radiojodtherapie 500 Gy und mehr erreichen können. Die perkutane Bestrahlung bleibt damit speziellen Formen und Ausbreitungsstadien des differenzierten Schilddrüsenkarzinoms, die kein Radiojod speichern und lokal nicht resektabel sind, vorbehalten. Dies gilt einerseits für die nicht radiojodspeichernden, onkozytären Karzinome, andererseits können auch Patienten mit niedrig differenzierten papillären Karzinomen und ausgedehnter zervikoviszeraler bzw. zervikomediastinaler Tumorinfiltration nach Ausschluß operativer Therapiemöglichkeiten unter palliativer Intention einer adjuvanten Strahlentherapie zugeführt werden.

Chemotherapie

Die Chemotherapie ist beim papillären und follikulären Karzinom nur selten nach Ausschöpfung der operativen und strahlentherapeutischen Maßnahmen indiziert. Bei der Indikationsstellung ist zu bedenken, daß differenzierte Schilddrüsenkarzinome trotz Fernmetastasen unter Umständen über Jahre ohne wesentliche Progression verlaufen können. Ein lebensverlängernder Effekt der Chemotherapie ist generell nicht belegt, im Einzelfall kann es jedoch zum eindrucksvollen temporären Ansprechen des Tumors kommen. Nach der bis heute vorliegenden Literatur, die rund 300 Patienten mit Schilddrüsenkarzinom umfaßt, die einer Chemotherapie zugeführt worden waren, finden sich komplette Remissionen in 10–20% der Fälle und Teilremissionen in 20–30 % der Fälle. Aufgrund der geringeren Toxizität sollte der Monotherapie mit Adriamycin (Doxorubicin) gegenüber einer Polychemotherapie der Vorzug gegeben werden. Alternativ sind Epirubicin und Aclarubicin (Tab. 2.**15**) einsetzbar.

Tab. 2.**15**   Chemotherapieschemata

Doxorubicin (Doxorubicin, Adriablastin) 60–75 mg/m^2 i. v. Bolus Tag 1, Wiederholung Tag 22
cave: Adriamycin-Grenzdosis (550 mg/m^2)

Alternativ
Doxorubicin 8–15 mg/m^2 i. v. Bolus Tag 1, 8, 15 usw.
fortlaufend wöchentlich bis zur Progression

Alternativ
Epirubicin (Farmorubicin) 30 mg/m^2 i. v. Bolus wöchentlich
höhere Grenzdosis (1000 mg/m^2) wegen der Kardiotoxizität beachten!

Alternativ
Aclarubicin (Aclaplastin) 30 mg/m^2 i. v. Bolus Tag 1–4
Wiederholung alle 22 Tage

In Einzelfällen kann eine Kombination von Doxorubicin (60 mg/m^2 alle 3 Wochen) und Cisplatin (40 mg/m^2) in kurativer Absicht erwogen werden.

Hormonbehandlung

Neben der Operation und der Radiojodbehandlung stellt die TSH-suppressive orale Gabe von Levothyroxin die dritte Säule der Therapie papillärer und follikulärer Schilddrüsenkarzinome dar. TSH als potentieller Wachstumsfaktor für die differenzierten Karzinome der Thyreozyten soll durch Levothyroxindosen von etwa 2,5 µg/kg KG täglich in den gewünschten Bereich von unterhalb 0,1 mU/l supprimiert werden. Der Hormonbedarf zur ausreichenden Suppression des TSH ist individuell sehr unterschiedlich. Deshalb kann die angegebene Dosierung nur als grober Richtwert dienen; in jedem Fall ist die Behandlung durch Hormonbestimmungen zu überprüfen. Außerdem ist bei Patienten nach Thyreoidektomie auch auf eine substitutionsbedürftige parathyreoprive Tetanie zu achten.

Medulläre bzw. C-Zell-Karzinome

Operation

Sporadische C-Zell-Karzinome werden nicht selten erst bei der histologischen Aufarbeitung kalter Knoten diagnostiziert. Im Gegensatz dazu kann bei den hereditären Formen unter Umständen die operative Behandlung nach Vorliegen eines positiven Befundes im Familienscreening sorgfältig geplant werden.

Da insbesondere die familiären C-Zell-Karzinome fast immer bilateral auftreten und häufig in die regionalen Lymphknoten metastasieren, ist eine möglichst frühzeitige radikale Entfernung der Schilddrüse erforderlich. Genetisch betroffene Kinder sollten schon um das 6. Lebensjahr prophylaktisch-kurativ thyreoidektomiert werden. Bei Erwachsenen hat sich in den letzten Jahren die komplette Entfernung aller Lymphknoten des Lymphabflußgebietes der Schilddrüse im Sinne der sogenannten Kompartmentresektion als effiziente Therapiemaßnahme beim medullären Schilddrüsenkarzinom bewährt.

Bleiben die Serum-Calcitoninspiegel postoperativ stark erhöht (über das Zehnfache der Norm), so muß mit allen verfügbaren Methoden (Sonographie, Szintigraphie, CT, MRT und Halsvenenkatheter mit Calcitoninbestimmung) nach lokoregionären Tumorresten und Fernmetastasen gesucht werden. Lassen sich solche lokalisieren, so ist wiederum die Operation die Therapie der ersten Wahl. Bei nachgewiesener Leber- und/oder Lungenmetastasierung ist eine aggressive chirurgische Therapie nicht mehr sinnvoll.

Bei Patienten mit belegtem medullären Karzinom muß nach einem begleitenden Phäochromozytom im Rahmen der MEN-IIa gefahndet werden. Neben Bestimmungen der Plasmaspiegel von Adrenalin und Noradrenalin (einschließlich Clonidintest) und deren Urinmetaboliten haben hier bildgebende Verfahren auch einen hohen Stellenwert. Als besonders sensitiv zum Frühnachweis von Phäochromozytomen hat sich die Szintigraphie mit ^{123}Jod-Metajodobenzylguanidin (MIBG) bewährt. Finden sich Hinweise auf Phäochromozytome, die bei der MEN-IIa in der Regel bilateral auftreten, so ist wiederum die Operation die Therapie der Wahl.

Radiojodtherapie

Medulläre Schilddrüsenkarzinome speichern aufgrund ihrer Abstammung von den parafollikulären C-Zellen grundsätzlich kein Radiojod. Trotzdem gibt es in der Literatur Fallberichte über eine Radiojodspeicherung in Tumorresten oder Metastasen. Hierbei muß berücksichtigt werden, daß es sich zumindest bei den Tumoren, die immunhistochemisch nicht als C-Zell-Karzinome verifiziert worden waren (Nachweis von Calcitonin und/oder CEA), möglicherweise histologische Fehlbeurteilungen vorlagen. Bei den seltenen radiojodspeichernden medullären Karzinomen handelt es sich wahrscheinlich um echte Doppelkarzinome.

Falls sich also immunhistochemisch im Tumorgewebe eindeutig eine Positivität für Calcitonin und Thyreoglobulin ergibt, könnte unter Umständen eine Radiojodtherapie auch bei medullären Schilddrüsenkarzinomen versucht werden.

Bei Patienten mit seltenen malignen Phäochromozytomen im Rahmen der MEN-IIa kommt als Palliativbehandlung eine Therapie mit ^{131}Jod-Metajodobenzylguanidin (MIBG) in Frage. Die Indikationsstellung setzt die typische Laborkonstellation mit erhöhten Katecholaminen sowie dem szintigraphischen Nachweis des Tumorrestgewebes beziehungsweise der Metastasen mit ^{123}Jod-MIBG voraus.

Perkutane Strahlentherapie – Chemotherapie

Bei rascher Tumorprogredienz trotz Ausschöpfung der operativen Möglichkeiten kann eine palliative perkutane Strahlentherapie, unter Umständen auch in Kombination mit einer systemischen Chemotherapie, versucht werden. Als Zytostatika kommen beim medullären Karzinom wiederum Adriamycin und Cisplatin in Frage. Ein alternatives, möglicherweise wirksameres Protokoll verwendet Cyclophosphamid

(750 mg/m^2), Vincristin (1,4 mg/m^2) und Dacarbazin (600 mg/m^2) täglich für 2 Tage und Wiederholung des Zyklus alle 3 Wochen. Das Ansprechen der Therapie kann mittels der Tumormarker Calcitonin und CEA kontrolliert werden.

Bei medullären Karzinomen lassen sich zum Teil in vitro und in vivo (mit szintigraphischen Methoden) Somatostatinrezeptoren nachweisen. Bei rezeptorpositiven Patienten wurde in jüngster Zeit eine Therapie mit dem Somatostatin-Analogon Octreotid (Sandostatin) versucht. Eine Tumorreduktion ist bisher nicht belegt, Durchfälle können jedoch hierdurch gebessert werden. In manchen Fällen kann die Tumorerkrankung selbst bei Patienten mit ausgedehntem Befall des medullären Karzinoms und massiv erhöhten Serumspiegeln der Tumormarker Calcitonin und CEA unter Umständen über viele Jahre nur langsam progredient verlaufen. Diese Patienten leiden aber häufig unter schwer therapierbaren Durchfällen. Zur Kupierung dieser die Lebensqualität der Patienten stark beeinträchtigenden Beschwerden haben sich Loperamid und auch Tinctura opii (5–20 Tropfen täglich) bewährt.

Anaplastische Schilddrüsenkarzinome

Operation

Die außerordentlich rasch progredient verlaufenden anaplastischen Schilddrüsenkarzinome sind leider einer kurativen Therapie nur im Ausnahmefall zugänglich. Die therapeutischen Bemühungen müssen darauf abzielen, das lokale Tumorwachstum so gut wie möglich zu beherrschen, um die verheerenden Folgen einer Obstruktion von Trachea und Ösophagus sowie Tumorexulzerationen zu vermeiden. Hierzu ist eine Kombination von Operation, perkutaner Strahlentherapie und Chemotherapie indiziert (Tab. 2.**16**).

In Fällen besonders weit fortgeschrittenen Tumorwachstums kann die präoperative Bestrahlung zur – vorübergehenden – Eindämmung des Tumorwachstums führen und so die Behandlungsmöglichkeiten des versierten Chirurgen verbessern. Leider läßt es sich trotzdem in manchen Fällen nicht vermeiden, daß es postoperativ zu unerwünschten Folgen der radikalen Resektion (Horner-Syndrom, Akzessoriusparese) kommt. In jedem Falle ist eine postoperative Nachbestrahlung des Halsbereiches und des Lymphabflußgebietes der Schilddrüse beim anaplastischen Schilddrüsenkarzinom indiziert.

Eine Radiojodtherapie scheidet – eine eindeutige histologische Diagnose vorausgesetzt – beim anaplastischen Schilddrüsenkarzinom aus.

Tab. 2.**16**   Kombinierte Behandlung des anaplastischen Schilddrüsenkarzinoms (nach J. Tennvall: Cancer 74 [1994], 1348)

---

präoperativ hyperfraktionierte Strahlentherapie zweimal täglich 1,3 Gy
(23 Fraktionen)
Gesamtdosis 30 Gy

präoperativ Doxorubicin 20 mg i. v. wöchentlich, 3 Wochen lang
Radikale Operation in der 4. Woche

postoperativ Doxorubicin 20 mg i. v. wöchentlich ab 6. Woche, 2 Wochen lang

Doxorubicin-Gesamtdosis $< 500 \, mg/m^2$

postoperativ Abbruch der Chemotherapie
bei Tumorprogression oder allgemeiner Verschlechterung

Perkutane Strahlentherapie – Chemotherapie

Studien an relativen kleinen Patientenkollektiven haben gezeigt, daß die
Kombination einer postoperativen hyperfraktionierten Strahlentherapie mit einer Chemotherapie das lokale Tumorwachstum relativ gut beherrscht. Allerdings kann diese Behandlung mit massiven Nebenwirkungen verbunden sein (Mukositis, Ösophagitis, Tracheitis), so daß die
Patienten unter der Therapie meist zeitweise parenteral ernährt werden
müssen.

Die in Tab. 2.**16** angegebene kombinierte Behandlung führte im-
merhin in 65 % zur kompletten lokalen Remission und nur bei 12 % zum
Tode durch lokale Obstruktion am Hals bei akzeptabler Gesamttoxizität.
Bei vier von 33 Patienten wurde eine Vollremission über 2 Jahre erzielt.

Sonderformen des Schilddrüsenmalignoms
(maligne Lymphome, Metastasen)

Je nach Selektion des Patientenguts sind in 5 – 10 % der Fälle maligne Tumoren zu finden, die nicht primär von der Schilddrüse ausgehen. Hierbei handelt es sich einerseits um Metastasen extrathyreoidaler Malignome (wie des Nierenzellkarzinoms, des Bronchialkarzinoms und des
Mammakarzinoms) wie andererseits um maligne Lymphome. In all diesen Fällen ist eine eindeutige pathologisch-histologische Diagnose unter
Einbeziehung der modernen Methoden der Immunhistochemie zu fordern, da die Möglichkeit besteht, daß z. B. Metastasen des Nierenzellkarzinoms mit der hellzelligen Variante des follikulären Schilddrüsenkarzinoms und ein malignes Lymphom mit einem anaplastischen Schilddrü-

senkarzinom verwechselt werden. Die früher relativ häufig abgegebene Fehlbeurteilung eines malignen Lymphoms als kleinzellige Variante des anaplastischen Karzinoms scheidet heute aus, da die gültige WHO-Klassifikation der Schilddrüsentumoren die kleinzellige Variante des anaplastischen Schilddrüsenkarzinoms nicht mehr vorsieht.

Die Therapie der Schilddrüsenmetastasen und malignen Lymphome richtet sich nach den Richtlinien für die Behandlung der entsprechenden Primärtumoren. Bei Lymphomen der Schilddrüse hat der Therapie, die in der Regel aus einer Kombination von perkutaner Bestrahlung, Chemotherapie und Operation besteht, ein adäquates Staging voranzugehen.

Nachsorge

Die Verlaufskontrolle des Schilddrüsenkarzinoms sollte in Zusammenarbeit mit einem darauf spezialisierten Zentrum erfolgen. Die Nachsorge richtet sich nach Tumortyp und Risikostadium und umfaßt außer der klinischen Untersuchung als Basismaßnahmen die Sonographie des Halsbereiches sowie bei Karzinomen der Thyreozyten Thyreoglobulin-, bei Karzinomen der C-Zellen Calcitoninbestimmungen. Die Kontrollintervalle sollen in den ersten Jahren 6–12 Monate, danach höchstens 23 Monate betragen. Röntgenaufnahmen des Thorax sind alle 1–2 Jahre indiziert.

Eine einmalige Radiojod-Ganzkörperszintigraphie 1 Jahr nach Vollremission, angefertigt in Hypothyreose 2–4 Tage nach 200–400 MBq ^{131}Jod ist bei papillären und follikulären Karzinomen in jedem Fall indiziert. Bei Hochrisikofällen (Tumorstadien pT_4, pN_1, pM_1) muß die Ganzkörperszintigraphie unter Umständen regelmäßig alle 2 Jahre durchgeführt werden. Bei nicht radiojodspeichernden Tumortypen (insbesondere onkozytären Karzinomen) hat sich für die Verlaufskontrolle die Ganzkörperszintigraphie mit ^{202}Tl-Chlorid oder ^{99m}Tc-MIBI bewährt. Analog kann beim medullären Karzinom die Szintigraphie mit den pentavalenten ^{99m}Tc-V-DMSA oder ^{111}In-Octreotid, einem Somatostatin-Analogon, eingesetzt werden.

Bei der Verlaufskontrolle der TSH-suppressiven Levothyroxintherapie kann man sich heute auf die Bestimmung des basalen TSH und des fT_3 im Serum beschränken. Die Messung eines T_4-Parameters ist für die Einstellung der Hormonbehandlung bedeutungslos, da sich typischerweise unter der Levothyroxinmedikation – in Abhängigkeit vom Zeitpunkt der letzten Tabletteneinnahme – mehr oder weniger stark erhöhte T_4-Werte finden. Zum Ausschluß einer Hyperthyreosis factitia ist zu fordern, daß das fT_3 die obere Grenze des Referenzbereiches nicht übersteigt. Nach heutiger Übereinkunft ist eine ausreichende Suppression des TSH bei papillären und follikulären Karzinomen dann gegeben, wenn das mit einem sensitiven Assay bestimmte basale TSH unterhalb von 0,1 mU/l liegt. Bei Patienten mit medullären und anaplastischen Karzinomen sollte das basale TSH innerhalb des Referenzbereiches bei etwa 1–2 mU/l liegen.

Eine früher gelegentlich praktizierte höhere Dosierung des Levothyroxins ist nicht sinnvoll, da sich einerseits die Prognose des Schilddrüsenkarzinoms hierdurch nicht verbessert und andererseits Nebenwirkungen der zu hoch dosierten Levothyroxinmedikation in Betracht zu ziehen sind (Nervosität, Gewichtsabnahme, Tachykardie und u.U. auch Osteopenie).

Schilddrüsenhormonresistenz

Das sehr seltene Syndrom der angeborenen Schilddrüsenhormonresistenz (SHR) ist gekennzeichnet durch eine Schilddrüsenvergrößerung, eine Erhöhung der freien Schilddrüsenhormonkonzentration im Serum sowie eine normale bzw. mäßig erhöhte und durch TRH sehr gut stimulierbare TSH-Konzentration. Die Schilddrüsenhormonresistenz ist mit einer Mutation in der hormonbindenden Domäne des Schilddrüsenhormonrezeptor-β (TRβ)-Gens assoziiert. Die Resistenz kann zu verschiedenen klinischen Erscheinungsbildern führen, je nach dem Ausmaß der Resistenz der verschiedenen Gewebe. *Klinisch* kann man eine generalisierte SHR, welche mit einer euthyreoten Stoffwechsellage einhergeht, von einer hypophysären SHR (hyperthyreote Stoffwechsellage) unterscheiden. Somit ergeben sich folgende therapeutische Konsequenzen:

1. Die generalisierte Form der SHR ist im allgemeinen nicht behandlungsbedürftig, sofern nach klinischen Kriterien (auxologische Daten bei Kindern) eine „euthyreote Stoffwechsellage" anzunehmen ist. Ggf. muß eine Strumatherapie (80 % der Patienten sind Strumaträger) mit Thyroxin erfolgen, wobei das TSH im Normbereich liegen sollte.

2. Eine hypophysäre Form der SHR ist biochemisch nicht von der generalisierten Form zu unterscheiden (sehr gute Stimulierbarkeit des TSH mit TRH-Test, in $^3/_4$ der Fälle Reduktion des TSH unter T$_3$-Gabe), geht jedoch mit einer hyperthyreoten Stoffwechsellage einher, obwohl auch hier Übergänge fließend sind. Zunächst erfolgt in üblicher Weise eine thyreostatische Therapie, die auf Dauer u.U. mit einem definitiven Verfahren (Radiojodtherapie bzw. subtotale Thyreoidektomie) behandelt werden muß. Danach kommt es allerdings naturgemäß zu einem starken TSH-Anstieg, weshalb in regelmäßi-

gen Abständen die Sellaregion kernspintomographisch kontrolliert werden sollte, um die Entwicklung eines Hypophysentumors (Thyreotropinom) nicht zu übersehen. Einige Autoren beschreiben auch die positive Wirkung einer niedrig dosierten T_3-Therapie (25–50 µg/d), welche eine verglichen mit der peripheren Stoffwechselwirkung stärkere Senkung der TSH-Sekretion bewegen soll. Zur partiellen Suppression der TSH-Bildung können auch Schilddrüsenhormonanaloga mit geringer peripherer biologischer Wirksamkeit in hoher Dosierung (z. B. TRIAC, D-Thyroxin) sowie auch Bromocriptin eingesetzt werden. Diagnostik und Therapie gehören in die Hand eines auf diesem Gebiet besonders erfahrenen Endokrinologen.

Thyreotropinome

TSH-produzierende Hypophysentumoren sind sehr selten Ursache einer Hyperthyreose (ca. 0,5–1 % aller Hypophysenadenome), werden überwiegend als Makroadenome manifest und ko-sezernieren meist die freie α-Untereinheit in pathologischen Konzentrationen. Selten besteht gleichzeitig eine Überproduktion an STH, Prolaktin, LH, FSH und ACTH. Die Diagnose basiert bei klinisch hyperthyreoter Stoffwechsellage auf erhöhten Schilddrüsenhormonspiegeln, leicht bis mäßig erhöhten basalen TSH-Spiegeln, welche durch TRH in der Regel nicht weiter stimulierbar sind (60 %). Die dann immer nachweisbare hypophysäre Raumforderung (MRT) muß differentialdiagnostisch von einer diffusen Hyperplasie des Hypophysenvorderlappens als Folge einer unbehandelten primären Hypothyreose abgegrenzt werden. Hierbei sind die peripheren Hormonparameter niedrig-normal oder erniedrigt. Ferner muß die Schilddrüsenhormonresistenz differentialdiagnostisch beachtet werden.

Die Therapie der Wahl ist eine möglichst selektive, transsphenoidale Adenom-Exstirpation. Bei großen intra- und extrasellären Tumoren kann ein transkranieller Zugang erforderlich werden. Ist der Tumor inkomplett resezierbar, sollte eine externe Radiotherapie angeschlossen oder aber eine konservative Therapie mit Octreotid versucht werden. Bei großen Tumoren führt die kombinierte neurochirurgische und strahlentherapeutische Behandlung zu besseren Ergebnissen. Die Behandlung mit Octreotid (Sandostatin 100–600 µg/d subkutan) führt in fast allen Fällen zu einem Absenken der TSH-Serumspiegel und zu einer Verbesserung der Stoffwechsellage. Darüber hinaus wurde unter Octreotid bei ca. 20–50 % der Patienten eine Verkleinerung des Hypophysentumors beobachtet. Eine Dauertherapie ist jedoch mit Nebenwirkungen (Cholezystolithiasis und anderes – s. Kap. „Hypophyse", S. 18) und erheblichen

Kosten belastet. Wie auch bei STH-produzierenden Hypophysenadenomen kann auch Octreotid präoperativ eingesetzt werden, um die Schilddrüsenfunktion zu normalisieren und durch eine evtl. erreichbare Tumorverkleinerung eine günstigere Ausgangssituation zu schaffen. Die Therapie gehört in die Hand eines auf diesem Gebiet besonders erfahrenen Endokrinologen und Neurochirurgen.

Jodblockade der Schilddrüse bei Kernreaktorkatastrophen

Zu den Spaltprodukten, die beim Betrieb von Kernreaktoren entstehen, gehören die verschiedenen radioaktiven Isotope des Jods. Bei schweren kerntechnischen Unfällen muß mit der Freisetzung großer Mengen radioaktiver Jodisotope gerechnet werden. Diese können, wenn sie über die Atemluft aufgenommen werden und in die Schilddrüse gelangen, zur Induktion von Schilddrüsenkrebs führen. Besonders gefährdet sind Kinder und Jugendliche.

Hohe Jodiddosen, die den Bereich der alimentären Zufuhr um 2 – 3 Größenordnungen übersteigen, können die Aufnahme radioaktiven Jods in die Schilddrüse praktisch vollständig blockieren. Dabei kommt es sehr auf den Zeitpunkt der Verabreichung stabilen Jods an: Erfolgt sie vor der Exposition mit ^{131}Jod, so ist eine Verringerung des Uptakes radioaktiven Jods um 98% möglich. Zwei Stunden nach Exposition gegeben, beträgt diese Reduktion noch etwa 50%, 10 Stunden danach ist stabiles Jod wirkungslos. Eine erstmalige Anwendung sollte auf keinen Fall danach erfolgen, da sonst die Ausscheidung des radioaktiven Jods verzögert wird.

In der Bundesrepublik werden Jodtabletten zur Jodblockade der Schilddrüse bei kerntechnischen Unfällen von den für den Katastrophenschutz zuständigen Behörden vorrätig gehalten, um bei Bedarf an die Bevölkerung ausgegeben zu werden. Eine Tablette des Präparates unter dem Handelsnamen „Kalium jodatum" enthält 100 mg Kaliumjodid.

Dosierungsempfehlungen

Erwachsene, auch Schwangere: Anfangsdosis 2 Tabletten zu je 100 mg, danach etwa alle 8 Stunden 1 Tablette bis zu einer Gesamtzahl von 10 Tabletten innerhalb von 3 Tagen.

Kinder (bis 40 kg KG): Anfangsdosis 1 Tablette, danach etwa alle 8 Stunden $^1/_2$ Tablette bis zu einer Gesamtzahl von 5 Tabletten.

Kleinkinder und Säuglinge (bis 20 kg KG): Täglich $1/2$ Tablette bis zu einer Gesamtzahl von 2 Tabletten.

Gesundheitliche Risiken – Kontraindikationen

Personen mit einer bekannten Überempfindlichkeit gegen Jod dürfen die Tabletten mit 100 mg Kaliumjodid nicht einnehmen (sehr seltene Erkrankungen, wie echte Jodallergie, Dermatitis herpetiformis Duhring, Jododerma tuberosum, hypokomplementämische Vaskulitis, Myotonia congenita).

Bei Vorerkrankungen der Schilddrüse, auch wenn sie bis dahin asymptomatisch verliefen (insbesondere Knotenkröpfen mit funktioneller Autonomie), kann eine Hyperthyreose innerhalb von Tagen bis Monaten nach Jodgabe ausgelöst werden. Deshalb wird diskutiert, aufgrund des geringen Risikos der Induktion eines Schilddrüsenkarzinoms durch Radiojod bei älteren Menschen und der zunehmenden Häufung funktioneller Autonomien mit Krankheitswert mit fortschreitendem Lebensalter, die Jodblockade bei über 45jährigen nicht durchzuführen.

Schwangerschaft und Stillzeit stellen keine Kontraindikation gegen die Jodblockade der Schilddrüse dar.

Alternative Möglichkeiten der Schilddrüsenblockade

Bei Kontraindikationen gegen die Verabreichung hoher Joddosen oder bei Patienten, die an einer Schilddrüsenüberfunktion leiden, kann alternativ Perchlorat eingesetzt werden. Empfohlen werden 60 Tropfen Natriumperchlorat (900 mg) initial sowie anschließend über 7 Tage alle 6 Stunden 15 Tropfen (entsprechend 900 mg/d).

Literatur

Struma

Börner, W., B. Weinheimer: Schilddrüse 1989. (de Gruyter: Berlin 1991).

Großklaus, R., A. Somogyi: Notwendigkeit der Jodsalzprophylaxe. bga Schriften 3/94 (MMV Medizin Verlag: München 1994).

Meng, W.: Schilddrüsenerkrankungen, 3. Aufl. (Fischer: Jena – Stuttgart 1992).

Pfannenstiel, P., B. Saller: Schilddrüsenkrankheiten. Diagnose und Therapie, 2. Aufl. (Berliner Medizinische Verlagsanstalten: Berlin 1991).

Reinwein, D., G. Benker: Klinische Endokrinologie und Diabetologie, 2. Aufl. (Schattauer: Stuttgart – New York 1992).

Immunogene Hyperthyreose

Dralle, H., O. Schober, R. D. Hesch: Operatives Therapiekonzept der Immunthyreopathie. Langenbecks Arch. Chir. 371 (1987), 217 – 232.

Mann, K.: Morbus Basedow. Med. Welt 41 (1990), 117 – 128.

Meng, W.: Schilddrüsenerkrankungen, 3. Aufl. (Fischer: Jena – Stuttgart 1992).

Meyer-Geßner, M., G. Benker, S. Lederbogen, T. Olbricht, D. Reinwein: Antithyroid drug – induced agranulocytosis: Clinical experience with ten patients treated at one institution and review of the literature. J. Endocrinol. Invest. 17 (1994), 29 – 36.

Pfannenstiel, P., B. Saller: Schilddrüsenkrankheiten. Diagnose und Therapie, 2. Aufl. (Berliner Medizinische Verlagsanstalten: Berlin 1991).

Reinwein, D.: Kursänderung bei der medikamentösen Hyperthyreosetherapie? Med. Klin. 89 (1994), 383 – 388.

Reinwein, D., G. Benker: Klinische Endokrinologie und Diabetologie, 2. Aufl. (Schattauer: Stuttgart - New York 1992).

Wahl, R. A., K. Greuling, R. Dyck, P. Pfannenstiel: Operative Therapie der immunogenen Hyperthyreose. Akt. Endokrinol. Stoffw. 13 (Sonderheft) (1992), 47 – 52.

Endokrine Orbitopathie

Bruch, H. B., L. Wartofsky: Graves' Ophthalmopathy: Current concepts regarding pathogenesis and management. Endocr. Rev. 14 (1993), 747 – 793.

DeGroot, L. J., C. A. Gorman, A. Pichera, L. Bartalena, C. Marocci, W. M. Wirsinga, M. F. Prummel, L. Wartowsky: Therapeutic Controversies. Radiation and Graves' Ophthalmopathy. J. clin. Endocrinol. Metab. 80 (1995), 339 – 349.

Prummel, M. F., M. P. Mourits, L. Blank et al.: Randomized double-blind trial of prednisone versus radiotherapy in Graves' Ophthalmopathy. Lancet 342 (1993), 949 – 954.

Stover, C., E. Otto, J. Beyer, G. Kahaly: Die endokrine Orbitopathie. Aktuelle Aspekte zur Pathogenese und konservativen Therapie. Akt. Augenheilk. 18 (1993), 136 – 143.

Schilddrüsenautonomie

Dralle, H.: Grundzüge der chirurgischen Therapie der Schilddrüsenautonomie. In Köbberling, J., R. Pikardt (Hrsg.): Struma (Springer: Berlin – Heidelberg – New York 1990), 164 – 167.

Emrich, D., U. Erlenmaier, M. Pohl, H. Luig: Determination of the autonomously functioning volume of the thyroid. Europ. J. nucl. Med. 20 (1993), 410 – 414.

Gemsenjäger, E.: Die chirurgische Behandlung der autonomen Knotenstruma. Prospektive Langzeitstudie. Schweiz. med. Wschr. 122 (1992), 687 – 692.

Goretzski, P. E., R. A. Wahl, D. Branscheid, K. Joseph, A. Tsuchiaya, H. D. Röher: Indication for operation of patients with autonomously functioning thyroid tissue in endemic goiter areas. World J. Surg. 9 (1985), 149 – 155.

Livraghi, T., C. Ferrari, A. Paracchi, E. Reschini, R. M. Macchi, G. L. Ciocia, P. Pirola: Percutaneous ethanol injection in the treatment of autonomous thyroid nodules. 4 years experience. Minerva Endocrinol. 18 (1993), 187 – 189.

Luster, M., M. Jacob, M. H. Thelen, U. Michalowski, U. Deutsch, Chr. Reiners: Reduktion des Schilddrüsenvolumens nach Radiojodtherapie wegen funktioneller Autonomie. Nucl. Med. 34 (1995), 57 – 60.

Mann, K., B. Saller: Subklinische Hypo- und Hyperthyreose. In Allolio, B., J. Herrmann, Th. Olbricht, K.-H. Rudorff, H. M. Schulte (Hrsg.): Intensivkurs für Klinische Endokrinologie. pmi-Verlag, Frankfurt (1993), 95 – 102.

Nolte, W., R. Müller, M. Hüfner: Die Behandlung jodinduzierter Hyperthyreosen. Med. Klin. 90 (1995), 246 – 253.

Reiners, Chr.: Radiojodtherapie: Indikation, Durchführung und Risiken. Dtsch. Ärztebl. 45 (1993), 2996 – 3003

Sandrock, D., Th. Olbricht, D. Emrich: Long-term follow-up in patients with autonomously thyroid adenoma. Acta endocrinol. 128 (1993), 51 – 55

Thyreotoxische Krise

Dralle, H., W. Lang, D. P. Pretschner, R. Pichlmayr, R. D. Hesch: Operationsindikation und chirurgisches Vorgehen bei jodinduzierten Hyperthyreosen. Langenbecks Arch. Chir. 365 (1985), 79 – 89

Frilling, A., P. E. Goretzki, F.-A. Horster, M. Grußendorf, H.-D. Röher: Subtotale Schilddrüsenresektion als Therapiekonzept bei thyreotoxischer Krise. Dtsch. med. Wschr. 15 (1990), 735 – 739.

Meng, W.: Schilddrüsenerkrankungen, 3. Aufl. (Fischer: Jena – Stuttgart 1992).

Reinwein, D., G. Benker: Klinische Endokrinologie und Diabetologie, 2. Aufl. (Schattauer: Stuttgart – New York 1992), 559

Schilddrüsenentzündung

Bogner, U.: Besonderheiten, Therapie, Verlauf und Prognose der lymphozytären sowie der postpartalen Autoimmunthyreoiditis. In Pfannenstiel, P. (Hrsg.): Schilddrüsenentzündungen: Häufige Irrtümer bei der Diagnose und typische Fehler bei der Behandlung der Thyreoiditis. (pmi-Verlag: Frankfurt 1993), 46.

Grußendorf, M.: Klinische und technische Untersuchungen zur Differenzierung der Thyreoiditis. In: Schilddrüsenentzündungen: Häufige Irrtümer bei der Diagnose und typische Fehler bei der Behandlung der Thyreoiditis (pmi-Verlag: Frankfurt 1993), 32.

Roti, E., Ch. H. Emerson: Postpartum Thyreoiditis. J. Clin. Endocrinol. Metab. 74 (1992), 1, 3.

Hypothyreose

Bogner, U.: Hypothyreose in der Schwangerschaft. Med. Welt 42 (1991), 33 – 35.

Mann, K., R. Hörmann: Stellt die subklinische Hypothyreose eine Behandlungsindikation dar? Nuklearmediziner 14 (1991), 158 – 162.

Meng, W.: Schilddrüsenerkrankungen, 3. Aufl. (Fischer: Jena – Stuttgart 1992).

Pfannenstiel, P., B. Saller: Schilddrüsenkrankheiten. Diagnose und Therapie, 2. Aufl. (Berliner Medizinische Verlagsanstalten: Berlin 1991).

Reinwein, D., G. Benker: Klinische Endokrinologie und Diabetologie, 2. Aufl. (Schattauer: Stuttgart – New York 1992).

Toft, A. D.: Thyroxine therapy. New Engl. J. Med. 331 (1994), 174 – 180.

Wenzel, K. W.: Therapie der Hypothyreose. Internist 29 (1988), 559 – 563.

Schilddrüsenkarzinom

Benker, G., Chr. Reiners: Schilddrüsenkarzinome. In Seeber, S., Schütte, J. (Hrsg.): Therapiekonzepte Onkologie, 2. Aufl. (Springer: Berlin – Heidelberg – New York 1995).

Dralle, H., G. F. Scheumann, J. Kotzerke, E. G. Brabant: Surgical management of MEN 2. Rec. Results Cancer Res. 125 (1992), 167 – 195.

Dralle, H., S. Damm, G. F. W. Scheumann, J. Kotzerke, E. Kupsch, H. Gerlings, R. Pichlmayr: Compartment oriented microdissection of regional lymph nodes in medullary thyroid carcinoma. Surgery Today Jpn J. Surg. 24 (1994), 112 – 121.

Georgi, P., D. Emrich, P. Heidenreich, E. Moser, Chr. Reiners, H. Schicha: Radiojodtherapie des differenzierten Schilddrüsenkarzinoms. Empfehlungen der Arbeitsgemeinschaft Therapie der Deutschen Gesellschaft für Nuklearmedizin. Nucl. Med. 31 (1992), 151 – 153.

Grimm, O., H. Dralle: Current primary surgery of thyroid carcinoma. Onkologie 18 (1995), 8 – 15.

Hedinger, D., E. D. Williams, L. H. Sobin: Histological typing of thyroid tumors, WHO International histological classification of tumours No. 11, 2nd. ed. (Springer: Berlin – Heidelberg 1988).

Mann, K.: Schilddrüsenkarzinome. In Wilmans, W., D. Huhn, K. Wilms (Hrsg.): Internistische Onkologie (Thieme: Stuttgart – New York 1994), 600 – 611.

Raue, F., K. Frank-Raue, A. Grauer: Multiple endocrine neoplasia type 2 – Clinical features and screening. Endocrinol. Metab. Clin. N. Amer. 23 (1994), 137 – 156.

Reiners, Chr.: Radiojodtherapie – Indikation, Durchführung und Risiken. Dtsch. Ärztebl. 90 (1993), 2996 – 3003.

UICC TNM-Atlas. Illustrierter Leitfaden zur TNM/pTNM-Klassifikation maligner Tumoren, 2. Aufl. (Springer: Berlin – Heidelberg – New York 1990).

Tennvall, J., G. Lundell, A. Hallquist, P. Wahlberg, G. Wallin, S. Tibblin: Combined doxorubicin, hyperfractionated radiotherapy and surgery in anaplastic thyroid carcinoma. Cancer 74 (1994), 1348 – 1354.

Schilddrüsenhormonresistenz

Braverman, L. E., R. D. Utiger (eds.): Werner and Ingbar's the thyroid: a fundamental and clinical text. 7th ed. Philadelphia, New York: Lippincott-Raven, 1996.

Beck-Peccoz, P., V. K. K. Chatterjee, W. W. Chin et al.: Nomenclature of thyroid hormone receptor β-gene mutation in resistance to thyroid hormone: Consensus statement from the first workshop on thyroid hormone resistance, July 10–11, Cambridge, UK. J. clin. Endocrinol. Metab. 78 (1994), 990–993.

Mechain, C., A. Leger, S. Feldman, F. Kuttenn et al.: Syndrome de résistance aux hormones thyroidennes. Presse méd. 22 (1993), 1870–1875.

Thyreotropinom

Allyn, G. S. R., R. Bernstein, K. Y. Chynn, L. A. Kourides: Reduction in size of a thyrotropin- and gonadotropin-secreting pituitary adenoma treated with octreotide acetate. J. clin. Endocrinol. Metab. 74 (1992), 690–694.

Beckers, A., R. Abs, C. Mahler et al.: Thyrotropin-secreting pituitary adenomas: Report of seven cases. J. clin. Endocrinol. Metab. 72 (1991), 477–483.

Faglia, G., P. Beck-Peccoz, G. Piscitelli, G. Medri: Inappropriate secretion of thyrotropin by the pituitary. Hormone Res. 26 (1987), 79–99.

Gesundtheit, N., P. A. Petrick, M. Nissim, P. A. Dahlberg, J. L. Doppman, C. H. Emerson, L. E. Braverman, E. H. Oldfield, B. D. Weintraub: Thyrotropin-secreting pituitary adenomas: Clinical and biochemical heterogeneity. Case reports and follow-up of nine patients. Ann. intern. Med. 111 (1989), 827–835.

Jodblockade der Schilddrüse bei Kernreaktorkatastrophen

Jodmerkblätter. In: Bundesinstitut für Arzneimittel: Jod 1995. Empfehlungen der Strahlenschutzkommission beim Bundesministerium für Umwelt, Naturschutz und Reaktorsicherheit zur Iodblockade der Schilddrüse bei kerntechnischen Notfällen. Gemeinsames Ministerialblatt der Bundesministerien 1997 (im Druck)

3. Nebenschilddrüsen und Calciumhomöostase (einschließlich Osteopathien)

R. Ziegler, R. D. Hesch, K. Kruse
F. Raue, M. Rothmund

Hyperkalzämische Erkrankungen

Primärer Hyperparathyreoidismus (pHPT)

Therapeutische Situation / Indikation zur Therapie

Jede, auch milde Hyperkalzämie (über 2,65 mmol/l) ist klärungs- und beobachtungsbedürftig. Jede relevante Hyperkalzämie (über 3 mmol/l) bedarf der energischeren, symptomatisch calciumsenkenden Therapie, bis die Diagnose gestellt ist und über weitere Maßnahmen (kausale Therapie?) entschieden werden kann.

Der pHPT kann asymptomatisch verlaufen (bis auf eine milde Hyperkalzämie). Nicht sicher ist, ob es eine progressive Verlaufsform gibt, die auf jeden Fall symptomatisch wird und der Therapie bedarf, oder ob die asymptomatische Variante eventuell lebenslang nie das Stadium relevanter Symptome erreicht.

Therapiebedürftig ist der pHPT, wenn der Betroffene funktionelle und organische Manifestationen aufweist, die eindeutig auf den pHPT zurückzuführen sind (Tab. 3.**1**). Bei auch in der Allgemeinbevölkerung häufig vorkommenden Symptomen wie Hypertonie oder Cholelithiasis ist es schwierig, den kausalen Zusammenhang mit dem pHPT zu erbringen. Im Zweifelsfall sollte man aber diese Symptomatik auf den pHPT beziehen und eine entsprechende therapeutische Konsequenz ziehen.

Eine von den National Institutes of Health (NIH) gegebene Definition des asymptomatischen pHPT ist in Tab. 3.**2** zusammengefaßt. Entschließt man sich zu der Diagnose eines asymptomatischen pHPT, ist der Weg der kausalen Therapie (operative Halsrevision) immer zu rechtfertigen, insbesondere bei jüngeren Menschen (< 50 Jahre), die über Jahrzehnte kontrolliert werden müßten. Bei entsprechender Erfahrung mit dem Krankheitsbild ist bei Älteren (> 50 Jahre) mit eventuell meßbar höher werdendem Operationsrisiko die abwartende Beobachtung über Jahre möglich. Tab. 3.**3** nennt die zu empfehlenden Kontrollmaßnahmen sowie die Gründe, die zur Strategieänderung vom Abwarten zur kausalen Therapie führen.

Große Bedeutung bei der Entscheidung zur Operation besitzt die Höhe des Serum-Calciumspiegels. Eine Hyperkalzämie, die mit ausreichender Trinkmenge (bis 3 l/d) nicht unter 3,0 mmol/l zu halten ist oder gar spezifisch calciumsenkender Medikamente bedarf, ist beim pHPT kausal therapiebedürftig. Eventuelle Ausnahme ist die postmenopausale Frau mit fehlenden pHPT-Symptomen und erhöhtem Operationsrisiko, bei der ein Versuch der Östrogentherapie gerechtfertigt ist (s. u.).

Tab. 3.**1** Symptome bei primärem Hyperparathyreoidismus (bzw. Hyperkalzämie)

betroffenes Organ	funktionelle Störungen (hyperkalzämiebedingt-reversibel) (= Hyperkalzämiesyndrom)	Dekompensation bei parathyreotoxischer Krise	morphologische Veränderungen („Organmanifestation")
Niere	Hyposthenurie Polyurie (Polydipsie) Elektrolytverlust (Ca, Na, K → Hypokaliämie)	Oligurie, Anurie → Niereninsuffizienz	Nephrolithiasis Nephrokalzinose
Skelett	(Pseudogicht)		Osteopenie Osteolyse – mikroskopisch – makroskopisch Maximalform: Osteodystrophia fibrosa generalisata cystica (v. Recklinghausen) (heute selten)
Intestinum	Übelkeit, Erbrechen, Obstipation	(verstärkt)	
Magen	vermehrte Säresektion		peptisches Ulkus
Pankreas	vermehrte Enzymsekretion		Pankreatitis
Gallenblase	–		Cholelithiasis
Muskulatur	Adynamie, Reflexabschwächung		
Zentralnervensystem	Müdigkeit, Kopfschmerzen, EEG-Veränderungen Psychosyndrom: Antriebsverminderung, Verstimmung	Somnolenz, Koma → Exitus	Liquorveränderungen
Kreislaufsystem	Hypertonie		
Herz	Digitalisüberempfindlichkeit	Herztod	Kalzinose des Herzens

Tab. 3.**2**   Definition des asymptomatischen primären Hyperparathyreoidismus, Voraussetzungen für konservatives Management, Verlaufsbeobachtung

Asympatomatischer pHPT: Definition

laborchemisch gesicherter primärer Hyperparathyreoidismus

– Hyperkalzämie (bei mindestens zwei Gelegenheiten gemessen), jedoch weniger als 3,0 mmol/l
– erhöhtes intaktes Parathormon (PTH)

keine charakteristische Nierenbeteiligung

– keine Nierensteine
– Kalziurie unter 10 mmol/l
– normale Nierenfunktion (Kreatinin-Clearance nicht mehr als 30% unterhalb des Normbereiches)

keine ausgeprägte Knochenbeteiligung

– keine radiologisch sichtbaren Knochenläsionen, zum Beispiel subperiostale Resorptionszonen oder Knochenzysten
– Knochendichte an Wirbelsäule und Unterarm nicht mehr als zwei Standardabweichungen unter der altersentsprechenden Norm

Voraussetzungen für konservatives Management

halbjährliche Verlaufsbeobachtungen des Patienten

Diese soll die Früherkennung einer sich möglicherweise verstärkenden Hyperkalzämie oder einer sich entwickelnden Nieren- oder Knochenbeteiligung sicherstellen (siehe Tab. 3.**3**)

kein ausdrücklicher Wunsch des Patienten nach einem chirurgischen Eingriff

keine anderen Erkrankungen, die den Verlauf komplizieren könnten

Alter des Patienten > 50 Jahre

Diese Einschränkung wird empfohlen, weil die Auswirkungen eines pHPT über mehrere Lebensdekaden völlig unklar sind und weil die Compliance hinsichtlich der Überwachung über mehrere Jahrzehnte unsicher ist

Verlaufsbeobachtung und Operationsentscheidung

Anamnese	Operationsentscheidung
– Auftreten von Flankenschmerz	+
– spontaner Abgang von Nierensteinen	+
– Knochenschmerzen, Frakturen	+
– Oberbauchbeschwerden	+
– Depressionen	+
– neuromuskuläre Symptome	+

Tab. 3.**2** (Fortsetzung)

körperliche Untersuchung	
– Blutdruck	+
– Flankenschmerz	
Laboruntersuchungen	
Serum: Calcium, Kreatinin	Ca ↑, Kreatinin ↑
Urin: Kreatinin-Clearance, Calcium	Kreatinin-Clearance ↓, Kalziurie ↑
apparative Untersuchungen	
– jährlich: Abdomen-Übersichtsaufnahme oder Ultraschall (Nierensteine)	+
– alle 1 – 2 Jahre: Knochendichte: LWS und Unterarm	↓

Therapeutisches Konzept/Durchführung der Therapie

Therapie der Wahl des behandlungsbedürftigen, zumeist symptomatischen pHPT ist die operative Halsrevision zur Entfernung des oder der Nebenschilddrüsenadenome (selten Karzinom) bzw. zur Gewebsreduktion bei vier hyperplastischen Drüsen. Zur Überbrückung der Zeit bis zur Operation bei schwieriger Diagnosestellung und gefährdender Hyperkalzämie kommen Maßnahmen zur symptomatischen Calciumsenkung zur Anwendung.

Symptomatische Therapie

Tab. 3.**3** zählt die Maßnahmen zur symptomatischen Calciumsenkung auf und gibt ihren Stellenwert an. Bei einer Hyperkalzämie bis 3 mmol/l ist die Anordnung, reichlich zu trinken (2 – 3 l/d), meist ausreichend. Milch und calciumhaltige Mineralwässer sind ungeeignet.

Liegt der Serum-Calciumspiegel über 3 mmol/l und/oder werden größere Flüssigkeitsmengen oral nicht toleriert (der hyperkalzämische Patient leidet oft unter Übelkeit/Erbrechen!), ist die nächste wirksame Maßnahme die intravenöse Infusion physiologischer Kochsalzlösung. Die Flüssigkeitsmenge kann von 3 auf 6 l/24 h gesteigert werden, vorausgesetzt, die Nierenfunktion und die Pumpleistung des Herzens tolerieren es. Bei Zeichen der Wassereinlagerung ist Furosemid das Diuretikum der Wahl. 40 – 80 mg/d reichen in der Regel zur Bilanzierung aus. Auf eine ausreichende Kaliumsubstitution ist zu achten. Die dem Furo-

Tab. 3.**3** Maßnahmen zur symptomatischen Calciumsenkung*

Mittel	Dosis	spezielle Indikation	Wirkungs-mechanismus	Komplikationen
Rascher Wirkungseintritt				
reichliches Trinken calciumarmer Flüssigkeit	2 – 3 l/d	universal	Steigerung der Kalziurie	keine
0,9 % NaCl i. v.	4 – 6 (10) l/d	universal	Steigerung der Kalziurie	Hypokaliämie, Volumenbelastung
Calcitonin	200 – 500 I. E./d	universal (Adjuvans)	Hemmung der Osteolyse, Wirksamkeit ist wechselnd	(Übelkeit)
Furosemid	20 – 40 – 500 mg/d 100 mg/h → 24 h	universal bei Retention universal bei Retention	Steigerung der Diurese Steigerung der Kalziurie	{ Hypokaliämie, Hypomagnesiämie
Clodronat (Ostac)	300 mg i. v./d (über mehrere h) 400 – 3200 mg/d oral über Tage bis Wochen	bevorzugt Malignome	Hemmung der Osteolyse	Niereninsuffizienz (bei zu schneller Infusion)
Pamidronat (Aredia)	15 – 60 mg i. v. (über mehre h), ggf. Wiederholung	bevorzugt Malignome	Hemmung der Osteolyse	Niereninsuffizienz (bei zu schneller Infusion)

Ibandronat (Bondronat)	1–4 mg i. v. (über 2 h)	bevorzugt Malignome	Hemmung der Osteolyse	
Mithramycin (seit Verfügbarkeit der Bisphosphonate entbehrlich)	25 µg/kg/d i. v. über 3–4 Tage	Malignome Parathyreoidea-Karzinom	Hemmung der Osteolyse	Thrombozytopenie, Leber- und Nieren-schäden
Hämodialyse	calciumfreies Dialysat	Krise mit akutem Nierenversagen	Herausdialysieren von Calcium	dialysebedingt
langsamer Wirkungseintritt				
Calcium- und Vitamin-D-arme Diät	< 100 mg/d Calcium	universal	Verminderung der Calciumabsorption	–
Prednison	40–100 mg/d	Vitamin-D-Intoxikation Sarkoidose	Hemmung der Calciumaufnahme	iatrogener Cushing
Phosphat p. o. (in seltenen Ausnahmefällen)	500–1500 mg/d	Hypophosphatämie	Ausfälle von Calcium-Phosphat-Komplexen	Gewebsverkalkung

* bei Hyperkalzämie kontraindizierte Medikamente: Digitalis, Hydrochlorothiazide semid innewohnende kalziuretische Wirkung kommt erst bei extrem hohen Dosen von 100 mg/h zum Tragen, die aber seit Verfügbarkeit der Bisphosphonate entbehrlich ist.

Reichen diese Maßnahmen zur Beherrschung einer mäßigen Hyperkalzämie nicht aus oder droht eine hyperkalzämische Krise, ist zusätzlich die intravenöse Gabe von Bisphosphonaten das Mittel der Wahl. Als intravenöse Präparate stehen Clodronat (300 mg über 4 h i. v.), Pamidronat (30 – 90 mg über 4 h i. v.) oder Ibandronat (1 – 4 mg über 2 h i. v.) zur Verfügung. Gegebenenfalls kann die Bisphosphonatgabe an den darauffolgenden Tagen bis zum Wirkungseintritt wiederholt werden.

Calcitonin kann in der Anfangsphase als akut wirkendes Mittel zur Hemmung der Osteoklasten eingesetzt werden. Es ist schneller wirksam, aber nicht so potent wie die Bisphosphonate. Bei hyperkalzämischer Krise kann Calcitonin parallel zum Bisphosphonat gegeben werden, um den Calciumabfall noch etwas zu beschleunigen. Die Nebenwirkung des Calcitonins (Übelkeit, Erbrechen) kann die klinische Symptomatik der Hyperkalzämie verstärken.

Liegt eine hyperkalzämische Krise mit bereits fortgeschrittener Niereninsuffizienz vor und ist auch nach ausreichender Rehydratation keine vernünftige Diurese zu erreichen, ist der Weg der Calciumsenkung über eine Steigerung der Kalziurese (Trinken; 0,9 % NaCl i. v.; Furosemid) verlegt. Bisphosphonate, bei Niereninsuffizienz kontraindiziert, wird man bei Kreatininspiegeln über 5 – 6 mg/dl nur nach Abwägen aller Risiken einsetzen. Das Mittel der Wahl in dieser Situation ist die Hämodialyse gegen einen calciumfreien Gradienten.

Mithramycin ist seit der Verfügbarkeit der Bisphosphonate wegen der beträchtlichen Nebenwirkung bei der pHPT induzierten Hyperkalzämie nicht mehr indiziert, bei der Tumorhyperkalzämie kann es ggf. eingesetzt werden.

Zusatzmaßnahmen bei absehbar länger anhaltenden Hyperkalzämien sind das Einhalten einer calciumarmen Diät (unter 100 mg/d), ferner Glukokortikoide (z. B. Prednison) bei Erkrankungen wie Morbus Boeck, Vitamin-D-Intoxikation und eventuell Neoplasien.

Kontraindiziert sind bei Hyperkalzämie Diuretika vom Thiazidtyp, da sie die Calciumausscheidung vermindern und auf diese Weise eine Hyperkalzämie verschlimmern können. Ebenfalls *kontraindiziert* ist Digitalis, da es in Kombination mit der Hyperkalzämie zu Herzrhythmusstörungen und Herzstillstand führen kann.

Folgende Punkte sind besonders zu beachten: Patienten mit Hyperkalzämie verlieren infolge ihrer Polyurie und Erbrechen auch Kalium – ihre Serum-Kaliumspiegel sind häufig niedrig. Die forcierte Diurese verstärkt den Kaliumverlust – das Serum-Kalium muß kontrolliert und ggf. substituiert werden (besonders bei der intravenösen Kochsalzinfusion).

Bisphosphonate müssen zumeist langsam (über 4 Stunden) infundiert werden – eine zu rasche Infusion kann zur Nierenfunktionsstörung führen.

Die calciumsenkende Therapie sollte bis zum Greifen der kausalen Therapie fortgeführt werden, d. h. beim primären HPT bis zur erfolgreichen Operation des Epithelkörperchens, bei der Tumorhyperkalzämie bis zum Ansprechen der Chemotherapie, Strahlentherapie oder Operation. Da die Tumorhyperkalzämie häufig den Endzustand eines ausbehandelten Tumorleidens darstellt und sich dann keine alternative Therapie anbietet, muß überlegt werden, ob nicht der bewußte Verzicht auf eine calciumsenkende Therapie in dieser Situation angebracht ist.

Lebensgefährdend ist die hyperkalzämische Krise: Hier sollte eine Klinik mit wenig Erfahrung nicht zögern, *frühzeitig,* d. h. sofort nach Feststellung der Krise, die Verlegung in ein spezialisiertes Zentrum zu veranlassen, das innerhalb von 24 – 48 Stunden die Differentialdiagnose pHPT, Tumorhyperkalzämie oder Hyperkalzämie anderer Ursache stellen kann.

Kausale Therapie/operative Halsrevision

Bei der Komplexität des Krankheitsbildes des pHPT ist die Forderung gerechtfertigt, daß er nur von einem entsprechend erfahrenen Chirurgen operiert wird. Gründe hierfür sind: eine zuverlässige Identifizierung pathologischen und normalen Nebenschilddrüsengewebes, auch beim Vorliegen ektoper Drüsen, geringere Komplikationen hinsichtlich Nebenschilddrüsenrestfunktion (Persistenz des pHPT, Hypoparathyreoidismus) bzw. Rekurrensparese.

Die Erfolgsrate des erfahrenen Chirurgen in der Lokalisation von pathologisch vergrößerten Nebenschilddrüsen im Ersteingriff liegt höher (95 %) als jede präoperative Lokalisationsdiagnostik. Deshalb ist vor dem Ersteingriff nur die Ultrasonographie der Schilddrüse gerechtfertigt. Vor der Rezidivoperation ist jedoch eine ausführliche Lokalisationsdiagnostik erforderlich (z. B. CT, MRT, Szintigraphie, Angiographie, Hormonkatheter).

Grundzüge der operativen Technik
Ziel der Operation ist es, im Rahmen einer schonenden Halsexploration alle (meist vier) Nebenschilddrüsen freizulegen, makroskopisch, gelegentlich auch mit Hilfe einer Schnellschnittuntersuchung, normales von pathologisch verändertem Gewebe zu unterscheiden und das pathologisch veränderte Gewebe zu entfernen bzw. in seiner Masse zu reduzieren. Am häufigsten, etwa bei 80 % der Patienten, liegt ein solitäres Adenom vor. In diesem Falle wird das Adenom exstirpiert, die drei normalen

Nebenschilddrüsen werden dargestellt, und ihre Normalität wird anhand der Größe gesichert. Liegt eine Mehrdrüsenerkrankung vor (bei etwa 15–20% der Patienten), wird je nach Situation vorgegangen. Bei der seltenen Entität eines Doppeladenoms, d. h. zwei eindeutig vergrößerte und zwei eindeutig normale Drüsen, werden lediglich die vergrößerten Drüsen reseziert. Sind mehr als zwei Nebenschilddrüsen eindeutig pathologisch verändert, erfolgt bei Patienten mit sporadischem primären Hyperparathyreoidismus eine $3^1/_2$-Resektion, d. h. die drei größten Drüsen werden entfernt, die vierte, verbleibende Drüse wird bis auf einen etwa 100 mg schweren, gut durchbluteten Rest reseziert. Um eine evtl. auftretende permanente Hypokalzämie behandeln zu können, wird reseziertes Gewebe tiefgefroren, um es für eine Autotransplantation zur Verfügung zu haben. Dieses Vorgehen kann auch beim familiären primären Hyperparathyreoidismus oder beim primären Hyperparathyreoidismus im Rahmen des MEN-I-Syndroms vertreten werden. Bei diesen nicht-sporadischen Fällen ist eine totale Parathyreoidektomie und Autotransplantation von winzigen Stückchen, geschnitten aus der kleinsten Drüse, eine akzeptable Alternative.

Von einschlägig erfahrenen Chirurgen werden im Ersteingriff etwa 98% der Patienten erfolgreich (dauerhafte Beseitigung der Hyperkalzämie) behandelt, d. h. das pathologisch veränderte Gewebe wird gefunden und reseziert, auch wenn es dystop etwa im vorderen oder hinteren Mediastinum gelegen ist. Bildgebende Verfahren können Kenntnisse in der Embryologie und topographischen Anatomie der Nebenschilddrüse und die operative Erfahrung nicht ersetzen.

Nebenschilddrüsenverödung (durch Ethanol-Injektion o. ä.)

Berichte über die erfolgreiche Behandlung eines pHPT durch Injektion verödender Flüssigkeiten in das sonographisch dargestellte Nebenschilddrüsenadenom begründen *nicht* eine allgemeine Empfehlung dieser Technik. Fehlende Daten zum Langzeiterfolg, zu Früh- und Spätkomplikationen und das Fehlen einer Histologie sind Gründe, von dieser Technik abzuraten.

Postoperative Kontrolle

Durch Einstrom von Calcium („Calciumhunger") in den Knochen kommt es bei einem Teil der Patienten mit pHPT nach erfolgreicher Adenomentfernung zur vorübergehenden Hypokalzämie.

Besonders gefährdet sind Patienten mit sehr großen Adenomen, mit röntgenologisch sichtbarer Knochenbeteiligung oder deutlich erhöhter alkalischer Phosphatase (AP). Orale Calciumgaben über eine bis mehrere Wochen reichen in der Regel zur Therapie aus. Gelegentlich ist eine vorübergehende Vitamin-D-Behandlung (z. B. 0,25 – 0,5 µg/d Rocaltrol) sinnvoll. Nachkontrollen bis zur sicheren Normalisierung sind aber erforderlich, um die seltene Komplikation eines postoperativen Hypoparathyreoidismus nicht zu übersehen. Dieser muß dann gegebenenfalls lebenslang substituiert werden (s. S. 120).

Bei postoperativer Normokalzämie ist zu jährlichen Kontrollen des Calciumspiegels zu raten, da es in wenigen Prozent der Fälle zu einem späteren Rezidiv des pHPT kommen kann.

Prognose

Die Prognose des erfolgreich therapierten pHPT ist gut. Knochenläsionen heilen aus, Steinbildungen sistieren, so daß eine fortgesetzte Einschränkung der Calciumzufuhr bei Patienten mit rezidivierenden Nierensteinen nicht erforderlich ist. Allerdings ist natürlich auch einmal das Auftreten eines pHPT bei einem Patienten mit idiopathischer Nephrolithiasis möglich, die dann persistieren kann.

■ **Besondere Situationen im Kindesalter:** Beim Kind ist der pHPT selten. Es sollte immer an die Möglichkeit eines familiären Verlaufs, auch im Rahmen einer multiplen endokrinen Neoplasie, gedacht werden. Wegen der oft ausgeprägten Hyperkalzämie und Skelettveränderungen kann der pHPT im Neugeborenenalter lebensbedrohlich sein. – Die Therapie unterscheidet sich im Prinzip nicht von der beim Erwachsenen.

■ **Besondere Situationen im Senium:** Ein zufällig entdeckter pHPT beim alten Menschen mit milder oder fehlender Symptomatik kann durchaus beobachtet werden. Handelt es sich um postmenopausale Frauen, so kann ein Versuch unternommen werden, durch eine Östrogen-Gestagen-Substitution den Calciumspiegel zu senken. Die Dosen entsprechen denen der Substitution postmenopausal bzw. bei Osteoporose (s. S. 133). Östrogen-Kontraindikationen sind auszuschließen, ein erhöhtes Operationsrisiko ist eine typische Konstellation für einen derartigen Versuch. Gerade bei sehr alten Frauen ist aber die Akzeptanz einer Langzeit-Östrogensubstitution limitiert, so daß die Compliance einer besonderen Überwachung bedarf.

■ **Besondere Situationen in der Schwangerschaft:** Wird die Diagnose eines pHPT im Verlauf einer Schwangerschaft gestellt, ist die Operation im zweiten Trimenon der beste Behandlungsweg; bei früherer Diagnosestellung sollte eine Überbrückung, d. h. Wahrung des Calciumspiegels im tolerablen Bereich (bis 3 mmol/l) mit diuretischen Maßnahmen, versucht werden. Sind zusätzliche Maßnahmen erforderlich, würde man Calcitonin den Bisphosphonaten vorziehen. Eine hyperkalzämische Krise erfordert akut die Operation. Gelegentlich wird ein pHPT erst nach der Entbindung anhand einer Tetanie des Neugeborenen diagnostiziert. Symptome des pHPT können auf die Schwangerschaft bezogen worden sein. Bei dem Alter der Betroffenen ist auf jeden Fall als definitive Therapie die Operation zu empfehlen.

■ **Besondere Situationen beim Nebenschilddrüsenkarzinom:** In 1 – 3 % des pHPT (je nach Statistik) findet sich ein Nebenschilddrüsenkarzinom. Primäres Behandlungsziel ist die möglichst vollständige Operation – sinnvoll ist auch die operative Entfernung von vereinzelten Metastasen (sowohl lokale Metastasen als auch Fernmetastasen). Im Stadium der Inoperabilität durch Infiltration in vitale Organe oder multiple Streuung können Bisphosphonate versucht werden (analog der Therapie bei Tumorhyperkalzämie). Eine externe Strahlentherapie hat nur palliativen Charakter bei schmerzhaften Hautmetastasen oder Knochenmetastasen.

■ **Besondere Situationen bei familiärer Häufung:** Der pHPT kommt auch familiär gehäuft und/oder im Rahmen der Syndrome der multiplen endokrinen Neoplasie (MEN) vor. Wesentlich ist in den betroffenen Familien an die Möglichkeit des Vorkommens in den Generationen zu denken. Die operative Therapie bei der MEN-I ist wegen der Multizentrizität (4-Drüsen-Hyperplasie) die subtotale Parathyreoidektomie oder totale Parathyreoidektomie mit Autotransplantation, bei der MEN-II wegen der häufig milden und asymptomatischen Verlaufsform die Adenomexstirpation.

Tertiärer Hyperparathyreoidismus (tHPT)

Beim tHPT entwickelt sich aus einer zunächst noch regulativen, sekundären Überfunktion eine autonome Nebenschilddrüsenüberfunktion. Auslöser des zugrunde liegenden sekundären HPT (sHPT) ist in der Regel eine terminale Niereninsuffizienz. Die Gewebsmenge der Nebenschilddrüsen kann im Laufe der Jahre beträchtlich zunehmen, gleichzeitig kann die hemmende Wirkung eines ansteigenden Calciums verlorengehen. Auch eine Nebenschilddrüsenadenomentwicklung aus einer ursprünglichen 4-Drüsen-Hyperplasie ist möglich.

Der Übergang vom sHPT zum tHPT ist fließend – bereits eine Normokalzämie nach früheren Phasen einer Hypokalzämie kann der Beleg einer Nebenschilddrüsenautonomie sein.

Die Indikation zur Therapie ergibt sich aus fortschreitenden Knochenveränderungen – radiologisch (subperiostale Resorption) und histologisch (Komponente der Fibroosteoklasie innerhalb der renalen Osteopathie), das Ansteigen des Serum-Calciums in den oberen Normbereich oder darüber, relevante Anstiege der alkalischen Phosphatase und (selten) exzessive Anstiege des intakten PTH.

Die Therapie des tHPT ist im Kapitel über den sHPT dargestellt (s. u. S. 126).

Tumorhyperkalzämie (humorale Hyperkalzämie durch Malignom [HHM])

Therapeutische Situation/Indikation zur Therapie

Malignome verursachen eine Hyperkalzämie in der Regel nicht durch direkte Osteolyse durch Tumorzellen, sondern durch die Produktion humoraler Wirkstoffe, die direkt oder indirekt die Osteoklasten aktivieren. Bei mehr als der Hälfte der soliden Tumoren wird das PTH-bezogene Peptid PTHrP (r = „related") produziert. Andere Mediatoren sind Prostaglandine und Interleukine. Letztere (IL-1, IL-6) spielen als „Osteoklasten-aktivierender Faktor", OAF, bei der Hyperkalzämie von Hämoblastosen und Plasmozytomen eine Rolle. Für die symptomatische Therapie der Calciumsenkung ist die Art des Mediators ohne Bedeutung.

Therapeutisches Ziel ist die Calciumsenkung, um dem Patienten die Symptome der Hyperkalzämie (Übelkeit, Erbrechen) zu lindern und um seine Nierenfunktion zu erhalten – letztere ist die Voraussetzung für die Anwendung zahlreicher Chemotherapeutika.

Der Arzt muß sich aber auch darüber im klaren sein, daß die Hyperkalzämie im Verlaufe der Tumorerkennung ein „Signum mali ominis" ist und das Finalstadium einer Tumorerkrankung bedeuten kann. Eine Therapie sollte daher sinnvoll sein – der Verzicht auf eine Calciumsenkung kann für den Kranken auch einen gnädigeren Tod in der Hyperkalzämie bedeuten.

Therapeutisches Konzept

Die kausale Therapie der HHM wird nur in Einzelfällen als Heilung möglich sein (z. B. operative Entfernung eines PTHrP-sezernierenden Tumors). Dennoch verbessert die Calciumsenkung die Möglichkeiten zum Einsatz lebensverlängernder chemotherapeutischer oder strahlentherapeutischer Maßnahmen.

Symptomatische calciumsenkende Therapie

Im Prinzip kommt die gleiche Stufenleiter der Maßnahmen zur Anwendung, wie in Tab. 3.3 im Abschnitt über den pHPT aufgeführt. Abweichende Gesichtspunkte sind:

Wenn eine Tumorerkrankung mit Knochenläsionen vorliegt und der Serum-Calciumspiegel noch im Normbereich liegt (röntgenologisch sichtbare Plasmozytomherde, multiple Knochenmetastasen beim Mammakarzinom), können Bisphosphonate frühzeitig eingesetzt werden. Sowohl für Clodronat als auch Pamidronat ist belegt, daß die Entwicklung von Knochenmetastasen verzögert werden kann, daß Frakturen durch Metastasen seltener auftreten, daß palliative Strahlentherapien des Skelettes weniger häufig erforderlich werden, und daß nach einer Bisphosphonat-Therapie bereits im Stadium der Normokalzämie spätere hyperkalzämische Episoden seltener auftreten. Alle Aussagen stammen aus Studien, bei denen bereits Metastasen vorgelegen haben – über den frühesten sinnvollen Zeitpunkt des Einsatzes der Bisphosphonate bei einem Malignom mit der Möglichkeit der späteren Entwicklung von Knochenmetastasen liegen noch keine Daten vor.

Bei eingetretener Tumorhyperkalzämie empfiehlt sich nach Rehydratation mit 2 – 3 l 0,9 % NaCl der Therapiebeginn mit intravenöser Bisphosphonatgabe (z. B. Clodronat 300 mg i. v. über 4 Stunden an aufeinanderfolgenden 3 – 6 Tagen – Wiederholungen im Abstand von einer oder mehreren Wochen). Alternativ kann Clodronat nach mehrtägiger Infusionstherapie auch oral weiter verabreicht werden – die Tagesdosen betragen dann dreimal 1 Tablette zu 400 mg = 1200 mg/d bis 8 Tabletten = 3200 mg/d. Ein Abstand der oralen Bisphosponateinnahme von den Mahlzeiten von 1 – 2 Stunden ist anzustreben, da sonst ihre Absorption vermindert ist.

Pamidronat ist ein alternatives Infusionspräparat – je nach der Schwere der Hyperkalzämie werden 30 – 90 mg über mehrere Stunden an einem Tage verabreicht – Wiederholung nach einigen Tagen bzw. im Abstand von 1 – 4 Wochen.

Die Bisphosphonat-Therapie schränkt die Anwendung anderer Therapeutika in keiner Weise ein – die Senkung des Calciumspiegels mit der Besserung der Nierenfunktion erweitert in der Regel den Spielraum für Chemotherapien.

Pamidronat kann bei Erstanwendung eine eintägige Fieberreaktion und einen leichten Leukozytenabfall induzieren – diese vorübergehenden Erscheinungen beeinträchtigen den Einsatz anderer Tumortherapeutika nicht.

Bei Patienten im Finalstadium kann die Tumorhyperkalzämie trotz anfänglicher Absenkung durch Bisphosphonate und trotz deren kontinuierlicher Gabe zurückkehren – zu diskutieren ist für diese Therapieresistenz eine direkte Osteolyse durch die Tumorzellen selbst, die nicht auf das Bisphosphonat ansprechen (im Gegensatz zu den Osteoklasten). Meist handelt es sich um Fälle der Tumorkachexie, bei der auch ein Therapieverzicht zu überlegen ist.

Prognose

Entscheidend ist die Grunderkrankung. Die symptomatische Calciumsenkung durch Bisphosphonate kann bei vielen Tumorkranken, bei denen ein partielles Ansprechen auf die Tumortherapie stattfindet, zur Verbesserung der Lebensqualität über Monate beitragen. Ein lebensverlängernder Effekt der Bisphosponate ist (abgesehen von der Verhinderung hyperkalzämischer Krisen) nicht belegt.

Sonstige Hyerkalzämien

Immobilisation
Erzwungene Bettlägerigkeit kann bei vorbestehenden Knochenerkrankungen wie schwere Osteoporose, schwere Frakturen (bei Jüngeren) oder Morbus Paget vorübergehend eine Hyperkalzämie auslösen – differentialdiagnostisch ist an einen koinzidenten pHPT zu denken.
Therapie der Immobilisations-Hyerkalzämie: Symptomatisch Diuresesteigerung, oral bzw. durch i. v. 0,9% NaCl, eventuell Bisphosphonate; möglichst baldige Remobilisierung.

Hyperthyreose
Eine schwere Hyperthyreose kann durch Steigerung des Knochenumsatzes eine vorübergehende Hyperkalzämie induzieren. Ein koinzidenter pHPT sollte nicht übersehen werden.
Therapie: Diuresesteigerung, selten Bisphosphonate.

Akuter Glukokortikoidausfall
Der rasche Abfall des Cortisols bei einem akut auftretenden Morbus Addison oder nach operativer Therapie eines Cushing-Syndroms ohne überbrückende Glukokortikoidsubstitution kann zu einer passageren Hyperkalzämie führen.
Therapie: Rasche Glukokortikoidsubstitution; Diuresesteigerung; selten gegebenenfalls Bisphosphonate.

Renale Hyperkalzämien

Beim **akuten Nierenversagen** kann es durch abrupten Wegfall der Kalziurie zur Hyperkalzämie kommen. Gleiches gilt für eine schwere akute Exsikkose.

Therapie: Diuresesteigerung, gegebenenfalls calciumfreie Hämodialyse.

Bei der **familiären benignen hypokalziurischen Hyperkalzämie,** einer seltenen Erkrankung, liegt eine Mutation im Calciumsensor der Nebenschilddrüse vor. Eine Therapie ist nicht erforderlich, Symptome wie bei pHPT fehlen. Ein Teil der Fälle hat trotz Hyperkalzämie erhöhte PTH-Spiegel (DD primärer Hyperparathyreoidismus). Operationen zur Verminderung des Nebenschilddrüsengewebes haben keine Besserung erbracht.

Sarkoidose

Die Granulome des Morbus Boeck und andere granulomatöse Erkrankungen können vermehrt 1,25-Dihydroxycholecalciferol (Calcitriol) bilden, das dann eine Hyperkalzämie induziert.

Therapie: Glukokortikoidgabe; Diuresesteigerung; intensivere Maßnahmen wie Bisphosphonate in der Regel nicht erforderlich.

Tuberkulose, Histoplasmose, AIDS

Bei den seltenen begleitenden Hyperkalzämien dieser Erkrankungen wird vermutlich ebenfalls vermehrt Calcitriol gebildet.

Therapie: Diuresesteigerung, ggf. Bisphosphonate.

Infantile idiopathische Hyperkalzämie

Für dieses selten beschriebene und nicht aufgeklärte Krankheitsbild gibt es keine Standardtherapie. Diuresesteigerung, Glukokortikoide, eventuell Calcitonin oder Bisphosphonate sind zu erwägen.

Medikamentös induzierte Hyperkalzämie

– **Vitamin D:** Bei Überdosierung steigert sein aktiver Metabolit Calcitriol die Osteolyse und induziert damit eine Hyperkalzämie.
  Therapie: Glukokortikoide; Diuresesteigerung; gegebenenfalls Bisphosphonate. Der Zustand kann infolge der Akkumulierung des Vitamin D in den Körpergeweben über Monate anhalten und auch zum Tod führen.
– **Vitamin A:** In sehr hohen Dosen aus dermatologischer Indikation gegeben, kann Vitamin A die Osteolyse steigern und damit eine Hyperkalzämie induzieren.
  Therapie: Diuresesteigerung, Bisphosphonate.

– **Thiaziddiuretika:** Wie oben erwähnt, hemmen Thiaziddiuretika die Calciumausscheidung und können eine latente Hyperkalzämie auslösen, differentialdiagnostisch kann dadurch ein pHPT demaskiert werden.
Therapie: Absetzen des Thiazids.

– **Tamoxifen** bei Brustkrebsmetastasen: Selten führt das Antiöstrogen zu einem Aufflammen der Brustkrebserkrankung einschl. der Knochenmetastasen mit dem Ergebnis einer Hyperkalzämie.
Therapie: Absetzen des Tamoxifen; Diuresesteigerung; Bisphosphonate.

– Bei selten episodischen Beobachtungen einer Hyperkalzämie durch **Theophyllin, Acetylsalicylsäure** etc. liegen keine spezifischen Therapieerfahrungen vor.
Empfehlung: Absetzen der Medikamente; Diuresesteigerung; gegebenenfalls Bisphosphonate.

Hypokalzämische Erkrankungen

Liegt eine Hypokalzämie mit Erniedrigung des ionisierten Anteils vor (nach Ausschluß einer Albuminerniedrigung oder eines Laborfehlers), ist zwischen dem Hypoparathyreoidismus mit PTH-Mangel und verschiedenen Formen eines sekundären Hyperparathyreoidismus (einschl. Pseudohypoparathyreoidismus) mit erhöhtem PTH-Spiegel zu unterscheiden. Zur Differentialdiagnose des tetanischen Syndroms gehört das Hyperventilationssyndrom, das mit einem normalen Serum-Calciumspiegel einhergeht.

Hypoparathyreoidismus

Therapeutische Situation/Indikation zur Therapie

Der Hypoparathyreoidismus kann einerseits die Symptome des tetanischen Syndroms hervorrufen, andererseits unbehandelt über Jahre zu paradoxen Organverkalkungen (Basalganglien, tetanische Katarakt) führen; begleitende Stigmata können vom Immundefekt des idiopathischen Hypoparathyreoidismus ausgehen. Die Indikation zur Therapie ist nicht nur bei tetanischen Beschwerden gegeben, sondern auch ohne jegliche Symptomatik, um die späten paradoxen Verkalkungen zu vermeiden.

Therapeutisches Konzept

Geht der Hypoparathyreoidismus mit tetanischen Anfällen einher, bedürfen diese der Akuttherapie – sie gilt auch für noch ungeklärte Tetanien, z.B. das Hyperventilationssyndrom. Nach der Diagnosestellung schließt sich die Dauertherapie an.

Akuttherapie

Beim akuten tetanischen Anfall, dem vermutlich oder möglicherweise eine Hypokalzämie zugrunde liegt, ist die intravenöse Calciumgabe das Mittel der Wahl. Dosierung: 1 Ampulle 10%ige Calciumlösung (= 90 mg Calcium^{2+}) oder 20%ige Calciumlösung (= 180 mg Calcium^{2+}) langsam in Minuten i.v., bis zum Wirkungseintritt, gegebenenfalls Wiederholung nach 10–30 Minuten.

Cave: Vor der Calciuminjektion unbedingt Blut für die spätere Calciumbestimmung aus der Vene entnehmen!

Bei *Status tetanicus:* Intravenöse Calciuminfusion über 24 Stunden, insgesamt 10–20 Ampullen Calciumlösung. Die Hypokalzämie muß hierbei gesichert sein.

Die Erzeugung einer Hyperkalzämie sollte bei der intravenösen Calciumtherapie vermieden werden – auf jeden Fall gilt dies für digitalisierte Patienten.

Dauertherapie

Steht die Diagnose eines permanenten Hypoparathyreoidismus fest, ist eine Dauertherapie mit einem Vitamin-D-Wirkstoff und Calcium erforderlich. Tab. 3.**4** gibt eine Übersicht über gängige Vitamin-D-Wirkstoffe. Beim unkomplizierten Hypoparathyreoidismus kann die Dauertherapie mit dem ökonomisch günstigen genuinen Vitamin D$_3$ erfolgen. Der Tagesbedarf liegt zwischen 0,5 und 2,5 mg, d.h. zwischen 20 000 und 100 000 E. Man beginnt mit einer Tablette zu 5 mg = 200 000 E pro Woche und steigert in zwei- bis vierwöchigen Abständen je nach Bedarf auf 2 oder 3 Tabletten à 5 mg *pro Woche.* Therapieziel ist dabei die Anhebung des Blutcalciumspiegels in den unteren Normbereich.

Verhindern immer wiederkehrende Tetanien das langsame Vorgehen, kann der Patient vorübergehend überbrückend kleine Dosen Calcitriol erhalten (s.u.).

Vom synthetischen Dihydrotachysterin (DHT) kann etwas weniger Substanz verabreicht werden – der Tagesbedarf liegt zwischen 0,25 und 1,5 mg.

Tab. 3.4 Vergleich der Wirksamkeit von Vitamin D und seinen Metaboliten

	Vitamin D_3 (1 mg = 40 000 I.E.)	Dihydro-tachysterol (AT 10)	25-OH-D_3 (Calcidiol)	1,25-$(OH)_2$-D_3 (Calcitriol)
Erhaltungsdosis (μ g/d)	500 – 2500	250 – 1500	50 – 200	0,5 – 1,5
Potenz (bezogen auf Vitamin D)	1	2 – 3	10 – 15	1000 – 1500
Dauer bis zum Erreichen der Normokalzämie (Wochen)	4 – 6	2 – 4	1 – 2	$^1/_2$ – 1
Dauer des Abklingens einer Hypokalzämie (Wochen)	6 – 18 (bis viele Monate!)	3 – 12	1 – 12	$^1/_2$ – 1

Das hauptsächliche Risiko bei der Vitamin-D- und DHT-Therapie ist die Überdosierung mit der Folge der iatrogenen Hyperkalzämie. Wird die Dosis zu schnell gesteigert und wird bei der Einstellung die Mitte des Normbereiches des Calciumspiegels überschritten, drohen Akkumulierungen der D-Substanzen in den Geweben. Tödliche Intoxikationen wurden sowohl für genuines Vitamin D als auch DHT beschrieben.

25-OH-Vitamin-D oder andere Metaboliten wie 5,6-Transcholecalciferol bieten keine Vorteile.

1,25-Dihydroxy-Vitamin D, Calcitriol, ist der eigentliche Wirkstoff des Vitamin D, auch Vitamin-D-Hormon genannt. Es wirkt wesentlich rascher als das genuine Vitamin D, und es hat eine viel kürzere Halbwertzeit (1 – 2 Tage). Bei Dosierungsfehlern kommen auch bei seiner Verwendung Hyperkalzämien vor, sie halten jedoch wesentlich kürzer an. Limitierend sind die wesentlich höheren Kosten dieses Therapeutikums und die Möglichkeit stärkerer Calciumschwankungen in Abhängigkeit von intestinalen Faktoren. Die Domäne der Verwendung von Calcitriol ist das tetanische Syndrom in der Einstellungsphase des Hypoparathyreoidismus mit Vitamin D – hier kann man durch tägliche Gaben von 0,25 – 0,5 μg akut den Serumspiegel anheben.

Gelegentlich ist bei einem Patienten aus nicht immer klar ersichtlichen Gründen die Einstellung des Hypoparathyreoidismus mit genuinem Vitamin D schwierig – die Dauerbehandlung mit Calcitriol ist dann gerechtfertigt. Die Tagesdosen liegen vom Bedarf her zwischen 0,5 – 2,0 μg (selten darüber).

Die zweite Komponente der Therapie des Hypoparathyreoidismus ist die ausreichende Zufuhr von Calcium. Manche Therapeuten verzichten auf Calciumpräparate und verweisen auf Milch und Milchprodukte – wir bevorzugen ein gleichmäßiges Calciumangebot durch Präparate (500 – 1000 mg Calcium, selten darüber). Die Ernährung kann daneben normal beibehalten werden. Grund für die Empfehlung der regelmäßigen Calciumsupplementierung ist der Phosphatreichtum der Milch und der Milchprodukte: Mit deren erhöhtem Angebot wird eventuell auch der Phosphatspiegel angehoben, wodurch der Calciumspiegel über das Calcium-Phosphat-Produkt abgesenkt wird. Nach unserer Erfahrung hilft das gleichmäßige, ausreichend hohe Calciumangebot mit Präparaten mit weniger Vitamin-D-Wirkstoff auszukommen.

Im Normalfall sinkt der im unbehandelten Zustand des Hypoparathyreoidismus erhöhte Serum-Phosphatspiegel mit dem Anheben des Serum-Calciums in den Normbereich ab. Gelegentlich persistiert die Hyperphosphatämie, und es können dann adjuvante Maßnahmen versucht werden (Tab. 3.**5**): phosphatarme Diät bzw. Aluminiumhydroxid-Präparate zur Verminderung der Phosphatabsorption.

Tab. 3.**5** Adjuvante Maßnahmen bei ungenügend einstellbarem Hypoparathyreoidismus

Maßnahme	Mechanismus
phosphatarme Diät	Senkung des Serum-Phosphatspiegels
(Aluminiumhydroxidgabe	Senkung des Serum-Phosphatspiegels, *cave:* Hyperaluminämie)
Hydrochlorothiazidgabe und natriumarme Kost	Verminderung der Calciurie
Magnesiumgabe	Ausgleich einer Hypomagnesiämie
Vermeidung einer Hyperventilation	Vermeidung einer respiratorischen Alkalose als Tetaniebeitrag
(Ammoniumchloridgabe	Erzeugung einer milden Azidose)

Probleme bei der Einstellung rechtfertigen Versuche mit anderen Adjuvantien, ohne daß der Erfolg immer zuverlässig wäre: Thiazid-Diuretika zur Verminderung der Kalziurie, Ammonium chloratum zur Induktion einer antitetanisch wirkenden Azidose.

Letztere Maßnahme ist in der Regel vermeidbar, wenn ein koinzidentes Hyperventilationssyndrom rechtzeitig erkannt und parallel zum

Hypoparathyreoidismus therapiert wird. Gerade jüngere Frauen können nach dem Tetanie-Erlebnis einer passageren Hypokalzämie nach einer Halsoperation beim Hyperventilieren verharren – es ist dann ein Therapiefehler, durch Vitamin D den Calciumspiegel höher einstellen zu wollen. Es muß vielmehr das Hyperventilationssyndrom zusätzlich therapiert werden (s. u.).

Kontrollen: In der Einstellungsphase bedarf der Hypoparathyreoidismus in schweren Fällen in der Klinik täglicher Calciumkontrollen, später zwei- bis dreimal pro Woche oder wöchentlich. Bei gut eingestelltem Hypoparathyreoidismus können die Kontrollen von Calcium- und Phosphatspiegeln auf 3 bis gelegentlich 6 Monate ausgedehnt werden. Bei subjektiv unbefriedigender Einstellung und niedrig normalen Calcium- sowie normalen Phosphatspiegeln im Blut kann zur Frage einer Unterdosierung die Calciumausscheidung im Urin herangezogen werden. Sie sollte dann als quantitative Messung im 24-h-Urin erfolgen. Die sog. Sulkowitsch-Probe ist unspezifisch und daher nicht mehr zu empfehlen.

Prognose

Die Prognose des gut eingestellten Hypoparathyreoidismus ist günstig – die sekundären Verkalkungen werden vermieden, die allgemeine Leistungsfähigkeit ist gut.

Für Menschen mit Hyperventilationsneigung und dadurch ausgelösten Beschwerden können Streßsituationen ungünstig sein, z. B. auch der Zeitdruck bei Akkordarbeit. Wesentlich ist auch hier die Erfahrung des betreuenden Arztes und die Compliance des Patienten.

■ **Besondere Situationen im Kindesalter:** Die Einstellung muß mit Erfahrung und Fingerspitzengefühl erfolgen, da sich der Medikamentenbedarf beim Wachsen ändert. Bei der Einstellung des Kindes mit Hypoparathyreoidismus kann durchaus von vornherein und über längere Zeiträume Calcitriol verabreicht werden (Richtdosis: 50 ng/d Calcitriol). Eine spätere Umstellung im Erwachsenenalter von Calcitriol auf Vitamin D ist möglich. Kontrollen von Calcium im Spontanurin (Calcium-Kreatinin-Quotient < 0,25 mg/mg bzw. 0,7 mmol/mmol) und Nierenultrasonographie (Nephrokalzinose, Nephrolithiasis?) sind im Abstand von mindestens 6 Monaten nötig.

■ **Besondere Situationen in der Schwangerschaft:** Unter kompetenter Überwachung und bei guter Mitarbeit kann eine Frau mit Hypoparathyreoidismus ohne erkennbares zusätzliches Risiko schwanger werden und ihr Kind austragen.

Ist der Hypoparathyreoidismus bei einer Schwangeren nicht bekannt (z. B. weil sie keine Tetanien hat), kann die Hypokalzämie im letzten Trimenon die Nebenschilddrüsen des Embryos stimulieren. Sie sind dann zur Zeit der Entbindung überaktiv, das Neugeborene kann eine passagere Hyperkalzämie entwickeln, die nach wenigen Wochen abklingt.

Die Übertherapie der Schwangeren hin bis zur Hyperkalzämie kann die Nebenschilddrüsen des Embryos supprimieren – das Neugeborene kann dann vorübergehend hypokalzämisch und tetanisch sein (in Entsprechung zur Situation beim pHPT, s. o.).

Pseudohypoparathyreoidismus

Bei diesem Krankheitskomplex liegt eine Endorganresistenz gegen das PTH vor – es ist im Blut erhöht, jedoch wirkungslos. Die Betroffenen haben eine Hypokalzämie und eine Hyperphosphatämie.

Für die Therapie spielt es keine Rolle, welcher der Defekte vorliegt (Typ I oder II, s. Spezialliteratur) – es muß eine Substitution mit einem Vitamin-D-Wirkstoff und mit Calcium erfolgen.

Bei Menschen mit Pseudohypoparathyreoidismus kann es vorkommen, daß bei ihnen die PTH-Resistenz nach therapeutischer Anhebung des Serum-Calciumspiegels in den Normbereich über längere Zeiträume verschwindet. Zeigen die Patienten die körperlichen Stigmata des Pseudohypoparathyreoidismus (Kleinwuchs, Rundgesicht, Brachymetakarpie und -tarsie) ohne Calciumstoffwechselstörung, liegt ein Pseudo-Pseudohypoparathyreoidismus vor.

Wegen dieser Möglichkeit einer Restitution des Defektes empfehlen wir die Primärtherapie mit Calcitriol (plus Calcium). Nach sicherem Erreichen der Normokalzämie kann dann nach einigen Wochen ein Auslaßversuch des Vitamin-D-Wirkstoffes versucht werden. Einige Patienten benötigen auf diese Weise keine Dauertherapie. Sie können bei einer ungünstigen Belastung der Calciumhomöostase (z. B. ernstere Durchfallerkrankung mit gestörter Calciumabsorption) wieder in die Pseudohypoparathyreoidismus-Konstellation „abrutschen", aus der sie dann neuerlich mit Calcitriol und Calcium in den Normbereich angehoben werden müssen. Auch die vom Calciumspiegel her normalisierten Patienten bedürfen daher der Dauerüberwachung. Assoziierte Endokrinopathien, insbesondere eine Hypothyreose, müssen parallel behandelt werden.

Kommt es beim Patienten mit Pseudohypoparathyreoidismus nach Anheben des Calciumspiegels in den Normbereich im Auslaßversuch des Calcitriols rasch zum Rückfall in die Hypokalzämie, muß von der

Persistenz der Störung ausgegangen werden, und es ist dann die Dauertherapie wie beim echten Hypoparathyreoidismus erforderlich. Wir wählen dann als Vitamin-D-Präparat das genuine Vitamin D (s. o.).

Hyperventilationssyndrom (normokalzämisch!)

Therapeutische Situation/Indikation zur Therapie

Das Hyperventilations-(HV)Syndrom ist die häufigste Form aller Tetanien und auch der normokalzämischen Tetanien. Als psychosomatische Streßreaktion der unwillkürlichen Überatmung findet es sich besonders bei Frauen im Alter zwischen 20 und 40. Die Beschwerden sind die des tetanischen Syndroms hin bis zum akuten tetanischen Anfall. Therapiebedürftig ist das Anfallsgeschehen, die Prävention dient der Behebung der Funktionsstörung und der Verhinderung weiterer Anfälle.

Therapeutisches Konzept

Akuttherapie

Bei einem Menschen mit akuter Tetanie ist im Prinzip die Ursache (sei es Calciummangel, Magnesiummangel oder Säuremangel durch respiratorische Alkalose) nicht ersichtlich. Der Erfahrene kann aus den Umständen der Tetanie (typisches Alter und Geschlecht, Streßsituation, besonders abends oder nachts) die Vermutungsdiagnose eines HV-Syndroms stellen. Der Notarzt in der Klinik oder ins Haus gerufen, kann bei der Vermutung einer HV-Tetanie auf die intravenöse Calciumgabe verzichten und alternativ in beruhigender Weise die Situation erklären, eventuell die Rückatmung der ausgeatmeten Luft in einer Plastiktüte zur Anwendung bringen. Bei schwerer Symptomatik ist auch die Gabe von Diazepam (2 mg) i. v. möglich.

Bei uncharakteristischer Konstellation, Hinweisen auf möglichen Hypoparathyreoidismus (z. B. Zustand nach Strumaresektion) kann der akute Anfall auch beim HV-Syndrom guten Gewissens mit Calcium i. v. kupiert werden (1 – 2 Ampullen Calcium 10 – 20 %, vgl. Therapie des Hypoparathyreoidismus S. 120).

Dauertherapie

Der HV-Tetanikerin ist nicht damit gedient, aus der Besserung der Symptome nach intravenöser Calciumgabe den Schluß abzuleiten, sie benötige derartige Calciumgaben öfters oder sei gar auf Dauer mit Calcium therapiebedürftig. Die psychosomatische Führung ist unerläßlich, um das Geschehen pathophysiologisch zu erklären, eventuell durch willkürliche Hyperventilation zu demonstrieren und als Hilfe die Rückatmung aus einer Plastiktüte (3 – 5 l Inhalt) oder notfalls auch einer Papiertüte zu erlernen. Die Patientin muß gesagt bekommen, daß sie keine Dauertherapie mit Calcium oder gar Vitamin-D-Präparaten benötigt. Bei auf Medikamenten fixierten Patienten kann als Akuthilfe in der Handtasche eine Calcium-Trinkampulle überlegt werden. Sehr bewährt hat sich das Mitführen von Faliquid; es wird erfahrungsgemäß vom Patienten dann immer seltener benutzt.

Sekundärer renaler Hyperparathyreoidismus (srHPT)

Therapeutische Situation/Indikation zur Therapie

Bei jedem Patienten mit einem Frühstadium einer terminalen Niereninsuffizienz muß damit gerechnet werden, daß sich auch eine renale Osteopathie entwickelt. Indikatoren sind: chronische Hypokalzämie, chronische Hyperphosphatämie, ansteigendes intaktes PTH, ansteigende alkalische Serum-Phosphatase, Abnahme der Knochendichte (Osteodensitometrie), Entwicklung radiologischer Zeichen eines sekundären HPT (subperiostale Ursuren an den Phalangen der Zeigefinger radial). Behandlungsbedürftig im Sinne der Prävention sind ungünstige Verläufe der genannten biochemischen Parameter und Entwicklung von Beschwerden von seiten des Skelettsystems (Knochenschmerzen, Deformierungen, Frakturen).

Ein besonderes Risiko entwickelt sich mit dem tertiären Hyperparathyreoidismus (tHPT s. o.). Indikator ist der Calciumanstieg in die obere Norm oder darüber.

Therapeutisches Konzept

Prävention

Die nephrologische Überwachung des Patienten mit kompensierter Niereninsuffizienz schon vor dem Stadium der Dialysepflichtigkeit, aber insbesondere nach deren Beginn, schließt die genannten Parameter ein. Folgende medikamentöse Maßnahmen sind fallweise heranzuziehen:

- *Phosphatsenkung:* An erster Stelle steht die diätetische Einschränkung der Phosphatzufuhr auf 800 mg/d durch Meiden von phosphatreichen Nahrungsmitteln (Schmelzkäse, Leberwurst, Colagetränke).

- *Calciumgabe:* In den früheren Zeiten der Aluminiumhydroxidtherapie mußten orale Calciumpräparate zusätzlich gegeben werden. Die Phosphatsenkung über Calciumcarbonat macht eine Aluminiumhydroxidtherapie überflüssig. Größenordnung: dreimal 1 – 2 g/d Calciumcarbonat.
- *Verbesserung der Calciumabsorption:* Calcitriol ist das Mittel der Wahl, da es in der insuffizienten Niere nicht mehr aus genuinem Vitamin D metabolisiert wird. Der Serumspiegel sollte damit im oberen Normbereich liegen. Der therapeutische Spielraum ist schmal und liegt zwischen 0,25 – 2 g/d, selten darüber. Möglicherweise bringt eine Pulstherapie Vorteile. Diffizil wird die Calcitriol-Therapie beim beginnenden tHPT. Der Erfahrene kann auch hier den Versuch unternehmen, die hemmende Rückkopplung des Calcitriol auf die PTH-Sekretion therapeutisch zu erproben.

Chirurgische Therapie

Bei progredienter Entwicklung zum tHPT ohne medikamentöse Beeinflußbarkeit bzw. bei schweren fibroosteoklastären Knochenveränderungen (evtl. histologisch belegt) ist eine Parathyreoidektomie erforderlich. Die Indikation zur Operation ergibt sich bei hyperkalzämischen Patienten allein aus diesem Befund. Bei normokalzämischen Patienten sind die Höhe der alkalischen Phosphatase, spezifische radiologische Veränderungen am Handskelett, eine drastische Erhöhung von PTH intakt (10- bis 20faches der Norm) und im Idealfall eine knochenhistologische Untersuchung, die die Fibroosteoklasie beweist, entscheidend. Eine gut gestellte Indikation zur Operation ist entscheidender als die Auswahl der verschiedenen noch zu besprechenden Eingriffe. In den letzten 20 Jahren haben sich weltweit zwei Verfahren bewährt, zum einen die subtotale Parathyreoidektomie und zum anderen die totale Parathyreoidektomie mit Autotransplantation. Wichtig bei beiden Verfahren ist es, daß zusätzlich zur Identifizierung und Entfernung der vier Nebenschilddrüsen der Thymus oder zumindest die Thymuszungen vom Hals aus entfernt werden müssen, da hier häufig zusätzliche Zellnester von Parathyreoidalgewebe vorhanden sind, die in den Jahren nach Parathyreoidektomie wachsen und zum Rezidiv der Erkrankung führen können.

Bei der subtotalen Parathyreoidektomie werden beim primären Hyperparathyreoidismus drei Nebenschilddrüsen ganz und eine bis auf einen etwa 100 mg schweren Rest, der gut durchblutet sein muß, reseziert. Bei der totalen Parathyreoidektomie und Autotransplantation werden alle Nebenschilddrüsen reseziert und aus der kleinsten 20 etwa 1 mm^3 große Stücke meist in die Muskulatur des Unterarms autotransplantiert, der keinen Shunt trägt. In retrospektiven Untersuchungen sind keine großen Unterschiede zwischen beiden Verfahren zu entdecken. Zwei retrospektive Untersuchungen haben leichte Vorteile für die totale Parathyreoidektomie mit Autotransplantation erbracht.

Je nach Schwere der Knochenerkrankung ist der „Calciumhunger" des Skeletts mehr oder minder ausgeprägt. Häufig reicht eine orale Medikation mit Calcitriol und Calcium nicht aus, so daß in den ersten Tagen nach der Operation eine parenterale Substitution erfolgen muß. Mit einem Rezidiv des renalen Hyperparathyreoidismus, ausgehend von verbliebenem Gewebe im Halsgebiet oder vom Autotransplantat, muß mittelfristig bei etwa 5 % der Patienten gerechnet werden. In einem gleichhohen Prozentsatz ist ein Versagen der Funktion des Autotransplantates bei totaler Parathyreoidektomie und Autotransplantation zu erwarten. Für diesen Fall wird auch bei diesen Patienten Gewebe kryokonserviert, um erneut autotransplantieren zu können.

Kontrolle: Wie erwähnt, gehören die Parameter der Nebenschilddrüsenfunktion zum Kontrollprogramm beim *terminalen* Niereninsuffizienten (S. 126).

Dies gilt besonders nach erfolgreicher Nierentransplantation: Die partielle Autonomie des hyperplastischen Nebenschilddrüsengewebes kann nach der Transplantation über Monate eine mäßige Hyperkalzämie unterhalten, die dann im Laufe eines Jahres allmählich in die Normokalzämie einmünden kann. Derartige Patienten können nur vom kompetenten Spezialisten betreut werden.

Prognose

Nach Nierentransplantation hat der srHPT eine gute Aussicht auf spontane Rückbildung. Zeigt sich die posttransplantäre Hyperkalzämie als zu gravierend und persistierend, muß zur Entlastung der transplantierten Niere von einer längerbestehenden gravierenden Hyperkalzämie mit der Diagnose eines tHPT die subtotale Parathyreoidektomie erfolgen.

■ **Besondere Situationen im Kindesalter:** Beim terminal niereninsuffizienten Kind ergibt sich eine komplexe Wachstumsstörung, zu der auch der srHPT beiträgt. Die Therapie ist komplex – polypragmatisch: Neben den Prinzipien der Behandlung des srHPT wird auch eine Therapie mit menschlichem Wachstumshormon erwogen.

Sekundärer intestinaler Hyperparathyreoidismus (siHPT)

Therapeutische Situation/Indikation zur Therapie

Unerkannt können chronische Malabsorptions- bzw. Maldigestionssyndrome zu einer über Jahre verminderten Vitamin-D- und Calciumaufnahme führen. Die chronisch verminderte Calciumabsorption mit Serum-Calciumspiegeln im unteren Normbereich stimuliert dauernd die Nebenschilddrüsen. Das sekundär erhöhte PTH verursacht einen Phosphatverlust (der Phosphatspiegel ist im Gegensatz zum srHPT erniedrigt), das Skelett zeigt die Zeichen der vermehrten PTH-Wirkung (fibröse Osteoklasie) in Verbindung mit Zeichen des Calcium- und/oder Vitamin-D-Mangels (Osteoidose). Gründe zur Therapie sind Knochenschmerzen, Verbiegungen, Frakturen – einer Prävention bedürfen im subklinischen Stadium erkannte pathologische Laborparameter (Tendenz zur Hypokalzämie, Hypophosphatämie, erhöhte alkalische Serum-Phosphatase, erhöhtes PTH).

Therapeutisches Konzept

Prävention

Nach Risikoerkennung sollte kausal versucht werden, die Enteropathie zu therapieren, um die Calcium- und Vitamin-D-Absorption zu normalisieren. Ist die Chronizität gegeben, dienen Gaben von Calcium und Vitamin D der Normalisierung der pathologischen Laborparameter und der Dauerprophylaxe. Dosierungsspielraum: 500–1000 mg Calcium täglich, 3000–5000 E Vitamin D täglich – nach Normalisierung der alkalischen Phosphatase und des PTH Rückgang auf 500–1000 E Vitamin D täglich.

Akuttherapie

Hat der siHPT bereits zur Osteopathie geführt, sind anfangs höhere Vitamin-D-Dosen erforderlich: 5000–10 000 E Vitamin D pro Tag. Ist die Absorption des fettlöslichen Vitamin D nicht gesichert, kommt die parenterale Vitamin-D-Injektion, eventuell zusammen mit anderen Vitaminen, in Betracht (Mischpräparat der Vitamine A, B, E, K und z. B. 10 000 E Vitamin D pro Woche). Bei anhaltenden Durchfällen muß Calcium oral vorsichtig dosiert werden, um nicht die Durchfallsneigung zu verstärken. Gegebenenfalls kann anfangs auch Calcium i. v. verabreicht werden.

Dauertherapie

Mit dem Abfall der alkalischen Phosphatase und des erhöhten PTH können die Vitamin-D-Dosen reduziert werden. Je nach Schwere der persistierenden Enteropathie muß Vitamin D auch in der Langzeitbehandlung parenteral injiziert werden (z.B. 10000 E alle 10 – 20 Tage). Bei Besserung der Darmfunktion oral täglich 1000 – 3000 E Vitamin D, nach Verträglichkeit 500 – 1000 mg Calcium.

Kontrollen: Kontrollen von Calcium, Phosphat, alkalischer Phosphatase und PTH im Blut geben Auskunft über die Besserung des siHPT. Besteht Zweifel an der Absorption von Vitamin D, dient die Messung des 25-OH-Vitamin D im Blut der Beurteilung der Absorptionsbedingungen.

Prognose

Die Prognose des siHPT ist bei adäquater Therapie sehr gut. Die Dosierung von Vitamin D und Calcium muß an den Krankheitsverlauf adaptiert werden. Ein tHPT kommt praktisch nicht vor.

Knochenstoffwechselerkrankungen (metabolische Osteopathien)

In diesem Kapitel werden endokrinologisch-metabolische Therapieformen angesprochen, die für über den Knochenstoffwechsel angehbare Knochenerkrankungen zur Verfügung stehen. Die orthopädisch-knochenchirurgischen Maßnahmen, die bei den gleichen Erkrankungen erforderlich werden können, sind in den Fachbüchern dieser Disziplinen nachzulesen.

Osteoporose

Therapeutische Situation/Indikation zur Therapie

Unterschieden wird zwischen der idiopathischen Osteoporose, bei der keine zugrundeliegende Leitstörung erkennbar ist, und den sekundären Osteoporoseformen, bei denen im Verlauf einer extraossären Grunderkrankung infolge ungünstiger Nebenwirkungen am Knochen mit einer Osteoporoseentwicklung gerechnet werden muß.

Die Prävention einer Osteoporose beim Gesunden erstreckt sich lebenslang auf die Optimierung einer gesunden Skelettentwicklung und -erhaltung. Diese Empfehlungen bedürfen keiner Indikation und lassen sich wie folgt zusammenfassen: Ausreichend körperliche Bewegung,

Tab. 3.**6** Empfehlungen einer optimalen Calciumzufuhr aus osteologischer Sicht

Lebensphase	Calciumdosis (mg/d)
Kinder vor der Pubertät	400 – 600
Kinder in der Pubertät (Wachstumsphase)	1200 – 1500
Erwachsene	
– Männer 20 – 80 Jahre	1000
– Frauen 20 Jahre bis Menopause	1000
– Schwangere und Stillende	1500
– postmenopausale Frauen unter Östrogenen	1000
– postmenopausale Frauen ohne Östrogene	1500

Optimierung der Calciumzufuhr (Tab. 3.**6**), Geschlechtshormonsubstitution im Falle längerfristiger Phasen eines Hypogonadismus zu Lebenszeiten, während derer der Organismus den Geschlechtshormonen ausgesetzt ist (bei Frauen zwischen Menarche und Menopause, bei Männern lebenslang).

Die Indikation zur Sexualhormonsubstitution der Frau folgt zur Zeit zwei Denkrichtungen: Eine ärztliche Sicht nimmt die Ovarialinsuffizienz auch nach der Menopause als automatische absolute Indikation zur mehr oder weniger lebenslangen individuell angepaßten Sexualhormonsubstitution. In die globale Substitutionsempfehlung wird eine allgemeine größere Gesundheitserwartung mit Einschluß des Urogenitaltraktes, des Herz-Kreislauf-Systems und des mentalen Wohlbefindens einschließlich Hirnfunktion einbezogen.

Demgegenüber fordert die andere ärztliche Sicht eine Individualindikation für jeden Einzelfall und eine getrennte Risikoanalyse der genannten Systeme einschließlich des zur Zeit noch nicht endgültig zu beurteilenden Brustkrebsrisikos bei Langzeitsubstitution nach der Menopause. In diesem Kontext kann die ossäre Indikation für die Östrogen-Gestagen-Substitution in folgenden Punkten liegen: bereits ersichtliche Frühstadien der Osteoporose, familiäre Belastung für Osteoporose, eine verkürzte endogene Östrogenexpositionszeit, ungünstige Zusatzaspekte einer Osteoporosegefährdung (eingeschränkte körperliche Beweglichkeit, krankheitsbedingte Minderversorgung mit Calcium/Vitamin D, unumgängliche Glukokortikoid-Langzeittherapie).

Therapeutisches Konzept

Prävention der postmenopausalen Osteoporose

Der mit dem Östrogenausfall im Klimakterium verbundene, über einige Jahre gesteigerte Knochenstoffwechsel mit der Folge eines Knochenmassenverlustes über das altersbezogene Ausmaß ($^1/_4$ – 1 % pro Jahr) hinaus wird durch eine ausreichende Östrogensubstitution verhindert oder, bei späterem Beginn als zum direkten Zeitpunkt der Menopause, wieder aufgefangen. Dabei liegen die breitesten Erfahrungen hinsichtlich des Knochens mit den konjugierten Östrogenen vor. Es kann davon ausgegangen werden, daß andere Östrogene und ihre Applikationswege (Tab. 3.7) die gleiche protektive Wirkung entfalten. Für die konjugierten Östrogene sind retrospektiv auch die Abnahmen späterer Frakturen belegt, für die jüngeren Präparationen ist der Erhalt der Knochenmasse osteodensitometrisch belegt. So sind neben den konjugierten Östrogenen als gleichwertig einzuschätzen: oral verabreichtes mikronisiertes Estradiol-17β, Estradiol-17β-Valerat, östrogenhaltige Pflaster. Vermutlich ist auch die Therapie mit östrogenhaltigen Depot-Präparaten osteoprotektiv wirksam, ohne daß ausreichende Studien durchgeführt wurden. Estriol als schwächeres Östrogen ist *nicht* ausreichend osteoprotektiv wirksam, selbst wenn es klimakterische Beschwerden lindert.

Zur Verhinderung eines späteren Endometriumkarzinoms unter alleiniger Östrogensubstitution ist bei Frauen mit erhaltener Gebärmutter der regelmäßige Zusatz von Gestagenen erforderlich. Sie können sequentiell monatlich in Zyklus-Präparaten verabreicht oder in niedriger Dosis kontinuierlich beigegeben werden.

Um bei der Sexualhormonsubstitution alle Vorteile einzuschließen, ist es vor allem bei Frauen mit erhöhten Blutfettspiegeln empfehlenswert, ein möglichst „lipidneutrales" Gestagen zu wählen (z. B. Medroxyprogesteronacetat) und androgen-wirksame Gestagene zu vermeiden.

Tab. 3.7 nennt die zur Osteoprotektion erforderlichen Mindestdosen. Es gibt Hinweise, daß der Effekt auf den Knochen bei höheren Dosen, wie manche Frauen sie zur Behebung ihrer klimakterischen Beschwerden benötigen, noch etwas günstiger ist.

Bei nachgewiesenem Osteoporoserisiko sollte die Substitution zur Osteoprotektion mindestens 10 Jahre betragen. Darüber hinaus ist fallweise zu entscheiden.

Besteht eine Kontraindikation gegen Östrogene (z. B. kurz zurückliegendes Mammakarzinom), kann der erhöhte Knochenumbau des Östrogenmangels durch andere antiresorptiv wirksame Medikamente gehemmt werden:

Tab. 3.**7** Östrogen-Gestagen-Substitution zur Prophylaxe und Therapie der Osteoporose

Kombinationspräparationen		Beispiele
zyklische Therapie		
Tag 1 – 12	täglich 1 mg Estradiolvalerat	Estrafemol®
Tag 13 – 26	täglich 1,25 mg Estradiolvalerat und 5,0 mg Medroxyprogesteronacetat	
Tag 1 – 21	täglich 0,6 mg natürliche konjugierte Östrogene,	Presomen 0,6 comp
Tag 11 – 21	zusätzlich 5 mg Medrogeston	
Tag 1 – 21	2 mg Estradiolvalerat,	Cyclo-Progynova
Tag 11 – 21	zusätzlich 0,5 mg Norgestrel	
Tag 1 – 21	2 mg 17β-Estradiol,	Trisequens
Tag 11 – 21	zusätzlich 1 mg NETA (Norethisteronacetat)	
Tag 23 – 28	1 mg 17β -Estradiol	
Estradiolpflaster 4 mg, 2 Stück pro Woche über 3 Wochen, 1 Woche Pause		Estraderm TTS; Clinofem
Tag 11 – 21	zusätzlich 5 mg Medroxyprogesteronacetat o. ä.	
Estradiolpflaster 4 mg, 2 Stück pro Woche für 2 Wo., dann komb. Pflaster mit Estradiol 10 mg plus Norethisteronacetat, 30 mg, 2 Stück pro Woche für 2 Wo.		Estracomb TTS
kontinuierliche Therapie		
durchgehend täglich 2 mg 17β -Estradiol, 1 mg Estriol, 1 mg NETA		Kliogest

Calcitonin (für diese Indikation allerdings nicht zugelassen!) bremst durch Osteoklastenhemmung den Knochenabbau. Wirksame Dosen sind parenteral 50 – 100 E täglich bis dreimal pro Woche, belegte Therapiezeiten betragen 1 – 2 Jahre. Darüber hinaus liegen wenige Erfahrungen vor. Die Entwicklung von neutralisierenden Antikörpern bei Anwendung von Lachs-Calcitonin und die nicht unbeträchtlichen Kosten limitieren die Therapie. Letztere erhöhen sich bei Anwendung eines Calcitonin-Nasensprays, da nur ein Teil des nasal verabreichten Calcitonins absorbiert wird.

Bisphosphonate hemmen ebenfalls den gesteigerten Knochenabbau – sie sind zur Zeit in Deutschland für die Osteoporosetherapie, nicht jedoch für die Osteoporoseprophylaxe zugelassen.

Etidronat, 400 mg täglich über 14 Tage, anschließend über den Rest eines Quartals täglich 1000 mg Calcium. Fortsetzung der zyklischen Therapie über 2–4 Jahre.

Alendronat, 10 mg/d oral, über 2 Jahre und wahrscheinlich auch länger (Langzeiterfahrungen werden zur Zeit erarbeitet).

Abschließend sei bemerkt, daß die Optimierung der Calciumzufuhr auf 1500 mg/d über die Nahrung plus gegebenenfalls Calciumpräparate bei Frauen mit geringem Risiko zur Verlangsamung des Knochenabbaus ausreichen könnte, der bei niedrigerer Calciumzufuhr ausgeprägter ist. Adjuvant können bei fehlender Besonnung 500–1000 E Vitamin D nützlich sein.

Therapie der manifesten Osteoporose

Die Situation ist unübersichtlich und teils verwirrend, da die angebotenen Medikamente bisher nicht nach gleichen Kriterien, unter exakter Definition der metabolischen Ausgangssituation und vor allem im Vergleich gegeneinander geprüft worden sind. Die Zahl durchgeführter Prüfungen hängt z.T. von der Entscheidung der Anbieter ab, nicht unbedingt vom Bedarf der Medizin. Im folgenden wird daher ein Konzept empfohlen, das auf dem Boden bekannter Resultate zu einzelnen Medikamenten eine plausible Synopsis versucht.

Basis der Empfehlung ist die jeweilige Knochenstoffwechselsituation der Patientin mit manifester Osteoporose während eines Zeitraums von etwa drei Jahrzehnten nach der Menopause:

In den unmittelbar postmenopausalen Jahren liegt zumeist ein beschleunigter Knochenstoffwechsel (high turnover) vor. Etwa 10 Jahre nach dem Östrogenentzug verlangsamt sich der Knochenstoffwechsel (sofern nicht andere Ursachen wie latenter Calciummangel, s.u., einen „high turnover" unterhalten): Es liegt jetzt häufig ein langsamer Knochenumsatz (low turnover) vor. Im Senium zur Zeit der typischen Schenkelhalsfraktur haben viele Patientinnen neuerlich einen „high turnover" – jetzt allerdings nicht mehr infolge Östrogenmangels (in Verbindung mit erniedrigtem PTH), sondern infolge eines latenten langjährigen Calcium- und Vitamin-D-Mangels mit daraus resultierendem sekundären Hyperparathyreoidismus.

Selbstverständlich findet sich auch bei 80jährigen Patienten mit Osteoporose ein „low turnover", wenn die Calcium- und Vitamin-D-Zufuhr ausreichend war.

Basistherapie

Basis aller medikamentösen Therapien sollte die ausreichende Versorgung mit Calcium und Vitamin D sein, gegebenenfalls in Form von Substitutionspräparaten.

Dosisempfehlung: täglich 1500 mg Calcium über Ernährung (Milchprodukte, Milch, soweit verträglich; calciumhaltiges Mineralwasser), Supplementierung mit 500 – 1000 mg/d Calcium durch Präparate; täglich 500 – 1000 E Vitamin D je nach Jahreszeit (Orientierung am 25-OH-Vitamin-D-Spiegel).

Therapie der Osteoporose bei beschleunigtem Knochenumsatz (etwa über ein Jahrzehnt postmenopausal)

Gute Erfolgsaussicht hat bei „high turnover" eine antiresorptive Therapie. In erster Linie ist die Östrogen-Gestagen-Substitution in Betracht zu ziehen – Prinzipien und Dosierungen entsprechen der Prävention der postmenopausalen Osteoporose (vgl. Tab. 3.**7**).

Bei Kontraindikation, Unverträglichkeit oder Ablehnung der Östrogne/Gestagene durch die Patienten kommen in zweiter Linie osteoklastenhemmende Medikamente wie die Calcitonine oder Bisphosphonate in Betracht (Tab. 3.**8**).

Hat die Patientin in diesem Alter wider Erwarten einen verlangsamten Knochenumsatz, ist von der antiresorptiven Therapie (Östrogene/Calcitonine/Bisphosphonate) ein geringerer Effekt zu erwarten als bei beschleunigtem Umsatz. Eine knochenanbaustimulierende Therapie ist dann zu überlegen (s. nächsten Abschnitt).

Therapie der Osteoporose bei langsamem Knochenumsatz (spät-menopausal).

Wenn nicht andere Faktoren (Calciummangel) den Knochenstoffwechsel beschleunigt erhalten, ist er etwa 15 Jahre nach dem Östrogenentzug verlangsamt. Antiresorptiva sind zwar im Prinzip auch noch wirksam, jedoch in einem so geringen Umfang, daß sich der Therapeut damit nicht zufrieden geben möchte. Es besteht jedoch kein Einwand, nicht auch in diesem Alter (65 – 70 Jahre) für die Osteoporosetherapie neuerlich Östrogene/Gestagene einzusetzen.

Um den langsamen Knochenumsatz zu beschleunigen, wurde verschiedentlich auch PTH (Fragmente 1 – 34, 1 – 38) eingesetzt, nicht selten in Verbindung mit Antiresorptiva (sog. ADFR-Konzept). Die Empfehlung eines standardisierten Vorgehens außerhalb von Studien ist nicht möglich.

In den meisten Fällen ist darüber hinaus (und auch ohne Einsatz von Antiresorptiva) eine anbaustimulierende Therapie wünschenswert.

Tab. 3.**8** Medikamentöse Therapie der Osteoporose

Typ	Medikament	Dosierung	Dauer	Besonderheiten
„Basis"-Therapie	Calciumpräparate	500 – 1000 mg/d	lebenslang	
	Vitamin D	500 – 1000 E/d	lebenslang	
antiresorptive Therapie	Östrogene/Gestagene	s. Tab. 3.**7**	10 Jahre und länger	
	Calcitonine (Cibacalcin, Karil, Calsynar)	50 I. E., dreimal pro Woche bis 100 I. E./d s. c.	1 – 2 Jahre	gelegentlich Übelkeit, Erbrechen, Hautrötung (Flush)
	Bisphosphonate Etidronat (Diphos, Didronel)	400 mg/d über 14 Tage, dann während 10 Wochen 1000 mg Calcium	3 – 4 Jahre	
	Alendronat (Fosamax)	10 mg/d	2 Jahre, evtl. länger	in Deutschland noch nicht zugelassen
knochenanbaustimulierende Therapie	Fluoride			
	– Natriumfluorid (Ossin, Ospur F 25)	50 – 80 mg/d (zus. mit Basistherapie)	2 – 4 Jahre	bei periartikulärem Schmerzsyndrom (Sprunggelenksbereich) 4 Wochen Pause, dann Fortsetzung mit halbierter Fluoriddosis
	– Monofluorophosphat (MRP)	4 Tbl. Tridin = 20 mg Fluor plus 600 mg Calcium	2 – 4 Jahre	
		2 Tbl. Mono-Tridin = 20 mg Fluor	2 – 4 Jahre	
	– Nandrolondekanoat (Decadurabolin)	25 mg i. m. alle 3 – 4 Wochen	1 – 2 Jahre	Virilisierungszeichen beachten → Abstände verlängern

Fluoride sind in dieser Situation das Mittel der Wahl (Tab. 3.**8**). Der erniedrigte Knochenstoffwechsel muß diagnostisch abgesichert sein (Labor; Knochenhistologie).

Die Fluoridtherapie steuert ein verhältnismäßig enges therapeutisches Fenster an. Bei einer Unterdosierung der Fluoride wird der erwünschte stimulierende Effekt auf die Osteoblasten nicht erreicht, bei Überdosierung droht ein überschießender Knochenanbau mit dann offenbar vorliegender Sprödigkeit (Osteosklerose und neuerlich vermehrter Bruchhäufigkeit).

Bei der Verwendung magengeschützter Natriumfluorid-Präparate empfehlen wir Tagesdosen von mindestens 50 – 75 mg Natriumfluorid – gute Erfahrungen wurden mit der abendlichen Einnahme der Gesamtdosis gewonnen, wobei dann die gleichzeitig empfohlene Calciumgabe (1000 mg täglich) problemlos morgens verabreicht werden kann. Vitamin D als zweites Adjuvans (500 – 1000 E) kann beliebig hinzugegeben werden.

Die „Volldosis" von 75 mg Natriumfluorid entspricht 33 mg Fluor-Ionen. Unter dieser Dosierung entwickelten sich bei etwa einem Viertel der Behandelten im Verlaufe von Monaten periartikuläre Beschwerden, vor allem im Bereich der Sprunggelenke. Ursachen sind knochenszintigraphisch und röntgenologisch feststellbare Umbauherde, die in der amerikanischen Literatur unglücklicherweise als „Mikrofrakturen" bezeichnet wurden. Sie signalisieren, daß die Fluoriddosis bei diesen Patienten (nach einer vierwöchigen Fluorideinnahmepause) auf die Hälfte herabgesetzt werden kann (unter Laborkontrolle des Knochenstoffwechsels).

Die Fluoridtherapie erfordert jährliche Röntgenkontrollen der Wirbelsäule. Nach 3 – 4 Behandlungsjahren ist das Ziel der Stabilisierung mit Ausbleiben weiterer Frakturen erreicht. Therapieversagen (um 10 %) kommt vor.

Wählt man Monofluorophosphat (MFP) statt Natriumfluorid, kann die Fluor-Tagesdosis niedriger liegen: Es reichen beim Kombinationspräparat MFP plus Calcium mit 5 mg Fluor pro Tablette 4 Stück pro Tag aus, bei den reinen MFP-Tabletten mit 10 mg Fluor pro Stück 2 Tabletten pro Tag. Dies entspricht einer Volldosis – die halbierte Dosis ist dementsprechend 10 mg/d.

Kontrollen und Therapiezeiten entsprechen sich einander. Es ist eine Ermessensfrage, ob man auch bei der Therapie mit MFP gleichzeitig eine niedrige Dosis Vitamin D verabreicht (500 – 1000 E/d).

Die Osteodensitometrie erweist sich neben den Laboruntersuchungen auch als günstiges Kontrollinstrument der Fluoridtherapie. Zeigt sich eine Knochendichtezunahme von mehr als 8 – 10 % pro Jahr, könnte die unerwünschte Übertherapie (Osteosklerose) erfolgen. Es empfiehlt sich dann die Umsetzung auf die halbierte Dosis während der nachfolgenden Behandlungsjahre (wie im Falle des Auftretens der periartikulären Beschwerden).

Vermutlich besitzen auch die Anabolika eine knochenanbaustimulierende Wirkung, die über die reine Substitution mit einem Sexualhormon hinausgeht. Am Skelett bewirkt ja Testosteron eine stärkere Ausprägung der Knochenmasse, als es die Östrogene vermögen (neben der Genetik ein Faktor bei den Geschlechtsunterschieden). Welcher Anteil ein direkter durch stärkere Wirkung des männlichen Sexualhormons auf Knochenzellen ist und welcher Anteil indirekt über die Verstärkung der Muskulatur wirkt, ist unbekannt. Bei der Anabolikatherapie können z. B. alle 3 – 4 Wochen 25 mg Nandrolondecanoat i. m. verabreicht werden – höhere Dosen führen häufiger zu unerwünschten Nebenwirkungen wie Tiefertreten der Stimme, Zunahme einer männlichen Behaarung. Beschriebene Therapiezeiten sind 2 – 3 Jahre.

Therapie der senilen Osteoporose (Schenkelhalsfraktur) mit beschleunigtem Knochenstoffwechsel

Wie erwähnt zeigen viele Patientinnen und Patienten im Senium (ab 75 Jahre) mit der sog. Osteoporose Typ II (compactabetonter Knochen, typischerweise Schenkelhalsfraktur) über Jahre eine latente Unterversorgung mit Calcium und/oder Vitamin D. Präventionsstudien in Frankreich mit Calcium und Vitamin D haben aufgezeigt, daß die Schenkelhalsfrakturen (aber auch andere Knochenbrüche) unter der prophylaktischen Gabe in dieser Altersklasse deutlich zurückgehen. Guten Gewissens kann daher die „Basistherapie" mit 1000 mg Calcium täglich und 500 – 1000 E Vitamin D täglich bei diesem Osteoporosetyp eingesetzt werden. Die biochemischen Parameter des gesteigerten Knochenumbaus entwickeln sich günstig. Zusätzliche osteotrope Medikamente sind sehr überlegt einzusetzen – Antiresorptiva sind weniger sinnvoll als die Substitution mit Calcium und Vitamin D. Hat die 80jährige Frau mit Schenkelhalsfraktur einen langsamen Knochenumsatz, können auch Anabolika eingesetzt werden (Tab. 3.**8**). Eine Fluoridtherapie, die ein Ansprechen mehrerer Behandlungsjahre erfordert, ist anhand des biologischen Alters und der Lebenserwartung zu überlegen.

Mehrere Therapiestudien mit Vitamin-D-Metaboliten, insbesondere Calcitriol, haben gezeigt, daß es die Wirkung einer reinen Calciumtherapie verstärkt. Leider fehlte immer ein Vergleich mit dem genuinen Vitamin D. Bisher ist nicht belegt, daß für die Vitamin-D-Komponente bei der Osteoporosetherapie über genuines Vitamin D hinaus einer der wesentlich teureneren Metaboliten benötigt wird.

Manifeste Osteoporose beim Mann

Da der Mann seine Sexualfunktion bis ins Alter erhält, ist die Osteoporose durch Hypogonadismus wesentlich seltener als bei der Frau; sie gilt immer als sekundäre Osteoporose und wird mit Testosteron substituiert.

Im Menopausenalter der Frau (50–60 Jahre) ist die idiopathische Osteoporose beim Manne selten – relativ häufig finden sich zu dieser Zeit sekundäre Osteoporosen. Die Diagnostik muß komplett sein.

Die Osteoporose des Mannes mit langsamem Knochenumsatz wird sinnvollerweise mit Fluoriden therapiert. Anabolika sind ohne den Nachweis eines Hypogonadismus nicht sinnvoll. Bei einem beschleunigten Umsatz bei der männlichen Osteoporose (bei normaler Testosteronproduktion) ist an versteckte Ursachen zu denken: latenter Calcium- und Vitamin-D-Mangel, nicht selten Alkoholismus. Ein Behandlungsversuch mit Calcium und Vitamin D ist gerechtfertigt (Basistherapie). Welche Bedeutung Antiresorptiva wie Calcitonine und Bisphosphonate besitzen, ist bisher nicht ausreichend geklärt. Von Therapieversuchen ohne Erfahrung ist abzuraten.

Glukokortikoid-induzierte Osteoporose

Glukokortikoide oberhalb physiologischer Spiegel (endogen produziert oder exogen verabreicht) führen zeit- und dosisabhängig bei vielen Menschen zur Osteoporose. Beim endogenen Cushing-Syndrom restituiert sich der Knochen nach Heilung der Erkrankung. Bei der Langzeittherapie mit Glukokortikoiden empfiehlt sich von vornherein eine Osteoporoseprophylaxe wie folgt: täglich 1000 mg Calcium und 1000 E Vitamin D. Damit wird die unter Hypercortisolismus verschlechterte Calciumabsorption wieder verbessert. Postmenopausale Frauen unter Glukokortikoiden sollten mit Östrogenen/Gestagenen substituiert werden.

Ergibt die Verlaufskontrolle der Osteodensitometrie bei Glukokortikoidtherapierten einen beschleunigten Knochenmassenabfall trotz der o. g. Prophylaxe, ist eine Fluoridtherapie indiziert (vgl. Tab. 3.**9**). Sie hat eine gute Erfolgsaussicht, wie auch an Organtransplantierten in französischen Studien aufgezeigt wurde.

Kontrollen: Die Wirksamkeit der Therapie der manifesten Osteoporose wird an jährlichen Röntgenuntersuchungen der Wirbelsäule überprüft. Ziel ist die Stabilisierung, d. h. das Sistieren der Frakturen. Der erfahrene Radiologe sieht nach mehreren Therapiejahren auch ein Schärferwerden der Trabekel (z. B. bei der Fluoridtherapie). Die Osteodensitometrie dient der Verlaufskontrolle der Knochendichte. Zu beachten sind Fehlinterpretationen durch Frakturen im Meßbereich.

Die biochemischen Parameter des Knochenstoffwechsels sind bei entsprechender Erfahrung nützlich zur Charakterisierung der Ausgangslage, vor allem aber zur Kontrolle des Ansprechens auf die Therapie. Beim beschleunigten Knochenumsatz belegen sie die Wirksamkeit einer Resorptionshemmung, beim langsamen Knochenumsatz ist eine leichte Stimulation unter Therapie ersichtlich.

Prognose

Bei überlegter Therapie in individueller Abwägung des aktuellen Knochenstoffwechsels der Patienten haben die genannten Therapieformen eine gute Erfolgsaussicht. Sie sinkt erwartungsgemäß bei pauschalen Therapieversuchen ohne Erfahrung. Eine Restitution von Wirbelfrakturen ist natürlich nicht möglich – die Verhinderung weiterer Frakturen und damit einer weiteren Größenabnahme ist jedoch für die Lebensqualität der Betroffenen von großer Bedeutung.

Rachitis/Osteomalazie (R/OM)

Wenn Calcium und/oder organisches Phosphat nicht in ausreichenden Mengen zur Mineralisation des ständig neugebildeten Knochens zur Verfügung stehen, entwickelt sich eine Rachitis (so genannt im Kindesalter) oder eine Osteomalazie (wie sie im Erwachsenenalter genannt wird). Entscheidend ist das Ionenprodukt Ca × P. Ist eine Hypokalzämie durch eine Hyperphosphatämie kompensiert, entsteht keine R/OM (z. B. beim Hypoparathyreoidismus). Dagegen vermag ein normales Calcium bei niedrigem Phosphat oder normales Phosphat bei niedrigem Calcium die R/OM nicht zu verhindern. Unter pathophysiologischen Gesichtspunkten ist es bewährt, die kalzipenischen Formen und die phosphopenischen Formen der R/OM voneinander abzugrenzen.

Kalzipenische R/OM

Therapeutische Situation/Indikation zur Therapie

Die unbehandelte Rachitis hat eine verspätete Verknöcherung der Fontanelle zur Folge – Säuglinge und Kleinkinder weisen aufgetriebene Knochen-Knorpel-Grenzen (rachitischer Rosenkranz), mit Beginn des Laufens deformierte Gliedmaßen (O-Beine, Kartenherzbecken) und einen Minderwuchs auf. Der Thorax kann sich glockenförmig deformieren. Bei der Osteomalazie wird allmählich ein zunächst normal ausgebildetes Skelett deformiert – der Prozeß nimmt Jahre in Anspruch. Durch die Deformierungen sind die Betroffenen schmerzhaft im Gehen behindert (Watschelgang). Eine starke Hypophosphatämie kann eine Muskelschwäche bedingen. Frakturen heilen verzögert. Jegliche Deformierung ist natürlich eine Indikation zur Therapie. Gleiches gilt für die zufällig entdeckte präklinische Erkrankung, beispielsweise bei der Abklärung einer auffällig erhöhten ossären alkalischen Phosphatase in Verbindung mit tendenziell niedrigen Calciumspiegeln und leicht erhöhtem PTH (sekundärer Hyperparathyreoidismus): Tab. 3.9 gibt Auskunft über das Verhalten der Vitamin-D-Metaboliten, wobei die Messung des 25-OH-Vitamin D für die D-Hypovitaminose der relevanteste Parameter ist.

Ein Teil der R/OM-Fälle haben nur eine vorübergehende Erkrankung durch ungünstige Bedingungen der Versorgung mit Vitamin D; andere Formen sind lebenslange Defekte, die der entsprechenden Dauersubstitution bedürfen.

Therapeutisches Konzept

Prävention

Eine Dosierung von dreimal 5 mg Vitamin D_3 = 600 000 E innerhalb weniger Tage ist keinesfalls mehr zu empfehlen und potentiell gefährlich. Als verläßliche Prophylaxe dürften bei Säuglingen 500 E ausreichen. Verstärkt gefährdet sind in nordischen Ländern dunkler pigmentierte Menschen (Pakistani in England, Türken in Deutschland). Eine Prophylaxe ist hier intensiver zu überlegen.

Akuttherapie

Das anhand der Krankheitserscheinungen diagnostizierte Bild der R/OM durch zu wenig Vitamin D, sei es infolge verminderter Sonnenexposition, verminderter Zufuhr mit der Nahrung oder gestörter Absorption fettlöslicher Vitamine bedarf zur Ausheilung höherer Dosen. Beim Säugling liegt der Spielraum bei 3000–5000 E/d, beim Schulkind bei 5000–10 000 E/d, beim Erwachsenen bei 10 000–20 000 E/d.

Die Therapie ist nach dem Verlauf der alkalischen Phosphatase zu steuern: Sie sinkt nach Behebung des Vitamin-D-Defizits innerhalb von Wochen bis spätestens Monaten in den Normbereich ab. Dann kann die Therapie beendet werden, wenn auch der Defekt behoben ist – andernfalls schließt sich eine Dauertherapie im Sinne einer Prophylaxe gegen den Rückfall an.

Tab. 3.9   Formen und Therapie der calcipenischen Rachitis/Osteomalazie

Art der Störung	Verhalten der D-Metaboliten im Blut		Therapie beim Kind (Rachitis)	Therapie beim Erwachsenen (Osteomalazie)
	25-OH-D	1,25-$(OH)_2$-D		
mangelhafte UV-Bestrahlung in Kombination mit mangelnder oraler Vitamin-D-Zufuhr	↓	N. ↓	3000–5000 E/d Vitamin D₃ über 3 Wochen, anschließend Prophylaxe	5000–10000 E/d Vitamin D₃ über 3 Wochen, anschließend Prophylaxe
Antikonvulsiva-Osteopathie	↓	N. ↓	mit 500 E tägl.	mit 1000–3000 E/d
Malabsorption, Maldigestion	↓	N. ↓	Behandlung der Grundkrankheit zur Ausheilung der Rachitis 1000–5000 E D₃	Behandlung der Grundkrankheit zur Ausheilung der Osteomalazie 5000–20000 E D₃
Leberzirrhose	↓	N. ↓	25–50 µg 25-OH-D (Calcidiol)	50–100 µg 25-OH-D (Calcidiol)
Vitamin-D-abhängige Rachitis Typ I	N	↓	0,5–1,0 µg 1,25-$(OH)_2$-D (Calcitriol)	identisch
Vitamin-D-abhängige Rachitis Typ II	N	↑	hohe Dosen 1,25-$(OH)_2$-D (bis 50 µg) (Calcitriol) hohe Dosen Calcium i.v. oder p. o.	identisch

N = normal, ↓ = erniedrigt, ↑ = erhöht;
Präparateauswahl: Vitamin D₃ (Einheiten): Vigantoletten 500, 1000; Vigorsan 500, 1000; Ospur D₃ 1000; D-Tracetten (10000); Calcidiol: Dedrogyl; Calcitriol: Rocaltrol

Dauertherapie

Tab. 3.**9** gibt eine Übersicht über die Formen der kalzipenischen R/OM. Ein Sonnenlichtmangel ist teils behebbar, z. T. aber auch nicht (bei Bettlägerigen, bei aus religiösen Gründen verhüllt umherlaufenden Menschen mit vielleicht auch noch dunklerer Hautfarbe).

Bei den Malabsorptions-/Maldigestionssyndromen hängt es von den Ursachen ab: Liegt eine Sprue zugrunde, kann die durch entsprechende Diät (glutenfreie Kost) geheilt werden, und eine Dauersubstitution ist nicht unbedingt erforderlich. Bei einer Colitis ulcerosa kann ein chronischer Krankheitszustand über Jahre bestehen bleiben.

Patienten mit Epilepsie unter Therapie mit Antikonvulsiva (vom Hydantoin-Typ) entwickeln in 5 – 10 % eine Antiepileptika-Osteomalazie. Sie bedürfen einer Dauersubstitution in der Größenordnung von etwa 1000 E/d Vitamin D_3.

Chronische Lebererkrankungen führen nur in Extremfällen zur Osteomalazie. In der Regel wird eine Leberzirrhose mit allmählichem Lebergewebeausfall *vor* der Manifestation einer Osteomalazie einen schicksalhaften Verlauf nehmen. In seltenen Fällen wird man eine Substitution überlegen, z. B. mit 25-OH-Vitamin D.

Die Osteomalazie bei Niereninsuffizienz durch Ausfall der 1α-Hydroxylierung ist im Abschnitt über den srHPT (s. S. 126) beschrieben. Selten kommt der gleiche Enzymdefekt (1α-Hydroxylase-Mangel) endogen als Vitamin-D-abhängige R/OM Typ I vor. Die Substitution erfolgt sinnvollerweise mit Calcitriol (0,5 – 1 µg/d, selten darüber).

Bei der Vitamin-D-abhängigen R/OM Typ II wird ausreichend Calcitriol gebildet – infolge Endorganresistenz kommt es nicht zur Wirkung. Mit z. T. extremen Dosen Calcitriol oder Calcium kann eine partielle Besserung der Knochenerkrankung versucht werden.

Bei jeglicher Therapie ist eine Überdosierung zu vermeiden – Anzeichen wären die Entwicklung einer Hyperkalzämie und einer Hyperkalziurie. Bei der Verlaufskontrolle einer therapierten R/OM ist das Erreichen einer normalen alkalischen Phosphatase der Grund, eine Dosisreduktion zur Vermeidung einer Überdosierung zu versuchen.

Die Vitamin-D-Intoxikation als im Extremfall tödliche Gefahr ist auf S. 118 dargestellt.

Phosphopenische R/OM

Therapeutische Situation/Indikation zur Therapie

Das klinische Bild der phosphopenischen R/OM-Formen unterscheidet sich kaum von den kalzipenischen Formen. Am häufigsten ist die X-chromosomal gebundene hypophosphatämische R/OM (Phosphatdiabetes).

Therapeutisches Konzept

Tab. 3.**10** stellt die Therapie bei wesentlichen Formen der phosphopenischen R/OM dar. Bei den renal-tubulären Formen ist mit Ausnahme der onkogenen R/OM eine Dauertherapie erforderlich. Bei der onkogenen R/OM versucht man, den ursächlichen Tumor aufzuspüren und zu entfernen – die Erkrankung ist dann geheilt. Andernfalls substituiert man symptomatisch mit oralen Phosphaten und Calcitriol.

Bei den ernährungsbedingten Phosphatmangelzuständen handelt es sich um vorübergehende Zustände, die nach Erkennung durch verbessertes Phosphatangebot vermieden werden können.

Morbus Paget des Skelettes

Monostotisch oder polyostotisch finden sich Skelettanteile mit beschleunigtem Knochenumsatz vermutlich auf dem Boden eines langsamen Virusinfektes („slow virus"; Hundestaupe?). Die überaktiven Osteoklasten sind durch Resorptionshemmer in zyklischer, selten ununterbrochener Therapie in ihrer Aktivität zu bremsen (mit günstigem klinischen Ergebnis).

Therapeutische Situation/Indikation zur Therapie

Paget-Herde kommen auch in einer asymptomatischen Dunkelziffer vor und bedürfen nicht automatisch der Therapie – Tab. 3.**11** zählt die Gesichtspunkte zur Therapieentscheidung auf.

Therapeutisches Konzept

Für den behandelnden Arzt ist es problematisch, daß die in Deutschland für den Morbus Paget zugelassenen Medikamente (Calcitonine, Etidronat; potenter: Tiludronat) nicht immer das Optimum für die Therapie darstellen. Ob die seltene Indikation des Morbus Paget für potentere Bis-

Tab. 3.**10** Formen und Therapie der phosphopenischen Rachitis/
Osteomalazie (R/OM)

Art der Störung	Therapie beim Kind	Therapie beim Erwachsenen
x-chromosomale hypophosphat-ämische R/OM	50 – 70 mg P als Phosphat (z. B. Reducto Spezial) in 5 – 6 Einzel-dosen und 20 – 40 ng/kg Calcitriol täglich p. o.	1 – 3 g P als Phosphat (z. B. Reducto Spezial und 0,25 – 0,5 µg Calcitriol täglich p. o.
Fanconi-Syndrom	50 – 70 mg P als Phosphat (z. B. Reducto Spezial) in 5 – 6 Einzel-dosen und 20 – 40 ng/kg Calcitriol täglich p. o.	1 – 3 g P als Phosphat (z. B. Reducto Spezial und 0,25 – 0,5 µg Calcitriol täglich p. o.
onkogene R/OM	50 – 70 mg P als Phosphat (z. B. Reducto Spezial) in 5 – 6 Einzel-dosen und 20 – 40 ng/kg Calcitriol täglich p. o. Tumorsuche und Exstirpation	1 – 3 g P als Phosphat (z. B. Reducto Spezial und 0,25 – 0,5 µg Calcitriol täglich p. o. Tumorsuche und Exstirpation
parenterale Hyper-alimentation	Phosphatsalze per infusionem	Phosphatsalze per infusionem
phosphatarme Ernährung von Frühgeborenen	Phosphatzusatz	

phosphonate beansprucht werden wird, ist nicht absehbar. Zu empfeh-
en ist die Betreuung von schwereren Fällen in Zentren, die auch Bisphosphonate der dritten Generation einsetzen (mit Einverständnis der
Patienten).

Ein nicht zu schwerer und aggressiver Morbus Paget kann durchaus
mit den zugelassenen Medikamenten therapiert werden – bei schweren
Fällen, bei denen irreparable Schäden drohen (z.B. Felsenbeinbefall mit
zunehmender Schwerhörigkeit, Wirbelbefall mit Nervenkompressio-
nen) möchten wir den Einsatz der neueren Bisphosphonate aus ethi-
schen Gründen als ein „Muß" fordern.

Tab. 3.11 Indikationen zur medikamentösen Therapie des Morbus Paget des Skelettes

absolute Indikation

Knochenschmerzen
fortschreitende Verbiegung und Deformierung mit Arthrosefolge
Frakturanfälligkeit
Nervenausfälle
Schädelbasisbefall
starke Umbauaktivität (alkalische Serum-Phosphatase um 600–800 E/l und darüber)
(Hyperkalzämie, nach Ausschluß eines pHPT)

relative Indikation

jugendliches Alter mit mittlerer Krankheitsaktivität
Schädelkalottenbefall
lästiges Wärmegefühl
radiologische Progression
Vorbereitung auf operative Korrekturen (Gelenkersatz)
Herzinsuffizienz (mit Volumenbelastung durch M. Paget)

keine automatische Indikation

zufallsentdeckter M. Paget ohne Symptome
– mit geringer Umbauaktivität (alkalische Serum-Phosphatase 200–300 E/l)
– beim Älteren
– Befall weniger gefährdeter Knochen (Arm, Rippen)

Therapie mit für Morbus Paget zugelassenen Präparaten (Tab. 3.12)

Sowohl das Etidronat als auch die Calcitonine senken als Monotherapie die alkalische Serumphosphatase als Krankheitsaktivitätsparameter des Morbus Paget auf etwa 50% des Ausgangsniveaus. Milde Fälle werden damit normalisiert – schwerere Fälle verharren unter Therapie auf einem weiterhin erhöhten Niveau. Der Vorteil des Etidronat liegt bei oraler Einnahme und geringen subjektiven Nebenwirkungen (selten gastrointestinale Beschwerden). Calcitonine müssen injiziert werden (subkutanes Injizieren kann vom Patienten erlernt werden), Nebenwirkungen wie Übelkeit, selten Erbrechen, Heißwerden des Gesichts und Oberkörpers werden besser toleriert, wenn sich der Patient abends injiziert. Vom Calcitonin-Nasenspray (in der Schweiz erhältlich) werden die vier- bis fünffachen Dosen für die gleiche Wirkung benötigt.

Therapiert wird über 6–12 Monate, danach sind Pausen gleicher oder größerer Länge möglich.

Tab. 3.**12** Therapie des Morbus Paget

	Medikament	Anwendung, Dauer
in Deutschland zugelassen	Calcitonine (Cibacalcin, Karil, Calsynar)	100 I. E./d s. c. über 3 – 6 (selten 12) Monate evtl. Dosisreduzierung nach 3 Monaten auf dreimal 100 I. E. pro Woche
	Etidronat (Diphos)	5 mg/kg Körpergewicht täglich p. o. über 6 – 12 Monate
	Tiludronat (Skelid)	400 mg tgl. p. o. über 3 Monate
noch nicht zugelassen	Pamidronat (Aredia)	30 – 60 mg an 1 – 3 Tagen über 4 – 6 Stunden i. v.
	Clodronat (Ostac)	800 – 1600 mg/d p. o. über 6 Monate

Tiludronat senkt die alkalische Phosphatase um mehr als 50 % ab – man therapiert mit 400 mg tgl. p. o. über 3 Monate. Nach Pause von 6 Monaten kann wiederholt werden.

In höheren Dosen als beim Morbus Paget empfohlen kann Etidronat am Restskelett eine Osteoidose induzieren – daher wird man bei einem Paget-Patienten mit Osteomalazie-Gefährdung eher mit Calcitonin oder Tiludronat therapieren. Auch vor einer operativen Korrektur eines Paget-Knochens neigt man eher zur Calcitonintherapie.

Therapie mit neueren Bisphosphonaten (für Morbus Paget noch nicht zugelassen)

Intravenöse Infusionen neuerer Bisphosphonate wie Pamidronat oder Clodronat über 1 – 3 Tage (langsam über Stunden zu geben!) senken die AP innerhalb weniger Monate auf 20 – 30 % des Ausgangsniveaus ab. Therapieabstände können je nach Klinik 1 – 2 Jahre und länger betragen. Clodronat ist auch oral verabreichbar. Die Tagesdosen betragen 800 – 1600 mg über etwa 6 Monate.

Zytostatika einschließlich Mithramycin besitzen für die Therapie des Morbus Paget keine Bedeutung mehr.

Kontrollen: Für die Verlaufskontrolle reicht die alkalische Serum-Phosphatase aus (eine koinzidente Lebererkrankung ist bereits bei Diagnosestellung vor Therapiebeginn auszuschließen). Parameter des Knochenabbaus liefern keine zusätzlichen Informationen. Die Abstände für die Kontrolle der AP können im Zusammenhang mit einer Therapie anfangs 1 Monat, später 3 Monate betragen – für Erkrankungen geringer Aktivität reichen auch längere Abstände (6–12 Monate) aus. Röntgenkontrollen sind vom klinischen Verlauf abhängig zu machen. Ein neuerliches Skelettszintigramm (ein erstes erfolgt bei Diagnosestellung) ist nur bei Verdacht auf neue Manifestationen erforderlich.

Prognose

Die subjektiven Beschwerden des Paget-Kranken lassen sich in etwa zwei Drittel der Fälle beheben oder zumindest bessern. Bei etwa einem Drittel persistieren die Beschwerden, zumeist infolge der Entwicklung z. B. von Sekundärarthrosen von Gelenken, die an einen durch den Morbus Paget deformierten Knochen angrenzen. Hier ist eine unspezifische Schmerztherapie degenerativer Gelenksveränderungen erforderlich. Die medikamentöse Therapie bringt den Morbus Paget zum Stillstand oder verlangsamt ihn relevant. Ob sie durch „Beruhigung" des lokalen Knochenstoffwechsels auch die Häufigkeit des Paget-Sarkoms, das bei weniger als 1 % der Betroffenen auftritt, vermindert, ist noch ungewiß.

Literatur

Besser, G. M., A. G. Cudworth (Ed): Clinical Endocrinology (Chapman & Hall: London 1987).

Deutsche Gesellschaft für Endokrinologie (Hrsg): Rationelle Diagnostik in der Endokrinologie (Thieme: Stuttgart – New York 1993).

Favus, M. J.: (Ed): Primer on the Metabolic Bone Diseases and Disorders of Mineral Metabolism. 3rd ed. (Lippincott-Raven: Philadelphia – New York 1996).

Kanis, J. A.: Pathophysiology and treatment of Paget's disease of bone. (Martin Dunitz: London 1991).

Kanis, J. A.: Osteoporosis (Blackwell: Oxford 1994).

Mundy, G. R.: Bone Remodeling and its Disorders. (Martin Dunitz: London 1995).

Raue, R. (Ed): Hypercalcaemia of Malignancy (Springer: Berlin 1994).

Rothmund, M.: (Hrsg): Hyperparathyreoidismus (Thieme: Stuttgart – New York 1991).

Ziegler, R. (Hrsg): Hormon- und stoffwechselbedingte Erkrankungen in der Praxis (VHC: Weinheim 1987).

4. Diabetes mellitus

R. Landgraf, H. Hauner, W. Kiess
J. Köbberling, H.-P. Meißner
L. Schaaf, W. A. Scherbaum
K.-H. Usadel

Nicht Insulin-abhängiger (Typ-II-)Diabetes

Therapie des Typ-II-Diabetes mellitus

In Deutschland leiden zur Zeit etwa 4 Millionen Menschen an Diabetes mellitus. Etwa 1,65 Millionen der Diabetiker befinden sich im mittleren Lebensalter von 40–65 Jahren, während 2,10 Millionen Diabetiker älter als 65 Jahre sind. Pro Jahr ist mit ca. 350 000 Neuerkrankten zu rechnen, von denen rund 20 000 jünger als 40 Jahre, 170 000 zwischen 40 und 65 Jahre und 160 000 über 65 Jahre alt sind. Ungefähr 90–95 % dieser Patienten sind dem Typ-II-Diabetes zuzurechnen, der auch als NIDDM (**n**on **i**nsulin **d**ependent **d**iabetes **m**ellitus) bezeichnet wird. 80 % der Patienten mit NIDDM sind übergewichtig und werden auch als Typ-IIb-Diabetiker bezeichnet. Primär Normalgewichtige (20 %) werden dem Typ-IIa-Diabetes zugeordnet.

Oft ist der Typ-II-Diabetes eine Zufallsdiagnose, da typischerweise Patienten über lange Zeit keine oder nur geringe klinische Symptome aufweisen. Diese Tatsache ist mitverantwortlich für die hohe Rate an relativ frühzeitig nachweisbaren diabetesbedingten Folgekrankheiten. Diese sind auch verantwortlich für die verminderte Lebenserwartung, die bei NIDDM im mittleren Alter immer noch um 5–10 Jahre verkürzt ist. Die Exzeßmortalität ist vor allem auf kardiovaskuläre Erkrankungen zurückzuführen, die bei Männern das Zweifache und bei Frauen das Vierfache nichtdiabetischer Personen erreicht.

Therapieziele

Der NIDDM stellt somit keineswegs eine milde Form des Diabetes oder gar eine leichtzunehmende Erkrankung dar, und in Anbetracht der großen Häufigkeit von diabetischen Spätkomplikationen bei Typ-II-Diabetes sind für den Typ-II-Diabetiker im jüngeren und mittleren Lebensalter die gleichen Therapieziele (Tab. 4.1) zu fordern wie für den Typ-I-Diabetiker.

Tab. 4.1 Therapieziele bei jüngeren Typ-II-Diabetikern

– Symptomfreiheit, Erhalt der körperlichen und geistigen Leistungsfähigkeit, Wohlbefinden
– Normalisierung des Körpergewichts
– Sekundärprävention von Mikro- und Makroangiopathie sowie Neuropathie durch dauerhafte normnahe Einstellung des Glukose- und Fettstoffwechsels
– Verhinderung hyper- und hypoglykämischer Komata

Unter Berücksichtigung eines hohen Alters von über 70 Jahren bei einem Großteil von Typ-II-Diabetikern sind diese strengen Therapieziele zu relativieren und dieser Altersgruppe individuell anzupassen (Tab. 4.**2**).

Tab. 4.**2** Therapieziele bei Diabetikern im höheren Lebensalter

- Symptomfreiheit, Erhalt der körperlichen Leistungsfähigkeit, Wohlbefinden
- Prävention von hyper- und hypoglykämischen Komata
- Vermeidung von diabetischen Fußkomplikationen
- Normalisierung des Blutdrucks
- keine unbedingt normnahe Blutzuckereinstellung

Welche Zielwerte der Stoffwechseleinstellung anzustreben und welche Beurteilungskriterien für die Behandlungsqualität von Typ-II-Diabetikern anzuwenden sind, wurde 1994 in einem Konsensuspapier der „European NIDDM Policy Group" neu definiert (Tab. 4.**3**).

Diese Zielwerte sollten für **jeden Patienten individuell** festgelegt werden. Bei den unter der Rubrik „gut" aufgelisteten Werten handelt es sich um Idealwerte, die bei bestimmten Patienten, z.B. bei älteren Patienten oder Patienten mit anderen lebensverkürzenden Erkrankungen, unter Umständen schwer, unmöglich oder auch unnötig zu erreichen sind bzw. gefährlich sein können.

Schulung

Zur erfolgreichen Behandlung und Selbstbetreuung des Diabetikers ist die Schulung unerläßlich. Diese Schulung muß dem Alter des Typ-II-Diabetikers angepaßt sein. NIDDM-Patienten jüngeren und mittleren Alters bedürfen dabei eines Schulungsaufwandes, der dem für Typ-I-Diabetiker entspricht. Bei älteren Patienten sind Schulungsprogramme mit geringerem zeitlichen Aufwand ausreichend. Ganz grundsätzlich sollte der Typ-II-Diabetiker entsprechend der Empfehlungen der „NIDDM Policy Group" durch die Schulung mit folgenden Inhalten vertraut gemacht werden:
- den individuellen Behandlungszielen,
- dem individuellen Nährstoffbedarf und seinem Ernährungsplan,
- Ratschlägen für körperliche Aktivität,
- der Interaktion zwischen Nahrungsaufnahme, körperlicher Aktivität, oralen Antidiabetika/Insulin (Applikation und gegebenenfalls Insulinanpassung),

Tab. **4.3**   Zielwerte der Stoffwechseleinstellung, entsprechend der Empfehlungen der „European NIDDM-Policy-Group"

		gut*	Grenzwert	schlecht
Blutglukose				
– Nüchternwert	mg/dl	80 – 110	≤ 140	> 140
	mmol/l	4,4 – 6,1	$\leq 7,8$	$> 7,8$
– postprandial	mg/dl	80 – 144	≤ 180	> 180
	mmol/l	4,4 – 8,0	≤ 10	> 10
HbA$_1$**	%	$< 8,0$	$\leq 9,5$	$> 9,5$
HbA$_{1c}$**	%	$< 6,5$	$\leq 7,5$	$> 7,5$
Harnglukose	%	0	$\leq 0,5$	$> 0,5$
Gesamtcholesterin	mg/dl	< 200	< 250	> 250
	mmol/l	$< 5,2$	$< 6,5$	$> 6,5$
HDL-Cholesterin+	mg/dl	> 40	≥ 35	< 35
	mmol/l	$> 1,1$	$\geq 0,9$	$< 0,9$
Triglyceride	mg/dl	< 150	< 200	> 200
	mmol/l	$< 1,7$	$< 2,2$	$> 2,2$
Body-Mass-Index	kg/m^2	♂ 20 – 25	≤ 27	> 27
		♀ 19 – 24	≤ 26	> 26
Blutdruck	mmHg	$\leq 140/90$++	$\leq 160/95$	$> 160/95$

* Dies sind Idealwerte und als solche bei bestimmten Patienten (z. B. ältere Patienten) unter Umständen schwer, unmöglich oder auch unnötig zu erreichen

** Die Referenzwerte für HbA$_1$ und HbA$_{1c}$ schwanken je nach Methode erheblich

+ Die Zielwerte liegen für weibliche Patienten um 10 mg/dl (0,3 mmol/l) höher

++ Strengere Zielwerte können unter Umständen bei jüngeren Patienten mit frühzeitig auftretender Nephropathie erforderlich sein.

N.B. Ein zusätzliches Behandlungsziel ist die Einstellung des Rauchens

– Verbesserung der Lebensführung, z.B. der schädlichen Wirkung des Rauchens und des übermäßigen Alkoholkonsums,
– der Selbstkontrolle und Bedeutung der Meßergebnisse und der zu ergreifenden Maßnahmen,
– dem Verhalten in Notfällen (Krankheit, Hypoglykämie),
– Anzeichen, Symptome und Probleme der chronischen Komplikationen bei Typ-II-Diabetes, insbesondere Empfehlungen zur Fußpflege.

Selbstkontrolle

Grundsätzlich sollte jeder Typ-II-Diabetiker eine Selbstkontrolle durchführen. Die Methoden für die Selbstkontrolle und deren Häufigkeit hängen von den Zielen und der Art der Behandlung ab. Nach den Empfehlungen der „European NIDDM Policy Group" ist zur Überwachung der Stoffwechseleinstellung die Blutzuckermessung der Harnzuckermessung vorzuziehen. Sie ist obligatorisch bei Patienten, die mit Insulin behandelt werden, und sie ist wünschenswert bei Patienten, die orale Antidiabetika erhalten. Sie stellt einen entscheidenden Schutz vor Hypoglykämien dar. Auch bei Patienten jüngeren und mittleren Alters, die allein diätetisch behandelt werden, ist die Blutzuckerselbstkontrolle oftmals sehr hilfreich und motivationsfördernd zur Erzielung einer guten Stoffwechseleinstellung. Der leidige Streit, ob eine visuelle Blutzuckerbestimmung einer Bestimmung mittels Blutzuckermeßgerät vorzuziehen sei, erscheint nicht mehr zeitgemäß in Anbetracht der heute zur Verfügung stehenden, z. T. sehr guten und preiswerten Meßgeräte, die auch unter schlechten Lichtbedingungen im Gegensatz zur visuellen Abschätzung sehr genaue Blutzuckerwerte liefern. Für die Verwendung von Blutzuckermeßgeräten spricht auch die Tatsache, daß sie stark motivationsfördernd auf die Blutzuckerselbstbestimmung wirken.

Die Harnzuckerselbstkontrolle ist eine sinnvolle Alternative zur Blutzuckerselbstkontrolle, wenn diese nicht möglich ist und wenn das Ziel generell darin besteht, den Harn zuckerfrei zu halten. Der Harnzuckertest eignet sich weniger gut, wenn die Nierenschwelle erhöht ist, wie beispielsweise bei älteren Patienten, oder wenn sie erniedrigt ist, wie z. B. bei Schwangeren.

Ernährungsrichtlinien

Eine effektive Behandlung des Typ-II-Diabetes ist ohne eine geeignete Ernährung nicht möglich.

Bei einer diabetesgerechten Kost sollten 50 – 60 % der Gesamtenergie aus Kohlenhydraten, vorwiegend in komplexer Form und mit einem hohen Anteil an löslichen Ballaststoffen bestehen. 25 – 35 % der Gesamtenergie sollten durch Fett abgedeckt werden, wobei die Aufnahme gesättigter Fette unter 10 % der Gesamtenergie liegen sollte. Der Rest sollte einfach und mehrfach ungesättigte Fettsäuren enthalten. Die Aufnahme von Eiweiß sollte 15 % der Gesamtenergie (ca. 1,0 g/kg Körpergewicht) nicht überschreiten.

Die Alkoholzufuhr sollte besonders bei Patienten mit Adipositas, Hypertonie und/oder Hypertriglyzeridämie eingeschränkt werden. Auch die Aufnahme von Zuckeraustauschstoffen (z. B. Sorbit und Fruktose) sollte wegen des Kaloriengehaltes eingeschränkt werden; kalorienfreie Süßstoffe sind dagegen erwünscht.

Bei übergewichtigen Typ-II-Diabetikern steht eine kalorienreduzierte Kost im Vordergrund der Behandlung. Sofern diese Patienten nicht mit Sulfonylharnstoffen oder Insulin behandelt werden, sind Kostpläne mit Kohlenhydrat-Austauscheinheiten für diese Patientengruppe nicht erforderlich.

Der normalgewichtige Typ-II-Diabetiker bedarf einer energiegerechten Kost, wobei sich der Energiebedarf auf der Grundlage des Optimalgewichtes (= Größe minus 100 minus 5 % bei Männern bzw. 10 % bei Frauen) und der körperlichen Aktivität berechnet. Im Durchschnitt werden für einen Erwachsenen mit leichter körperlicher Arbeit 25 – 30 kcal/kg Körpergewicht veranschlagt. Bei einer Reduktionskost muß die Energieaufnahme mindestens um 500 kcal unter dem berechneten Energiebedarf liegen, um eine langfristige Gewichtsabnahme zu erzielen.

Bei Patienten, die mit Sulfonylharnstoffen oder Insulin behandelt werden, sollten die Mahlzeiten möglichst gleichmäßig über den Tag verteilt werden, wobei die Patienten anhand von individuellen Plänen über die Verteilung von Kohlenhydraten, Eiweiß und Fett genau unterrichtet sein sollten. Für diese Patientengruppe ist die Verwendung von Kohlenhydrat-Austauschtabellen (alte Bundesländer: BE = Berechnungseinheit = 12 g Kohlenhydrate; neue Bundesländer: KHE = Kohlenhydrateinheit = 10 g Kohlenhydrate) hilfreich und als Schätzeinheiten zur praktischen Orientierung anzusehen.

Orale Antidiabetika

Erst wenn die diätetischen Maßnahmen allein in einer angemessenen Zeit (3 – 6 Monate) nicht zu der erwünschten Verbesserung der Stoffwechseleinstellung geführt haben, ist der Einsatz einer medikamentösen Therapie gerechtfertigt. Leider ist heute immer noch der häufigste Fehler bei der Behandlung von Typ-II-Diabetikern darin zu sehen, daß orale Antidiabetika zu früh eingesetzt werden ohne Auslotung der Schulung und einer diätetischen Behandlung und ohne Berücksichtigung pathophysiologischer Erkenntnisse oder daß sie zu spät abgesetzt werden, obwohl schon längst ein Sekundärversagen der oralen Diabetestherapie vorliegt.

Zur Behandlung des Typ-II-Diabetes stehen 3 verschiedene Stoffklassen (Tab. 4.4) mit unterschiedlichem Wirkungsmechanismus zur Verfügung, die entsprechend den unterschiedlichen Voraussetzungen (dünn-dick, jünger-älter, Mehrfacherkrankungen, Insulinresistenz, noch ausreichende Insulinspiegel, Insulinsekretionsstörung) eine differenzierte Therapie ermöglichen.

Tab. 4.**4**   Orale Antidiabetika

Stoffklasse	Substanz
α-Glukosidase-Hemmer	Acarbose
Biguanide	Metformin
Sulfonylharnstoffe	Tolbutamid
	Glisoxepid
	Glipizid
	Gliquidon
	Glibenclamid
	Glimepirid

Acarbose

Die Acarbose führt durch eine dosisabhängige und reversible Hemmung der auf dem Oberflächenepithel des Dünndarms lokalisierten α-Glukosidase zu einer Resorptionsverzögerung von Kohlenhydraten.

Hierdurch kommt es vor allem zu einer Verminderung des postprandialen Blutzuckeranstiegs, was letztendlich auch eine Verminderung des Nüchternblutzuckers zur Folge hat. Der Vorteil einer alleinigen Acarbosetherapie ist darin zu sehen, daß keine Hypoglykämien zu befürchten und keine Verstärkung eines evtl. bestehenden Hyperinsulinismus zu erwarten sind. Auch wird durch Acarbose eine Gewichtszunahme nicht gefördert.

Die Dosierung soll einschleichend mit 50–100 mg/d Acarbose begonnen werden, wobei das Medikament unmittelbar vor dem Essen bzw. mit dem ersten Bissen einer Mahlzeit eingenommen werden sollte. Die mittlere effektive Tagesdosis liegt bei dreimal 100 mg.

Die Monotherapie mit Acarbose kann empfohlen werden, wenn Diät allein keinen ausreichenden Effekt mehr auf die Stoffwechseleinstellung hat und insbesondere postprandiale Blutzuckerspitzen gesenkt werden sollen. Daneben wird Acarbose auch in Kombination mit Sulfonylharnstoffen eingesetzt, wenn sich mit einer Monotherapie keine zufriedenstellende Einstellung erzielen läßt. Auch kann gelegentlich eine zusätzliche Gabe von Acarbose bei insulinbehandelten Typ-II-Diabetikern von Vorteil sein, insbesondere dann, wenn hohe Insulindosen nicht den erwünschten therapeutischen Erfolg nach sich ziehen.

Die Nebenwirkungen (Tab. 4.**5**). der Acarbose sind überwiegend gastrointestinaler Art. Sie äußern sich vor allem in Meteorismus und Flatulenz, gelegentlich auch Diarrhöen. Diese Nebenwirkungen sind dosisabhängig und schwächen sich häufig im Behandlungsverlauf ab. Nicht selten jedoch zwingt gerade die Flatulenz zum Abbruch einer Therapie mit dieser Substanz. Die Kosten dieser Therapie sind nicht unerheblich und bei Berücksichtigung einer ballaststoffreichen Ernährung meist überflüssig.

Tab. 4.5   Nebenwirkungen der Acarbose

Flatulenz
Meteorismus
Diarrhö
Transaminasenanstieg (sehr selten)
Abfall des Serum-Eisens

Biguanide

Unter den Biguaniden ist heute nur noch Metformin verfügbar. Die Hauptwirkungen von Metformin bestehen in einer Hemmung der Glukoseaufnahme aus dem Darm, in einer Hemmung der Glukoseneubildung in der Leber und in einer Förderung des Glukosetransportes in den Insulinzielgeweben, Muskel und Fettgewebe. Metformin führt zu einer Blutzuckersenkung ohne Verstärkung einer evtl. Hyperinsulinämie und ohne die Gefahr von Hypoglykämien. Weiterhin begünstigt Metformin eine Abnahme des Körpergewichtes.

Als Dosierung von Metformin werden zwei- bis dreimal 500 mg/d bis maximal zweimal 850 mg/d empfohlen. Auch dieses Medikament sollte einschleichend dosiert werden, um Nebenwirkungen (Tab. 4.6) gastrointestinaler Art (Übelkeit, Diarrhö) möglichst gering zu halten.

Tab. 4.6   Nebenwirkungen von Metformin

Inappetenz	
Völlegefühl	
Übelkeit	
Erbrechen	
Durchfall	
Metallgeschmack	
Laktazidose	sehr selten
Hautallergien	selten
Blutbildungsstörungen	sehr selten

Wegen der Gefahr einer Laktazidose, der gefährlichsten und gefürchtetsten, jedoch sehr seltenen Nebenwirkung von Metformin, sind bei Einsatz dieser Substanz die Kontraindikationen (Tab. 4.7) streng zu beachten. Unter den Kontraindikationen ist besonders eine Niereninsuffizienz auszuschließen. Aus diesem Grund sind bei dieser Therapie regelmäßige Kontrolluntersuchungen mit Bestimmung des Serum-Kreatinins erforderlich.

Tab. 4.7 Kontraindikationen der Biguanide

Niereninsuffizienz (Kreatinin > 1,3 mg/dl)
Herzinsuffizienz
Bronchialasthma
Lungenemphysem
chronische Bronchitis
höhergradige periphere Durchblutungsstörungen
schwere Lebererkrankungen
Acetonausscheidung im Urin
Schock
Alkoholabusus
Abmagerungskuren (< 1000 kcal)
fieberhafte Erkrankungen
Schwangerschaft

Bislang war der Einsatz von Metformin in Deutschland nur in Kombination mit einem Sulfonylharnstoff zugelassen. Diese einschränkende Empfehlung wurde 1994 zurückgenommen, so daß Metformin jetzt auch in Deutschland, wie von der Konsensuskonferenz der „European NIDDM Policy Group" schon 1989 empfohlen, zur Monotherapie eingesetzt werden kann.

Die Hauptindikation zur Monotherapie stellt vor allem der übergewichtige, mit Diät allein nicht zu führende Typ-II-Diabetiker dar (Abb. 4.1). Führt die Monotherapie nicht zu dem erwünschten Erfolg hinsichtlich der Stoffwechseleinstellung muß eine Kombinationstherapie mit Sulfonylharnstoffen und gegebenenfalls Acarbose in Erwägung gezogen werden. Auch bei insulinbedürftigen Typ-II-Diabetikern kann gelegentlich die zusätzliche Gabe von Metformin bei Einstellungsproblemen hilfreich sein.

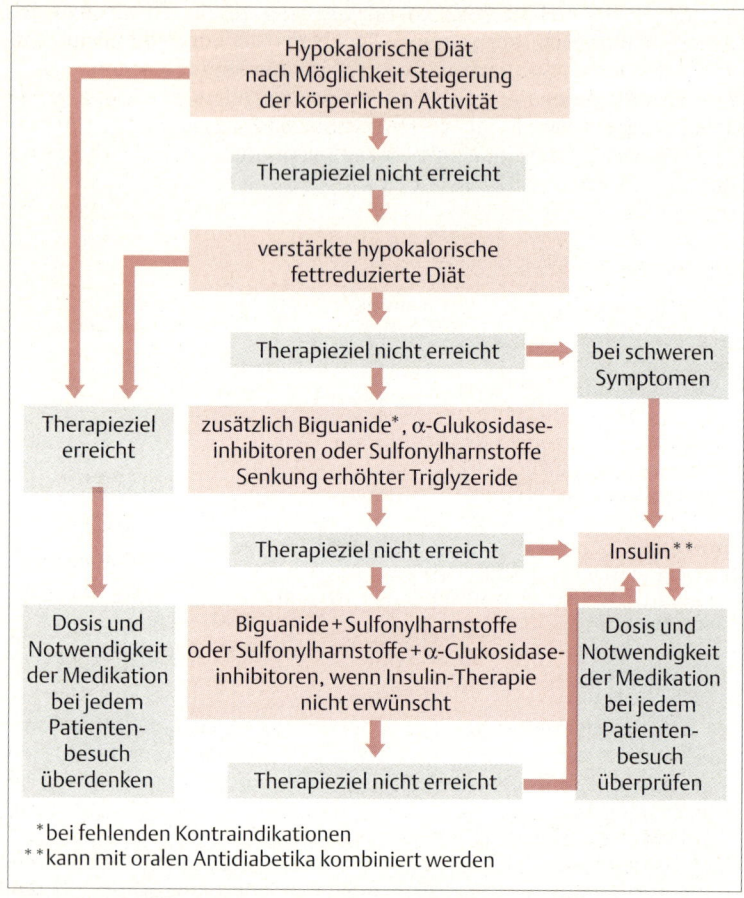

Abb. 4.**1** Therapieschema bei übergewichtigen Diabetikern (nach der Konsensuskonferenz der „European NIDDM Policy Group").

Sulfonylharnstoffe

Über den Wirkungsmechanismus der Sulfonylharnstoffe weiß man heute sehr gut Bescheid. Sie haben eine relativ selektive Wirkung auf die insulinproduzierenden β-Zellen der Langerhansschen Inseln im Pankreas und führen durch Bindung an einen spezifischen Sulfonylharnstoffrezeptor in der β-Zellmembran zu einer Steigerung der Insulinsekretion. Aufgrund unterschiedlicher Lipidlöslichkeit und unterschiedlicher Affinität zu dem Sulfonylharnstoffrezeptor weisen die verschiedenen Sulfonylharnstoffe (Tab. 4.8) erhebliche Unterschiede in ihrer Wirkdauer und Wirkstärke auf, was leider in Deutschland heute bei ihrem therapeutischen Einsatz nicht berücksichtigt wird. So wird heute fast ausnahmslos recht unkritisch der am stärksten und längsten wirksame Sulfonylharnstoff Glibenclamid eingesetzt mit der Gefahr, schwere, z. T. protrahiert verlaufende Hypoglykämien besonders bei älteren Patienten zu provozieren. Eine Rückbesinnung auf einen differenzierten Einsatz der verschiedenen Sulfonylharnstoffe ist daher sicherlich notwendig. Eine entsprechende Empfehlung wurde auch von der „European NIDDM Policy Group" ausgesprochen.

Tab. 4.8 Charakteristika verschiedener Sufonylharnstoffe

Sulfonylharnstoff	biol. HWZ*	Dosierung/d	Verabreichung/d
Tolbutamid	~ 4 h	0,5 – 2,0 g	ein- bis dreimal
Glisoxepid	~ 2 h	2,0 – 16 mg	ein- bis dreimal
Gliquidon**	~ 2 h	15 – 120 mg	ein- bis dreimal
Glipizid	~ 4 h	2,5 – 30 mg	ein- bis dreimal
Glibenclamid	~ 8 h	1 – 10,5 mg	ein- bis zweimal
Glimepirid	~ 8 h	1 – 8 mg	einmal

* biologische Halbwertszeit;
** wird nicht renal eliminiert, keine Kumulationsgefahr bei Niereninsuffizienz

Wegen der Gefahr von Hypoglykämien sollte die Therapie mit Sulfonylharnstoffen immer in geringer Dosierung und nach Möglichkeit mit schwächer wirkenden Präparaten wie z. B. Tolbutamid oder Glipizid begonnen werden. Die Dosis sollte nur langsam den erforderlichen Bedürfnissen angepaßt werden. Wegen der Gefahr von Hypoglykämien gerade bei den langwirkenden Sulfonylharnstoffen muß auch die Ernährung bei der Anwendung dieser Substanzen besonders überdacht werden und der Patient sollte seine Nahrungsaufnahme auf 5 – 6 Mahlzeiten pro Tag verteilen.

Bei der Verwendung von Sulfonylharnstoffen ist auch zu bedenken, daß Interaktionen mit anderen Medikamenten ihre Wirkung verstärken oder abschwächen können. Deshalb sollte bei Verordnung, Dosisänderung oder Absetzen zusätzlicher Pharmaka der Stoffwechsel des Patienten besonders sorgfältig überwacht werden. Auch Alkohol verstärkt die blutzuckersenkende Wirkung der Sulfonylharnstoffe.

Außer Hypoglykämien sind Nebenwirkungen (Tab. 4.9) von Sulfonylharnstoffen sehr selten.

Tab. 4.9   Nebenwirkungen der Sulfonylharnstoffe

Hypoglykämien	häufig bei Glibenclamid
gastrointestinale Störungen	selten
allergische Hautreaktionen	sehr selten
Panzytopenie	sehr selten

Sulfonylharnstoffe gelten als Medikament der ersten Wahl bei den normalgewichtigen Typ-IIa-Diabetikern (Abb. 4.2). Falls es bei diesen Patienten rasch zu einem Therapieversagen kommt, sollte an die Möglichkeit eines LADA-Diabetes (Late Onset Type I Diabetes in the Adult) gedacht und unverzüglich eine Insulintherapie eingeleitet werden.

Der Einsatz von Sulfonylharnstoffen bei den übergewichtigen Typ-IIb-Diabetikern ist oftmals problematisch, da sie häufig zu einer unerwünschten weiteren Gewichtszunahme führen und so die meist bestehende Insulinresistenz verstärken können. Für solche Fälle bietet sich eine Kombinationstherapie mit Metformin oder Acarbose an. Zusammenfassend ist festzustellen, daß ohne eine entsprechende Diät eine Therapie mit oralen Antidiabetika nicht erfolgreich durchgeführt werden kann. Der Einsatz der verschiedenen oralen Antidiabetika und ihre möglichen Kombinationen haben sich an den pathophysiologischen Gegebenheiten des Typ-II-Diabetes zu orientieren, und die bestmögliche Differentialtherapie muß individuell für jeden Patienten festgelegt werden, wobei die Richtlinien (Abb. 4.1 u. 4.2) der „European NIDDM Policy Group" hilfreich sind.

Insulintherapie

Eine Insulintherapie ist bei Typ-II-Diabetikern immer dann indiziert, wenn nach Ausschöpfen ernährungstherapeutischer Maßnahmen und oraler Antidiabetika eine befriedigende Stoffwechseleinstellung nicht erreicht werden kann. Auch bei ausgeprägten diabetischen Spätkomplikationen sollte frühzeitig eine Insulintherapie in Erwägung gezogen werden. Ferner ist bei normalgewichtigen Typ-II-Diabetikern mit schweren Symptomen eine primäre Insulintherapie vorteilhaft (vgl.

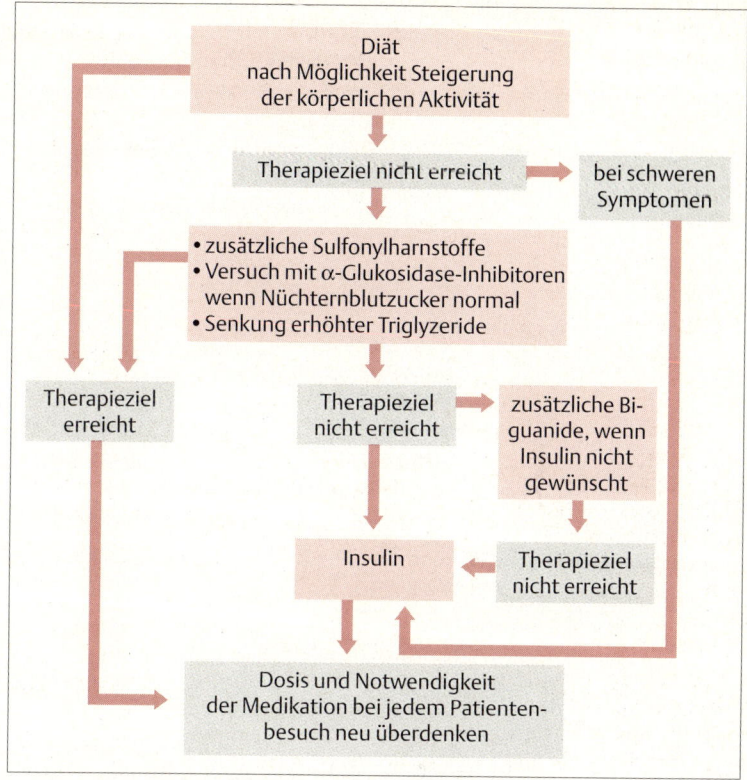

Abb. 4.2 Therapieschema bei normalgewichtigen Diabetikern (nach der Konsensuskonferenz der „European NIDDM Policy Group").

Abb. 4.2). Schließlich kann eine vorübergehende Insulintherapie bei Ausnahmesituationen, z. B. größere Operationen, schwere Infektionen, Schwangerschaft oder schwerere interkurrente Erkrankungen, notwendig werden. Häufig wird die Insulintherapie aus unbegründeten Ängsten und falsch verstandener Rücksichtnahme zu spät eingesetzt.

Bei der Insulinbehandlung von Typ-II-Diabetikern stehen verschiedene Therapieregime zur Verfügung (Tab. 4.**10**).

Für eine Reihe von Patienten, insbesondere ältere Typ-II-Diabetiker, stellt die Kombinationstherapie aus Insulin und Sulfonylharnstoffen (Tab. 4.**11**) eine in der Praxis leicht zu handhabende und meist risikoar-

Tab. 4.**10**   Insulintherapieformen

Kombinationstherapie	Insulin plus Sulfonylharnstoffe
konventionelle Insulintherapie	ein- bis zweimalige Gabe von Insulin täglich
intensivierte Insulintherapie	intensivierte konventionelle Insulin-therapie (ICT)
	Insulinpumpentherapie (CSSI)

Tab. 4.**11**   Empfehlung einer Kombinationstherapie

Beginn	morgendliche Gabe von 6 – 8 Einheiten eines Mischinsulins (30/70) oder eines Verzögerungs-insulins (NPH)
Steigerung	um 2 Einheiten im Abstand von 1 – 3 Tagen bis eine gute Stoffwechseleinstellung erzielt ist
Maximaldosis	20 – 24 Einheiten Insulin pro Tag
Sulfonylharnstoffgabe	Reduktion der Glibenclamidgabe auf 3,5 mg am Abend

me Therapieform dar, da nur wenig Insulin benötigt wird und die Hypo-glykämiegefahr gering ist.

Bei dieser Therapieform wird Insulin in Form eines Mischinsulins (z. B. 30 % Normal- und 70 % Verzögerungsinsulin) oder eines reinen NPH-Insulins meist nur einmal am Tag in geringer Dosis appliziert. Be-währt hat sich die morgendliche Gabe vor dem Frühstück, empfohlen wird aber auch die abendliche Gabe. Begonnen wird die Therapie mit 4 – 8 Einheiten, wobei die Dosis allmählich, in mehreren Tagesabständen um jeweils 2 Einheiten gesteigert werden sollte. Hinsichtlich der Sulfo-nylharnstoffgabe wird bei dieser Therapieform meist empfohlen, die Maximaldosierung von z. B. Glibenclamid morgens 7 mg und abends 3,5 mg beizubehalten. Aus pathophysiologischen Überlegungen er-scheint jedoch die Fortsetzung dieser maximalen Sulfonylharnstoffthe-rapie nicht sinnvoll. Im allgemeinen ist die alleinige Gabe einer geringen Insulinmenge am Morgen und eine einmalige Gabe von z. B. Glibencla-mid 3,5 mg am Abend völlig ausreichend und prognostisch günstiger. Sollten bei der Kombinationstherapie mehr als 20 – 24 Einheiten Insulin pro Tag benötigt werden, sollte die Kombinationstherapie verlassen und auf eine alleinige Insulintherapie mit z. B. zweimaliger Insulinapplikation übergegangen werden.

Für viele, insbesondere jüngere insulinbedürftige Typ-II-Diabetiker wird sich eine gute Stoffwechseleinstellung mit einer Kombinationstherapie nicht erzielen lassen. Diese Patienten lassen sich jedoch häufig mit einer konventionellen Insulintherapie mit 2 Insulingaben täglich gut einstellen. Üblicherweise benutzt man hierbei Mischinsulinpräparate, die ein festes Verhältnis von Normal- zu NPH-Insulin (meist 30 zu 70) besitzen und die mit konstantem Spritz-Eß-Abstand von etwa 30 Minuten vor dem Frühstück und dem Abendessen gespritzt werden. Auch die morgendliche Gabe eines Mischinsulins und die spät-abendliche Gabe eines reinen NPH-Insulins kann sinnvoll sein, insbesondere bei Neigung zu hohen Nüchternblutzuckerwerten. Weitere Modifikationen der konventionellen Insulintherapie sind vom Einzelfall abhängig und nach dem individuellen Stoffwechselverhalten auszurichten. Auf jeden Fall ist die konventionelle Insulintherapie an ein relativ strenges Kostregime mit Berechnung und gleichmäßiger Verteilung der Kohlenhydrate gebunden.

In all den Fällen, in denen ein insulinbedürftiger Typ-II-Diabetiker mit einer konventionellen Insulintherapie nicht befriedigend eingestellt werden kann, wird man auch bei diesen Patienten in gleicher Weise wie bei Typ-I-Diabetikern (siehe dort) eine intensivierte Insulintherapie durchführen.

Therapie der Hyperlipoproteinämie bei Typ-II-Diabetes

Die Hyperlipoproteinämie gehört beim NIDDM zu den häufigsten Begleiterkrankungen. Die Lipidkonstellation ist dabei durch eine Erhöhung von VLDL-Triglyzeriden und LDL-Cholesterin sowie eine Erniedrigung von HDL-Cholesterin gekennzeichnet. Typ-II-Diabetiker mit hohen Triglyzeridwerten und niedrigem HDL-Cholesterin sind als Hochrisikopatienten hinsichtlich der Entwicklung einer koronaren Herzkrankheit anzusehen. Erhöhte Triglyzeride können darüber hinaus von sich aus die Blutzuckereinstellung beeinträchtigen. Entsprechend ist neben einer Normalisierung des Glukosestoffwechsels auch eine Normalisierung des Fettstoffwechsels anzustreben (vgl. Tab. 4.**3**).

Die wirksamste Maßnahme zur Behandlung der Dyslipoproteinämien ist die Beseitigung des Übergewichts. Bei der Reduktionskost ist besonders auf eine Reduktion der Fettmenge zu achten, die möglichst weniger als 30 % der Gesamtenergieaufnahme betragen sollte. Erst wenn durch Ausschöpfung der nicht-medikamentösen Therapie und Optimierung der Diabeteseinstellung eine ausreichende Senkung der Lipide nicht erreicht wird, ist eine medikamentöse Lipidsenkung angebracht. Bei älteren Patienten ist eine medikamentöse Therapie mit Lipidsenkern zurückhaltend anzuwenden und vom Einzelfall abhängig.

Gemäß der Richtlinien der „European NIDDM Policy Group" wird folgendes medikamentöses Vorgehen bei der Behandlung der Dyslipoproteinämien empfohlen:

– Bleiben die Werte für Gesamt- und LDL-Cholesterin bei normalen Triglyzeriden und niedrigem bzw. normalem HDL-Cholesterin weiter erhöht, so sollten HMG-CoA-Reduktasehemmer (bei mäßiger bis schwerer persistierender Hypercholesterinämie) oder Gallensäuren-bindende Mittel (Anionenaustauscher) verwendet werden.

– Wenn isoliert hohe Triglyzeridwerte weiterbestehen, sollten Fibrate oder Nikotinsäure-Analoga verabreicht werden.

– Wenn Cholesterin- und Triglyzeridwerte bei niedrigem HDL-Cholesterin weiter erhöht sind, so sollten

1. Fibrate,
2. HMG-CoA-Reduktasehemmer (nicht zusammen mit Fibraten!),
3. Fibrate plus Anionenaustauscher unter sorgfältiger Kontrolle der Triglyzeride und
4. Nikotinsäure-Analoga als Zusatztherapie angewendet werden.

Diabetes und Schwangerschaft

Zu unterscheiden sind

A. Diabetes in der Schwangerschaft.
   Auch bei vorbestehendem Diabetes mellitus treten in der Schwangerschaft besondere Probleme auf, die zu intensiven therapeutischen Bemühungen Anlaß geben.

B. Gestationsdiabetes.
   Wenn eine Störung des Kohlenhydratstoffwechsels erstmals in der Schwangerschaft auftritt oder erkannt wird, spricht man von Gestationsdiabetes. Während der Schwangerschaft tritt ein Diabetes mellitus (sowohl Typ I als auch Typ II) insgesamt etwa zehnmal häufiger auf als bei gleichaltrigen nicht schwangeren Frauen. Der Gestationsdiabetes verursacht in der Regel keine Beschwerden auf seiten der Mutter und wird deshalb häufig unterschätzt. Er kann aber, falls nicht eine geeignete Therapie erfolgt, zu schweren Störungen des Feten mit gesteigerter perinataler Mortalität und Morbidität führen.

Sowohl der Diabetes in der Schwangerschaft als auch der Gestationsdiabetes bedürfen einer intensiven Therapie mit dem Ziel einer normoglykämischen Stoffwechsellage. Nur auf diese Weise kann eine diabetische Fetopathie verhindert werden. Der Zielbereich der kapillären Blutglukose sollte vor den Mahlzeiten unter 105 mg/dl liegen, postprandial unter 140 mg/dl. Blutzuckertagesprofilmittelwerte sollten um 100 mg/dl liegen. Das HbA$_{1c}$ sollte deutlich < 6% sein.

Präkonzeptionelle Therapie

Zufällige Schwangerschaften sollten bei Diabetikerinnen unbedingt vermieden werden. Eine Konzeption sollte erst dann geplant werden, wenn über 1–2 Monate eine normoglykämische oder nahe normoglykämische Stoffwechsellage (normales HbA$_{1c}$) erreicht wird. Zur Antikonzeption kommen auch bei Diabetikern verschiedene Verfahren in Frage. Die Barrieremethoden wie Kondom und Pessar führen zwar nicht zu metabolischen Belastungen, sind aber bekanntermaßen von geringerer Sicherheit als andere Methoden. Ovulationshemmer sind bei Patientinnen mit bereits bestehenden vaskulären Komplikationen weniger empfehlenswert. Auch bei Raucherinnen (trotz aller Warnungen rauchen Diabetikerinnen kaum weniger als gleichaltrige andere Frauen) sind Ovulationshemmer wegen der erhöhten Thromboseneigung ungünstig. Bei im übrigen gesunden Diabetikerinnen stellen Ovulationshemmer eine akzeptable Methode der Geburtenplanung dar, wobei ein Östrogenanteil von unter 50 μg eingehalten werden sollte. Intrauterinpessare sollten bei Diabetikerinnen wegen der erhöhten Entzündungsgefahr vermieden werden.

Therapie in der Schwangerschaft

Jede Diabetikerin, die nicht ausreichend geschult ist, bedarf zu Beginn der Schwangerschaft einer intensiven Nachschulung. Auch bei Gestationsdiabetes ist zumindest eine Kurzschulung dringend erforderlich. Die Überwachung während der Schwangerschaft erfolgt am besten in einem speziell für solche Fälle eingerichteten Zentrum, in dem eine Zusammenarbeit zwischen Internisten, Geburtshelfern und Kinderärzten gewährleistet ist.

Die früher häufig empfohlene stationäre Aufnahme zwischen der 24. und 28. Schwangerschaftswoche zur Optimierung der Insulineinstellung und die frühzeitige stationäre Aufnahme mehrere Wochen vor der Entbindung kann bei komplikationsloser Schwangerschaft entfallen, vor allem dann, wenn die Diabetikerin selbst regelmäßig Blutzuckermessungen vornimmt, die die ärztlicherseits durchgeführten Kontrollen des Stoffwechsels ergänzen.

Ernährung

Manche Patientinnen mit Gestationsdiabetes lassen sich allein mit diätetischen Maßnahmen ausreichend behandeln. Auch bei erforderlicher Insulintherapie stellt die Beachtung diätetischer Grundregeln in der Schwangerschaft einen wichtigen Pfeiler der Therapie dar.

Zur Vermeidung postprandialer Hyperglykämien sollte eine ballaststoffreiche Kost verwandt werden, in der raffinierte Zucker vermieden werden. Der Eiweißanteil sollte auf 1,5 – 2 g/kg erhöht werden. Die tägliche Kalorienzufuhr orientiert sich am Energiebedarf der normalen Gravidität (30 – 40 kcal/kg Körpergewicht). Die Gewichtszunahme sollte in den ersten 6 Monaten nicht mehr als 1 kg pro Monat betragen, in den späteren Schwangerschaftsmonaten bis zu 1,5 kg.

Zuckeraustauschstoffe und Süßstoffe in geringen Mengen sind in der Schwangerschaft erlaubt. Auch bei leichtesten Formen eines Hochdrucks sollte zur Vermeidung von Gestosen eine Restriktion der Kochsalz- und Flüssigkeitszufuhr erfolgen.

Orale Antidiabetika

Nur ein sehr geringer Teil junger Diabetikerinnen im gebärfähigen Alter wird mit oralen Antidiabetika behandelt. In der Schwangerschaft muß unbedingt eine Umstellung auf Insulin erfolgen. Auch bei Patientinnen mit mildem Gestationsdiabetes sollen keine Versuche einer Behandlung mit Sulfonylharnstoffen durchgeführt werden.

Insulintherapie

Die in der Schwangerschaft erforderliche straffe Stoffwechselführung kann nur durch die sogenannte intensivierte Insulintherapie erreicht werden. Dabei sind in der Regel 3 – 5 Injektionen täglich erforderlich. Die Zahl der Insulininjektionen und die Dosis müssen dem unterschiedlichen Insulinbedarf im Laufe der Schwangerschaft angepaßt werden. Wie auch außerhalb der Schwangerschaft hat sich bewährt, morgens eine Kombination von Basal- und Altinsulin zu verabreichen, mittags und abends Alt- und spät abends Basalinsulin. In Einzelfällen ist die erforderliche straffe Einstellung nur durch die Verwendung einer Insulinpumpe zu erzielen, bei der eine kontinuierliche subkutane Insulinzufuhr erfolgt.

Bekanntlich ist bei sehr straffer Blutglukoseeinstellung das Risiko von leichten Hypoglykämien in Kauf zu nehmen. Es ist aber nicht eindeutig bewiesen, daß Hypoglykämien sich schädlich auf den Fetus auswirken. Zu Beginn des letzten Schwangerschaftsdrittels kommt es in der Regel zu einem deutlichen Anstieg des Insulinbedarfs, ohne daß dies im Einzelfall sicher vorhergesagt werden kann.

Die erforderliche straffe Blutglukoseeinstellung ist nicht ohne regelmäßige Selbstkontrollen der Schwangeren möglich. Blutzuckertagesprofile sollten fünf Werte umfassen. Bei stabiler Stoffwechseleinstellung kann auf tägliche Blutzuckerkontrollen verzichtet werden, Tagesprofile mehrfach pro Woche sind jedoch unverzichtbar.

Therapie während und nach der Geburt

Am Tage der Geburtseinleitung sollte etwa ein Drittel der bisherigen Insulindosis morgens appliziert werden. Als besonders günstig hat sich die kontinuierliche intravenöse Insulingabe während der Geburt erwiesen. Diese Applikation kann bis zu 2 Tage post partum beibehalten werden. Bei den meisten Patientinnen ist unmittelbar nach Ende der Schwangerschaft mit einem drastischen Rückgang des Insulinbedarfs zu rechnen. Etwa eine Woche post partum ist meistens die Ausgangsdosis wieder erreicht.

Die Entbindung der angemessen behandelten schwangeren Diabetikerin erfolgt nach Möglichkeit spontan, d. h. auf vaginalem Wege um den Termin. Eine Indikation zur Sectio caesarea ergibt sich nur nach den allgemeinen geburtshilflichen Regeln. Das Neugeborene soll von einem mit diabetologischen Problemen vertrauten Neonatalogen überwacht werden. In den ersten Stunden nach der Geburt sollten halbstündige Blutglukosekontrollen erfolgen, weitere Kontrollen sind in den ersten 3 Lebenstagen erforderlich, um eine durch Hyperinsulinämie bedingte Hypoglykämie rechtzeitig zu erkennen.

Die Diabetikerin kann und sollte wenn möglich stillen, die postpartale Diabeteseinstellung wird hierdurch nicht erschwert.

Sekundäre Diabetesformen

Verschiedene endokrine Funktionsstörungen (Tab. 4.**12**) haben erhebliche Auswirkungen auf die Qualität der Stoffwechseleinstellung des Diabetikers sowie auf den Kohlenhydratstoffwechsel bei zuvor nichtdiabetischen Personen. In einem gewissen Prozentsatz kommt es bei endokrinen Funktionsstörungen zunächst zu einer gestörten Glukosetoleranz und im weiteren Verlauf bisweilen auch zu einem manifesten Diabetes mellitus, wobei es sich meist um einen nicht insulinpflichtigen Diabetes handelt.

Tab. 4.**12** Häufigkeit des Auftretens einer gestörten Glucosetoleranz bzw. eines manifesten Diabetes mellitus bei verschiedenen endokrinen Erkrankungen

Erkrankung	gestörte Glukose-toleranz	manifester Diabetes mellitus
Hyperthyreose	55%	2–3%
Akromegalie	15–30%	15–30%
Hypercortisolismus	85%	25%
Hyperaldosteronismus	50%	–
Phäochromozytom	75%	4–6%

Hyperthyreose

Eine gestörte Glukosetoleranz wird bei ca. 55% der Patienten mit einer unbehandelten floriden Hyperthyreose, ein manifester Diabetes mellitus bei 2–3% dieser Patienten gefunden. Hierbei ist es unerheblich, ob die Hyperthyreose aufgrund autonomen Schilddrüsengewebes oder als Folge einer Autoimmunthyreopathie (z.B. Morbus Basedow) entsteht. Ursächlich beruht die Störung des Glukosestoffwechsels sowohl auf einer vermehrten intestinalen Glukoseaufnahme als auch auf einer verminderten Insulinsekretion und einer herabgesetzten Insulinsensitivität in der Peripherie (Mac Farlane). Außerdem kommt es auch zu einer pathologischen Glukagonfreisetzung und einer vermehrten Glykogenolyse in der Leber.

Die Hyperthyreosetherapie erfolgt symptomatisch durch thyreostatische, operative bzw. Radiojodtherapie (s. Kap. „Hyperthyreosetherapie", S. 45). Wird durch eine ausreichende Therapie der Hyperthyreose eine euthyreote Stoffwechsellage erreicht, normalisiert sich in der Regel auch der Kohlenhydratstoffwechsel der Patienten. Andererseits kann es bei vorbestehendem Diabetes mellitus mit dem zusätzlichen Auftreten einer Hyperthyreose zu einer ausgeprägten Verschlechterung der Stoffwechsellage kommen. Die klinischen Symptome der Hyperthyreose und der entgleisenden diabetischen Stoffwechsellage sind zum Teil sehr ähnlich (z.B. Gewichtsverlust, Unruhe, Abgeschlagenheit) und können längere Zeit zu einer Fehlinterpretation des Krankheitsgeschehens führen. Insgesamt sollte man sich dann hier zu einer definitiven Therapie der Hyperthyreose (Operation bzw. Radiojodtherapie) entschließen.

Akromegalie

Eine Akromegalie beruht im allgemeinen auf einem wachstumshor-
monproduzierenden Hypophysenvorderlappenadenom, äußerst selten
kann auch eine paraneoplastische Bildung von Wachstumshormon oder
Wachstumshormon-Releasinghormon bzw. eine erhöhte Produktion
von Wachstumshormon-Releasinghormon im Bereich des Hypothalamus vorliegen. Die typischen wachstumsstimulierenden und metabolischen Wirkungen des Wachstumshormons werden über erhöhte Soma-
tomedin-C(IGF1)-Konzentrationen vermittelt. Bei 15–30% der Patienten mit Akromegalie findet sich eine gestörte Glukosetoleranz, allerdings entwickeln diese Patienten nach ca. fünf- bis zehnjährigem Verlauf in etwa 15–30% einen manifesten Diabetes mellitus. Hierbei handelt es sich meist um einen nicht insulinpflichtigen Typ-II-Diabetes mellitus (NIDDM). Im weiteren Verlauf ist auch mit den üblichen diabetischen Folgeerkrankungen zu rechnen. Pathophysiologisch liegt eine periphere Insulinresistenz vor. Der Glukosestoffwechsel läßt sich bei fast
allen Patienten mit Akromegalie nach einer spezifischen Therapie (Hypophysenoperation, Bestrahlung oder medikamentöser Behandlung
z.B. mit dem Somatostatin-Analogon Octreotid oder einem Dopamin-
agonisten (s. Kap. „Therapie der Akromegalie", S. 15) normalisieren. Eine
Insulintherapie kann jedoch bei Persistenz des Wachstumshormonex-
zesses vorübergehend oder langfristig notwendig sein.

Hypercortisolismus

Die Ursache des Hypercortisolismus (hypophysäre ACTH-Überproduk-
tion bei Morbus Cushing, Cushing-Syndrom bei ektoper ACTH-Produk-
tion bzw. Cortisolüberproduktion der Nebennierenrinde oder exogen
zugeführte Glukokortikoide) spielt für den Kohlenhydratstoffwechsel
der betroffenen Patienten keine Rolle. Ein Hypercortisolismus führt in
bis zu 85% der Krankheitsfälle zu einer pathologischen Glukosetoleranz
und bei etwa 25% zu einem meist nicht insulinpflichtigen, manifesten
Diabetes mellitus. Die gestörte Glukosetoleranz beruht auf einer gesteigerten Glukoneogenese und einer zunehmenden Insulinresistenz mit
konsekutiver Hyperinsulinämie. Bei vorbestehendem Diabetes mellitus
steigt der tägliche Insulinbedarf der Patienten erheblich. Bei diätetisch
oder mit oralen Antidiabetika eingestellten Patienten ist eine Insulintherapie z.B. während der Gabe von Glukokortikoiden dann fast immer
notwendig. Nach operativer Therapie des Hypercortisolismus (Exstirpation eines Hypophysenvorderlappenadenoms bzw. eines Nebennieren-
rindenadenoms; s. Kap. „Therapie des Hypercortisolismus", S. 282) bzw.

nach Ausschleichen der exogen zugeführten Glukokortikoidtherapie normalisiert sich der Kohlenhydratstoffwechsel in der Regel wieder.

Hyperaldosteronismus

Die Befundkonstellation eines primären Hyperaldosteronismus bei einem Nebennierenadenom der Zona glomerulosa oder bei bilateraler Hyperplasie der Nebennieren führt in etwa 50 % zu einer leichten Störung der Glukosetoleranz. Ein manifester Diabetes mellitus tritt sehr selten auf. Als Ursache wird eine verminderte Insulinausschüttung bei Hypokaliämie diskutiert. Eine ausreichende Kaliumsubstitution oder eine operative Entfernung des Nebennierenadenoms bzw. der Nebennierenhyperplasie (s. Kap. „Therapie des primären Hyperaldosteronismus", S. 290) normalisiert den Kohlenhydratstoffwechsel.

Phäochromozytom

Aus den chromaffinen Zellen des Nebennierenmarks oder in seltenen Fällen auch aus den sympathischen paravertebralen Ganglien entwickelt sich ein Phäochromozytom mit Überproduktion von Adrenalin und/oder Noradrenalin als seltene Ursache einer arteriellen Hypertonie. Bei bis zu 75 % dieser Patienten liegt zusätzlich eine Störung der Glukosetoleranz vor. Die Glykogenolyse ist durch die erhöhte Katecholaminkonzentration verstärkt. Außerdem hemmt die ständige Erregung der α-Rezeptoren die Insulinsekretion. Eine suffiziente Therapie des hormonproduzierenden Tumors (Exstirpation des Phäochromozytoms; s. Kap. „Phäochromozytomtherapie", S. 312) normalisiert auch in diesem Fall den Glukosestoffwechsel.

Endokrine Pankreastumoren

Auch die seltenen, endokrin aktiven Pankreastumoren wie das Glukagonom, das Somatostatinom oder auch Tumoren, die vasointestinales Polypeptid (VIP) produzieren, können zu einer milden Störung der Glukosetoleranz führen. Beim Glukagonom steht die gesteigerte Glukoneogenese, beim Somatostatinom die Hemmung der Insulinsekretion und beim VIPom die aktivierte Glykogenolyse ursächlich im Vordergrund (Mehnert). Die operative Entfernung des endokrin aktiven Tumors (s. Kap. „Therapie endokrin aktiver Pankreastumoren", S. 246) normalisiert in der Regel die gestörte Glukosetoleranz.

Insulinpflichtiger (Typ-I-)Diabetes

Beim insulinpflichtigen Diabetes handelt es sich um eine Autoimmuner-krankung, die zu einem selektiven Verlust der β-Zellen des Pankreas führt und einen absoluten Insulinmangel zur Folge hat. Die Krankheit beginnt in der Regel akut mit den Leitsymptomen Polyurie und Polydip-sie, evtl. Müdigkeit, Gewichtsverlust u. a. Meist ist umgehend eine Insu-lintherapie erforderlich. Die Mehrzahl der Fälle tritt vor dem 5. Lebens-jahrzehnt auf, wobei der Gipfel der Erkrankungshäufigkeit in den Jahren um die Pubertät herum liegt. Der insulinpflichtige Diabetes kann sich aber auch im höheren Lebensalter manifestieren und ist dann klinisch nicht immer sicher vom nicht-insulinpflichtigen Diabetes abzugrenzen. Der Nachweis zirkulierender Antikörper gegen Inselzellantigene (zyto-plasmatische Inselzellantikörper [ICA], Insulin-Autoantikörper, Anti-körper gegen Glutamat-Decarboxylase [GAD]) kann hier differentialdia-gnostisch hilfreich sein. Für Deutschland wird die Zahl der Personen, die an dieser Diabetesform leiden, auf ca. 200 000 geschätzt.

Wie kaum eine andere Erkrankung verlangt der insulinpflichtige Diabetes eine hohe Therapiebereitschaft von seiten des Patienten, da nahezu alle Lebensbereiche von den Auswirkungen der Erkrankung und ihrer Therapie betroffen sind. Lebensqualität und Lebenserwartung des Patienten hängen ganz entscheidend von der Qualität der Therapie und der Langzeitbetreuung ab.

Die Behandlung des insulinpflichtigen Diabetikers beinhaltet ver-schiedene Komponenten:

- Schulung,
- Stoffwechselselbstkontrolle,
- Insulintherapie,
- diabetesgerechte Ernährung,
- Langzeitbetreuung.

Voraussetzungen zur Betreuung von insulinpflichtigen Diabetikern

Die optimale Betreuung eines insulinpflichtigen Diabetikers im ambu-lanten wie im stationären Bereich setzt auf seiten des Therapeuten bzw. des Betreuungsteams eine spezielle diabetologische Qualifikation sowie eine spezifische Ausstattung der betreuenden Institution (z. B. Schu-lungsräumlichkeiten) voraus. Zu einem Diabetesteam gehören Arzt/Ärztin mit diabetologischem Fachwissen, Diabetesberater/in, Diätassi-stent/in und nach Möglichkeit ein/e Psychologe/in. Sind diese Bedingun-gen nicht erfüllt, dann sollte der insulinpflichtige Diabetiker zur Ersteinstellung und Schulung an die nächstgelegene diabetologische Einrichtung (Klinik/Praxis) überwiesen werden und auch langfristig von einem Diabetesteam mitbetreut werden.

Therapie des Typ-I-Diabetes mellitus

Therapieziele

Die Definition der Therapieziele und deren individuelle Festlegung im Einvernehmen zwischen Patient und Arzt stellt die Grundvoraussetzung für eine erfolgreiche Behandlung des insulinpflichtigen Diabetes dar.

Hauptziel der Diabetestherapie ist eine weitgehende Normalisierung des gestörten Stoffwechsels, insbesondere eine normnahe Blutglukoseeinstellung. Die Therapie soll dazu dienen, akute und chronische Komplikationen des Diabetes mellitus zu vermeiden, die erhöhte Mortalität zu senken und eine optimale Lebensqualität zu ermöglichen. Ein wichtiger Aspekt einer guten Stoffwechseleinstellung ist außerdem die Minimierung des Hypoglykämierisikos. Im Gegensatz zu anderen Erkrankungen genügt es nicht, den insulinpflichtigen Diabetes allein auf der Grundlage von Symptomen einzustellen.

Von der „European IDDM Policy Group" wurden kürzlich biochemische Kriterien für eine gute Stoffwechseleinstellung des insulinpflichtigen Diabetes vorgeschlagen (Tab. 4.13). Der entscheidende Parameter zur Beurteilung der Qualität der Diabeteseinstellung ist der HbA_{1c}/HbA-Wert. Dieser kann dann als gut bezeichnet werden, wenn er unter 6,5/8,0 % liegt. Die Therapieziele müssen aber für jeden einzelnen Patienten aufgrund seiner persönlichen Lebensverhältnisse und Wünsche individuell festgelegt werden.

Weitere Behandlungsziele sind:
– Vermeidung von Übergewicht: Der Body-Mass-Index (BMI) sollte bei Männern 25 kg/m^2 und bei Frauen 24 kg/m^2 nicht überschreiten,
– der Ruheblutdruck sollte unter 140/85 mmHg liegen.

Bei den genannten Zielwerten sind folgende Gesichtspunkte zu beachten:
– Einzelne Blutzuckermessungen sind wegen der großen Schwankungsbreite zwischen verschiedenen Tagen sowie zu verschiedenen Tageszeiten kein verläßliches Maß der Blutzuckereinstellung.
– Der HbA_{1c}- bzw. HbA_1-Wert ist ein wertvoller Parameter zur Beurteilung der Stoffwechseleinstellung der letzten 1 – 3 Monate, erlaubt aber keine Aussage über die Labilität der Blutzuckerwerte.

Tab. 4.**13** Kriterien zur Beurteilung der Stoffwechseleinstellung („European IDDM Policy Group" 1993)

| | | Einstellungsqualität | | |
		gut	grenzwertig	schlecht
Nüchternblutzucker	(mg/dl)	80–110	111–140	> 140
	(mmol/l)	4,4–6,1	6,2–7,8	> 7,8
postprandialer	(mg/dl)	100–145	146–180	> 180
Blutzucker	(mmol/l)	5,5–8,0	8,1–10,0	> 10,0
HbA_{1c}	%	< 6,5	6,5–7,5	> 7,5
HbA_1	%	< 8,0	8,0–9,5	> 9,5
Gesamtcholesterin	(mg/dl)	< 200	200–250	> 250
	(mmol/l)	< 5,2	5,2–6,5	> 6,5
Nüchterntriglyzerid-	(mg/dl)	< 150	150–200	> 200
spiegel	(mmol/l)	< 1,7	1,7–2,2	> 2,2

– Ein normaler HbA_{1c}- bzw. HbA_1-Wert kann mit häufigen unbemerkten Hypoglykämien insbesondere während der Nacht verbunden sein.
– Die Blutzuckerwerte vor dem Schlafengehen sollten 110–135 mg/dl (6,0–7,0 mmol/l) nicht unterschreiten, um die Gefahr nächtlicher Hypoglykämien möglichst niedrig zu halten.
– Die Messung von Fruktosamin als Parameter der kurzfristigen Stoffwechseleinstellung (10–14 Tage) kann in bestimmten Situationen nützlich sein, ersetzt aber nicht die Messung von HbA_{1c} bzw. HbA_1.
– Bei Vorliegen einer Mikroalbuminurie (im Nachturin mehr als 20 µg/min oder 20 mg/l oder über 30 mg/24 h) ist besonders auf eine normnahe Blutzucker- und Blutdruckeinstellung zu achten.

Patientenschulung

Eine Behandlung des insulinpflichtigen Diabetes ist ohne eine umfassende Schulung des Patienten nicht möglich. Die Schulung dient nicht nur der Wissensvermittlung, sondern auch dazu, den Patienten zu einer eigenverantwortlichen Diabetesbehandlung zu motivieren. Eine wichtige Funktion der Schulung ist ferner, dem Patienten das langfristige Betreuungskonzept vertraut zu machen und ihn an ein nahe gelegenes Diabetesteam anzubinden.

Wichtige Inhalte der Schulung sind:
- Ursachen und Manifestationsfaktoren des Diabetes mellitus,
- Festlegung der Therapieziele und Entwicklung einer individuellen Behandlungsstrategie,
- Insulinarten, Dosierung und Anwendung von Insulin,
- Erkennung und Behandlung von Komplikationen der Insulintherapie (besonders Hypoglykämien),
- Selbstkontrollmethoden und Dokumentation der Selbstbehandlung,
- diabetesgerechte Ernährung und Auswirkungen körperlicher Bewegung,
- richtige Selbstbehandlung des Diabetes in besonderen Situationen (z. B. bei einer interkurrenten Erkrankung),
- Auswirkungen der Diabetestherapie auf Lebensführung und Sozialkontakte,
- Information über die diabetischen Folgeschäden und deren Vermeidung sowie Behandlung,
- Bedeutung und Art der Kommunikation mit dem Betreuungsteam,
- Entwicklung von Techniken zur Streßbewältigung im Alltag.

Jedes Diabetesteam sollte ein eigenes strukturiertes Schulungsprogramm entwickeln, das den Gegebenheiten der jeweiligen Einrichtung (Praxis oder Klinik) am besten entspricht. Aus ökonomischen Gründen und aus gruppendynamischen Überlegungen sind Gruppenschulungen vorzuziehen. Gleichzeitig muß immer die Möglichkeit bestehen, auch individuelle Probleme anzusprechen. Daneben sollten für bestimmte Patienten generell auch Einzelschulungen angeboten werden. Je nach Zusammensetzung der Patientengruppe müssen spezielle Inhalte (z. B. Schwangerschaft) vermittelt werden.

Eine umfassende Schulung sollte bereits unmittelbar nach Diagnosestellung des insulinpflichtigen Diabetes stattfinden, damit sich der Patient auf die neue Lebenssituation einstellen kann. Er muß zunächst einmal Sicherheit bei der Insulininjektion, bei der Selbstkontrolle und im Umgang mit Hypoglykämien gewinnen sowie den Zusammenhang zwischen Insulindosis, Kohlenhydratmenge und -verteilung und körperlicher Aktivität kennenlernen.

In den Monaten nach Diagnosestellung sollten dann in Form von Einzelberatungen und Gruppenschulungen spezielle Themen behandelt werden, wie z. B. Ziele der Insulintherapie, gesunde Ernährung, Verhalten bei Krankheiten, Folgeschäden des Diabetes, die Bedeutung zusätzlicher Risikofaktoren, Fußpflege, sozialmedizinische Fragen, Verhalten bei Reisen, Vererbung des Diabetes sowie bei Frauen Fragen der Empfängnisverhütung und Schwangerschaft. Eine periodische Wiederholung der Lerninhalte zur Auffrischung und Aktualisierung des Wissens ist in etwa ein- bis zweijährigen Abständen erforderlich. Eine Liste der deutschen Diabetesschulungszentren einschließlich ihres Schulungsangebots kann bei der Deutschen Diabetes-Gesellschaft (Geschäftsstelle: Universitätsklinik Bergmannsheil, Bürkle-de-la-Camp-Platz 1, 44789 Bochum) angefordert werden.

Im Rahmen der Schulung soll der Diabetiker auch über andere Hilfs- und Beratungsangebote und Informationsquellen informiert werden wie z. B. Selbsthilfegruppen ("Deutscher Diabetiker-Bund", "Insuliner"), Zeitschriften für Diabetiker ("Diabetes-Journal") und geeignete Ratgeber sowie Kochbücher für Diabetiker.

Selbstkontrolle

Der Verlauf der **Blutzuckerspiegel** ist wegen der Schwankungen im Tagesablauf sowie wegen der Variabilität der Insulinresorption an der Injektionsstelle nicht sicher vorhersehbar. Die Stoffwechselselbstkontrolle mittels Blutzuckerselbstmessung bietet dem Patienten die Möglichkeit, diese Schwankungen zu erfassen, und gibt ihm dadurch Sicherheit und Selbstvertrauen. Sie ist darüber hinaus die Voraussetzung für eine adäquate Anpassung der Insulintherapie. Die Blutzuckerselbstkontrolle ermöglicht dem Patienten außerdem, die Auswirkungen von Verhaltensänderungen zu erkennen und damit auch seine Lebensweise freier zu gestalten. Sie ist schließlich die Grundlage für die Abschätzung besonderer Situationen, die eine Anpassung der Insulindosis oder das Hinzuziehen eines Arztes erforderlich machen.

Für die praktische Anwendung der Selbstkontrolle sind folgende Empfehlungen zu geben:
- Grundsätzlich ist eine Blutzuckerselbstkontrolle auch durch visuelle Ablesung der Teststreifen möglich.
- Die Benutzung von Blutzuckermeßgeräten ist insbesondere dann erforderlich, wenn eine Farbsehschwäche besteht oder häufig bei ungünstigen Lichtverhältnissen gemessen wird.
- Bei Verwendung von Meßgeräten ist zu beachten, daß es eine Reihe von Fehlermöglichkeiten gibt. Die Meßgenauigkeit ist bei Blutzuckerwerten unter 40 mg/dl und über 300 mg/dl relativ niedrig. Während ambulanter Vorstellungen sollten daher regelmäßig Parallelmessungen mit dem Meßgerät des Patienten und einer etablierten Labormethode erfolgen, insbesondere wenn eine auffällige Diskrepanz zwischen HbA_{1c}- bzw. HbA_1-Wert und selbstgemessenen Blutzuckerwerten besteht.

– Die Häufigkeit der Blutzuckerkontrollen ist vom Regime der Insulintherapie und von der Stabilität der Stoffwechseleinstellung abhängig. Mehrmalige tägliche Blutzuckerselbstkontrollen (meist viermal) stellen das Optimum dar und bilden die Grundlage für die intensivierte Insulintherapie mit flexibler Gestaltung des Tagesablaufs bzw. der Ernährung.

– Mehrmalige tägliche Blutzuckermessungen sind auch bei besonderen Lebensumständen (z.B. unregelmäßige Arbeitszeiten), bei Änderung der Insulindosis, bei Schwangerschaftswunsch oder während bestehender Schwangerschaft erforderlich.

– Ein bis zwei Blutzuckertagesprofile pro Woche (mit jeweils 4 Messungen, z.B. nüchtern, nach dem Frühstück, vor dem Abendessen sowie vor dem Schlafengehen) an Tagen unterschiedlicher Aktivität (Werktag, Wochenendtag) können bei stabilen und gut eingestellten Patienten mit geregeltem Tagesablauf und gleichmäßiger Ernährung ausreichend sein.

– Als Minimum sollte der Blutzucker einmal täglich kontrolliert werden, wobei der Meßzeitpunkt von Tag zu Tag wechseln sollte.

– Bei Neigung zu nächtlichen Hypoglykämien ist eine Messung vor dem Schlafengehen notwendig. Nächtliche Blutzuckerkontrollen (gegen 2 – 3 Uhr) können notwendig sein, wenn unbemerkte nächtliche Hypoglykämien vermutet werden. Einmal pro Monat sollte auf jeden Fall nachts Blutzucker gemessen werden.

Andere Selbstkontrollen durch den Patienten

Die Harnzuckerselbstkontrolle sollte bei insulinpflichtigen Diabetikern nur im Ausnahmefall zum Einsatz kommen, z.B. wenn eine Blutzuckerkontrolle nicht möglich ist oder wenn der Patient diese nicht durchführen möchte.

Die Messung auf **Ketonkörper** im Urin ist dann notwendig, wenn bei einem Patienten eine akute Erkrankung mit Erbrechen und Fieber eintritt oder wenn der Blutzuckerspiegel durchweg zu hoch ist (> 250 mg/dl), wenn der Patient eine Reduktionskost durchführt oder wenn er sich aus unerklärlichen Gründen nicht wohlfühlt. Der Patient sollte instruiert sein, auch bei positivem Ergebnis ärztlichen Rat einzuholen.

Insulintherapie

Der insulinpflichtige Diabetes ist durch einen Verlust der β-Zellen und einen absoluten Insulinmangel gekennzeichnet. Daher ist immer eine Insulinsubstitution erforderlich. Das physiologische Sekretionsmuster der β-Zelle kann mit den derzeitigen therapeutischen Strategien nur unzureichend nachgeahmt werden. Ziel der Insulintherapie ist dennoch, nicht nur das Insulindefizit auszugleichen, sondern auch die Hormonzufuhr möglichst genau mit dem Bedarf, der durch Ernährung und Bewegung verändert wird, abzustimmen. Damit soll eine normnahe Blutzuckerregulation erzielt werden. Dieses Ziel darf allerdings nicht um den Preis häufiger Hypoglykämien angestrebt werden.

Insulinpräparationen und -applikation

Bei der routinemäßigen Therapie wird Insulin in das subkutane Fettgewebe gespritzt. Eine Sonderform der subkutanen Insulintherapie ist die kontinuierliche subkutane Insulininfusion mit tragbaren Dosiergeräten. Andere Applikationsformen sind speziellen Indikationen (z. B. intravenöse Therapie in der Intensivmedizin oder bei ketoazidotischen Stoffwechselentgleisungen) und experimentellen Therapien (z. B. intraperitoneale Insulinzufuhr) vorbehalten.

Bei den Insulinzubereitungen sind kurzwirksame und mittellang wirksame Insuline zu unterscheiden. Die kurzwirksamen Insuline zeichnen sich durch einen raschen Wirkeintritt nach 30–60 Minuten, ein Wirkmaximum nach 1–3 Stunden sowie eine Gesamtwirkdauer von 5–6 Stunden aus. Die mittellang wirksamen oder Verzögerungsinsuline haben einen Wirkbeginn nach 1–2 Stunden, ein Wirkmaximum nach 2–6 Stunden sowie eine maximale Wirkdauer von 10–12 Stunden und werden daher in der Regel zur Abdeckung des basalen Insulinbedarfs eingesetzt. Langzeitinsuline mit bis zu 24stündiger Wirkdauer werden wegen des unkalkulierbaren blutzuckersenkenden Effekts kaum noch benutzt. Die Wirkdauer eines Präparats kann von Tag zu Tag erheblichen Schwankungen unterliegen (z. B. in Abhängigkeit von körperlicher Bewegung, Umgebungstemperatur oder Höhe der Insulindosis; s. auch Kap. „Akute Komplikationen", S. 200).

Überwiegend werden heute Humaninsuline verwendet. Hochgereinigte Schweineinsuline sind aber genauso wirksam und besitzen vergleichbare Wirkprofile. Die Hypoglykämiewahrnehmung bei Anwendung von Humaninsulinen ist im Vergleich zur Verwendung von Schweineinsulinen bei den allermeisten Patienten nicht herabgesetzt.

Derzeit werden gentechnologisch manipulierte Insuline klinisch geprüft, die eine Ultrakurz- oder Ultralangwirkung haben. LisPro-Insulin (Humalog®) ist als ultraschnell wirkendes Insulin inzwischen zugelassen. Bei diesem Insulin ist kein Spritz-Eß-Abstand notwendig. Es ist daher bequemer vor einer ungeplanten Mahlzeit einsetzbar und verhindert postprandiale Hyperglykämien.

Bei Insulintherapie mit den üblichen Plastikspritzen werden Insulinkonzentrationen von 40 I.E./ml (U 40) eingesetzt, bei Applikation mit Insulin-Pens dagegen Zubereitungen mit einer Konzentration von 100 I.E./ml (U 100). Im Zuge internationaler Standardisierungsbestrebungen erfolgt in Deutschland ab dem 1.6.97 eine generelle Umstellung auf U-100-Insuline, die bisherigen U-40-Insuline sollen aber auf Nachfrage weiterhin verfügbar bleiben.

Strategien der Insulintherapie

Intensivierte Insulintherapie

Die intensivierte Insulintherapie ist heute die Therapie der Wahl beim insulinpflichtigen Diabetes. Diese Behandlungsform ist am besten geeignet, die erwünschte normnahe Regulation des Blutzuckers zu erreichen.

Das Prinzip dieses Konzepts beruht darauf, den basalen Insulinbedarf, der etwa 40–50% des täglichen Gesamtbedarfs ausmacht, durch eine relativ konstante Dosis eines mittellang wirksamen Insulins zu decken und vor den Hauptmahlzeiten zusätzlich rasch wirksames Insulin zu verabreichen. Die präprandiale Normalinsulindosis orientiert sich jeweils an der aktuellen Blutzuckerhöhe und der vorgesehenen Kohlenhydratzufuhr. Dabei kann die morgendliche Gabe des Verzögerungsinsulins möglicherweise durch erhöhte Dosen von Normalinsulin vor dem Frühstück und dem Mittagessen ersetzt werden. Vor dem Schlafengehen erfolgt immer die Injektion eines mittellang wirksamen Insulins. Die Abb. 4.**3** veranschaulicht die beiden häufigsten Schemata der intensivierten Insulintherapie im Vergleich zur konventionellen Therapie. Weitere Modifikationen der intensivierten Insulintherapie sind möglich, (z.B. mittags und spätabends Verzögerungsinsulin plus früh, mittags und vor dem Abendessen Normalinsulin), die aber alle auf dem Prinzip der flexiblen, individuell adaptierten Insulinzufuhr bei regelmäßiger Blutzuckerselbstmessung beruhen.

Konventionelle Insulintherapie

Die zweimalige Gabe einer Mischung aus kurz- und mittellang wirksamem Insulin zu relativ festen Zeiten vor dem Frühstück und vor dem Abendessen ermöglicht grundsätzlich auch eine Sicherstellung des Insulinbedarfs rund um die Uhr. Dieses Regime programmiert den Tagesablauf stärker vor und erfordert eine verhältnismäßig strikte Einhaltung der Essenszeiten und der dabei vorgesehenen Kohlenhydratmengen. Die konventionelle Insulintherapie wird bei den Diabetikern eingesetzt, die die intensivierte Therapie wegen des höheren Aufwands ablehnen,

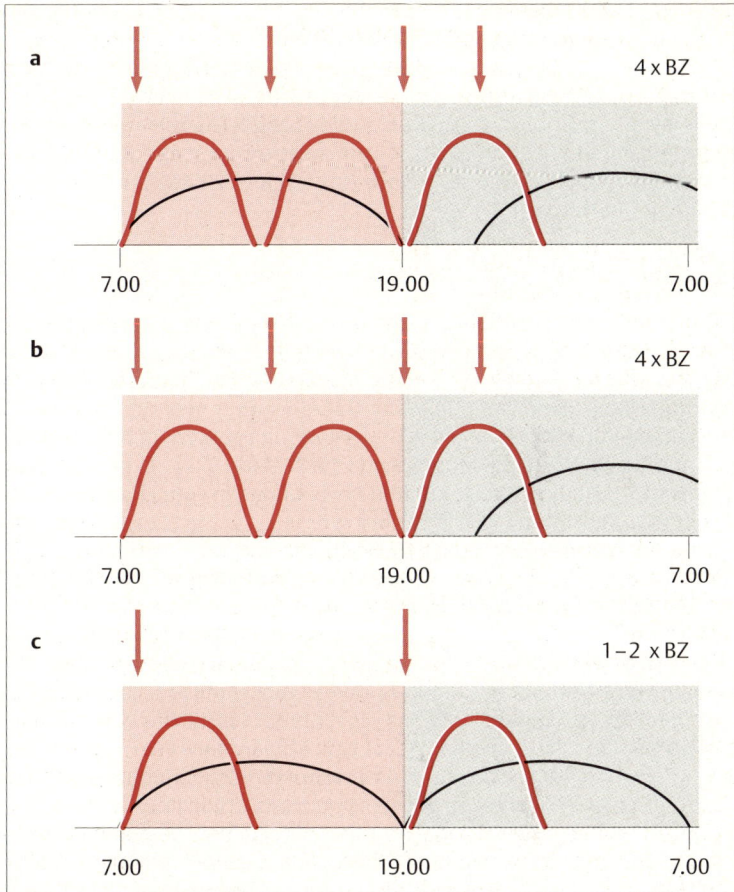

Abb. 4.**3** Strategien der Insulintherapie.
a und **b** intensive Insulintherapie,
c konventionelle Insulintherapie

aufgrund einer stabilen Stoffwechsellage gut eingestellt sind oder die Vorteile der intensivierten Insulintherapie nicht in Anspruch nehmen wollen. Patient und Arzt müssen gemeinsam überlegen, mit welcher Strategie sich das Therapieziel am besten erreichen läßt. Das Erreichen des Behandlungsziels ist entscheidender als die Art der Insulintherapie, auch wenn die Strategien der intensivierten Insulintherapie hierfür sicherlich günstigere Voraussetzungen schaffen als die konventionellen Behandlungsformen. Die langfristige Mitarbeit des Patienten läßt sich nur dann sichern, wenn er in diese Entscheidung einbezogen wird und seine persönliche Lebenssituation ausreichend berücksichtigt wird. Bei manchen Patienten kann es daher sinnvoller sein, ein einfacheres Schema vorzuschlagen, als durch zu hohe Ansprüche die Kooperationsbereitschaft zu überfordern.

Insulinbedarf und Insulindosierung

Der individuelle Insulinbedarf kann sehr variabel sein und muß in jedem Einzelfall empirisch ermittelt werden. Der übliche Tagesbedarf liegt zwischen 0,5 und 1,0 I.E. pro kg Körpergewicht. Während die Dosen des mittellang wirksamen Insulins stabil gehalten werden und nur in Abständen von einigen Tagen geändert werden sollten, richten sich die präprandialen Normalinsulinmengen nach dem Blutzuckerspiegel im Tagesprofil. Auf diese Weise können Abweichungen vom Zielbereich von geschulten Patienten rasch korrigiert werden.

Beim Erwachsenen muß pro Kohlenhydratportion (10–12 g reine Kohlenhydrate) am Morgen mit einem Insulinbedarf von etwa 1,5–2 I.E., zur Mittagszeit mit einem Bedarf von etwa 1 I.E. und abends mit einem Bedarf von etwa 1–1,5 I.E. gerechnet werden. Pro Blutzuckerabweichung von 30–60 mg/dl (zirkadiane Empfindlichkeit!) z.B. morgens ~ 30, mittags ~ 60, abends ~ 40 von der erwünschten Ausgangsblutzuckerhöhe (80–120 mg/dl oder 4,4–6,7 mmol/l) muß die präprandiale Normalinsulindosis um etwa 1 I.E. angepaßt werden. Ist der individuelle Bedarf eines Patienten bekannt, dann kann die Dosisfindung durch Erstellung eines individuellen Anpassungsplans erleichtert werden. Die Ausgleichsdosis richtet sich neben Tageszeit und präprandialem aktuellen Blutzucker auch nach der Insulingesamtdosis: Je höher der tägliche Insulinbedarf, um so mehr Insulin ist zum Ausgleich notwendig.

„Die subkutane Insulingabe führt infolge der unphysiologischen Applikation zu einer verzögerten Insulinwirkung. Daher sollte die Injektion von Normalinsulin 15–30 Minuten vor der Mahlzeit erfolgen. Bei hohem bzw. niedrigem Ausgangsblutzucker sollte der Spritz-Eß-Abstand um 15 Minuten verlängert bzw. verkürzt werden. Bei gesteigerter Unterhautdurchblutung (z.B. nach heißem Bad, Sauna, Massage oder nach körperlicher Aktivität) ist die Insulinresorption beschleunigt, so daß der Spritz-Eß-Abstand verkürzt werden muß. Bei LisPro-Insulin ist kein Spritz-Eß-Abstand notwendig.

Insulininjektionstechnik und Injektionshilfen

Die Insulininjektion sollte ins tiefe subkutane Gewebe erfolgen. Der Einstichwinkel der Nadel hängt von der Nadellänge und der Dicke der subkutanen Fettschicht ab. Die Injektionstechnik muß mit dem Patienten so lange geübt werden, bis dieser die Technik sicher beherrscht. Danach sollte öfters im Jahr die Insulininjektionstechnik überprüft werden. Empfehlenswerte Injektionsstellen sind das subkutane Fettgewebe im Periumbilikalbereich sowie die Vorderseiten der Oberschenkel, in Ausnahmefällen eignet sich auch die obere laterale Glutealregion. Normalinsulin sollte wegen der etwas schnelleren Resorption vorzugsweise in der Abdominalregion injiziert werden, Verzögerungsinsulin vorzugsweise am Oberschenkel.

Zur Vermeidung von lokalen Fettgewebshypertrophien und Vernarbungen ist ein regelmäßiger Wechsel der Injektionsstelle erforderlich. Insulininduzierte Lipodystrophien an den Einstichstellen infolge fehlender Rotation können die Insulinabsorption verzögern und manchmal Ursache für eine erhöhte Stoffwechsellabilität sein.

Für die Insulininjektion sollten sterile Plastikspritzen mit eingeschweißter Nadel und gut lesbarer Skalierung verwendet werden. Die Spritzen können bei entsprechender hygienischer Vorsicht mehrfach benutzt werden. Insulin-Pens (= füllfederhalterähnliche Injektionsgeräte, bei denen das Aufziehen von Insulin aus einer Ampulle entfällt) stellen eine gleichwertige Alternative dar. Obwohl die Insulin-Pens keine freie Mischung der beiden Insulinarten in einer Injektion erlauben, ist die Verwendung solcher Pens bei Patienten mit flexibler Insulintherapie häufig mit einem Gewinn an Lebensqualität verbunden. Bei Patienten mit Sehbeeinträchtigung oder anderen speziellen Problemen sollten die verfügbaren Hilfsmöglichkeiten (Vergrößerungslupe, Fertigspritze) genutzt werden.

Spritzpistolen oder andere Geräte, die Insulin unter hohem Druck ins Unterhautfettgewebe applizieren, sind wegen der größeren Gewebetraumatisierung nicht zu empfehlen.

Insulinpumpentherapie

Die kontinuierliche subkutane Insulininfusion mittels tragbarer Minipumpen stellt eine Sonderform der intensivierten Therapie dar. Wegen der höheren Kosten und wegen des speziellen Betreuungsaufwandes muß die Indikation sorgfältig gestellt werden. Anerkannte Indikationen für die Insulinpumpentherapie sind:

- ausgeprägtes Dawn-Phänomen (= hohe Blutzuckerwerte am frühen Morgen,
- Einstellungsprobleme in der Schwangerschaft,
- trotz intensivierter Insulintherapie und guter Compliance schlecht einstellbarer insulinpflichtiger Diabetes,
- erhöhte Anforderungen an die Therapie (z. B. durch Schichtarbeit), die durch die übliche intensivierte Insulintherapie nicht befriedigend lösbar sind,
- schmerzhafte Neuropathie.

Eine ungenügende Stoffwechseleinstellung infolge mangelhafter Compliance darf nicht als Indikation für die Insulinpumpentherapie angesehen werden.

Die Insulinpumpentherapie hat den Vorteil, daß die basale Insulinzufuhr („Basalrate") dem unterschiedlichen tageszeitlichen Bedarf sehr fein angepaßt werden kann, was bei der intensivierten konventionellen Insulintherapie nur unzulänglich gelingt. Durch Vorprogrammierung der Basalraten kann die bedarfsgerechte Insulinversorgung vor allem während der Nacht sichergestellt werden. Größere Freiheit und Flexibilität ist auch hinsichtlich des Verschiebens von Mahlzeiten möglich. Die am Katheterende angeschweißten Infusionskanülen werden üblicherweise im subkutanen Fettgewebe der Periumbilikalregion plaziert und dort mit hautverträglichen Pflastern fixiert. Der Infusionskatheter muß in Abständen von 24–48 Stunden gewechselt werden. Folgende Besonderheiten müssen bei der Insulinpumpentherapie berücksichtigt werden:

- Grundvoraussetzung ist eine eingehende Instruktion des Patienten in der Bedienung der Insulinpumpe und der Handhabung der speziellen Therapieprobleme (z. B. Verhalten bei Sport, beim Baden).
- Die Anpassung der Basal- und präprandialen Abrufraten erfolgt nach den üblichen Kriterien der intensivierten Insulintherapie auf der Grundlage regelmäßiger Blutzuckerselbstkontrollen.
- Therapiespezifische Komplikationen bestehen in lokalen Reizzuständen und Entzündungen wegen der längeren Verweildauer der Infusionsnadeln und einem erhöhten Risiko ketotischer Entgleisungen durch Unterbrechung der Insulinzufuhr (z. B. durch Katheterverstopfung, Herausziehen der Infusionsnadeln). Bei intensiver Schulung und Betreuung des Patienten ist das Therapierisiko kaum erhöht.
- Bei unerklärlich hohen Blutzuckerwerten muß der Patient imstande sein, die wichtigsten Störmöglichkeiten (Pumpenfunktion, Katheter, Nadel) zu überprüfen. Bei Pumpenausfall oder anderen gra-

vierenden Problemen sollte sich der Patient Insulin in der üblichen Weise nach einem Schema der intensivierten Insulintherapie applizieren.

– Die Betreuung von Insulinpumpenträgern gehört in die Hände spezieller Einrichtungen, die Erfahrung mit dieser Therapieform haben und über die erforderliche Infrastruktur einschließlich eines Pumpennotrufs verfügen.

Andere Formen der kontinuierlichen Insulinapplikation, wie intraperitoneale und intravenöse Insulininfusion mittels tragbarer oder implantierter Pumpen, kommen nur bei seltenen Indikationen wie nachgewiesener subkutaner Insulinresistenz in Betracht. Diese noch experimentellen Therapien sollten den wenigen Diabeteszentren überlassen werden, die über Erfahrungen mit diesen speziellen Therapieverfahren verfügen.

Insulintherapie in besonderen Situationen

Krankheiten
Banale Infekte stellen die häufigste Ursache für Stoffwechselentgleisungen dar, weil selbst geschulte Diabetiker in dieser Situation oft falsch reagieren. Während interkurrenter Infekte darf das Insulin unter keinen Umständen weggelassen werden. Wenn keine Nahrung aufgenommen werden kann, müssen mindestens 50% der üblichen Tagesdosis (Basalbedarf) verabreicht werden. Bei interkurrenten Infekten ist der Basalbedarf, aber auch der mahlzeitenabhängige Bedarf mitunter deutlich erhöht, so daß die Insulindosis ggf. vorübergehend gesteigert werden muß. Die Dosiserhöhung sollte schrittweise erfolgen und sich am Blutzuckerverlauf orientieren. Selbstverständlich muß der Blutzucker in solchen Situationen häufiger kontrolliert werden. Bei höheren Blutglukosewerten ($> 250\,mg/dl = 13{,}8\,mmol/l$) muß der Urin zusätzlich auf Ketonkörper untersucht werden. Kommt der Patient in dieser Situation nicht zurecht, so sollte er umgehend einen Arzt (bzw. sein Diabetesteam) konsultieren.

Reisen
Vor Antritt einer größeren Reise empfiehlt sich folgendes Vorgehen:

– Erstellung einer Checkliste der für Therapie und Selbstkontrolle benötigten Materialien,

– Besprechung einzelner Reiseprobleme (z.B. Aufbewahrung von Insulin, Insulintherapie bei Zeitverschiebung) mit dem betreuenden Diabetesspezialisten,

– Bereitstellung eines Diabetiker-Ausweises in verschiedenen Fremdsprachen mit den wichtigsten Informationen für den Notfall,
– Sicherstellung eines ausreichenden Krankenversicherungs-schutzes im Ausland.

Ernährung

Eine strenge Reglementierung der Ernährung ist beim insulinpflichtigen Diabetiker, der nach den Prinzipien der intensivierten Insulintherapie behandelt wird, nicht nötig, da durch die flexible Insulingabe immer eine situationsgerechte Blutzuckerregulation möglich ist. Dennoch ist die Erstellung eines Ernährungsplans auf der Grundlage der individuellen Ernährungsgewohnheiten des Patienten empfehlenswert. Dieser Plan ist gleichzeitig die Basis für die Abstimmung von Insulin, Ernährung und körperlicher Aktivität.

Die Ernährung des insulinpflichtigen Diabetikers sollte ausgewogen sein und den allgemeinen Richtlinien für eine gesunde Ernährung folgen, aber auch die individuellen Bedürfnisse und Wünsche des Patienten berücksichtigen. Folgende Gesichtspunkte sollten bei der Ernährung des insulinpflichtigen Diabetikers im einzelnen beachtet werden:

– Art, Menge und Verteilung der Kohlenhydrate sollte so gewählt werden, daß exzessive Blutzuckerschwankungen vermieden werden. Der postprandiale Blutzuckerverlauf wird stärker von der Menge der Kohlenhydrate als von ihrer Zusammensetzung bestimmt.
– Die Einhaltung regelmäßiger Mahlzeiten erleichtert die Stoffwechselführung. Da auch bei intensivierter Insulintherapie keine physiologische Insulinzufuhr möglich ist, sind oft kleinere Zwischenmahlzeiten nötig. Der Spritz-Eß-Abstand sollte von der Ausgangsblutzuckerhöhe abhängig gemacht werden und zwischen 0 und 30 Minuten liegen.
– Eine ausreichende Nährstoffversorgung sollte gewährleistet sein. Die wünschenswerte Nährstoffrelation entspricht den Empfehlungen für die gesunde Normalbevölkerung: 50–55% des Energiegehalts sollten aus vorzugsweise komplexen Kohlenhydraten bestehen, normaler Kochzucker ist in begrenzten Mengen erlaubt, sollte aber 10% der täglichen Kalorienmenge nicht überschreiten. Der Fettanteil an der täglichen Kalorienzufuhr sollte bei 30–35% liegen, wobei die in der Durchschnittskost zu hohe Aufnahme gesättigter Fettsäuren auf maximal 10% gesenkt und ggf. durch ungesättigte Fettsäuren ersetzt werden sollte.

- Nahrungsmenge und -zusammensetzung müssen Veränderungen des Bedarfs, z.B. bei Schwangerschaften oder bei Operationen, angepaßt werden.
- Die Kalorienzufuhr sollte so bemessen sein, daß ein normales Körpergewicht erreicht und beibehalten werden kann.
- Gegen einen mäßigen Alkoholgenuß ist nichts einzuwenden (1 – 2 alkoholische Getränke pro Tag). Zurückhaltung ist allerdings bei Patienten mit Übergewicht, Hypertonie, Hypertriglyzeridämie oder schwerer Neuropathie ratsam. Wegen des erhöhten Hypoglykämierisikos sollte Alkohol nur in Verbindung mit Mahlzeiten konsumiert werden.
- Bei Vorliegen einer Nephropathie sollte die tägliche Eiweißzufuhr unter 1,0 g/kg Körpergewicht liegen. Eine generelle Eiweißbeschränkung ist wünschenswert (< 100 g).
- Die tägliche Salzzufuhr sollte idealerweise unter 6 – 7 g liegen.
- Spezielle Diätprodukte für Diabetiker sind überflüssig. Sie sind unverhältnismäßig teuer und meist sehr fettreich. Dagegen ist die Verwendung von kalorienfreien Süßstoffen sinnvoll.

Bewegung

Insulinpflichtige Diabetiker sollten ermutigt werden, sich regelmäßig körperlich zu betätigen. Körperliche Bewegung hat nicht nur einen günstigen Effekt auf Stoffwechsel und kardiovaskuläre Funktionen, sondern verbessert auch das psychische Wohlbefinden. Auch die Teilnahme am Leistungssport ist für Diabetiker möglich. Trotz der positiven Auswirkung von körperlicher Betätigung sind beim insulinpflichtigen Diabetiker bestimmte Risiken und Einschränkungen zu beachten:

- Von großer praktischer Bedeutung ist die erhöhte Hypoglykämiegefahr in Verbindung mit verstärkter körperlicher Bewegung. Die Gefahr von Unterzuckerungen hängt in erster Linie von Intensität und Dauer der körperlichen Belastung ab, ist aber auch um so größer, je kürzer die letzte Insulininjektion zurückliegt und je mehr Insulin gespritzt wurde. Auch nach einer größeren körperlichen Anstrengung kann die Hypoglykämiegefahr für Stunden erhöht sein, so daß entweder die Insulindosis um mindestens 10 – 20% reduziert wird oder/und mehr Kohlenhydrate gegessen werden sollten.
- Bei regelmäßiger und geplanter körperlicher Bewegung ist es zweckmäßig, die Insulindosis vorher zu verringern. Das Ausmaß der Dosisreduktion hängt von den genannten Variablen ab und liegt zwischen 20 und 50%. Bei größerer und längerer körperlicher Belastung sollten zwischendurch rasch resorbierbare Kohlenhydrate ge-

gessen werden. Nur durch Blutzuckerselbstmessungen kann der Stoffwechseleffekt einer körperlichen Belastung erfaßt und therapeutisch berücksichtigt werden.

– Bei Insulinmangel bzw. schlechter Stoffwechseleinstellung (positive Ketonurie!) kann eine körperliche Anstrengung die Blutzucker- und Ketonkörperkonzentration weiter erhöhen und sollte daher so lange unterbleiben, bis der Stoffwechsel rekompensiert ist.

Therapiekontrolle und Langzeitbetreuung des Typ-I-Diabetes

Da es sich beim insulinpflichtigen Diabetes um eine lebenslange Erkrankung mit variabler Progression handelt, ist eine kontinuierliche Langzeitbetreuung erforderlich, die alle wichtigen Verlaufsparameter beinhaltet. Allgemeinärzte und Internisten können zwar wesentliche Aspekte der Langzeitbetreuung übernehmen, in vollem Umfang kann diese Betreuung aber nur in Zusammenarbeit mit einer spezialisierten Einrichtung (Schwerpunktpraxis oder Diabetesabteilung) geleistet werden. Ein flächendeckendes Betreuungssystem ist allerdings in Deutschland noch nicht realisiert.

Folgende Einzelheiten sind bei der Langzeitbetreuung zu beachten:

– Zwischen zwei ärztlichen Konsultationen sollten nicht mehr als 3 Monate liegen. Erfolgt die Primärversorgung durch den Hausarzt oder Allgemeininternisten, dann reicht eine halbjährliche bis jährliche Vorstellung bei einem Diabetesspezialisten bzw. Diabetesteam aus.

– Im Mittelpunkt des ärztlichen Gesprächs steht die Stoffwechseleinstellung anhand dokumentierter Blutzuckerselbstmessungen einschließlich Hypoglykämieereignissen, Änderungen des Insulinbedarfs, anderen Erkrankungen, psychosozialen Problemen, Hinweisen für Sekundärkomplikationen.

– Bei jedem vierteljährlichen Kontrolltermin sollten HbA_{1c}- oder HbA_1-Wert, Körpergewicht, Mikroalbuminurie, Fußinspektion und Blutdruck überprüft werden.

– In mindestens jährlichem Abstand sollte eine komplette Untersuchung auf das Vorliegen diabetesbedingter Spätkomplikationen an Augen (Fundoskopie), Nieren (Mikroalbuminurie), Nervensystem (Reflexe, Vibrationssensitivität) einschließlich Fußinspektion erfolgen. Finden sich dafür Hinweise, sollten sich gezielte weiterführende Untersuchungen anschließen.

Die Dokumentation dieser Verlaufsuntersuchungen ist sorgfältig zu führen. Der kürzlich eingeführte „Gesundheitspaß Diabetes" soll diese Aufgabe erleichtern. Er enthält neben Basisinformationen für den Patienten ein Kalendarium für wichtige Verlaufsuntersuchungen. Der Paß bleibt in den Händen des Patienten und soll ihn gleichzeitig an die erforderlichen Kontrollen erinnern. Wenn der Patient anderweitig ärztliche Hilfe benötigt, dient der „Gesundheitspaß Diabetes" zur raschen Information über die Diabetestherapie und den Status der Spätkomplikationen. Daneben steht ein maschinenlesbares System zur standardisierten Dokumentation wichtiger diabetologischer Daten in Form des „Diabcare"-Basisinformationsblatts zur Verfügung. Mit diesen Maßnahmen können auch die Bemühungen um eine Verbesserung der Qualität der Diabetikerbetreuung unterstützt werden.

Pankreas- und Inseltransplantation

Die Pankreastransplantation steht inzwischen als akzeptierte Therapieform für insulinpflichtige Diabetiker mit fortgeschrittenen Sekundärkomplikationen zur Verfügung. Beim größten Teil der Patienten läßt sich damit ohne zusätzliche Insulininjektion eine Normoglykämie erreichen und die Lebensqualität entscheidend verbessern. Die Pankreastransplantation ist mit 1-Jahres-Transplantatüberlebensraten von 70–90% fast so erfolgreich wie die Nierentransplantation. Wegen des hohen Operationsrisikos bedarf die Pankreastransplantation einer strengen Indikationsstellung. In Frage kommen nur insulinpflichtige Diabetiker mit präterminaler oder terminaler Niereninsuffizienz ohne fortgeschrittene Gefäßkomplikationen an Herz und Gehirn. Bei diesen Patienten wird in der Regel eine Simultantransplantation von Niere und Pankreas angestrebt. Eine alleinige Pankreastransplantation kann auch bei Patienten mit schwerem instabilen insulinpflichtigen Diabetes erwogen werden. Eine wichtige Vorbedingung ist ferner eine stabile psychosoziale Situation des Patienten. Für die Indikationsstellung und Risikoabschätzung sind umfangreiche Voruntersuchungen einschließlich einer Koronarangiographie unverzichtbar.

Die derzeit bevorzugt angewandten Verfahren sind die Pankreatikoduodenojejunostomie und die Pankreatikoduodenozystostomie mit Ableitung der exokrinen Sekretion in die Harnblase. Zur Verhinderung der Transplantatabstoßung wird üblicherweise eine Dreifach-Immunsuppression eingesetzt.

Diese aufwendige Therapie wird leider nur wenigen Patienten angeboten. Derzeit werden in Deutschland jährlich nur rund 50 Bauchspeicheldrüsentransplantationen vorgenommen.

Im Gegensatz dazu befindet sich die Inseltransplantation gegenwärtig noch in einem experimentellen Stadium, da der Erfolg (d. h. Insulinfreiheit) nur in ganz vereinzelten Fällen möglich ist. Sie kommt nur bei insulinpflichtigen Diabetikern in Betracht, die bereits nierentransplantiert sind und deshalb ohnehin immunsuppressiv behandelt werden müssen. Im Vergleich zur Organtransplantation ist dieses Verfahren wesentlich risikoärmer und, sofern die Erfolgsraten gesteigert werden können, der zukunftsträchtigere Ansatz.

Diabetes mellitus im Kindes- und Jugendalter

Einleitung

Die Betreuung von Kindern und Jugendlichen mit Typ-I-Diabetes mellitus unterscheidet sich erheblich von den Prinzipien der Diabetesbehandlung im Erwachsenenalter. Altersspezifische, psychosoziale und physiologische Besonderheiten im Kindes- und Jugendalter müssen berücksichtigt werden. Kinder und Jugendliche mit Diabetes mellitus sollen deshalb kontinuierlich und langfristig an kinderdiabetologischen Zentren betreut werden (Tab. 4.14).

Tab. 4.**14** Grundlagen der Diabetestherapie bei Kindern und Jugendlichen mit Diabetes

Insulin
Ernährung
Schulung/Wissensvermittlung
Sport/Spiel
Motivation
psychologische Begleitung

Im folgenden werden Besonderheiten bei der Therapie des kindlichen Typ-I-Diabetes besprochen. Nicht eingegangen wird auf die Therapie der sekundären Diabetesformen oder der Glukoseintoleranz, die zum Beispiel beim Ullrich-Turner-Syndrom, beim Prader-Willi-Syndrom, bei der zystischen Fibrose (Mukoviszidose) oder bei der Trisomie 21 auftreten. Hier wird auf die entsprechende pädiatrische und internistische Literatur verwiesen.

Neonataler Diabetes

Eine transiente Hyperglykämie ist bei Frühgeborenen oder sehr kleinen, dystrophen Neugeborenen häufiger zu finden. Ein echter angeborener Diabetes mellitus dagegen ist selten. Ein Kind mit einem neonatalen Diabetes muß an einem kinderdiabetologischen Zentrum betreut werden.

Das Neugeborene einer Mutter mit Diabetes mellitus

Bei ca. 1 – 2 % aller Schwangerschaften tritt bei der Schwangeren ein Diabetes auf. Eine optimale Stoffwechseleinstellung der Schwangeren ermöglicht eine problemlose Schwangerschaft. Hypoglykämien und ketoazidotische/ ketotische Zustände bei der Mutter können Störungen der psychomentalen Entwicklung und der Psychomotorik beim Kind verursachen. Eine chronische Hyperglykämie während der Schwangerschaft führt zu vielen Problemen: Die perinatale Sterblichkeit ist bei Kindern diabetischer Mütter bis zu zehnfach höher als bei Kindern nichtdiabetischer Mütter. Die Rate von kongenitalen Mißbildungen (Septumhypertrophie, Vitium cordis, kaudales Regressionssyndrom etc.) ist bei diesen Kindern zwei- bis viermal so hoch wie in der Gesamtbevölkerung. Hyperbilirubinämie, Hypoglykämie, Hypokalzämie, Hypomagnesiämie, Polyglobulie und Thrombopenie treten gehäuft bei Kindern mit einer diabetischen Fetopathie auf. Makrosomie oder Dystrophie, Thromboseneigung sowie Atemnotsyndrom sind häufige Komplikationen und müssen am pädiatrischen Zentrum behandelt werden.

Therapie des Diabetes mellitus im Kindes- und Jugendalter

Konventionelle und intensivierte Insulintherapie = individuelle Insulintherapie

Prinzipiell ist zunäcbt bei der Diabeteserstmanifestation beim Kind eine zweimalige Gabe einer freien Mischung von Normal- und Verzögerungs(NPH)-Insulin zu empfehlen. Dabei sollte beachtet werden, daß eine intensive Insulintherapie in den ersten Tagen der Diabeteserstmanifestation gerade beim Kind mit einer längeren Remissionsdauer korreliert. Zu beachten ist, daß beim Kleinkind unter 2 Jahren häufig der Altinsulinanteil niedrig gewählt werden muß (Tab. 4.**15a**). Feste, als Handelspräparate vorliegende, Mischungen von NPH- und Altinsulinen werden nur in Ausnahmefällen gegeben, wenn Patient oder Familie nicht mit der Therapie mit freier Mischung zurechtkommen können. Anson-

Tab. 4.15a Altinsulin–NPH-Insulin-Verhältnis bei zweimaliger Injektion einer freien Mischung von Alt- und Verzögerungs(NPH)-Insulin (abhängig von Diabetesdauer und Restsekretion)

	Altinsulin : Verzögerungsinsulin	Insulinbedarf
Kleinkindesalter	1 : 12 bis 1 : 4	0,1 – 1,3 E/kg/d
Schulkindalter	1 : 6 bis 1 : 3	0,2 – 1,2 E/kg/d
Adoleszenz	1 : 3 bis 1 : 2	0,5 – 2,0 E/kg/d

Bei intensivierter Insulintherapie mit 3 und mehr Insulininjektionen pro Tag verschiebt sich das Altinsulin–Verzögerungsinsulin-Verhältnis zu Gunsten des Altinsulins auf 2 : 1 – 3 : 1.

sten wird versucht, von Anfang an das Prinzip der Dosisanpassung verständlich zu machen.

Jedes Insulintherapieprinzip stellt nur einen Kompromiß dar. Zeiten relativen Insulinmangels wechseln sich mit Zeiten, in denen relativer Insulinexzeß herrscht, ab. Bei jeder Therapieform muß ein Kompromiß zwischen der Zahl der auftretenden Hypoglykämien und der Dauer von relativen Insulinmangelzuständen mit nachfolgender Hyperglykämie eingegangen werden. Die Akzeptanz durch das betroffene Kind und seiner Familie ist ein wichtiger Faktor bei der Entscheidung für eine Therapieform. Die „American Diabetes Association" empfiehlt entsprechend, bei Kindern unter 2 Jahren keine intensivierte Insulintherapie vorzunehmen. Bei Kindern zwischen 2 und 7 Jahren sollen sehr sorgfältig Vor- und Nachteile einer intensivierten Insulintherapie für das entsprechende Kind erwogen werden und eine ICT eher nicht eingesetzt werden.

Mehrmalige Insulininjektionen pro Tag, zum Teil während der Nachtstunden, und die damit häufig notwendigen Blutzuckerkontrollen sind für kein Kind ohne weiteres akzeptabel. Die Akzeptanz der ICT in der Adoleszenz wird durch ihren verfrühten Einsatz im Kindesalter oft leider reduziert. Eine ICT erst um das 12. Lebensjahr herum und auf ausdrücklichem Wunsch des Patienten/der Patientin einzuleiten, erhöhen Akzeptanz und Erfolg.

Es ist möglich, von einer zweimaligen Insulingabe pro Tag auf eine drei- bis viermalige Insulingabe überzugehen: Zunächst wird die Abendgabe von Alt- und NPH-Insulin gesplittet, die morgendliche Gabe einer freien Mischung von Alt- und NPH-Insulin aber beibehalten. Dabei wird der abendliche Altinsulinanteil vor der Abendmahlzeit gegeben, der NPH-Anteil dagegen zwischen 22 und 23 Uhr. Im weiteren Verlauf

wird eine zusätzliche Gabe von Altinsulin zur Mittagsmahlzeit eingesetzt. Altinsulin und/oder NPH-Insulin kann mit Hilfe einer Insulininjek-
tionshilfe, also mittels eines Pens, gegeben werden. Jugendliche nutzen
die Vorteile der Pen-Systeme gerne. Die kontinuierliche intrakutan oder
intraperitoneal applizierte Insulintherapie mittels Insulinpumpen stellt
eine besondere Form der ICT dar. Eine Pumpentherapie sollte nur bei
hochmotivierten Jugendlichen und Erwachsenen mit IDDM in Zusammenarbeit mit einem Diabeteszentrum begonnen werden. Bei sehr kleinen Kindern ist sie wegen der Gefahr einer unbemerkten Katheterdys-
konnektion bzw. wegen der Gefahr von spielerischen Manipulationen
an der Pumpe abzulehnen.

Dosisanpassung

Beim Erwachsenen senkt 1 E Altinsulin den Blutzucker zwischen 30 und
60 mg/dl abhängig von der Tageszeit, vom Grad der Hyperglykämie und
von der Insulintagesdosis. Bei Kindern mit einem Körpergewicht unter
25 kg senkt 1 E Altinsulin den Blutzucker allerdings um bis zu 100 mg/dl
und bei größeren Kindern um ca. 50 mg/dl. Die genauen Werte müssen
für jedes Kind für jede Tageszeit bestimmt werden. Dabei wird in der Regel wie beim Erwachsenen morgens und abends etwas mehr Insulin als
am Mittag für das Erreichen eines vergleichbaren Effektes gebraucht. In
der Regel werden beim größeren Kind am Morgen ca. 2 E Altinsulin pro
BE, am Mittag ca. 1 E pro BE und am Abend ca. 1,5 E Altinsulin pro BE benötigt (Tab. 4.**15 b**).

Tab. 4.**15 b**   Basalrate und Prandialrate bei intensivierter Insulintherapie
beim Kind

Basalrate	
0,35 E/kg/d	
Prandialrate	
morgens	1,5 – 2,0 E/BE
mittags	1,0 – 1,5 E/BE
abends	1,5 E/BE

Dawn-Phänomen

Nicht selten klagen Jugendliche mit Diabetes über morgendliche Hyperglykämien, bei denen ein kontinuierlicher Anstieg des Blutzuckerwertes

in den Morgenstunden zwischen 2 und 6 Uhr gemessen wird (Dawn-Phänomen). Mitunter können Patienten, bei denen ein Dawn-Phänomen auftritt, zur Normoglykämie gebracht werden, indem die Spätmahlzeit verkleinert wird oder die Gabe des Verzögerungsinsulins auf spätere Stunden (z. B. 23 Uhr oder später) verlegt wird. Der Einsatz einer Insulinpumpe verhindert nahezu immer ein Dawn-Phänomen. Die Basalrate wird dabei in den frühen Morgenstunden dem erhöhten Insulinbedarf angepaßt und entsprechend erhöht. Wichtig ist es, hohe Morgenblutzuckerwerte von Hyperglykämien, die nach nächtlichen Hypoglykämien auftreten, zu unterscheiden.

Somogyi-Phänomen

Bei einigen Kindern mit Diabetes, die als schlecht einstellbar gelten, liegt eine Überdosierung der exogenen Insulinzufuhr vor. Als Folge einer nächtlichen Hypoglykämie kommt es zu einem hohen Nüchternblutzuckerwert. Der hohe Morgenblutzuckerwert wird als Resultat einer Gegenregulation auf die Hypoglykämie gesehen. Auf eine Hyperinsulinierung weisen rasche Gewichtszunahme, exzessiver Appetit und wechselnde Glukosurie hin. Mitunter ist die Bestimmung der Urinzucker- und Urinketonkonzentration am Morgen hilfreich, um ein Dawn-Phänomen von einem Somogyi-Effekt unterscheiden zu können. Therapeutisch muß beim Vorliegen eines Somogyi-Effektes die Dosis des Verzögerungsinsulins am Abend zunächst um 10% reduziert werden. Eine nächtliche Blutzuckerbestimmung um ca. 2 – 3 Uhr erhärtet die Diagnose.

Ernährung

Für jeden Patienten mit IDDM gilt meist eine geregelte Kost nach den Grundregeln einer vielseitigen Ernährung. In der Regel werden 3 Haupt- und je nach Art der Insulintherapie bis zu 3 – 4 Zwischenmahlzeiten gegeben. Mäßiger Genuß von Kochzucker verschlechtert die Stoffwechsellage nicht. Beim Erstellen eines Ernährungsplans für ein Kind mit IDDM können einige wenige Regeln von großem Nutzen sein: Der Energiebedarf wird zunächst anhand von Tabellen ermittelt. 55% dieser Kalorien sollten aus Kohlenhydraten, 30% aus Fetten und 15% aus Proteinen gedeckt werden. Je nach den Gewohnheiten des Kindes können 20% der Kalorien 30% auf das Mittagessen und 20% auf das Abendessen verteilt werden. Für die Zwischenmahlzeiten würden entsprechend jeweils 10% der Kalorien auf den Morgen, den Nachmittag und die Spätmahlzeit entfallen. Ein hoher Anteil von ungesättigten Fetten zum Beispiel im Verhältnis 1,2 : 1,0 von ungesättigten zu gesättigten Fetten in der Nahrung sollte erreicht werden. Die ausreichende Zufuhr von Vitaminen, Spuren-elementen und Ballaststoffen sollte ein selbstverständlicher Bestandteil einer gesunden und wohlschmeckenden Ernährung bei Diabetes sein. Beim Ausarbeiten eines Ernährungsplans für Kinder mit IDDM sollte im-mer größtmögliche Rücksicht auf die Gewohnheiten des Kindes und sei-ne Vorlieben hinsichtlich Essenszeiten, Eßmengen und Geschmacks-richtungen genommen werden. Aus dem für ein Kind einer Alters- und Gewichtsstufe errechneten Kalorienbedarf ergibt sich der Bedarf an Kohlenhydraten für dieses Kind. Nach Austauschtabellen kann das Kind seinen Kohlenhydratbedarf durch Auswahl der entsprechenden kohlen-hydrat-enthaltenden Nahrungsmittel variabel und nach seinem Ge-schmack decken. Das genaue Abwiegen der Nahrung erübrigt sich, wenn Familie und Patient/in gelernt haben, Gewicht und BE-Gehalt der Nah-rung abzuschätzen. Genaues Abwiegen spiegelt zumeist nur eine relati-ve Genauigkeit vor, da einerseits häufig bei Gemüsen, Obst, aber auch Kornprodukten, der tatsächliche Kohlenhydratanteil schwanken kann, auf der anderen Seite aber eine Ungenauigkeit von 10% bei der BE-Zahl beim größeren Kind nur unwesentliche Blutzuckerschwankungen ver-ursacht. Bei Kleinkindern und Säuglingen ist ein exakter Ernährungs-plan oft schwer durchzuführen. Hier muß ein Kompromiß zwischen der Belastung des Kindes durch einen vom Therapeuten gut gemeinten, dem Kind aber unwillkommenen Essensfahrplan bzw. Blutzuckerschwan-kungen bei zu freier Nahrungsaufnahme gefunden werden. Wegen der schnellen Resorption und des damit ausgelösten raschen Blutzuckeran-stieges sollten Kochzucker, Traubenzucker und Malzzucker beim Klein-kind eher vermieden werden. Die Bedeutung von faserreicher Kost auch für das Kind kann nicht genug betont werden.

Körperliche Aktivität

Bewegung und körperliche Aktivität sind wichtige Bestandteile der Dia-betestherapie. Leider wird Kindern mit IDDM auch heute noch von El-tern, Lehrern und Ärzten Sport oder körperliche Aktivität eher vorent-halten. Gerade Kleinkinder und junge Schulkinder sind aber von sich aus körperlich aktiv und bedürfen keiner zusätzlichen Ermunterung zu Sport und Spiel. Wichtig ist wie im Erwachsenenalter die Empfehlung, vor und während des Sports und starker körperlicher Betätigung Zusatz-BE einzunehmen. Weitere BE in Form rasch verfügbarer Kohlenhydrate wie Fruchtsaft und Obst sollten während des Sports verfügbar gehalten werden. Bei stärkerer körperlicher Belastung muß die Insulindosis ge-senkt werden. Dabei kann an Tagen höchster körperlicher Anstrengung bis zu 50% der Tagesinsulindosis eingespart werden (Tab. 4.**16**).

Tab. 4.**16**   Therapieziele bei Diabetes im Kindes- und Jugendalter

nahe-normale Stoffwechseleinstellung
normales somatisches Wachstum und normale somatische Entwicklung
normale psychosoziale Entwicklung
Entwicklung zu Selbständigkeit bei der Diabetesbewältigung
Motivation
Prävention

Schulung

Schulung bei Erstmanifestation

Die Schulung bei Erstmanifestation eines IDDM kann als Einzelschulung von Patient/in und Familie vom Diabetes-Team der Klinik (Diabetologe, Diabetes-Beraterin, Diätassistentin, Psychologe) durchgeführt werden. Nach einer strukturierten Check-Liste werden dabei die notwendigen Inhalte vermittelt und in der Praxis durchgeprobt (Tab. 4.17). Die Schulung bei Erstmanifestation kann auch in Gruppenschulungen mit bis zu 10 Patienten durchgeführt werden. Dem Gefühl der Isolation und des Alleinseins kann bei Gruppenschulungen besser begegnet werden. Dafür bieten Einzelschulungen den Vorteil, daß individuell auf Kind und Familie sehr intensiv eingegangen und mit den individuellen Bedürfnissen und Problemen des einzelnen gearbeitet werden kann. Wichtig ist das Vorhandensein eines Schulungszimmers, in dem in entspannter und

Tab. 4.**17**   Schulungsinhalte bei der Diabeteserstmanifestation für Familien mit Kindern mit IDDM

Grundlagenwissen über IDDM und NIDDM
Kenntnisse und Fertigkeiten der Selbstkontrolle
Wirkung der Insuline
Insulintherapie
Injektionstechniken
Hypoglykämie
Ernährung bei Diabetes
Dosisanpassung
Spätschäden
Vererbung
Schwangerschaft
psychosoziale Fragen

spielerischer Atmosphäre geschult werden kann. Durch die intensive Beschäftigung mit dem Patienten und seiner Familie werden tragende Beziehungen für die weitere ambulante Betreuung aufgebaut. Die Zeitdauer des stationären Aufenthalts im Krankenhaus bei der Erstmanifestation wird durch die intensive Beschäftigung mit dem Kind und seiner Familie heute auf ca. 7 Tage verkürzt. In Ausnahmefällen kann die Schulung sogar komplett ambulant durchgeführt werden. Wichtig ist, daß die tägliche Praxis zu Hause bereits während des Klinikaufenthalts erprobt werden kann: Techniken der Selbstkontrolle werden praktiziert, Nahrungsmitteleinkäufe werden in Kliniknähe zusammen mit der Familie getätigt, ein erster Wochenendausflug wird noch von der Klinik aus mitbetreut. Entscheidend bei der Diabetesschulung bleibt, daß allen Beteiligten die Einsicht vor Augen steht, daß eine einzige Schulungseinheit nicht Motivation und Kenntnisse für ein ganzes Leben mit Diabetes bringen kann. Die Diabetesschulung muß in altersgerechter Form und Umfang ständig wiederholt und aufgefrischt werden.

Schulung im Verlauf des IDDM

Zu den Schulungsanstrengungen bei der Langzeitbetreuung von Kindern und Jugendlichen mit IDDM sollten verschiedene sich ergänzende Veranstaltungen und Einrichtungen gehören (Tab. 4.**18**). Lehrer, Sportlehrer, Kindergärtnerinnen und das familiäre Umfeld des einzelnen diabetischen Kindes müssen nicht nur über Symptome und Behandlung von Hypoglykämien informiert werden, sondern müssen dazu beitragen

Tab. 4.**18** Schulungsprogramm für Kinder und Jugendliche mit Diabetes und ihre Familien (Gruppenschulung und Einzelschulung sollen sich ergänzen)

Gruppenschulungsprogramm

strukturierte Elternabende

Schulungswochenendausflüge für Jugendliche mit IDDM

strukturierte Schulungswochen für Schulkinder mit IDDM in einem möglichst wirklichkeitsnahen und krankenhaus-fernen Milieu

Kinderfeste und -partys für Familien mit diabetischen Kindern

Ferienlager für Kinder und Jugendliche mit IDDM

Einzelschulung

Einzelgespräche

Diätberatungen

individuelle Hausbesuche und Einkaufshilfen

können, daß Kinder mit IDDM eine normale psychosoziale Entwicklung durchmachen und in ihrer Gemeinschaft nicht isoliert werden. Eine optimale Stoffwechselkontrolle ist nur unter optimalen psychosozialen Voraussetzungen zu erreichen.

Psychosoziale Intervention

Diabetes ist eine chronische Erkrankung. Beim Kind und Jugendlichen mit IDDM sind die vom Kind zunächst erfahrenen Folgen der Erkrankung langfristige Einschränkungen und erlebte Zwänge im täglichen Leben: Blutzucker- und Urinzuckerkontrollen müssen durchgeführt werden. Ein Ernährungsplan muß eingehalten werden. Insulin muß injiziert werden. Kinder und Jugendliche mit Diabetes können dementsprechend Störungen im psychomentalen Bereich entwickeln: 80 % aller Kinder mit IDDM sollen Zeichen einer Eßstörung aufweisen. Gefühle von Schuld und Angst sind bei Patienten und ihren Familien häufig. Auflehnung gegen die Therapie und sogar Negierung der Erkrankung sind insbesondere bei Jugendlichen mit IDDM häufig. Mangelnde Compliance bei der Blutzuckermessung, bei der Erarbeitung eines Ernährungsplans oder bei der Selbstinjektion des Insulins sind bei Jugendlichen häufig Folge einer nicht adäquaten Bewältigung der Chronizität und (Lebens-)Bedrohlichkeit des Diabetes. Korrekte Information, Schulung und Beratung in ruhiger und entspannter Atmosphäre können der Entwicklung dieser Probleme entgegenwirken. Die professionelle Hilfe von Sozialpädagogen, Psychologen, Diabetes-Beratern/innen ist hier entscheidend. Treffen mit anderen Kindern und Jugendlichen mit IDDM bei Festen, Ferienlagern, strukturierten Schulungswochen oder Freizeiten bilden eine Grundlage für viele Kinder und Jugendliche, Eindrücke von Isolation und „Anders-Sein" zu verarbeiten. Entsprechende Programme und Aktivitäten gehören zu jedem Konzept einer langfristigen Diabetes-Betreuung.

Besonderheiten im Kleinkindesalter

Insulinbedarf und Dosisanpassung

Bei der Dosisanpassung im Kleinkindesalter ist zu beachten, daß Altinsulin beim Kleinkind stärker und rascher den Blutzucker senkt als beim älteren Kind oder beim Erwachsenen. Häufig sinkt der Blutzucker mit der Gabe von 1 E Altinsulin beim Kleinkind um 100 mg/dl.

Ernährung

Eine ausgewogene Kost, die nicht nur den Kohlenhydratbedarf, sondern auch den täglichen Bedarf an Fetten und an Kalorien berücksichtigt, muß gerade beim wachsenden Kind angestrebt werden. Die besonderen Vorlieben des einzelnen Kindes müssen ebenso bei der Ernährung berücksichtigt werden wie die Besonderheiten der Ernährung in den verschiedenen Lebensaltern. Der Einbau von mit Kochzucker gesüßten Süßigkeiten in den Ernährungsplan soll spätestens beim Schulkind erfolgen. Tabuisierung und Verschließen von Nahrung und besonders von Süßigkeiten führt zu einer erhöhten Inzidenz von Eßstörungen spätestens in der Adoleszenz.

Psychosoziale Besonderheiten

Die Schulung von Kindern und Jugendlichen mit Diabetes muß die Entwicklungsstadien dieser Lebensabschnitte in besonderer Weise berücksichtigen. Das Zeitkonzept eines Klein- und frühen Schulkindes kann die Bedeutung von Sekundärschäden noch nicht aufnehmen. Die Bedeutung von eventuellen Erkrankungen in der Zukunft sind für ein junges Kind nicht einzuschätzen. Ängste vor zukünftigen Erkrankungen hemmen das kleine Kind eher in seiner Entwicklung, als daß sie helfen. Information muß kindgerecht und pädagogisch-professionell weitergegeben werden. Spielerische Mittel sollen in der Diabetesschulung eingesetzt werden, ohne ernste Inhalte ins „Verspielte" oder „Spiel" abgleiten zu lassen.

Besonderheiten in der Adoleszenz

Insulinbedarf und Insulinresistenz

Die Pubertät ist gekennzeichnet durch eine abnehmende Insulinansprechbarkeit peripherer Gewebe. Normalerweise wird die Glukosehomöostase durch eine gesteigerte glukose-stimulierbare Insulinsekretion beim Gesunden bewahrt. Entsprechend steigt der Bedarf der exogenen Insulinzufuhr beim Jugendlichen mit Diabetes mellitus in der Pubertät an. Ein Bedarf von 1,0 – 1,7 IU Insulin pro kg Körpergewicht und Tag bei fehlender Restsekretion und wenig körperlicher Bewegung ist bei Jugendlichen mit Diabetes mellitus häufig. Diese Veränderungen und der gesteigerte Insulinbedarf sind physiologisch und für ein normales Wachstum und eine normale Entwicklung notwendig. Sowohl der erhöhte Insulinbedarf als auch die relative Insulinresistenz sind reversibel und nehmen in der Regel beim jungen Erwachsenen wieder ab. Häufig sind die HbA$_{1c}$-Werte von Jugendlichen höher als die Werte präpubertärer Kinder mit Diabetes.

Wachstum und Pubertät

Es wird heute kontrovers diskutiert, ob und in welchem Ausmaß eine schlechte Stoffwechseleinstellung in der Adoleszenz eine Verzögerung der Pubertätsentwicklung und eine reduzierte Endlänge zur Folge haben. Unbestritten sind ältere Daten, wonach bei langdauernd schlechter Stoffwechseleinstellung mit häufiger und starker Glukosurie und deutlicher Hyperglykämie Jugendliche ihre zu erwartende Endgröße nicht erreichen, sondern um 5–6 cm verfehlen. Eine verspätete Pubertätsentwicklung mit einem erhöhten Menarchealter ist bei Mädchen mit schlechter diabetischer Stoffwechseleinstellung häufig. In der heutigen Zeit sollten diese diabetischen Komplikationen nicht mehr gesehen werden. Dabei ist es wichtig, daß die Dosierung des Insulins in der Pubertät an den erhöhten Insulinbedarf des wachsenden Organismus angepaßt wird, um eine Unterinsulinierung zu vermeiden.

Übergewicht und Eßprobleme

Besonders bei Mädchen mit Diabetes kommt es in der Pubertät häufig zu Übergewicht. Die Neigung zur Adipositas wird dabei durch iatrogen induzierten Hyperinsulinismus mit Polyphagie noch unterstützt. Übergewicht und sekundäre Hypercholesterinämie bedeuten ein erhöhtes Risiko von Spätkomplikationen. Auch aus diesem Grund ist einer übermäßigen Gewichtszunahme entgegenzuwirken, zumal heute bekannt ist, daß eine Adipositas im Kindes- und Jugendalter bei über 80 % der Betroffenen als Übergewichtigkeit im Erwachsenenalter persistiert.

Die Prävalenz von Eßstörungen bei Jugendlichen mit Diabetes unterscheidet sich nicht von der von Jugendlichen ohne Diabetes. Interessanterweise manipulierten in einer englischen Studie aber 15 % aller adoleszenten Mädchen mit Diabetes ihr Gewicht mit Hilfe der verabreichten Insulindosis. Dagegen sind Eßstörungen bei Jugendlichen männlichen Geschlechts eher selten. Die Bedeutung des Naschens, besonders bei einer liberalisierten Diabetes-Einstellung, wird häufig ärztlicherseits überschätzt. Der Einsatz der intensivierten Insulintherapie bei informierten und gut geschulten Jugendlichen mit Diabetes sollte dazu führen, daß weniger Eßprobleme auftreten. Eßprobleme sind häufig Vorläufer einer Eßstörung, die sich aber ihrerseits negativ auf die Stoffwechseleinstellung bei Diabetes auswirken kann.

Schwangerschaft/Schwangerschaftsverhütung

Es ist heute bekannt, daß eine „Pille" mit niedrigem Östrogen- und Gestagengehalt für Frauen und Mädchen mit Diabetes eine akzeptable und zuverlässige Kontrazeptionsmöglichkeit darstellt. Niedrigdosierte Präparate erhöhen den Triglyzeridspiegel im Plasma, führen aber nicht zu Veränderungen im Kohlenhydrathaushalt. Ein Dreiphasenpräparat, das zum Beispiel aus Estradiol und Norethisteron oder aus Estradiol und Levonorgestrel besteht, oder alternativ ein niedrigdosiertes Norethisteron- oder Levonorgestrel-Präparat sind zu empfehlende Kontrazeptiva auch bei Jugendlichen mit Diabetes. Wenn ein Bluthochdruck oder vaskuläre Probleme bei einer Frau mit IDDM bekannt sind, sollte eine Anti-Baby-Pille empfohlen werden, in der kein Östrogen enthalten ist. Auf Spirale, Intrauterinpessar und die Verwendung von Kondomen sollte beim Vorliegen von Diabetes-Spätkomplikationen zurückgegriffen werden. Eine ungewollte und schlecht betreute Schwangerschaft bei einer jugendlichen Diabetikerin ist ein nicht akzeptables Risiko für Mutter und Kind. Im Rahmen einer langfristigen Betreuung von weiblichen Jugendlichen mit IDDM müssen entsprechend Fragen der Kontrazeption und Planung einer Schwangerschaft angesprochen werden (Tab. 4.**19**).

Tab. 4.**19** Methoden der Kontrazeption bei Jugendlichen mit Diabetes mellitus

niedrigdosierte Kombinationspräparate

Progesteron-Derivat + Ethinylestradiol
Nortestosteron-Derivat + Ethinylestradiol

Sequenzpräparate

Gestagen-Präparate („Minipille")

Alternativen bei Sekundärkrankheiten

Spirale, Intrauterinpessar, Kondom

Psychosoziale Besonderheiten während der Adoleszenz

Die Adoleszenz wird hinsichtlich psychosozialer Charakteristika geprägt von einer Umorientierung des/der Jugendlichen von den Werten des Elternhauses hin zu den Maßstäben Gleichaltriger, d. h. der „Peer"-Gruppe, und eigenen Wertvorstellungen. Die Übernahme von Verantwortung und selbständiges Handeln vor dem Hintergrund von allgemeinem Wissen um und Beherrschen von Zusammenhängen wird in der Jugendzeit erlernt. Die Schulung von Jugendlichen und die Therapieprinzipien, die in der Adoleszenz erfolgreich eine gute Stoffwechselkontrolle und eine normale psychosoziale Entwicklung sichern sollen, müssen gerade diese Zusammenhänge berücksichtigen. Die gemeinsame Bewältigung der aktuellen und zukünftigen Lebenssituation mit Diabetes im Miteinander von jugendlichem Patienten, Familie, Arzt und betreuendem Team ist das vorrangige Ziel bei der Betreuung von Jugendlichen mit Diabetes. Eindrücke von Anderssein und Isolation von seiten der Jugendlichen mit Diabetes müssen mit der Suche nach Gemeinsamkeit und Miteinander im Jugendalter kollidieren. Nicht selten kommen Verdrängungsmechanismen, psychosozialer Rückzug, ein Gefühl des Überfordertseins und der Abhängigkeit sowie Unsicherheit hinsichtlich zukünftiger Partnerschaften bei Jugendlichen mit Diabetes vor. Patienten, die im Kindesalter wohl angepaßt und motiviert erschienen, beginnen nicht selten zu Beginn der Pubertät Blutzuckerwerte zu fälschen, bei der Selbstkontrolle und bei der Blutzuckertagebuch-Führung nachlässig zu werden. Nicht der gutgemeinte Rat oder das strenge Gebot aus dem Diabetes-Team heraus ist dann gefragt.

Verständnis mit der Situation der Neuorientierung und Strategie zur Motivierung und zur gemeinsamen Bewältigung eines Lebens mit Diabetes überwinden mangelnde Motivation. Gerade die Konzepte der ICT mit einem für den/die Jugendlichen sicht- und erfahrbaren Gewinn hinsichtlich Freiheit und Selbständigkeit können hier unschätzbare Dienste leisten. Nicht die einseitige Befehlsausgabe durch den Diabetologen mit der einseitig orientierten Compliance durch den Patienten ist heute bei der Betreuung von Jugendlichen mit Diabetes gefragt. Vielmehr soll das selbständige Tätigwerden des Patienten hinsichtlich der Diabetesbewältigung von Wissen und Willen geprägt sein.

Sondersituationen

Hypoglykämierisiko

Hypoglykämien sind die häufigste akute Komplikation des Diabetes. In einer Studie von 196 Jugendlichen mit Diabetes mit einem Durchschnittsalter von 13,5 Jahren traten während der zweijährigen Beobachtungszeit 29 schwere Hypoglykämien auf. Dabei lag das durchschnittliche HbA_{1c} der Jugendlichen, die eine schwere Hypoglykämie durchgemacht hatten, signifikant unter dem HbA_{1c}-Wert der Patienten, die im Beobachtungszeitraum keine schwere Hypoglykämie durchmachten. Auch asymptomatische Hypoglykämien traten bei Jugendlichen mit niedrigen HbA$_{1c}$-Werten gehäuft auf. Zwei Drittel aller schweren Hypoglykämien treten bei Jugendlichen auf, weil basale Prinzipien der Insulintherapie mißachtet werden: Dazu gehört zum Beispiel, (1) daß Insulin ohne Blutzuckerkontrolle „blind" injiziert wurde, (2) daß schwere Abweichungen vom Ernährungsplan ohne Korrektur der Insulindosis vorgenommen wurden, oder (3) keinerlei Dosisanpassung bei sportlicher Betätigung vorgenommen worden war. Die Behandlung von Hypoglykämien schließt die Zufuhr von Traubenzucker in fester oder flüssiger Form, in leichteren Fällen die Gabe von rasch resorbierbaren Kohlenhydraten ein. Nur bei Bewußtlosigkeit soll Glukagon injiziert werden. Die beste Behandlung der Hypoglykämie ist ihre Prävention.

Interkurrente Erkrankungen

Fieberhafte Infekte kommen vor allem im Kleinkindalter häufig vor: Bei jeder fieberhaften Erkrankung steigt der Insulinbedarf. Der erhöhte Insulinbedarf ergibt sich aus einer relativen Insulinresistenz der Gewebe und der Prädominanz von Streßhormonen. Auch bei Erbrechen und reduzierter Nahrungsaufnahme muß die normale Insulindosis injiziert werden bzw. die Dosis nach den aktuellen Blutzuckerwerten erhöht werden. Nicht selten kommt es zu einer Ketonurie, auch wenn die Hyperglykämie und Glukosurie noch mäßig ausgeprägt sind. Eine Erhöhung der Normalinsulindosis um bis zu 20 % der sonst üblichen Normalinsulindosis ist meistens nötig. Bei schwerem Erbrechen muß die Insulindosis manchmal aber auf bis zu 50 % reduziert werden. Wenn das Erbrechen fortbesteht und der Patient keine Flüssigkeit zu sich nehmen kann, muß eine Krankenhausaufnahme zum parenteralen Elektrolyt- und Flüssigkeitsersatz erfolgen.

Operationen

Wenn bei einem Kind mit IDDM eine Operation elektiv geplant wird, erfolgt die stationäre Aufnahme am Tag vor dem geplanten Eingriff. Das Ausbleiben der normalen Nahrungsaufnahme sowie Veränderungen der Blutzuckerkonzentration durch den Operationsstreß müssen berücksichtigt werden. Die Zusammenarbeit des Chirurgen mit dem Kinderdiabetologen sowie die rasche Verfügbarkeit von Laborergebnissen wie Blutglukosekonzentration, Blutgasen und Elektrolyten helfen dabei, Stoffwechselentgleisungen zu vermeiden. Am Morgen des Operationstages wird eine 5 % Glukose-Infusion in 0,45 % NaCl mit 20 mmol/l KCl parenteral gegeben. Parallel wird zu dieser Lösung über eine Perfusor Normalinsulin gegeben, so daß sich auf 2 – 4 g Glukose 2 E Altinsulin errechnet. Durch ein- bis zweistündlich durchgeführte Blutzuckerkontrollen soll die Infusionsgeschwindigkeit so reguliert werden, daß eine Blutglukosekonzentration um 100 mg/dl konstant erreicht wird. Sobald der Patient wieder ansprechbar und in der Lage ist, Nahrung und Flüssigkeit aufzunehmen, wird rasch wieder zu einer subkutanen Insulinsubstitution übergegangen.

Komabehandlung

Bei der Therapie des diabetischen Komas beim Kind stehen Rehydratation und Elektrolytausgleich mit einem damit erfolgenden Ausgleich der Azidose an erster Stelle. Die Normalisierung der Blutzuckerspiegel erfolgt parallel über eine zunächst kontinuierlich gegebene Insulininfusion. Beim Vorliegen eines Komas sollten Magensonde und Blasenkatheter gelegt werden, um eine Aspiration zu verhindern und eine exakte Bilanzierung durchführen zu können. Das komatöse Kind muß zunächst auf einer Intensiv- oder Wachstation mit EKG-Monitoring betreut werden. Die Wachheit des Kindes gemäß „Glasgow Coma Scale", Blutdruck, Puls, Atmung, Temperatur, Blutglukose, Natrium, Kalium, Chlorid, Kalzium, Phosphat, Serum-Osmolarität, Harnstoff-N, Hämatokrit und Blutgase müssen zunächst stündlich, später vierstündlich kontrolliert werden. Glukose und Ketone im Urin sollen regelmäßig gemessen werden. Glukose und Ketone im Urin sollen regelmäßig gemessen werden. Die Rehydratation darf nicht zu rasch erfolgen, da sonst die Gefahr eines lebensbedrohlichen Hirnödems besteht. Die Entwicklung einer Hypokaliämie muß verhindert werden. Ein Kind mit diabetischer Ketoazidose hat in der Regel 5–15% seines Körperwassers, 8 mmol/kg Natrium, 6–10 mmol/kg Kalium und 6–10 mmol/kg Chlorid verloren. An diesen Zahlen muß sich die Substitutionstherapie orientieren (Tab. 4.**20**).

Behandlung von Sekundärkrankheiten

Vorbeugung von Sekundärkrankheiten

Wenn es das Alter und die Situation des Kindes erlauben, sollte Wert darauf gelegt werden, daß das Kind selbst (mit Hilfestellung durch die Familie) regelmäßige Stoffwechselkontrollen durchführt. Dabei sind die Anzahl und Form dieser Selbstkontrollen abhängig vom Alter des Kindes, seiner psychischen und kulturellen Situation sowie in gewissem Umfang von der Art der Insulintherapie (ICT, Pumpe, konventionelle Therapie). Tägliche Blutzuckerkontrollen vor der Insulininjektion und zur Mittagszeit sowie dreimalige Urinzuckertests und Testung auf eine Ketonurie sollten vom Schulkind mit „konventioneller" Insulintherapie

Tab. 4.**20**   Komabehandlung beim Kind mit Diabetes mellitus

Sofortmaßnahmen

20 ml/kg 0,9%ige NaCl-Lösung über 60 min i. v.

Altinsulin i. v. im Bypass: 0,1 BE pro kg KG i. v. im Bolus, anschließend 0,1 E/kg KG/h kontinuierlich infundieren. Erstrebt wird ein Blutzuckerabfall von ca. 50 mg/dl, entsprechend wird die Dosis im Verlauf nach Blutzuckerkontrollen über den Perfusor gesteigert oder reduziert.

Infusionstherapie

Nach der 1. Stunde (siehe Sofortmaßnahmen) werden 80 mg/kg KG/24 h Infusionsmenge infundiert. Je nach Dehydratationsgrad werden zusätzlich 20 – 40 mg/kg KG ein Drittel normale Elektrolyt-Glukose-Lösung („Päd II") gegeben.

Bei Blutzucker (BZ) über 300 mg/dl wird 0,9% NaCl (isoton) gegeben.

Bei BZ 200 – 300 mg/dl werden ein Drittel 0,9% NaCl und zwei Drittel Glukose 5% (Päd II) infundiert.

Bei Blutzucker unter 200 mg/dl und schwerer Ketoazidose (pH < 7,0) wird eventuell unter entsprechendem Insulinausgleich (auf 4 g Glukose eine E Altinsulin) zusätzlich 50% Glukose (10 mg/kg KG/d) zugesetzt.

Kalium wird nach dem Einsetzen der Diurese 1 – 2 h nach dem Beginn der Insulinbehandlung zugesetzt (2 mmol/kg KG/d als Kaliumphosphat).

Nur bei schwerer Azidose (pH < 7,0, BE < – 20) und ausgeprägter Kussmaulscher Atmung kann vorsichtig Bikarbonat gegeben werden.

---

durchgeführt werden. Zusätzliche Blutzuckermessungen bei Anzeichen von Hypoglykämie, bei interkurrenten Erkrankungen sowie bei zusätzlichen Insulingaben, z. B. bei der ICT, sind individuell in unterschiedlichem Ausmaß nötig. In dreimonatigen Abständen sollte das glykosylierte Hämoglobin (HbA$_1$ oder HbA$_{1c}$) als Marker für eine chronische Hyperglykämie während der vergangenen 3 Monate gemessen werden. Alle 3 Monate sollte jedes Kind und jeder Jugendliche mit IDDM sorgfältig körperlich untersucht werden. Die Messung von Größe, Gewicht, Kopfumfang, und Blutdruck gehören zu dieser Untersuchung. Die Beschaffenheit der Injektionsstellen und das Vorliegen etwaiger Hautprobleme und neurologischer Auffälligkeiten müssen überprüft werden. Jährlich sollte nach einer Mikroalbuminurie und nach einer Hypercholesterinämie gesucht werden. Beim Kind, das älter als 10 Jahre ist oder länger als 5 Jahre an einem IDDM leidet, gehört die jährliche augenärztliche Untersuchung zur Langzeitbetreuung. Ein offenes und in entspannter Atmosphäre und ohne Zeitdruck geführtes ärztliches Gespräch sollte alle 3

Monate helfen, die Situation des Kindes mit IDDM mit seiner Familie neu zu evaluieren und zu konsolidieren.

Der Pädiater sieht die Hauptprobleme des Diabetes-Patienten zumeist noch nicht in seiner Sprechstunde: Das Manifestationsalter der diabetischen Spätschäden beginnt am Ende der 2. oder in der 3. Lebensdekade. Dennoch weisen Kinder mit IDDM bereits typische diabetes-assoziierte Probleme auf: Die Pubertätsentwicklung bei Kindern mit IDDM ist häufig verzögert. Nephrologische, neurologische und ophthalmologische Probleme treten auch im Kindesalter bei Diabetes gehäuft auf. Eine Mikroalbuminurie oder eine reduzierte Nervenleitgeschwindigkeit (NLG) liegen bei ca. 10 % aller adoleszenten Patienten vor. Die Mikroalbuminurie ist ein Vorstadium der diabetischen Nephropathie und die Reduktion der NLG ist ein Zeichen der beginnenden Neuropathie. Die Bedeutung einer optimalen Stoffwechseleinstellung mit nahe-normalen Blutzuckerwerten für die Verhinderung bzw. das Hinauszögern von diabetischen Spätschäden kann nicht genug betont werden.

Nephropathie

Der manifesten Nephropathie mit Albuminurie, Einschränkung der Creatinin-Clearance und renalem Hypertonus geht eine Mikroalbuminurie voraus. Definiert wird die Mikroalbuminurie dadurch, daß mehr als 15 μg/min (oder ca. 30 mg/24 h) Albumin im Urin ausgeschieden werden. Eine Albuminurie dagegen liegt erst vor, wenn mehr als 300 mg/24 h Albumin im Urin erscheinen. Eine Mikroalbuminurie festzustellen ist deshalb besonders wichtig, da mit einer Verbesserung der Stoffwechselsituation die Progression der Mikroalbuminurie zur Nephropathie verhindert werden kann. 5 – 10 % aller Jugendlichen mit Diabetes haben eine Mikroalbuminurie: In einer Studie wiesen von 210 Jugendlichen zwischen 12 und 18 Jahren 16 eine Mikroalbuminurie auf. Ein Bluthochdruck ging dabei nicht immer mit der Mikroalbuminurie einher. Das frühzeitige Erkennen der Mikroalbuminurie ist von entscheidender Bedeutung, um mit adäquater Therapie eine Albuminurie zu verhindern. Geeignete Referenzwerte für die Albuminausscheidung bei Jugendlichen müssen aber im Prinzip für jedes Kollektiv bestimmt werden, ehe ein selektives Screening auf eine Mikroalbuminurie durchgeführt werden kann.

Bei der manifesten diabetischen Nephropathie soll eine Einschränkung der Proteinzufuhr auf unter 0,7 g/kg Körpergewicht pro Tag ein weiteres Voranschreiten der Niereninsuffizienz verhindern. Neuere Arbeiten ziehen diese Ergebnisse in Zweifel. Beim Kind könnte eine dramatische Einschränkung der Eiweißzufuhr zu Störungen des Wachstums und der Entwicklung führen. Patienten mit Mikroalbuminurie und

Patienten mit Nephropathie müssen einer sorgfältigen Kontrolle des Blutdrucks unterliegen. Ein manifester Hypertonus muß therapiert werden.

Arterielle Hypertonie

In den letzten Jahren haben neue blutdrucksenkende Pharmaka in die Therapie der arteriellen Hypertonie von Kindern Eingang gefunden. Außerdem werden vermehrt Langzeit-Blutdruckmeßverfahren zur verbesserten Diagnostik der arteriellen Hypertonie eingesetzt. Klare Normwerte bei der Anwendung von Blutdruck-Langzeitmessungen beim jungen Kind und in der Adoleszenz fehlen noch. Außerdem gibt es bei der Anwendung von Langzeit-Blutdruckmeßverfahren keine allgemein akzeptierten Schwellenwerte, ab denen eine Pharmakotherapie einsetzen muß. Während in der Regel bei nicht-diabetischen Kindern und Jugendlichen mit arterieller Hypertonie sogenannte Basistherapeutika wie β-Rezeptorenblocker oder Diuretika primär Anwendung finden, sollten Jugendliche mit Diabetes und einem manifesten Bluthochdruck früh und primär mit ACE-Hemmern behandelt werden. Dabei wird zunächst entweder Captopril in einer Dosierung von 0,5 – 3,0 mg/kg/d oder Enalapril in einer Dosierung von 0,1 – 0,4 mg/kg/d gegeben. Nebenwirkungen dieser Substanzen umfassen unter anderem hämodynamisch induziertes Nierenversagen (selten), Ausschläge und Neutropenie. In der Regel ist eine frühzeitige niedrigdosierte Kombinationstherapie (zum Beispiel von einem ACE-Hemmer und einem Diuretikum) wirkungsvoller und nebenwirkungsärmer als eine hochdosierte Monotherapie. Die frühzeitige Behandlung eines manifesten Hypertonus bei Jugendlichen mit Diabetes ist wichtig, da damit das Voranschreiten von Spätschäden aufgehalten beziehungsweise Spätschäden auf ein späteres Alter verzögert werden (Tab. 4.**21**).

Tab. 4.**21** Behandlung der Hypertonie bei Kindern und Jugendlichen mit Diabetes mellitus

ACE-Hemmer
Captopril 0,5 – 3,0 mg/kg/d
Enalapril 0,1 – 0,4 mg/kg/d

frühzeitige niedrig dosierte Kombinationstherapie
z. B.: ACE-Hemmer und Diuretikum

Augenprobleme

Bei Kindern unter 15 Jahren und bei einer Diabetesdauer von weniger als 5 Jahren sind Augenläsionen bei Diabetes sehr selten. Mit zunehmender Diabetesdauer nimmt die Anzahl der Patienten mit Retinopathie stark zu. Obwohl heute bekannt ist, daß diabetische Augenveränderungen in der Regel erst ab einer Diabetesdauer von mehr als 5 Jahren und meist erst ab dem 15. Lebensjahr auftreten, sind diabetische Augenläsionen auch bei Kindern und Jugendlichen beschrieben: Retinopathie, Glaukom und Katarakt können gerade in der Pubertät bei Diabetespatienten rasch entstehen. Der Einfluß verschiedener hormoneller Faktoren auf die Entwicklung von Augenveränderungen bei Diabetes wird damit unterstrichen.

Neuropathie

Eine manifeste Neuropathie wird mit zunehmender Diabetesdauer und zunehmendem Alter der Patienten mit Diabetes häufiger. Auch bei Jugendlichen kann eine diabetische Neuropathie zu Fußkomplikationen führen. Während bei erwachsenen Patienten mit Diabetes 20% aller stationären Krankenhausaufnahmen in den USA wegen Fußproblemen, kurz als „diabetischer Fuß" zusammengefaßt, erfolgen, sind schwere Manifestationen einer peripheren Neuropathie bei Jugendlichen mit Diabetes selten. Immer sollte bei Jugendlichen mit Diabetes eine Prüfung der Vibrationsempfindung zur körperlichen Untersuchung gehören. Symptome der sensorischen Neuropathie müssen auch bei Jugendlichen mit Diabetes bereits abgefragt werden.

Prävention

Um die Prävention einer Krankheit anstreben zu können, muß es möglich sein, Populationen, die ein erhöhtes Risiko haben, daran zu erkranken, vor Ausbruch der Erkrankung zu erkennen: Bei Verwandten 1. Grades von IDDM-Patienten kann mit Hilfe von Antikörperbestimmungen (ICA, GAD und IAA) sowie mit Hilfe einer HLA-Typisierung die Wahrscheinlichkeit, an IDDM zu erkranken, eruiert werden. Liegen hohe GAD/ICA/IAA(Glutaminsäuredecarboxylase/islet cell antibodies oder insulin autoantibodies)-Antikörpertiter bei einem Verwandten ersten Grades eines Diabetespatienten vor, so erkrankt dieser mit hoher Wahrscheinlichkeit innerhalb der nächsten 10 Jahre ebenfalls an IDDM. Die entsprechende HLA-Konstellation erhärtet diesen Befund. International wird heute im Rahmen eng überwachter Studien die Wirksamkeit einer Reihe von Substanzen getestet, den Ausbruch eines manifesten Diabetes bei Risikopopulationen zu verhindern oder hinauszuzögern.

Zusammenfassung: Multidisziplinäre Langzeitbetreuung von Kindern und Jugendlichen mit Diabetes mellitus

Die Langzeitbetreuung von Patienten mit Diabetes mellitus umfaßt heute die Zusammenarbeit vieler Spezialisten wie Diabetologen, Diabetesberater, Psychologen, Diätassistenten, Ophthalmologen, Pädiater und Internisten. Besonders bei der Schulung von Jugendlichen sollte ein Team von psychologisch und pädagogisch ausgebildeten Spezialisten zusammenarbeiten, um mit dem/der Jugendlichen den selbständigen und kompetenten Umgang mit dem Diabetes zu erlernen. Der Schnittpunkt zwischen Kindheit und Erwachsensein sollte dabei nicht durch den abrupten Wechsel des betreuenden Teams kompliziert werden. Die auch räumliche Nähe und gute Zusammenarbeit zwischen einem internistisch-diabetologischen und einem pädiatrisch-diabetologischen Team ist deshalb entscheidend wichtig, um in der kritischen Zeit der Pubertät eine optimale Diabetesbewältigung und -therapie zu ermöglichen.

Im Idealfall sollte das pädiatrische Team den/die Jugendliche/n in einem Vorgespräch dem internistischen Team vorstellen. Gemeinsam abgehaltene Fallkonferenzen und Projektbesprechungen ergänzen dabei die individuellen Patientenbesprechungen und gewährleisten ein abgestimmtes Vorgehen und weitgehende Übereinstimmung in der Diabetesbetreuung. Die pädiatrischen Betreuer sollten in Vorgesprächen mit dem/der Patienten/in den Übergang in die internistische Betreuung vorbereiten. Beim ersten Kontakt des Patienten mit dem „neuen" Team sollte wenigstens ein Vertreter des „alten" Teams anwesend sein. Einerseits sind die Informationen des Pädiaters für die Weiterarbeit des Internisten wichtige Grundlage. Andererseits kann der Bericht des Internisten über den weiteren Verlauf der Krankengeschichte des ehemals pädiatrischen Patienten wichtige Hinweise für die Arbeit des Kinderarztes sein.

Therapie diabetischer Komplikationen

Akute Komplikationen

Diabetische Komata

Ketoazidotisches Koma (DKA)

Die Behandlung der DKA umfaßt 6 wichtige Punkte, die im folgenden ihrer Wertigkeit nach diskutiert werden sollen (Tab. 4.**22**):

Tab. 4.**22**   Grundsätze bei der Behandlung der diabetischen Ketoazidose

1. Zufuhr von freiem Wasser zur Rehydratation,
2. Insulingabe zur Durchbrechung des Katabolismus (Ketoazidose) und Senkung der Hyperglykämie,
3. Elektrolytersatz,
4. Azidoseausgleich durch Bikarbonatgabe,
5. allgemeine Maßnahmen,
6. Behandlung der die Ketoazidose präzipitierenden Faktoren.

Oberster Grundsatz aller therapeutischen Maßnahmen bei DKA ist die **langsame** Normalisierung des Stoffwechsels, da eine zu rasche Normalisierung der Plasma-Osmolalität ein extremes intra-extrazerebrales osmotisches Gefälle erzeugt mit der Gefahr eines Hirnödems insbesondere bei Kindern und Jugendlichen.

Ad 1. Die größte Gefahr für den Patienten ist die schwere Exsikkose mit Steigerung der Plasma-Osmolalität. Falls eine Labormethode zur Bestimmung der Osmolalität nicht zur Verfügung steht, kann diese wie folgt berechnet werden:

$$\text{Osmolalität (mosmol/kg)} = 2\,(Na^+ + K^+)\,\text{mmol/l} + \frac{\text{Blutglukose (mg/dl)}}{18} + \frac{\text{BUN (mg/dl)}}{2,8}$$

Der Volumenmangel beträgt insgesamt meist 6 – 10 l. Innerhalb der ersten Stunde ist die Zufuhr von 500 – 1000 ml 0,9 % NaCl-Lösung, danach etwa 300 ml/h notwendig. Die Infusionsrate muß selbstverständlich an den aktuellen ZVD und die Nierenfunktion adaptiert werden. *Cave:* Überwässerung beim älteren Patienten mit Herzinsuffizienz und Nierenfunktionsstörung. Bei wesentlich eingeschränkter Nierenfunktion kommt es bei exzessiver Kochsalzzufuhr zu einer hyperchlorämischen Azidose (niedriges pH, niedriges Standardbikarbonat, normales Anionen-Gap, erhöhtes Serum-Chlorid).

Wenn der Serum-Natriumspiegel > 155 mmol/l liegt, sollte anstelle der physiologischen NaCl-Lösung eine hypotone Lösung (0,45%) infundiert werden, um die Gefahr einer zentralnervösen Störung durch Hypernatriämie (kritische Grenze > 160 mmol/l) zu vermeiden. Eine Hypoglykämie muß verhindert werden. Deshalb Beginn einer Glukoseinfusion (5%) neben der weiteren Zufuhr von NaCl-Lösung, wenn die Blutglukosespiegel unter 250 mg/dl sinken.

Berechnung des Anionen-Gap:

$$(Na^+ + K^+) - (Cl^- + HCO_3^-) = 16 \pm 7 \text{ mEq (Normalwert)}$$

Ad 2. Die Gefahren einer zu massiven Insulinzufuhr wie Hypoglykämie, Hypokaliämie, Laktatüberproduktion mit Verstärkung der Azidose, Hypophosphatämie und osmotisches Disäquilibriumsyndrom können vermieden werden, wenn eine „low dose"-Insulintherapie erfolgt. Eine subkutane Insulintherapie sollte wegen schlechter Steuerbarkeit nicht mehr erfolgen. Auch die in den angelsächsischen Ländern noch propagierte intramuskuläre Insulingabe sollte heute mit den Möglichkeiten einer gesteuerten kontinuierlichen intravenösen Zufuhr verlassen werden (Tab. 4.**23**).

Ad 3. Trotz häufig hohem oder normalem Serum-Kalium besteht bei DKA ein erhebliches Kaliumdefizit, das unbedingt mit Beginn der Insulintherapie ausgeglichen werden muß (*cave:* Herzrhythmusstörungen!). Von der durchschnittlichen Kaliumzufuhr von 13 – 20 mmol/h sollte nur abgewichen werden, wenn das Serum-Kalium > 6 mmol/l oder < 4 mmol/l. Häufig ist das Serum-Phosphat in der DKA erniedrigt. Deshalb sollte eine Phosphatsubstitution erfolgen, wenn Serum-Phosphatspiegel < 1 mmol/l.

Ad 4. Eine Bikarbonatzufuhr sollte nur dann erfolgen, wenn das Blut-pH < 7,1! Erst bei einem pH < 7,1 kommt es zu einer peripheren Vasodilatation, einer negativen Inotropie, zur Hypotonie, zu zentralnervösen Funktionsstörungen und zu einer Verstärkung der Insulinresistenz. Die grundsätzliche Alkalisierung der DKA ist abzulehnen, da die Gewebsoxygenierung verschlechtert wird, die Gefahr einer Hypokaliämie droht, es zu einer zu raschen Verschiebung des intrazerebralen pH kommt und es nicht selten bei ausreichender Insulinisierung zu einer gefährlichen Rebound-Alkalose kommt.

Ad 5. Die Intensivüberwachung und -therapie entspricht den Regeln, die für alle präkomatösen und komatösen Patienten gelten: Legen

Tab. **4.23** Therapeutische Richtlinien des ketoazidotischen Komas

in der Klinik

1. Flüssigkeitszufuhr:		– 500–1000 ml 0,9 % NaCl initial, dann ca. 300 ml 0,9 % NaCl/h
		– 5 % Glucose, wenn Blutglukose < 250 mg/100 ml
		– 0,45 % NaCl, wenn Serum Na > 155 mval/l
2. Insulinzufuhr:	– i. m. Applikation:	20 E Alt-Insulin i. v. plus 5 E Alt-Insulin i. m. pro Stunde bis Blutglukose um 250 mg/100 ml; danach s. c. Gabe individuelle Dosierung
	– i. v. Dauerinfusion:	180 mE Alt-Insulin/kg als i. v. Bolus plus 90 mE/kg/h bis Blutglukose um 250 mg/100 ml; danach s. c. Gabe individuelle Dosierung
3. Elektrolytzufuhr:	– Kalium: 13–20 mval/h:	keine K$^+$-Zufuhr, wenn K$^+$ > 6 mval/l; 25 mval/h, wenn K$^+$ < 4 mval/l
	– Phosphat: 7–10 mmol/h:	Fertiglösung als KH$_2$PO$_4$/K$_2$HPO$_4$ 1 ml $\triangleq$ 1 mval K$^+$ plus 0,6 mmol Phosphat
4. Bikarbonatzufuhr:	– nur wenn pH < 7,1, dann:	50 mval NaHCO$_3$ in 30 min bei pH < 7,1 100 mval NaHCO$_3$ in 45 min bei pH < 7,0 (1 mval Bikarbonat $\triangleq$ 1 ml 8,4 % NaHCO$_3$)
5. allgemeine Maßnahmen:	Übliche intensivmedizinische Überwachung plus Antibiotika und Heparinisierung	

in der Praxis

1. Flüssigkeitszufuhr:	500 ml 0,9 % NaCl; evtl. bei schwerer Hypotonie zweimal 250 ml Human-Albumin
2. Insulinzufuhr:	12–20 E Alt-Insulin i. v. Kein i. m. Insulin ($\rightarrow$ CPK-Erhöhung); kein s. c. Insulin
3. sofortiger Transport des Patienten in die Klinik	
4. Mitgabe der bis dahin durchgeführten diagnostischen und therapeutischen Maßnahmen (Protokoll!) – Ausgangsblutproben	

einer Magensonde insbesondere bei Diabetikern mit Gastroparese, Legen eines Blasenkatheters bei längerfristiger Intensivtherapie, Kontrolle des ZVD, EKG-Monitoring und Blutdrucküberwachung. Eine Heparinisierung sollte, falls keine echten Kontraindikationen bestehen, durchgeführt werden, da Diabetiker insbesondere in einer DKA eine starke Thrombophilie zeigen.

Ad 6. Die Behandlung von Koma-auslösenden Krankheiten ist selbstverständlich notwendig, wobei besonders auf eine frühzeitige Antibiotikatherapie hingewiesen werden muß (Tab. 4.**24**). Neben der Suche nach den auslösenden Faktoren muß der Patient nach Beseitigung der DKA unbedingt einer eingehenden Schulung zugeführt werden. Nur so sind neuerliche schwere lebensbedrohliche Stoffwechselentgleisungen (die Letalität der DKA beträgt je nach den therapeutischen Möglichkeiten, dem Ausbildungsstand des behandelnden Teams und den Begleiterkrankungen oder Auslösern zwischen 5–20%) rechtzeitig vom Patient erkennbar (Blutglukoseselbstkontrolle, Testung auf Ketonurie) und somit vermeidbar.

Tab. 4.**24**   Auslösende Faktoren einer schweren Ketoazidose

1. Infektionen	20%
2. Erstmanifestation eines bisher unbekannten Diabetes	25%
3. unzureichende Diabetestherapie:	
Diätfehler	12%
zuwenig Insulin (einschließlich Insulinpumpendefekt)	21%
falsche Therapiewahl	5%
4. kardiovaskuläre Erkrankungen (Apoplexie, Myokardinfarkt, etc.)	6%
5. Traumen und Operationen	2%
6. sonstige Ursachen (Gravidität, Steroide, Diuretika, etc.)	3%
7. keine erkennbare Ursachen	6%

Hyperosmolares, nicht-ketoazidotisches Koma (NKAK)

Das hyperosmolare, nicht-ketoazidotische Koma hat ein wesentlich höheres Mortalitätsrisiko als das ketoazidotische Koma. Die schlechte Prognose dieser Stoffwechselentgleisung liegt daran, daß sie häufig nicht rechtzeitig erkannt und adäquat behandelt wird und außerdem besonders ältere Menschen mit einem nicht-insulinpflichtigen Diabetes erkranken (Durchschnittsalter 57 Jahre). Das hyperosmolare, nicht-ketoazidotische Koma ist gekennzeichnet durch Blutglukosekonzentrationen > 600 mg/dl (Werte weit über 2000 mg/dl wurden beobachtet), einer Serum-Osmolalität von > 350 mosmol/kg, ein Blut-pH von meist $> 7,3$ und einem Standardbikarbonat > 15 mmol/l. Auslöser der NKAK sind in Tab. 4.25 zusammengefaßt.

Tab. 4.25 Auslösende Faktoren für ein hyperosmolares, nicht-ketoazidotisches Koma

---

1. Störungen des Wasser- und Elektrolythaushaltes:

   Wasserverlust: oral (Erbrechen), intestinal, kutan (Verbrennungen), renal (polyurische Nephropathien, forcierte Diurese)

   i. v. Zufuhr osmotisch wirksamer Substanzen: Aminosäureninfusionen, NaCl, $NaHCO_3$, Mannitol

   Glukosezufuhr: langzeitig oral oder i. v. (Hyperalimentation), bei Hypothermie, Peritonealdialyse mit stark hyperosmolarer Lösung

2. gestörtes Durstempfinden älterer Menschen

3. Medikamente, die diabetogen wirken:
   Diphenylhydantoin
   Diazoxid
   Glukokortikoide
   β-Rezeptorenblocker
   Thiazid-Diuretika
   Furosemid etc.

4. Steigerung der peripheren Insulinresistenz durch:
   schwere Pneumonien
   akute Viruserkrankungen
   Urämie

Die Behandlung des NKAK unterscheidet sich nur unwesentlich von der eines ketoazidotischen Komas. Eine Azidosebehandlung entfällt in der Regel. Einzelheiten der Behandlung sind in Tab. 4.26 zusammengefaßt. Eine ausreichende Substitution von freiem Wasser durch Infusion von hypoosmolarer NaCl-Lösung (0,45 %) ist die entscheidende Maßnahme, während die Gabe von Insulin dagegen initial weit weniger wichtig ist. Viele Patienten sind nämlich trotz der schweren Stoffwechseldekompensation relativ insulinempfindlich. Es muß deshalb dringend vor einer Überinsulinisierung gewarnt werden, da es insbesondere bei diesen Patienten aufgrund der exzessiven Hyperosmolarität zu einer schweren osmotischen zerebralen Disäquilibrierung kommen kann.

Tab. 4.**26** Therapeutische Richtlinien des hyperosmolaren, nicht ketotischen hyperosmolaren Koma

---

in der Klinik

Initial: (erste 2 – 3 h)	1. Flüssigkeitszufuhr:	2 – 3 l 0,45 % NaCl. Keine Zuckerlösungen
	2. Insulin:	12 E Alt-Insulin i. v., dann 2 – 8 E Alt-Insulin pro Stunde als Dauerinfusion
	3. Elektrolytzufuhr:	15 – 20 mval K$^+$ pro Stunde
Danach:	1. Flüssigkeitszufuhr:	0,45 % NaCl bis Serum-Osmolalität < 340 mosmol/kg; danach 0,9 % NaCl und 5 % Glukose (abhängig vom Serumglukosespiegel) bis zu 16 l Flüssigkeit innerhalb der ersten 36 Stunden
	2. Insulin:	kein Insulin bei Serumglukose < 250 mg/100 ml
	3. Elektrolytzufuhr:	weiterhin K$^+$-Gabe abhängig von Serum-K$^+$

Allgemeine Maßnahmen:
Schockbekämpfung
Heparinisierung
Antibiotika

in der Praxis

1. Flüssigkeitszufuhr: siehe oben
2. Insulin: 12 E Alt-Insulin i. v.
3. sofortiger Transport in eine Klinik

Hypoglykämie

Hypoglykämien bei pharmakotherapierten Diabetikern sind die häufigsten Ursachen metabolisch-endokriner Krisen. Ihnen liegen Störungen des Gleichgewichtes zwischen Glukoseangebot und -utilisation zugrunde. Abhängig vom Grad der Hypoglykämie, der Geschwindigkeit des Blutzuckerabfalls und der Dauer der Hypoglykämie kommt es zur Aktivierung des vegetativen Nervensystems und schließlich zur Neuroglukopenie, bestehend aus einem bunten neurologisch-psychiatrischen Symptomenkomplex, der die Abgrenzung gegenüber Intoxikationen (vor allem Alkohol!) oder psychiatrisch-neurologischen Krankheiten schwierig machen kann (Tab. 4.**27**).

Tab. 4.27 Symptomatologie der Hypoglykämie

parasympathikotone Reaktionen:	Heißhunger, Übelkeit, Erbrechen, Schwäche
adrenerge Symptome:	Angst, Blässe, Zittern, Unruhe, Palpitationen, evtl. Herzrhythmusstörungen, Mydriasis
Neuroglukopenie:	Sehstörungen, periorale Gefühlsstörungen, Sprach- und Riechstörungen, Gähnen, Konzentrationsmangel, Aggressivität, Verwirrtheit, bizarres Verhalten, Stupor, Paresen, fokale oder generalisierte Krampfanfälle, Koma

Kognitive Funktionsstörungen können beobachtet werden, wenn der Blutzucker unter 65 mg/dl fällt. Bei diesen Blutglukosespiegeln kommt es bereits zu einer Aktivierung des autonomen Nervensystems mit Ausschüttung kontrainsulinärer Hormone. Neuroglukopenische Symptome treten meist bei Blutzuckerwerten < 45 mg/dl auf. Die typische Kaskade von Beschwerden und Symptomen ist inter- und intraindividuell äußerst variabel und ändert sich insbesondere im Laufe der Diabeteserkrankung erheblich. So besteht bei schwerer autonomer Dysfunktion („hypoglycemia unawareness") eine wesentlich niedrigere Blutglukoseschwelle. Dies kann ohne Prodromi innerhalb kürzester Zeit zu schweren neuroglukopenischen Symptomen führen.

Langanhaltende schwere Hypoglykämien können, wenn auch selten, zum Tode führen oder zu neurologischen und/oder intellektuellen Dauerschäden führen. Hypoglykämien beeinträchtigen eigentlich immer die Lebensqualität des Diabetikers und werden daher von vielen Diabetikern gefürchtet mit der Konsequenz, daß die Blutglukosekontrolle bei diesen Patienten häufig ziemlich schlecht ist.

Die Schwere der Hypoglykämie wird grob in zwei Grade eingeteilt:

1. leichte Form: Der Patient ist selbst in der Lage, die Stoffwechselentgleisung zu erkennen und zu behandeln.
2. schwere Form: Der Patient ist auf Fremdhilfe angewiesen und zur Beseitigung der Hypoglykämie ist Glukagon und/oder Glukose i.v. sowie meist ein zumindest kurzfristiger Krankenhausaufenthalt notwendig.

Die Ursachen für die Auslösung und die Schwere einer Hypoglykämie sind vielfältig:

- ausgelassene oder vergessene Mahlzeiten,
- inadäquate Mahlzeiten (z. B. zu klein, zu wenig Kohlenhydrate, etc.)
- körperliche Anstrengung,
- Alkohol,
- Niereninsuffizienz,
- Leberinsuffizienz,
- autonome Neuropathie,
- β-Rezeptorenblocker-Therapie,
- Fehler in der Sulfonylharnstoffdosis,
- Interaktion von Medikamenten mit Sulfonylharnstoffen,
- Fehler in der Insulindosierung,
- falsches Insulin,
- falsches Insulinregime,
- Injektionsfehler (z. B. i. m. oder i. v.),
- Wechsel der Injektionsstelle.

Bei jedem mit Sulfonylharnstoffen- und/oder Insulin therapierten Diabetiker kann es zu Unterzuckerungen kommen. Milde Formen einer Hypoglykämie werden von ca. 95 % aller insulinbehandelten Diabetiker beobachtet, insbesondere wenn eine Quasi-Normoglykämie als Therapieziel vom Patienten angestrebt wird. Schwere Hypoglykämien sind beim gutgeschulten Patienten selten.

Empfehlungen für die Vermeidung und Behandlung einer Hypoglykämie

Bei jedem Diabetiker, bei dem es plötzlich zu neurologisch-psychiatrischen Symptomen kommt, ist an eine Hypoglykämie zu denken und in dubio auch ohne biochemischen Nachweis sofort zu behandeln. Der Nachweis einer Hypoglykämie ist jedoch bei jedem Ereignis wünschenswert, auch wenn die Analyse erst nach der Behandlung der Unterzuckerung erfolgen kann.

Prävention

- adäquate Schulung jedes (!) Diabetikers muß Teil eines jeden strukturierten Schulungsprogramms sein,
- wiederholtes Nachfragen über das Wissen um und Dokumentation von Hypoglykämien,
- regelmäßige Überprüfung des Glukosestoffwechsels, der blutzuckersenkenden Therapie und der Erkennbarkeit einer Hypoglykämie vom Patienten und deren/dessen Familie/Freunden/Kollegen,
- Realisierung (Arzt, Diabetesberaterin und Patient) der Gefahr von Hypoglykämien bei Änderungen von Organfunktionen wie Nieren-

funktionsstörungen, Auftreten von anderen endokrinen Erkrankungen (z. B. Nebennierenrindeninsuffizienz), Änderungen der Therapie (*cave:* Pharmakainteraktionen) und vor allem Manifestation einer autonomen Neuropathie (z. B. Gastroparese),

– Befragung von Familienangehörigen/Freunden über nicht-erkannte oder nicht mehr erinnerliche Situationen, die auf eine Hypoglykämie hindeuten,

– Realisierung des Problems nächtlicher Hypoglykämien.

Therapie
Die Therapie einer Hypoglykämie ist Aufgabe des Patienten und dessen sozialen Umfeldes. Sie kann nur adäquat erfolgen, wenn der Patient und sein soziales Umfeld eingehend geschult wurden. Bei jeder Bewußtseinsstörung besteht die Gefahr einer Aspiration.

Folgende Maßnahmen sind erforderlich:

– beim ansprechbaren Patienten 1–2 „schnelle" BE, wie z. B. 120 ml Orangensaft plus eine Scheibe Brot oder 8 Stück Würfelzucker oder 120 ml Cola,

– falls schnelle Wirkung notwendig ist, 20–25 g Traubenzucker (beim Acarbose-therapierten Patienten wirkt nur Glukose, wie z. B. Dextro-Energen, schnell),

– beim nicht ansprechbaren Patienten mindestens 60–100 ml einer 40%igen Glukose i. v. bzw. 1–2 mg Glukagon s. c./i. m. oder i. v. Anschließend Kohlenhydrate zuführen und Blutglukose messen! Das nasal applizierbare Glukagon ist noch nicht im Handel. Falls Patient nicht rasch wieder ansprechbar wird, Notarzt rufen!

– Sulfonylharnstoff-induzierte Hypoglykämien sind besonders gefährlich, da sie vorwiegend ältere und häufig alleinstehende Diabetiker betreffen und meist rezidivieren (Hypoglykämie-Gefahr bis 72 Stunden). Ursache für die langanhaltenden Unterzuckerungen ist die Langzeitwirkung von Sulfonylharnstoffen, insbesondere von Glibenclamid und bei Nierenfunktionsstörungen. Deshalb nach akuter Therapie der Hypoglykämie Anlegen einer Glukoseinfusion (10%ig) und stationäre Überwachung.

Spezielle Hypoglykämie-Probleme
Nichtwahrnehmung von Hypoglykämien
Die Nichtwahrnehmung von Hypoglykämien („hypoglycemia unawareness") kann ein großes soziales, psychologisches und berufliches Problem bedeuten! Sie wird häufiger mit der Dauer des Diabetes – damit eng gekoppelt Störungen des autonomen Nervensystems – und bei

straffer Blutzuckereinstellung. Die Nichtwahrnehmung einer Hypoglykämie ist außerdem häufiger nach einer Hypoglykämie und während des Schlafes. Die therapeutischen Konsequenzen sind:

- eingehende Schulung des Patienten und seines Umfeldes über Hypoglykämien,
- kritische Analyse des Therapieregimes,
- Festsetzung eines neuen Therapiezieles (i.e. weniger straffe Blutzuckerkontrolle),
- Beratung des Patienten über die aus der Nicht-Wahrnehmung von Hypoglykämien resultierenden psycho-sozialen Probleme.

Nächtliche Hypoglykämien

Typischerweise werden nächtliche Hypoglykämien vom Patienten und dem betreuenden Diabetes-Team nicht erkannt, jedoch häufiger vom Partner durch Schnarchen, Phantasieren, motorische Unruhe bis zu Krämpfen oder anderen Auffälligkeiten. Die Diagnose erfolgt durch nächtliche Blutzuckermessungen (3 Uhr), Befragung des Partners und des Patienten insbesondere über morgendliche Symptome wie Kopfschmerz, Abgeschlagenheit, etc. Jedes normale glykierte Hämoglobin ist verdächtig auf rezidivierende (auch nächtliche) Hypoglykämien. Morgendliche Hyperglykämien sind selten Ursache nächtlicher Unterzuckerungen!

Jeder insulinpflichtige Diabetiker soll mindestens einmal pro Monat einen 3-Uhr-Wert messen und dokumentieren, auch wenn keine Hinweise auf nächtliche Hypoglykämien bestehen.

Humanes Insulin

Es gibt keine eindeutigen Befunde, daß Human-Insulin mit schwereren Hypoglykämien einhergeht und daß die Hypoglykämie-Wahrnehmung bei Diabetikern unter Human-Insulin gestört sei!

Chronische Komplikationen

Makroangiopathie und Hochdruck

Die Prävention der Arteriosklerose und ihrer Komplikationen hat das Ziel, Risikofaktoren zu vermeiden und zu beseitigen. In fast allen epidemiologischen Studien haben Diabetiker mehr und stärker ausgeprägte kardiovaskuläre Risikofaktoren als Patienten ohne Diabetes mellitus. Um die Häufigkeit von diabetischen Folgeerkrankungen zu reduzieren, ist es deshalb bei Diabetikern die vielversprechendste Maßnahme, die Häufigkeit von Herz-Kreislauf-Erkrankungen zu reduzieren. Im einzelnen kann dies durch folgende Maßnahmen erreicht werden:

1. konsequente Diabeteseinstellung und Verminderung der Zahl der Diabetiker vom Erwachsenentyp durch Gewichtsreduktion,
2. Normalisierung erhöhter Blutdruckwerte,
3. Behandlung der Hyperlipoproteinämien (s. S. 399),
4. Thrombozytenaggregationshemmung.

Ad 1: Mortalität und Morbidität an arteriosklerotischen Erkrankungen sind bei schlechter Stoffwechsellage deutlich höher als bei guter Einstellung des Diabetes. Durch intensivierte Insulintherapie beim insulinpflichtigen Diabetes kann das Auftreten von Folgeerkrankungen hinausgezögert sowie die Progression von Folgeerkrankungen verlangsamt werden.

Ad 2: In zahlreichen Hypertonie-Interventionsstudien der letzten Jahre konnte gezeigt werden, daß eine antihypertensive Langzeittherapie zu einer deutlichen Absenkung des kardiovaskulären Risikos führt. Dies gilt nicht nur für Patienten mit einer höhergradigen arteriellen Hypertonie (diastolischer Blutdruck über 105 mmHg), sondern auch für Patienten mit grenzwertig erhöhten Blutdruckwerten. Beim Diabetiker stellt eine frühzeitige und konsequente Behandlung des Blutdrucks ein wesentliches therapeutisches Prinzip dar, da die arterielle Hypertonie nicht nur ein entscheidender Risikofaktor der Makroangiopathie ist, sondern da sie auch wesentlich den Verlauf der Mikroangiopathie beeinflußt. Insbesondere beim übergewichtigen Typ-II-Diabetiker besitzen zunächst die **nicht-medikamentösen Maßnahmen** in der Hochdruckbehandlung einen hohen Stellenwert (Tab. 4.28). Sie unterscheiden sich nicht von den Richtlinien für Nichtdiabetiker mit arterieller Hypertonie. Diese Richtlinien gelten auch für Typ-I-Diabetiker, zumindest was die Reduktion des Kochsalz- und Nikotin- und Alkoholkonsums sowie die körperliche Aktivität anbetrifft. Eine Gewichtsreduktion bei Übergewicht und arterieller Hypertonie wirkt sich nicht nur günstig auf den Blutdruck, sondern auch auf andere Risikofaktoren der Arteriosklerose wie Blutzuckereinstellung und Lipoproteinkonzentrationen aus. Ei-

Tab. 4.**28**   Nichtmedikamentöse Maßnahmen der Hypertoniebehandlung

Normalisierung des Körpergewichts
Reduktion der Kochsalzaufnahme (< 6 g/d)
Reduktion des Alkoholkonsums (< 30 g/d)
regelmäßige körperliche Aktivität
Verzicht auf Zigarettenrauchen
Regelung des Tagesrhythmus

ne gesteigerte körperliche Aktivität ist für den Typ-II-Diabetiker neben der Blutdrucksenkung auch wegen der metabolischen Wirkungen wichtig (Verbesserung der Glukosetoleranz, Abnahme der partiellen Insulinresistenz, Abnahme der Triglyzeridkonzentration, Anstieg der HDL-Cholesterin-Fraktion).

Neben diesen allgemeinen Maßnahmen stellt heute die frühzeitige und konsequente Behandlung evtl. bereits im Normbereich ansteigender Blutdruckwerte ein wesentliches Therapieprinzip zur Prävention der diabetischen Makro- und Mikroangiopathie dar (Tab. 4.**29**). Der Einsatz von **Diuretika** ist durch die Volumenabhängigkeit als wichtiger pathogenetischer Komponente des Hochdrucks beim Diabetiker gut begründet. Bei normaler Nierenfunktion werden Thiaziddiuretika, bei eingeschränkter Nierenfunktion Schleifendiuretika empfohlen. Wegen der bekannten nichtmetabolischen und metabolischen Nebenwirkungen wird der Einsatz von Diuretika, insbesondere in Form einer Monotherapie, heute kritisch beurteilt. Das Auftreten einer Hypokaliämie kann bei Patienten mit koronarer Herzerkrankung ventrikuläre Arrhythmien fördern. Kaliumsparende Diuretika sollten jedoch nur bei Patienten mit normaler Nierenfunktion eingesetzt werden. Obwohl bei Einfluß der Thiaziddiuretika auf die Kohlenhydratstoffwechsellage dosisabhängig ist, konnte auch schon in niedriger Dosis (50 mg/d Hydrochlorothiazid) bei Typ-I- und Typ-II-Diabetikern eine mäßige Verschlechterung der Stoffwechseleinstellung festgestellt werden. Ursächlich wird eine beeinträchtigte Insulinsekretion durch die Hypokaliämie, eine Zunahme der peripheren Insulinresistenz oder eine vermehrte Glukagonsekretion diskutiert. Hinsichtlich des Lipidstoffwechsels können Diuretika zu einer Erhöhung der Triglyzeride, des LDL- und VLDL-Cholesterins führen.

Da die Gefäße von Diabetikern gut auf vasopressorische Reize ansprechen, können **β-Blocker** grundsätzlich eingesetzt werden. Auch hier ist jedoch eine Monotherapie nicht empfehlenswert (Beeinträchtigung der körperlichen Leistungsfähigkeit, Impotenz, Reduktion der peripheren Durchblutung). Die metabolischen Nebenwirkungen betreffen vorwiegend nicht-selektive β-Blocker, da sie die betaadrenerg vermittelte Insulinsekretion hemmen. Andererseits kann es aber auch, insbesondere bei Typ-I-Diabetikern, zu verlängerten insulininduzierten Hypoglykämiephasen kommen, da die betaadrenerg vermittelte Gegenregulation (hepatische Glykogenolyse) unter β-Blocker-Einfluß vermindert sein kann. Eine weitere wichtige Nebenwirkung ist eine möglicherweise reduzierte Hypoglykämiewahrnehmung. Warnsymptome wie Herzklopfen, Angstgefühl oder Tremor können durch die β-Blockade abgeschwächt sein. Lediglich die Schweißneigung bleibt als Symptom erhalten. Durch eine verzögerte Clearance der VLDL-Lipoproteine sowie

Tab. 4.29   Wirkungen und Nebenwirkungen einzelner Antihypertonika bei Patienten mit Diabetes mellitus

Medikamentengruppe	Wirkungen	Nebenwirkungen	
		nicht-metabolisch	metabolisch
Thiaziddiuretika Schleifendiuretika	Ödemausschwemmung, Natriumexkretion	Hypokaliämie, Orthostasereaktion bei autonomer Neuropathie, Impotenz	dosisabhängig leichte Verschlechterung des Kohlenhydratstoffwechsels und des Lipidprofils
β-Rezeptorenblocker	kardioprotektive Wirkung auch bei Diabetikern, Rückbildung einer Linksherzhypertrophie	Beeinträchtigung der körperlichen Leistungsfähigkeit, Impotenz, Reduktion der peripheren Durchblutung	Hypoglykämiewahrnehmung beeinträchtigt, insulininduzierte Hypoglykämie kann verlängert sein, Verschlechterung des Kohlenhydratstoffwechsels und des Lipidprofils
Calciumantagonisten	gute Verträglichkeit bei guter antihypertensiver Wirkung, antiarrhythmisch, Rückbildung einer Linksherzhypertrophie	keine schwerwiegenden ungünstigen Effekte bekannt	
ACE-Hemmer	renoprotektiv, Verbesserung der Insulinsensitivität, Rückbildung einer Linksherzhypertrophie	bei Niereninsuffizienz *Cave:* Hyperkaliämie, Kreatininanstieg	keine ungünstigen Effekte bekannt
α-Adreno-Rezeptorenblocker	ausgezeichneter blutdrucksenkender Effekt, erhöhte Insulinsensitivität, Reduktion der Triglyzeride und des LDL-HDL-Quotienten	orthostatische Hypotonie	keine ungünstigen Effekte bekannt

durch eine verminderte Aktivität der Lipoproteinlipase kann es bei nicht-selektiver β-Blockade zu einer Veränderung des Lipidprofils mit deutlichem Anstieg der Plasmatriglyzeride und der VLDL-Lipoproteine kommen. Durch den Einsatz von β_1-selektiven Rezeptorenblockern in niedriger Dosierung können die geschilderten Nebenwirkungen vermieden werden. **Calciumantagonisten** haben sowohl bei Typ-I- als auch bei Typ-II-Diabetikern eine gute antihypertensive Wirkung. Die allgemeine Verträglichkeit ist gut und unterscheidet sich nicht wesentlich von der bei Nichtdiabetikern. Potenzstörungen oder orthostatische Dysregulationen sind selten. Unabhängig vom Vorhandensein möglicher Folgeerkrankungen zeigen **ACE-Hemmer** sowohl bei Typ-I- als auch bei Typ-II-Diabetikern sehr gute antihypertensive Wirkungen. Allerdings muß bei diabetischer Nephropathie auf die Bildung einer Hyperkaliämie geachtet werden. Auch kann es als Folge der veränderten intraglomerulären Hämodynamik zu einem meist vorübergehenden Kreatininanstieg kommen. Ungünstige Effekte auf Glukose- oder Lipidstoffwechsel sind bisher nicht bekannt. Allgemein zeigen ACE-Hemmer eine renoprotektive Wirkung (s. u.). Zusätzlich wird eine Verbesserung der Insulinsensitivität diskutiert. Auch α-Rezeptorenblocker haben beim Diabetiker einen guten blutdrucksenkenden Effekt. Eine mögliche orthostatische Dysregulation kann durch vorsichtige Dosierung, vorzugsweise am Abend, abgefangen werden. Bezüglich des Lipidstoffwechsels wurde eine Verminderung der Serum-Triglyzeride sowie eine Reduktion des LDL-HDL-Cholesterin-Quotienten beschrieben. Außerdem wurde eine Verbesserung der Insulinsensitivität nachgewiesen.

Bei der *Differentialtherapie* der arteriellen Hypertonie bei Typ-I- und Typ-II-Diabetes ist zu berücksichtigen, daß bei Diabetikern ohne Begleit- oder Folgeerkrankungen prinzipiell die gleichen Gesichtspunkte gelten wie bei Patienten mit essentieller Hypertonie (Tab. 4.**30**). Allerdings sollten wegen möglicher metabolischer Nebenwirkungen Diuretika und nicht-selektive β-Blocker bei einer Monotherapie nicht als Mittel der 1. Wahl eingesetzt werden. Bei beginnender Nephropathie sind ACE-Hemmer Mittel der 1. Wahl. Es konnte gezeigt werden, daß durch Behandlung von Typ-I-Diabetikern mit Mikroalbuminurie bei Blutdruckwerten noch im normotonen Bereich die weitere Progression der Nephropathie verhindert werden konnte. Bei unzureichender Blutdruckeinstellung können zusätzlich niedrig dosierte Diuretika (z. B. Hydrochlorothiazid 12,5 – 25 mg) oder Calciumantagonisten gegeben werden. Bei einer Makroalbuminurie ist in der Regel wegen der günstigen Wirkung auf die intraglomeruläre Hämodynamik ein ACE-Hemmer einzusetzen. Beachtet werden muß hier ein möglicher Anstieg des Serum-Kreatinins bzw. des Serum-Kaliums. Bei ungenügendem Ansprechen

Tab. 4.30   Vor- und Nachteile von Antihypertonika bei Patienten mit Diabetes mellitus

Medikamentengruppe	Vorteile	Nachteile
Thiaziddiuretika kaliumsparende Diuretika Schleifendiuretika	Reduktion von überschüssigem Natrium und Körperwasser	Verschlechterung der diabetischen Stoffwechsellage (NIDDM), hyperosmolares Koma, Hyperlipidämie kann ausgelöst werden
β-Blocker	Mikroalbuminurie vermindert	Hypoglykämiewahrnehmung verzögert, verlängerte Hypoglykämiephasen, leichte Verschlechterung der diabetischen Stoffwechsellage
ACE-Hemmer	Mikro-/Makroalbuminurie vermindert verzögert Entwicklung einer Niereninsuffizienz	
Calciumantagonisten (Arterielle Vasodilatatoren)	gute antihypertensive Wirkung	selten: orthostatische Dysregulation
α-Blocker Zentralwirkende Antihypertonika	gute antihypertensive Wirkung	orthostatische Dysregulation, Impotenz, Natrium- und Wasserretention

können auch hier die ACE-Hemmer mit Diuretika kombiniert werden. Allerdings sind hier in der Regel Schleifendiuretika erforderlich. Außerdem kommen zusätzlich Calciumantagonisten oder α_2-Adrenorezeptorenblocker zum Einsatz. Liegt bei Diabetikern eine Herzinsuffizienz vor, sind die ACE-Hemmer derzeit ebenfalls Mittel der 1. Wahl. Zusätzlich werden auch hier Diuretika verwendet. Bei Diabetikern mit koronarer Herzerkrankung werden trotz an sich unerwünschter metabolischer Langzeitwirkungen β-Blocker als Primärtherapie bevorzugt. Diabetiker profitieren nach durchgemachtem Myokardinfarkt ebenso von der β-Blocker-Behandlung wie Nichtdiabetiker. Als Kombinationspartner stehen Calciumantagonisten (mit Ausnahme von Verapamil) sowie ACE-Hemmer zur Verfügung. Liegen ein Diabetes mellitus und eine Claudicatio intermittens vor, können ACE-Hemmer und Calciumantagonisten als Mittel der 1. Wahl gelten. β-Blocker sollten wegen der Senkung des Herzminutenvolumens und einer dadurch verschlechterten peripheren Durchblutung nicht eingesetzt werden. Bei Diabetikern mit Neuropathie ist häufig der Barorezeptorenreflexbogen unterbrochen, so daß es im Liegen zur Hypertonie, im Stehen dagegen zur orthostatischen Hypotonie kommen kann. Außerdem liegt häufig eine gleichzeitige Nephropathie mit Volumenretention vor. Dieses therapeutische Dilemma läßt sich in der Praxis schwer lösen, so daß man sich oftmals mit mäßig erhöhten Blutdruckwerten abfinden muß. Erschwerend kann es bei Patienten mit fortgeschrittener Polyneuropathie zu einem verzögerten Wirkungseintritt der antihypertensiven Medikation durch die diabetische Gastroparese kommen. Außerdem können neuropathische prätibiale Ödeme zur klinischen Fehlbeurteilung und damit einer schädlichen Übertherapie führen (Tab. 4.**31**).

Ad 3: Zur Therapie der Hyperlipoproteinämie sei auf das entsprechende Kapitel (S. 399) verwiesen.

Tab. 4.**31** Antihypertensive Differentialtherapie bei Typ-I- und Typ-II-Diabetikern mit und ohne Begleiterkrankungen

Folgeerkrankungen	medikamentöse Therapie
ohne Begleit- und Folge-erkrankungen	wie bei Patienten mit essentieller Hypertonie, wegen möglicher metabolischer Probleme Diuretika und nicht-selektive β-Blocker bei Monotherapie *nicht* (!) als Mittel der 1. Wahl
Mikroalbuminurie (beginnende Nephropathie)	Mittel der 1. Wahl ACE-Hemmer, ggf. zusätzlich Hydrochlorothiazid niedrig dosiert (12,5 – 25 mg) *oder* Calciumantagonist
Makroalbuminurie	ACE-Hemmer (*Cave:* Serum-Kreatinin- und Kaliumanstieg), evtl. kombiniert mit Schleifendiuretika, Calciumantagonisten, α_1-Adreno-Rezeptorenblocker
Herzinsuffizienz	ACE-Hemmer, evtl. kombiniert mit Diuretika
koronare Herzerkrankung	vorzugsweise niedrigdosierte kardioselektive β-Blocker, evtl. kombiniert mit Calciumantagonisten (außer Verapamil) ACE-Hemmer
Claudicatio intermittens	ACE-Hemmer, Calciumantagonisten

Ad 4: Hämorheologische und hämostaseologische Störungen sind eine wichtige Komponente der Pathogenese makro- und mikrovaskulärer Folgeerkrankungen bei Diabetikern. Vor allem bei länger bestehendem Diabetes mellitus finden sich unter anderem eine inadäquate Autoregulation der Mikrozirkulation, eine erhöhte Plasma- und Vollblutviskosität sowie eine reduzierte Leukozyten- und Erythrozytenverformbarkeit. Neben gesteigerter intravasaler Thrombinbildung und einer verminderten Fibrinolyse führen vor allem primär funktionsgesteigerte Thrombozyten zu einem präthrombotischen Zustand. Allerdings ist eine diagnostische Identifikation von Patienten mit aktiviertem Thrombozytensystem schwierig. Zur Zeit wird „low dose"-Acetylsalicylsäure generell zur Sekundärprophylaxe und Progressionshemmung makrovaskulärer Folgeerkrankungen eingesetzt. Neben einer Kompensation der Diabetesentgleisung ist eine isovolämische Hämodilution nur bei instabiler Makroangiopathiesituation wie z.B. bei Ruheschmerzen, bei arterieller Verschlußkrankheit, bei transitorisch ischämischen Attacken, bei instabiler Angina pectoris und gleichzeitig bestehenden hyperviskösen Blutflußstörungen indiziert (Aderlaß und Substitution mit Hydroxyethylstärke bzw. Albumin). Bei der gezielten Behandlung der Makroangiopathie des Diabetikers ist zu bedenken, daß atherosklerotische Gefäßwandveränderungen in der Regel schwerer und weitverbreiteter als bei Nichtdiabetikern sind. Deshalb ist häufig eine operative arterielle Rekonstruktion oder eine perkutane transluminelle Arteriendilatation nicht möglich. Die chirurgische bzw. konservative Therapie der arteriellen Verschlußkrankheit der Beine wird im Kap. „Diabetisches Fußsyndrom", s. S. 236 behandelt.

Mikroangiopathie

Das Schicksal des Diabetikers wird heute vorwiegend von vaskulärbedingten Komplikationen bestimmt. Dabei wird die erhebliche Steigerung der Morbidität und Mortalität durch die diabetesspezifische **Mikroangiopathie** an Augen, Nieren und dem Nervensystem und die diabetesassoziierte **Makroangiopathie** vorwiegend an Herz, Gehirn und peripheren Arterien verursacht.

Retinopathie

Das Auge ist ein typischer Manifestationsort für diabetische Komplikationen. Die diabetische Retinopathie ist die führende Ursache neuer Erblindungen in den westlichen Ländern. Bei etwa 90% aller Diabetiker entwickelt sich innerhalb der ersten 15 Jahre ihres Diabetes eine Retinopathie. Nach 20jähriger Diabetesdauer manifestiert sich bei 56% der Typ-I- und bei 24% der Typ-II-Diabetiker eine proliferative Retinopathie. Im gleichen Zeitraum ist bei ca. 20% der älteren Diabetiker ein Makulaödem erkennbar. Es besteht eine enge Komorbidität bei Patienten mit Retinopathie mit anderen diabetischen Komplikationen, wie Nephropathie, Neuropathie und Makroangiopathie.

Risikofaktoren für die Entstehung und Progression einer diabetischen Retinopathie sind vor allem Dauer und Grad der Hyperglykämie. Neben der Güte der Stoffwechseleinstellung sind aber auch eine arterielle Hypertonie, Dyslipidämie, eine Proteinurie (sicherer Indikator einer Nephropathie, s. u.) und Rauchen wesentlich an der Entwicklung einer Retinopathie beteiligt.

Regelmäßige ophthalmologische Untersuchungen gehören wie das HbA_{1c} als Langzeitparameter der Glukosekontrolle, Blutdruck und weitere Daten zum Standard-Screening eines Diabetikers (Tab. 4.**32**).

Tab. 4.**32** Screening – Programm für Menschen mit Diabetes

jedes Quartal	Körpergewicht
	Blutdruck
	Blutzucker
	schwere Hypoglykämien
	HbA_{1c}
	Selbstkontrolle?
	Mikroalbuminurie
	Fuß-Inspektion
	Rauchen?
einmal pro Jahr	Kreatinin im Serum
	Cholesterin (HDL/LDL), Triglyceride
	ophthalmologische Kontrolle (bei schwerer Retinopathie häufiger)
	Gefäßuntersuchung der Beine
	Nervenuntersuchung (einschließlich Stimmgabeltest)
	kardiale Untersuchung (einschließlich EKG)

Der strukturierte augenärztliche Untersuchungsbogen zusammen mit dem sog. Basisinformationsblatt und dem „Gesundheits-Paß Diabetes" sind wichtige, international erprobte und in Einführung begriffene Instrumente zur Dokumentation, Kommunikation, Kooperation und Sekundärprävention. Sie sind wesentliche Voraussetzung für eine Qualitätsverbesserung der Versorgung von Diabetikern. Wichtige Richtlinien wurden in Zusammenarbeit mit der WHO/IDF Europa im Buch „Screening for Diabetic Retinopathy in Europe: A Field Guide Book" publiziert.

Überwachung und Therapie

Überwachung und Therapie einer diabetischen Retinopathie bedeutet immer ein interdisziplinäres Vorgehen (Tab. 4.33). Neben einer frühzeitigen adäquaten ophthalmologischen Intervention (fokale und panretinale Laserkoagulation, Glaskörper- und Linsenchirurgie) ist spätestens nach Diagnose einer Retinopathie eine komplexe und fachgerechte Betreuung des Diabetikers notwendig.

Tab. 4.**33** Therapie der diabetischen Retinopathie

interdisziplinäre Betreuung
Diabetikerschulung
optimale, individuell adaptierte Blutglukosekontrolle
Hochdrucktherapie
Therapie einer schweren Dyslipidämie
Einstellen von Rauchen
Plättchenaggregationshemmer (z. B. 100 mg/d Acetylsalicylsäure)

ophthalmologische Intervention

Abhängig vom Alter des Zuckerkranken und dem Grad der diabetischen Komplikationen ist eine optimale Stoffwechselkontrolle die wichtigste therapeutische Maßnahme zur Primär- und Sekundärprävention. Da die meisten Patienten, vor allem Typ-II-Diabetiker, bereits weitere Sekundärkomplikationen haben, ist das vaskuläre Risiko durch eine konsequente antihypertensive Therapie, durch Beseitigung einer schweren Dyslipidämie, durch Einstellen des Rauchens und eventuell durch Plättchenaggregationshemmer zu reduzieren.

Therapie bei Spezialfällen

1. Bei chronisch schlecht eingestellten Diabetikern besteht die Gefahr einer vorübergehenden Progression einer vorhandenen Retinopathie. Deshalb muß die Verbesserung des Glukosestoffwechsels in enger Kooperation mit dem Augenarzt nicht abrupt, sondern möglichst in Stufen über einen Zeitraum von ca. 3 – 6 Monaten erfolgen. Dies ist besonders wichtig bei Umstellung der Therapie auf eine intensivierte Insulin- und eine Insulinpumpentherapie.

2. Diese Empfehlung darf nicht für diabetische Schwangere mit Retinopathie gelten! Bei diesen Frauen sollte der Glukosestoffwechsel bereits präkonzeptionell extrem gut eingestellt werden (s. Kap. „Diabetes und Schwangerschaft", S. 164) und die Augen sollten in dreimonatigen Abständen kontrolliert und ggf. durch Lasertherapie stabilisiert werden.

Diabetische Nephropathie

Der natürliche Verlauf einer diabetischen Nephropathie wird in Anlehnung an die insbesondere bei insulinpflichtigen Diabetikern erhobenen Befunde nach Mogensen in 5 Stadien eingeteilt:

Stadium 1: Hypertrophie/Hyperplasie (große Nieren; renaler Plasmafluß [RPF] und glomeruläre Filtrationsrate [GFR] erhöht).

Stadium 2: histologische Nierenveränderungen ohne klinisches Korrelat (Verdickung der glomerulären Basalmembran, Verbreitung des Mesangiums).

Stadium 3: beginnende Nephropathie (Stadium der **Mikroalbuminurie,** Anstieg des Blutdrucks).

Stadium 4: klinisch manifeste Nephropathie (persistierende Proteinurie, RPF, GFR erniedrigt, Hypertonie bei > 60 % der Patienten).

Stadium 5: Niereninsuffizienz (Serum-Kreatinin hoch, Hypertonie bei > 90 %).

Stadium 1 ist klinisch rasch reversibel, wenn die Stoffwechselentgleisung zu Beginn der Diabeteserkrankung kompensiert wurde.

Stadium 2 entwickelt sich im Laufe von 2 – 5 Jahren und ist nur durch Nierenbiopsie und ultrastrukturelle Untersuchungen des Biopsates zu diagnostizieren.

Stadium 3, das sich nach 5 – 15 Jahren Diabetesdauer bei 30 – 40 % der Diabetiker manifestiert, ist heute eindeutig mit Hilfe hochspezifischer und empfindlicher Analysen (auch mit Teststreifen: Micral®II Test) leicht und schnell fetzustellen. Die üblichen Urinteststreifen erlauben nicht den Nachweis einer Mikroalbuminurie! Ohne therapeutische Intervention geht dieses Stadium der Nephropathie in ca. 80 – 90 % der Diabetiker in eine klinisch manifeste Nephropathie über.

Im Stadium 4 (10 – 25 Jahre nach Diabetesbeginn) nimmt die Kapillarschädigung des Glomerulums weiter zu, und es treten neben Albumin auch andere Proteine in den Urin über. Diese Proteinurie ist mit den üblichen Teststreifen nachweisbar. Dieses Stadium ist ein Wendepunkt in der Entwicklung der Nephropathie, da ohne therapeutische Interven-

tion (s. u.) die glomeruläre Filtrationsrate um ca. 12 ml/min/Jahr abnimmt, das Serum-Kreatinin allmählich ansteigt und das Stadium 5 der
diabetischen Nephropathie, die Niereninsuffizienz (15 – 30 Jahre nach
Diabetesmanifestation) in fast allen Fällen erreicht wird.

Diagnostik der Nephropathie

1. Die Messung der **Mikroalbuminurie** muß heute Standard sein in
   der Betreuung jedes Diabetikers – unabhängig vom Alter und vom
   Typ des Diabetes. Die Messung sollte routinemäßig alle 3 Monate
   erfolgen. Als Mikroalbuminurie bezeichnet man eine Albuminausscheidung im Urin von 20 – 200 µg/min (entsprechend 30 – 300 mg/
   24 h oder 20 – 200 mg/l). Übersteigen die Albuminkonzentrationen
   diese Werte, so spricht man von Makroalbuminurie (= Stadium 4
   der Nephropathie). Entweder wird der Urin über 24 Stunden ge-
   sammelt oder in zeitlich begrenzten Perioden. Die Albuminurie
   schwankt physiologischerweise, insbesondere bei Messungen im
   24-Stunden-Urin um 30 – 50 %. Es ist deshalb empfehlenswert, die
   Mikroalbuminurie in über Nacht gesammeltem Urin zu bestimmen.
   Für Screening-Untersuchungen genügt eine spontane Urinprobe. Ist
   diese positiv (> 20 mg/l), sollte in einer Übernachtprobe nachgete-
   stet werden. Für die Diagnose „beginnende Nephropathie" wird gefordert, daß in 2 von 3 Urinproben an unterschiedlichen Tagen eine
   positive Mikroalbuminurie nachgewiesen wurde und **Störfaktoren**
   ausgeschlossen wurden (Harnwegsinfekt, fieberhafte Erkrankungen, starke körperliche Belastung, extreme Eiweißzufuhr, Menstruation, schlechte Stoffwechselkontrolle, hoher Blutdruck). Die
   Mikroalbuminurie ist nicht nur **Indikator** für eine beginnende diabetische Nephropathie, sondern insbesondere auch bei insulinun-
   abhängigen Diabetikern **Prädiktor** für das Vorhandensein weiterer
   diabetischer Komplikationen an den Augen, dem Nervensystem
   und den großen Gefäßen. Patienten mit einer positiven Proteinurie
   haben ein 70- bis 100fach höheres kardiovaskuläres Mortalitätsrisiko als vergleichbare Diabetiker ohne Proteinurie.
2. Urinanalyse mit üblichem Multiteststreifen alle 3 Monate;
3. bakteriologische Untersuchung bei entsprechenden Beschwerden
   und bei einer positiven Harnanalyse;
4. Serum-Kreatinin und 24-Stunden-Kreatinin-Clearance einmal pro
   Jahr;
5. Blutdruckmessungen bei jedem Arztbesuch.

Prävention und Behandlung einer diabetischen Nephropathie

Die wichtigsten präventiven Maßnahmen sind langfristige gute Stoffwechselkontrolle, sowie frühzeitige und effektive Hochdrucktherapie.

In den nachfolgenden Abb. 4.**4**–**6** sind die Therapieempfehlungen für die Nephropathiestadien 3 und 4 zusammengefaßt, die kürzlich von R. Landgraf, R. Renner und H.-J. Lüddeke ausgearbeitet wurden. Sie gelten sowohl für insulinpflichtige als auch insulinunabhängige Diabetiker und beinhalten die drei wesentlichsten Therapieprinzipien, nämlich **optimale Stoffwechselkontrolle und Hochdrucktherapie, sowie Proteinrestriktion.**

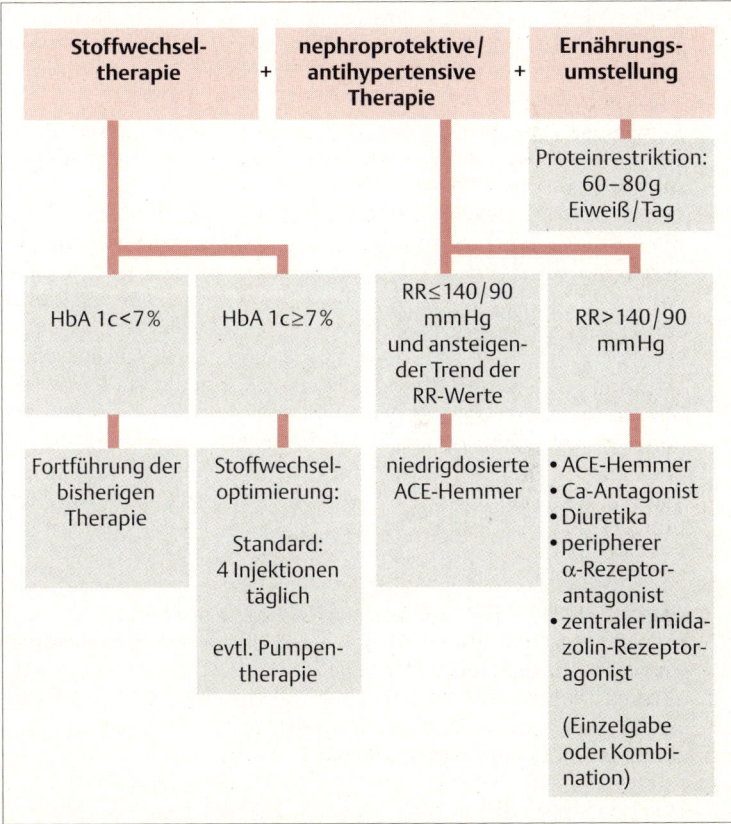

Abb. 4.**4** Therapie-Empfehlungen für Typ-I-Diabetiker mit diabetischer Nephropathie im Stadium III (Mikroalbuminurie)

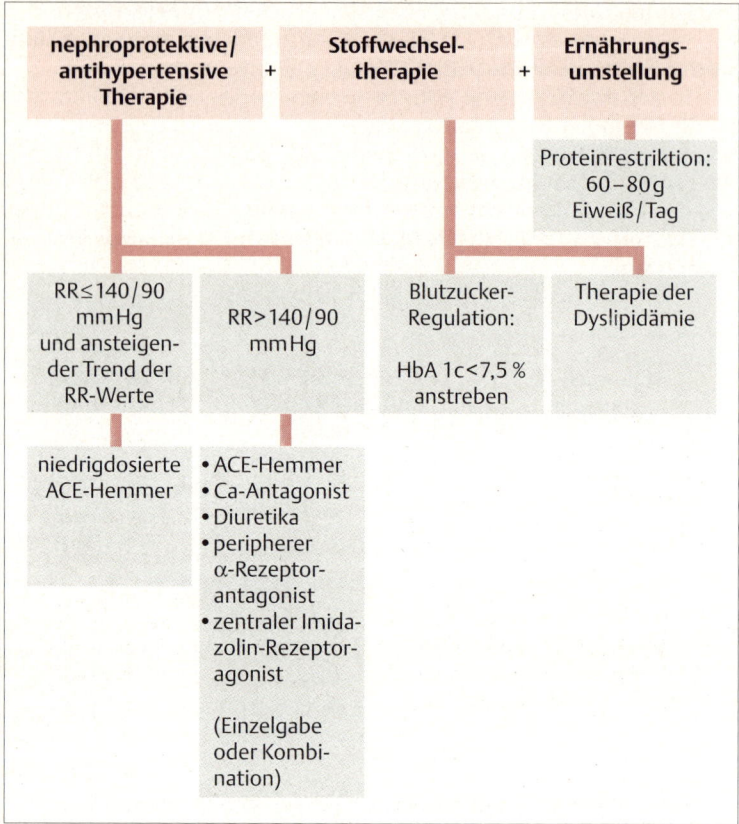

Abb. 4.**5** Therapie-Empfehlungen für Typ-I-Diabetiker mit diabetischer Nephropathie im Stadium IV (Mikroalbuminurie)

Weitere wichtige Behandlungsmaßnahmen sind:
1. konsequente antibiotische Therapie von Harnwegsinfekten (insbesondere bei Frauen mit schlechter Stoffwechselkontrolle gehäuft),
2. möglichst keine jodhaltigen Röntgenkontrastmittel. Falls notwendig, dann gesteigerte Flüssigkeitszufuhr vor und nach der Röntgenuntersuchung eventuell als Infusion,
3. nicht rauchen,
4. Therapie einer schweren Dyslipidämie (jedoch erst nach Optimierung des Glukosestoffwechsels!).

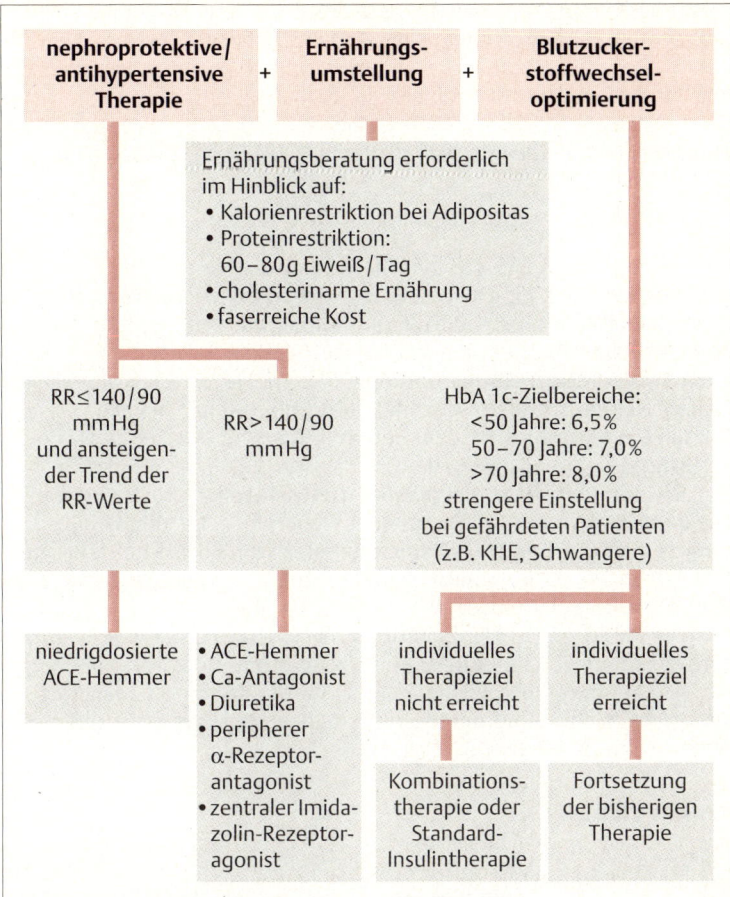

Abb. 4.6 Therapie-Empfehlungen für Typ-II-Diabetiker mit diabetischer Nephropathie im Stadium III (Mikroalbuminurie) und IV (Makroalbuminurie) KHE = koronare Herzerkrankung

Mit Beginn der **Niereninsuffizienz** (Stadium 4 nach Mogensen) ist unbedingt eine interdisziplinäre Betreuung des Patienten (Diabetologe und Nephrologe) notwendig.

Heute stehen mit der **Hämodialyse, der Hämofiltration, der Peritonealdialyse (CAPD und CCPD) und der Nierentransplantation** erprobte Nierenersatztherapien zur Verfügung, die auch dem Diabetiker nicht vorenthalten werden dürfen und die frühzeitig (Serum-Kreatinin von 5 – 6 mg/dl) zum Einsatz kommen sollten. Welches medizinische und sozioökonomische Problem die diabetische Nephropathie heute darstellt, spiegelt sich in der Tatsache wider, daß ca. 30 – 50 % aller Dialysepatienten heute bereits Diabetiker sind (90 % Typ 2 Diabetiker).

Autonome und periphere Neuropathie

Zu unterscheiden sind die periphere Neuropathie und die autonome Neuropathie. Die häufigste Form der *peripheren Neuropathie* ist die symmetrische distale sensomotorische Neuropathie, seltener ist die asymmetrische Neuropathie, die häufig von starken Schmerzen begleitet wird. Bei der Mononeuropathie können sowohl Hirnnerven als auch periphere Nerven betroffen sein. Im Vordergrund stehen bei allen Formen Schmerzen, Parästhesien, Taubheitsgefühl sowie Muskelschwäche bis zur Parese.

Bei der *autonomen Neuropathie* treten kardiovaskuläre Störungen mit Ruhetachykardie, orthostatischer Hypotonie, gastrointestinale Störungen mit Gastroparese, Obstipation oder Stuhlinkontinenz, urogenitale Störungen mit Blasenatonie und erektiler Impotenz und Störungen der Schweißregulation auf.

Die Pathogenese der diabetischen Polyneuropathie ist unklar und vermutlich nicht einheitlich. Alle diskutierten Ursachen lassen sich letztlich auf die Hyperglykämie zurückführen. Differentialdiagnostisch abzugrenzen sind Vitaminmangelzustände, eine urämische und insbesondere eine alkoholische Neuropathie.

Kausale Therapie

Die Grundlage einer kausalen Therapie und einer möglichen Prävention jeder Form und jedes Stadiums der diabetischen Polyneuropathie ist allein eine optimale Stoffwechseleinstellung. Der statistische Zusammenhang zwischen der Güte der Stoffwechseleinstellung und dem Risiko des Auftretens neuropathischer Veränderungen ist mehrfach in Studien bewiesen. Eine nahe normoglykämische Stoffwechselkontrolle ist nicht nur die beste Prophylaxe für eine diabetische Polyneuropathie, sie kann in vielen Fällen bei bereits bestehender Polyneuropathie zur Rückbildung beitragen oder zumindest die Progression verzögern. Die effektivste Methode, um bei Typ-I-Diabetikern eine Normoglykämie zu erzielen, ist die Pankreastransplantation. Auch dann dauert es aber häufig viele Jahre, bis positive Effekte auf die chronischen neuropathisch-bedingten Veränderungen beobachtet werden. Eine signifikante Besserung der kardialen autonomen Funktion ist auch durch extrem gute Stoffwechselkontrolle oder Pankreastransplantation nicht zu erzielen.

In den vergangenen Jahrzehnten wurden viele Versuche mit medikamentösen Therapieverfahren unternommen, die nach pathogenetischen Gesichtspunkten entwickelt wurden. In mehreren Studien wurde versucht, eine positive Wirkung von Aldose-Reduktase-Hemmern wie Sorbinil, Tolrestat u. a. nachzuweisen. Die Substanzen wurden entweder wegen Nebenwirkungen zurückgezogen, oder sie befinden sich noch in klinischer Prüfung. Sie können zur Zeit nicht zur Anwendung außerhalb von Studien empfohlen werden. Das gleiche gilt für die Präparate γ-Linolensäure und x-Liponsäure, von denen in kleineren Studien deutliche Besserungen neurophysiologischer Parameter beschrieben wurden.

Symptomatische Therapie

Alle anderen derzeit zur Verfügung stehenden Behandlungsmöglichkeiten sind unspezifisch und orientieren sich an den jeweils bestehenden Symptomen.

Sehr verbreitet ist das Präparat α-Liponsäure, das insbesondere bei schmerzhafter Polyneuropathie einen positiven Effekt haben soll. Die empfohlenen Dosierungen wurden mehrfach gesteigert, und besonders wirksam soll eine intravenöse Kurzinfusion sein. Die Wirksamkeit dieser Substanz ist aber insgesamt umstritten. Die Resultate derzeit laufender kontrollierter Studien bleiben abzuwarten.

Tab. 4.**34** Symptomatische Therapie der schmerzhaften peripheren diabetischen Polyneuropathie

Medikament	Tagesdosis
Acetylsalicylsäure	viermal 500 mg oral
Imipramin	25 – 75 mg oral
Amitriptylin	50 – 150 mg oral
Desipramin	50 – 150 mg oral
Carbamazepin	bis dreimal 200 mg oral
Lidocain	5 mg/kg als Kurzinfusion über 30 min
Mexiletin	dreimal 150 mg oral
Lokal: Capsaicin (0,075 %)	zweimal täglich auf die Füße

Die symptomatische Therapie der schmerzhaften peripheren diabetischen Neuropathie erfolgt mit verschiedenen Substanzen (s. Tab. 4.**34**). Insbesondere eine ausreichend hoch dosierte Amitriptylin-Therapie kann in vielen Fällen zu einer eindrucksvollen Besserung führen. Die Therapie mit Lidocain oder Mexiletin, zwei Antiarrhythmika der Klasse 1 b, läßt nach einigen präliminären Studien eine günstige Wirkung erwarten. Es bleibt aber abzuwarten, ob diese Resultate sich in größeren kontrollierten klinischen Prüfungen bestätigen lassen.

Auch die verschiedenen Erscheinungen der autonomen Neuropathie lassen sich nur symptomatisch behandeln (Tab. 4.**35**). Neuropathische Ödeme können versuchsweise mit Diuretika oder Ephedrin behandelt werden. Für das gustatorische Schwitzen wurde Clonidin in niedriger Dosierung empfohlen. Bei der kardiovaskulären autonomen diabetischen Neuropathie können kardioselektive β-Blocker in niedrigen Dosierungen versucht werden, auch wenn die Erfolgsrate als niedrig anzusehen ist. Eine Sinustachykardie im Rahmen der autonomen Neuropathie bedarf keiner Therapie. Die orthostatische Hypotonie ist mit physikalischen Maßnahmen oder Kochsalzzufuhr, gelegentlich mit Mineralokortikoiden (Fludrocortison) zu behandeln. Die autonome Neuropathie des Gastrointestinaltraktes spricht auf Metoclopramid, Domperidon und Cisaprid an. Die Therapie der diabetischen Diarrhö ist nur sehr begrenzt möglich. Nach einem Versuch mit einem Breitspektrumantibiotikum wie Doxicyclin kann auch versuchsweise das Präparat Clonidin als α-adrenerger Agonist versucht werden. Neuropathische Harnentleerungsstörungen sollten tagsüber in drei- bis vierstündigen Intervallen durch manuelle suprapubische Druckerhöhungen behandelt werden, erst in zweiter Linie kommen Parasympathomimetika wie Carbachol in Frage. Der Effekt einer medikamentösen Therapie ist sehr begrenzt. Das gleiche gilt für α-Rezeptorenblocker wie Prazosin. Bei der neurogenen erektilen Impotenz ist die weitverbreitete Behandlung mit Sexualhormon kontraindiziert. In einigen Fällen zeigte der α-Rezeptorblocker Yohimbin eine günstige Wirkung. Verbreitet ist heute die intrakavernöse Gabe von Papaverin oder Phentolamin in Form der Schwellkörperautoinjektionstherapie (SKAT). Langzeitergebnisse dieser Therapieform liegen bisher nicht vor. Daneben werden mechanische Erektionshilfen wie das sogenannte Erec-Aid-System angeboten. Intrakavernös implantierte Penisprothesen sind nur für wenige Patienten als Therapie der Wahl anzusehen.

Zusammenfassend sind die therapeutischen Optionen bei der diabetischen Neuropathie als unbefriedigend zu bezeichnen. Die Optimierung der Diabeteseinstellung einschließlich Schulung der Patienten ist die wichtigste Therapiemaßnahme zur Prävention und in einigen Fällen

Tab. 4.**35**   Symptomatische medikamentöse Therapie der autonomen diabetischen Neuropathie

Art der Symptome	Medikament	Tagesdosis
neuropathische Ödeme	Diuretika Ephedrin	dreimal 60 mg oral
gustatorisches Schwitzen	ggf. Clonidin	dreimal 75 µg oral
Ruhetachykardie	ggf. β-Rezeptoren-blocker	
orthostatische Hypotonie	Fludrocortison Midodrin Dihydroergotamin	0,1 – 0,4 mg oral 5 mg oral 5 mg oral
Gastroparese	Metoclopramid Domperidon Cisaprid	bis dreimal 10 mg oral bis dreimal 40 mg oral bis viermal 10 mg oral
	Erythromycin	250 mg dreimal oral
Diarrhö	Doxycyclin ggf. Clonidin	100 mg oral dreimal 75 µg oral
Obstipation	Lactulose Metoclopramid Domperidon ggf. Cisaprid	6 – 18 g oral bis viermal 10 mg oral bis dreimal 40 mg oral bis viermal 10 mg oral
Harnverhaltung	Carbachol Phenoxybenzamin	bis dreimal 2 mg oral 20 – 60 mg oral
erektile Impotenz	Yohimbin Papaverin/Phentolamin	bis dreimal 10 mg oral 15 mg/0,5 mg pro ml (0,05 – 3 m) intraka-vernös

Nach Ziegler D. und F. A. Gries: Klinik, Pathogenese und Therapie der diabetischen Neuropathie. Akt Endo Stoffw 13 (1992), 140 – 150

auch zur Intervention. Medikamentöse Therapieansätze nach pathogenetischen Gesichtspunkten stehen bislang nicht zur Verfügung. Die Wirksamkeit der symptomatischen Therapieverfahren ist begrenzt und nicht selten mit beträchtlichen Nebenwirkungen verbunden. Eine sorgfältige Nutzen-Risiko-Abwägung ist im Einzelfall erforderlich.

Diabetisches Fuß-Syndrom

Gangrän und Amputationen sind bei Diabetikern 30- bis 50mal häufiger als bei Nichtdiabetikern. 96% aller Amputationen werden bei Diabetikern im Alter über 45 Jahre durchgeführt und 64% bei über 65jährigen. 25% der Gesamtkosten für die stationäre Behandlung und fast 50% aller Krankenhaustage bei Diabetikern entfallen auf notwendige Maßnahmen beim diabetischen Fuß-Syndrom (DFS). Diese wenigen Zahlen sollen den Stellenwert des DFS in der Diabetologie und in unserem Gesundheitssystem widerspiegeln.

Die therapeutischen Planungen beim DFS richten sich nach der Ätiologie der Fußläsionen und nach der Schwere der Läsion. Die rein neuropathisch bedingten Fußläsionen (ca. 50% aller DFS) bedürfen einer anderen therapeutischen Strategie als die rein vaskulären Fußkomplikationen (ca. 25%). Die gemischt neurogen-vaskulär verursachten Fußprobleme stellen die größte therapeutische Herausforderung dar und sind prognostisch am ungünstigsten. Für den Therapieplan und die Dokumentation des Erfolges ist die Einteilung des Schweregrades der Läsion nach Wagner hilfreich (Tab. 4.**36**).

Tab. 4.**36** Klassifikation nach Wagner

Grad 0	keine Läsion, ggf. Fußdeformitäten oder Cellulitis
Grad I	oberflächliche Ulzera
Grad II	tiefes Ulkus bis zur Gelenkkapsel, Sehnen oder Knochen
Grad III	tiefes Ulkus mit Abszedierung, Osteomyelitis, Infektion der Gelenkkapsel
Grad IV	begrenzte Vorfuß- oder Fersennekrose
Grad V	Nekrose des gesamten Fußes

Die Behandlung des DFS bedarf einer interdisziplinären Betreuung, bestehend aus einem Diabetes-Team, evtl. einem Angiologen, sicher jedoch einem interventionell tätigen Radiologen und Chirurgen, evtl. einem Orthopäden sowie einem orthopädischen Schuster, am besten in einer speziell dafür eingerichteten Fußambulanz. Die Behandlung von Fußläsionen ist in Tab. 4.**37** dargestellt.

Aufklärung der Ärzte und Patienten über die Gefährlichkeit von Fußkomplikationen sowie über die primärpräventiven Maßnahmen zur Vermeidung des Syndroms des diabetischen Fußes sind von ausschlag-

Tab. 4.**37**   Strategie der Behandlung eines diabetischen Fuß-Syndroms (DFS)

1. genaue Anamnese, körperliche Untersuchung, insbesondere im Hinblick auf Risikofaktoren eines DFS, und Inspektion des Schuhwerks

2. **Dokumentation des DFS**
   - strukturierter Untersuchungsbogen
   - Fotografie

3. **Ursachenklärung**
   - neurologische Untersuchung
   - angiologische Untersuchung (Gefäß-Doppler, Angiographie)
   - Röntgenaufnahme des Fußes (diabetische Osteoarthropathie?, Charcot-Fuß?, Mediasklerose?)

4. **Lokalbehandlung**
   - Entfernung von Hyperkeratosen
   - Entfernung nekrotischen Gewebes
   - aggressive konventionelle Intervention bei phlegmonösen oder abszedierenden Veränderungen (Inzisionen und Drainage-Therapie)
   - Spülbehandlung (Kurzzeit- oder kontinuierliche Spülung mit Streptokinase oder Streptodornase)
   - Druckentlastung und absolute Ruhigstellung des Fußes (speziell beim neuropathisch bedingten DFS)
   - initial zweimal täglich steriler Verbandswechsel
   - Revaskularisierungsmaßnahmen (lokale Lyse, PTCA, Gefäßoperation)
   - minimal chirurgische Maßnahmen, wie Sequesterotomie, Resektion von Sehnen oder Metastasalköpfchen, myokutane Transplantation
   - nur nach Ausschöpfung aller Maßnahmen an größere Amputationen denken!

5. **systemische Behandlung**
   - optimale Blutglukoseeinstellung
   - langfristige Antibiotikatherapie (3–4 Wochen oder länger) nach Antibiogramm
   - Heparinisierung
   - langfristige Thrombozytenaggregationshemmung mit low dose Aspirin
   - antihypertensive Therapie
   - Einstellen des Rauchens

6. **präventive Maßnahmen**
   - Fußschulung, Fußgymnastik, Optimierung der Diabeteseinstellung
   - Therapie von Risikofaktoren
   - optimale Strümpfe und Schuhe (spezielle Einlagen, orthopädische Fertigschuhe, maßgefertigte Schuhe)

gebender Bedeutung. Eine frühzeitige Konsiliaruntersuchung in einer Fußambulanz ist für eine Schadensbegrenzung von großer Wichtigkeit. Der Erfolg der Behandlung eines diabetischen Fuß-Syndroms hängt ab von der Sekundärprävention sowie von einer optimalen Nachsorge. Besonderes Augenmerk ist auf die Risikofaktoren zu legen, die zu einem DFS führen können (Tab. 4.**38**).

Tab. 4.**38** Risikofaktoren für die Manifestation eines diabetischen Fuß-Syndroms (DFS)

– Alter des Patienten
– Diabetesdauer
– Güte der Stoffwechseleinstellung
– diabetische Neuropathie
– periphere arterielle Verschlußkrankheit
– Nikotin- und Alkoholabusus
– Fußdeformitäten
– inadäquates Schuhwerk, inadäquate Fußpflege
– Visusminderung
– Zustand nach DFS

Literatur

Abrams, R. S., D. R. Coustan: Gestational Diabetes update. Clin. Diabetes 8 (1990), 17 – 24.

Alberti, K. G. G. M.: International Textbook of Diabetes mellitus (John Wiley and Sons: Chichester 1992).

American Diabetes Association: Clinical practice recommendations. Diabetes Care 14, Suppl. 2 (1991).

American Diabetes Association: Nutrition recommendations and principles for people with diabetes mellitus. Diabetes Care 17 (1994), 519 – 522.

Berger, M.: Diabetes mellitus (Urban & Schwarzenberg: München – Baltimore 1995).

Chantelau, E.: Amputation? Nein danke! (Kirchheim-Verlag: Mainz 1995).

Davidson, J. K.: Clinical Diabetes Mellitus. A Problem-Oriented Approach. (Thieme: Stuttgart – New York 1991).

Diabetes Control and Complications Trial Research Group: The effect of intensive treatment of diabetes on the development and progression of long-term complications in insulin-dependent diabetes mellitus. New Engl. J. Med. 329 (1993), 977 – 986.

European IDDM Policy Group: Consensus Guidelines for the Management of Insulin-dependent (Type I) Diabetes. (Medicom Europe BV: Bussum 1993).

European NIDDM Policy Group: Leitfaden für die Behandlung des nicht-insulinabhängigen Diabetes mellitus (NIDDM, Typ 2) (Kirchheim-Verlag: Mainz 1994).

Hasslacher, C., E. Ritz: Hypertonie und Diabetes mellitus. Internist 31 (1990), 180–190.

Heinze, E., R. W. Holl: Diabetes mellitus In Reinhardt, C., G. A. von Harnack: Therapie der Krankheiten des Kindesalters, 4. Aufl. (Springer: Heidelberg – New York 1992).

Hürter, P.: Diabetes mellitus im Kindesalter (Springer: Heidelberg – New York 1992).

Kiess, W, R. Landgraf: Diabetes mellitus in Adoleszenz und Pubertät. Internist 35 (1994), 226–231.

Kjaer, K., C. Hagen, S. H. Sando, O. Eshoj: Contraception in women with IDDM. Diabetes Care 15 (1992), 1585–1590.

Kjekshus, J., E. Gilpin, G. Cali, A. R. Blakkey, H. Henning, J. Ross: Diabetic patients and beta-blockers after acute myocardial infarction. Europ. Heart J. 11 (1990), 43–50.

Landgraf, R.: The impact of pancreas transplantation on diabetic secondary complications and quality of life. Diabetologia 39 (1996), 1415–1424.

MacFarlane, I. A.: Diabetes mellitus and endocrine diseases. In Pickup, J. C., G. Williams (Ed.): Textbook of Diabetes (Blackwell: London 1991).

Mathiesen, E. R., B. Ronn, T. Jensen, B. Storm, T. Deckert: Relationship between blood pressure and urinary albumin excretion in the development of microalbuminuria. Diabetes 39 (1990), 245–249.

Mehnert, H., K. Schöffling, E. Standl, K. H. Usadel (Hrsg.): Diabetologie in Klinik und Praxis, 3. Aufl. (Thieme: Stuttgart – New York 1994).

Metzger, B. E., N. Freinkel: Diabetes and pregnancy: metabolic changes and management. Clin. Diabetes 8 (1990), 1–10.

Neundörfer, B., D. Claus, A. Engelhardt: Diagnostik der Polyneuropathien. Dtsch. med. Wschr. 115 (1990), 220–223.

Pickup, J., G. Williams: Textbook of Diabetes (Blackwell Science: Oxford – London 1997).

Rascher, W.: Pharmakotherapie der arteriellen Hypertonie. Kinderarzt 24 (1993), 1039.

Rifkin, H., J. D. Porte (Ed.): Diabetes Mellitus. Theory and Practice (Elsevier: New York – Amsterdam 1990).

Ritz, E., C. Hasslacher, J. Mann, J.-Z. Guo: Hypertension and vascular disease as complications of diabetes. In Laragh, J. H., B. M. Brenner (Ed.): Hypertension: Pathophysiology, Diagnosis and Management (Raven Press: New York 1990), 1703–1713.

Stein, P. P., H. R. Black: Drug treatment of hypertension in patients with diabetes mellitus. Diabetes Care 14 (1991), 425–448.

5. Endokrine Tumoren des Gastrointestinaltraktes

H. Lehnert
M. Colombo-Benkmann, J. Hensen
Chr. Herfarth, R. Landgraf
G. Schürmann, R. Ziegler

Generelle Begriffsbestimmung

Das endokrine System des menschlichen Gastrointestinaltraktes besteht aus zahlreichen endokrinen Zelltypen, die in der Gastrointestinalmukosa verteilt sind. Diese Zellen sind aus embryologischer und funktioneller Sicht eng mit den pankreatischen endokrinen Zellen verwandt. Sie sind nahezu ausschließlich endodermalen Ursprungs und, mit wenigen Ausnahmen, in der Lage, zahlreiche Sekretionsprodukte (Monoamine, Peptidhormone) zu bilden. Nur die insulin-produzierende B-Zelle findet sich ausschließlich im Pankreas, für die anderen Zelltypen besteht eine multilokuläre Präsenz. Die bekannten gastroenteropankreatischen endokrinen Zellen, ihre Hauptsekretionsprodukte, Lokalisation und assoziierte Tumoren sind in der Tab. 5.1 zusammengestellt.

Aus nomenklatorischer Sicht ist der Begriff neuroendokriner Tumor als übergeordneter Begriff dem des Karzinoides vorzuziehen. Der Begriff Karzinoid wurde ursprünglich geprägt für gut differenzierte intestinale Tumoren, die sich im Gegensatz zu Karzinomen durch eine langsame Wachstumstendenz auszeichnen. Da unter den Karzinoiden häufig lediglich die 5-Hydroxy-Tryptophan und/oder serotonin-produzierenden Tumoren verstanden werden und das Konzept einer multiplen Hormonsekretion hierbei vernachlässigt wird, sollten wir diesen Terminus allmählich verlassen. Der Begriff neuroendokriner Tumor umfaßt hier korrekter die Einheit von neuronaler und endokriner Struktur und Funktion. Wenn in diesem Kapitel doch der Begriff Karzinoidtumor verwandt wird, bezieht er sich auf die überwiegend 5-HTP- und 5-HP-produzierenden Tumoren der enterochromaffinen (EC-) und der „enterochromaffin-like" (ECL-)Zellen (Dünndarmkarzinoide). Die Klassifikation von gastrointestinalen Tumoren in Vorderdarm-, Mitteldarm- und Hinterdarmtumoren besitzt nach wie vor eine diagnostische Bedeutung, da die Lokalisation häufig mit histochemischen und sekretorischen Eigenschaften übereinstimmt. So korrespondieren Vorderdarmtumoren (insbesondere Duodenum) häufig mit gastrin- und somatostatin-produzierenden Tumoren, während Mitteldarmtumoren häufig EC-Zell-Karzinoiden, die vor allem Serotonin und Substanz P produzieren, entsprechen. Anmerkung: Für die Bezeichnung der endokrinen Tumoren des GI-Traktes setzt sich zunehmend die angelsächsische Bezeichnung für den Tumorsitz durch. Vorderdarm entspricht dabei anatomisch den Regionen Respirationstrakt, Pankreas, Magen und Duodenum, Mitteldarm Ileum, Appendix und rechtsseitigem Kolon, Hinterdarm linksseitigem Kolon und Rektum.

Die besten und spezifischen Marker eines endokrinen gastrointestinalen Tumors sind die jeweiligen peptidergen oder monoaminergen Se-

Tab. **5.1** Endokrine Zelltypen und Tumoren des Gastrointestinaltraktes

Zelltyp	Hauptsekretions-produkt	Pankreas	normale Lokalisation Magen	Duode-num	Jejunum/Ileum	Kolon/Rektum	Tumor	Assoziation mit MEN
EC	Serotonin, Substanz-P, Opioide	(–)	+	+	+	+	„Carcinoid"	I + II
D	Somatostatin	+	+	+	+	(–) +	Somatostatinom	I (+ II)
A	Glukagon	+	(+)	+	+		Glukagonom	I
PP	pankreatisches Peptid	+		(+)			PPom	I
B	Insulin/Proinsulin	+					Insulinom	I
ECL	Histamin		+				„Karzinoid"	I
G	Gastrin		+	+			Gastrinom	I
?	VIP		+	+	+	+	ViPom	I

kretionsprodukte. Der immunohistochemische Nachweis der Hormone und ihrer Prohormone erlaubt eine exakte Beschreibung der Zelldifferenzierung und ihrer Assoziation mit dem klinischen Tumorsyndrom. Probleme entstehen dann, wenn mehrere Zelltypen simultan nachgewiesen werden und eine multihormonelle sekretorische Aktivität vorliegt. Daher ist es sinnvoll, diese Tumoren als hormon-aktiv (funktional) oder hormon-inaktiv (nicht-funktional) in Abhängigkeit von ihrer serologisch meßbaren und klinisch beobachtbaren Aktivität zu klassifizieren. Damit bezieht sich der Krankheitsbegriff „Gastrinom" oder „Somatostatinom" auf die vorhandene und erfaßbare endokrine Aktivität. Der alleinige Nachweis von Aminen oder Peptiden im Tumorpräparat, in der Regel durch Immunhistochemie, sollte nicht zur Klassifikation hormon-aktiv führen. Schließlich muß von der Produktion spezifischer Monoamine und Peptidhormone durch neuroendokrine gastrointestinale Tumoren auch die Produktion unspezifischer Sekretionsprodukte unterschieden werden. Dies sind Substanzen wie Chromogranin A, neuronspezifische Enolase und Synaptophysin, die nicht zu spezifischen klinischen Symptomen führen. Sie besitzen aber eine erhebliche Bedeutung als Tumormarker, sowohl beim immunhistologischen als auch serologischen Nachweis.

Im folgenden stellen wir die Therapieprinzipien der häufigsten neuroendokrinen gastrointestinalen Tumoren dar. Dies sind die hier noch sogenannte Karzinoidtumoren, das Gastrinom, Insulinom und die aufgrund ihrer noch größeren Seltenheit in einer Gruppe zusammengefaßten Glukagonom, Somatostatinom, VIPom und PPom. Einige Therapieformen, wie insbesondere die Therapie mit Somatostatin-Analoga oder die Chemotherapie, gelten natürlich für mehrere Krankheitsbilder. Daher sind die Prinzipien, Wirkmechanismen und Nebenwirkungen dieser Verfahren ausführlich nur im Kapitel „Karzinoidtumoren" dargestellt.

Krankheitsbilder

Karzinoidtumoren

Definition

Der Karzinoidtumor repräsentiert den häufigsten endokrinen gastrointestinalen Tumor. Er umfaßt eine sehr heterogene Gruppe von Tumoren, die unterschiedliche Sekretionsprodukte aufweisen. Auch das tumorbiologische Verhalten ist, insbesondere in Abhängigkeit von der Lokalisation, sehr unterschiedlich. Die Tumoren können ubiquitär vorkommen, finden sich aber hauptsächlich lokalisiert in Ileum, der Appendix und dem Rektum (etwa 70%). Neben der gastrointestinalen Lokalisation ist beim Vorderdarmkarzinoid noch die Lokalisation im Bronchialsystem zu nennen. Die Sekretionsprodukte sind ebenfalls sehr unterschiedlich, sie umfassen Serotonin, Histamin, Somatostatin, Substanz P und Tachykine. Das klassische Karzinoidsyndrom ist selten und tritt erst dann in Erscheinung, wenn eine ausgeprägte Lebermetastasierung vorliegt. Auf die Klassifikation nach Vorderdarm-, Mitteldarm und Hinterdarmtumoren wurde bereits hingewiesen; diese Einteilung ist ausschließlich hinsichtlich der Einordnung der unterschiedlichen klinischen Bilder und des unterschiedlichen Metastasierungsverhaltens bedeutsam. So metastasieren Tumoren der Appendix nur in etwa 2% und Tumoren des Rektums nur in etwa 3%, während die Karzinoidtumoren des Jejunums und des Ileums bei Diagnosestellung oft in mehr als 30 – 40% metastasiert haben, bei einer Lokalisation im Kolon schon in etwa 60%.

Therapeutische Situation und Indikation zur Therapie

Da der Krankheitsverlauf bei dieser heterogenen Gruppe von Tumoren individuell sehr unterschiedlich ist und lange Überlebenszeiten beschrieben wurden, müssen Faktoren wie Lokalisation, Größe, ggf. Histologie und Klinik die therapeutischen Konsequenzen beeinflussen. Früh metastasierende Mitteldarmkarzinoide mit klassischer Karzinoid-Symptomatik stellen eine strikte Therapieindikation dar, während etwa zufällig entdeckte kleine Karzinoide (Appendix) keiner weiteren Therapie bedürfen. Karzinoide von Rektum und Kolon (Hinterdarm) führen in der Regel nicht zu hormonell-bedingter Symptomatik. Sie werden meist zufällig entdeckt und sind so selten metastasiert, daß sich die Therapie häufig auf den chirurgischen Eingriff beschränkt. Die Metastasierungshäufigkeit eines Tumors hängt von der Größe ab; ab einer Größe von 2 cm sind in über 90% der Fälle Metastasen zu beobachten, so daß hier eine systemische Therapie erwogen werden muß. Zusammenfassend besteht eine Indikation zur kompletten chirurgischen Exzision, wo möglich, immer; keine weiteren Konsequenzen ergeben sich bei einem Appendixkarzinoid oder lokalisiertem und komplett entferntem Rektum- oder Kolonkarzinoid. Die Indikation zu weiteren ausgedehnten chirurgischen und medikamentösen Maßnahmen ergibt sich immer dann, wenn eine Metastasierung und/oder eine klinische Symptomatik vorliegen.

Therapeutische Konzepte

Grundsätzliche therapeutische Konzepte bestehen bei allen endokrinen Tumoren des Gastrointestinaltraktes in der chirurgischen und palliativen sowie symptomatischen medikamentösen Therapie. Primäre Therapie sollte immer eine möglichst komplette chirurgische Tumorentfernung sein; aufgrund des sehr langsamen Wachstums und häufig jahrelanger Beschwerdefreiheit bis zum Auftreten von Symptomen kann auch nach chirurgischer Versorgung ein abwartendes Verhalten vertreten werden. Das grundsätzliche Ziel der medikamentösen Behandlungsverfahren ist einerseits die Reduktion der tumorbedingten Symptomatik, andererseits die Vermeidung von Komplikationen und einer Wachstumsinhibition respektive Regression.

Chirurgische Therapie

Es bestehen sowohl Parallelen als auch deutliche Unterschiede zu den Prinzipien der onkologischen Chirurgie. So kann

- die Tumormalignität oftmals am Primärtumor nicht geklärt werden (auch nicht histologisch). Es ist deshalb bei einigen neuroendokrinen Tumoren möglich, bei fehlendem Nachweis von Metastasen lokale Maßnahmen, wie Enukleation, ohne „wide-excision" oder Lymphadenektomie vorzunehmen;
- bei ausgedehnten neuroendokrinen Tumoren im Gegensatz zu anderen Karzinomen eine Tumorreduktion zur Palliation der Hormonaktivität durchaus indiziert sein. Aus dem gleichen Grund haben auch andere palliative Maßnahmen, die im Zusammenspiel mit chirurgischen Optionen durchgeführt werden können (z. B. Kathetereinlage zur lokoregionären Chemotherapie, Chemoembolisation) bei diesen Tumoren einen gleichermaßen hohen Stellenwert.

Ausgehend von diesen Überlegungen ist eine **präoperative Diagnostik** notwendig, die neben der chirurgischen Lokalisationsdiagnostik sowohl das unterschiedliche Wachstumsverhalten verschiedener Tumoren wie auch die Hormonaktivität berücksichtigt. Neben den konventionellen diagnostischen Verfahren, die im Band 1 (Rationelle Diagnostik in der Endokrinologie) beschrieben wurden, ist zusätzlich eine Oberbauch-Angiographie zu empfehlen, da sich einige Tumoren durch eine besondere Angiomorphologie (Hypervaskularität, Körbchen-Phänomene, Multifokalität) auszeichnen und die Kenntnis dieser Angiotopographie der Oberbauchorgane für die operative Planung hilfreich sein kann. Wichtig ist insbesondere für Tumoren des Mitteldarms, daß sich multiple kleine Primärtumoren der endoluminalen Diagnostik entziehen können und zu großen bis monströsen mesenterialen Lymphknotenmetastasen führen, die dann wiederum gut mittels CT zu diagnostizieren und ggf. zu punktieren sind. Bei der Hauptlokalisation Rektum ist unbedingt die endoluminale Sonographie mit der Möglichkeit der Beurteilung der Wandeindringtiefe der Tumoren und zur Festlegung des lokoregionären Lymphknotenstatus zu empfehlen. Einen besonderen Stellenwert besitzt hier natürlich die Somatostatinrezeptor-Szintigraphie; dies gilt vor allem für die mit konventionellen Methoden sehr schwer zu ortenden Mitteldarmtumoren und für das Tumor-Staging. Die Indiummarkierung ist der Jodmarkierung vorzuziehen, da Indium überwiegend renal ausgeschieden wird und damit die bei der Jodmarkierung bestehende störende Hintergrundaktivität der Leber entfällt.

Hinsichtlich der eigentlichen **operativen Strategien** ist zu trennen nach Vorderdarm-, Mitteldarm- und Hinterdarmlokalisation sowie nach Vorliegen von Lebermetastasen.

Vorderdarm

Allgemein gilt für neuroendokrine Tumoren des Pankreas, daß die präoperative Lokalisationsdiagnostik oftmals nicht ausreichend gelingt und mit multifokalem Tumorwachstum gerechnet werden muß. Deshalb ist intraoperativ eine exakte Exploration erforderlich, die am besten durch ein systematisches Vorgehen garantiert wird. Der Zugang zum Pankreas erfolgt über eine quere bogenförmige Oberbauchlaparotomie parallel zum Rippenbogenrand. Nach Exploration der Bauchhöhle erfolgt der Zugang zur Bursa omentalis durch das Ligamentum gastrocolicum. Nach ggf. Freilegung der Pankreasvorderfläche kann das Pankreas durch Einbringen eines Zügels an der Unterkreuzungsstelle der Mesenterialgefäße zur stumpfen Präparation der gesamten Pankreashinterwand angeschlungen werden. Die Palpation erfolgt durch vorsichtiges Abtasten des Pankreas und ggf. Palpation zwischen Daumen und Zeigefinger. Für die Beurteilung des Pankreaskopfes ist die Kocher-Mobilisation notwendig. Die Beurteilung des Processus uncinatus erfolgt idealerweise durch bimanuelle Palpation der linken und rechten Hand. Durch diese Vorgehensweise können nach Becker 85 % der Pankreastumoren lokalisiert werden. Zusätzlich sollte eine intraoperative Sonographie durchgeführt werden (Linearschallkopf, 5 – 7,5 MHz). Bei den meisten neuroendokrinen Tumoren des Pankreas ist eine Enukleation, ggf. auch an mehreren Stellen, die adäquate chirurgische Therapie. Ggf. kommen die verschiedenen Verfahren der Pankreasteilresektion (Pankreaskopfresektion, Pankreasschwanzresektion, Pankreascorpusresektion [eventuell duo-

denumerhaltend]) zur Anwendung. Die Whipple-Operation bleibt außerhalb von Gastrinomen Sonderindikationen vorbehalten, da die
Mehrzahl der neuroendokrinen Tumoren des Pankreas entweder zum
Zeitpunkt der Diagnostik auf den Primärtumor beschränkt und damit
potentiell benigne ist, oder aber bereits Lebermetastasen gesetzt hat.
Nach dem heutigen Kenntnisstand ist die lokoregionäre Lymphknoten-
metastasierung bei neuroendokrinen Tumoren des Pankreas ohne Lebermetastasierung eine Rarität.

Mitteldarm

40 % der neuroendokrinen Mitteldarmtumoren treten innerhalb von
6 cm oral der Ileozökalklappe auf, dort wo auch eine hohe Dichte neuroendokriner Zellen ist. Die Primärtumoren sind oftmals nur zierstecknade-
delkopfgroß, kommen aber bei 20 – 30 % der Patienten multipel vor über
eine Darmlänge von 30 und mehr cm. Es ist deshalb erforderlich, die an-
grenzenden Darmsegmente sorgfältig zu palpieren und ggf. endolumi-
nal zu inspizieren. Charakteristisch ist das weißliche und flache Ausse-
hen so wie die palpatorisch derbe Konsistenz dieser Tumoren. Neuroendokrine Tumoren des Jejunums und des Ileums haben oft in 30 – 40 %
zum Zeitpunkt ihrer Diagnose bereits Metastasen in Mesenterial-
lymphknoten gesetzt. Diese bis kindskopfgroßen Mesenteriallympho-
me werden präoperativ differentialdiagnostisch gelegentlich mit Ad-
nextumoren verwechselt und können wegen der Stenosesymptomatik
Notfallindikationen darstellen. Bei Vorliegen von Lymphknotenmetastasen muß eine radikuläre Resektion mit Lymphknotendissektion bis zur
Mesenterialwurzel vorgenommen werden.

Über das Vorgehen bei asymptomatischen kleinen Primärtumoren
ohne sichtbare Metastasen, die eventuell nur zufällig entdeckt wurden,
bestehen keine ausreichenden Erfahrungen, um hieraus allgemeine
Empfehlungen abzuleiten. Wir empfehlen bei hochgradigem Verdacht
auf einen neuroendokrinen Primärtumor die Operation nach onkologischen Kriterien, d. h. mit segmentaler Lymphadenektomie bis zur Mesenterialwurzel, da eine geringere Metastasierungstendenz dieser Tumoren im Vergleich zu den seltenen nicht-neuroendokrinen Dünndarm-
karzinomen nicht hinreichend belegt ist. Hinweise, daß das Metastasie-
rungsverhalten von der Größe des Primärtumors abhängt, müssen insbesondere bei kleineren Tumoren mit Zurückhaltung beurteilt werden.
In zwei Studien hatten 15 und 18 % der Tumoren, die kleiner als 1 cm waren, bereits Metastasen. In einer anderen Untersuchung hatten 69 % der
Tumoren unter 0,5 cm Metastasen. Durchmißt der Primärtumor
1 – 2 cm, treten Metastasen in 60 – 80 % der Fälle auf. In einer aktuellen
Serie betrug die durchschnittliche Tumorgröße 5,8 cm (2 – 10 cm) und

die Mehrzahl neuroendokrinen Tumoren (31 von 36) hatte das perikolische Fettgewebe infiltriert. Nach chirurgischer Therapie war die 2- und 5-Jahres-Überlebensrate 24 und 26 %. Die Überlebensrate der Patienten mit neuroendokrinen Tumoren des Kolons war damit in dieser Serie deutlich geringer als der Patienten mit Tumoren des Rektums oder der Appendix und auch im Vergleich zu Kolonkarzinomen. Die Größe des Primärtumors oder die Tumorinfiltrationstiefe in die Muscularis propria waren ohne Einfluß auf das Überleben.

Ein neuroendokriner Tumor der Appendix wird meist im Rahmen von Appendektomien oder rechtsseitigen Hemikolektomien bei Karzinomoperationen gefunden. Auch hierbei ist noch nicht geklärt, was die Prognosefaktoren sind und welche chirurgische Therapie in Abhängigkeit vom Primärtumor eingeschlagen werden soll. In einer retrospektiven Untersuchung von 41 neuroendokrinen Tumoren der Appendix waren etwa 50 % zufällig entdeckt worden, die restlichen Patienten hatten Beschwerden im Sinne einer Appendizitis. Die Tumoren lagen in der Appendixspitze bei 32 Fällen, im mittleren Drittel bei sechs und an der Basis in drei Fällen. Bei 32 der 41 Patienten war der Tumordurchmesser kleiner als 1 cm und bei sieben Patienten größer als 2 cm. Bei 29 Patienten war die Tumoreindringtiefe auf die Submukosa oder die Muskelschichten beschränkt, bei acht Patienten war die Serosa involviert. 40 Patienten waren lediglich appendektomiert worden, ein Patient mit einer Tumorgröße über 2 cm war zweizeitig hemikolektomiert worden. Die Tumornachsorge bei 35 der 41 Patienten war rezidivfrei in allen Fällen. In einer anderen retrospektiven Serie von 181 Patienten waren 146 Patienten appendektomiert und 35 Patienten hemikolektomiert worden. Von diesen 35 Kolektomien waren sieben primär wegen ausgedehnter Appendixtumoren durchgeführt worden oder wegen gleichzeitig bestehendem Kolonkarzinom. Bei den 28 sekundär durchgeführten Hemikolektomien waren die Primärtumoren der Appendix „statistisch größer oder invasiver" als bei denen, die nur appendektomiert wurden. Bei diesen 28 sekundären Hemikolektomien fanden sich in fünf Fällen Residualtumoren. In fünf der 181 neuroendokrinen Tumoren der Appendix (6 %) bestanden gleichzeitig ein „Adeno-Karzinoid" oder „Karzinoide mit Mukozele". Die Autoren empfahlen die Hemikolektomie bei einer Primärtumorgröße von 2 cm und bei Nachweis schleimproduzierender Zellen. In der neuen CAO-UICC-Studie erwies sich die Primärtumorgröße bei neuroendokrinen Appendixtumoren als wichtigster prognostischer Parameter. Dennoch liegen auch zahlreiche Einzelbeobachtungen vor, die bei Primärtumoren unter 2 cm Metastasen beschreiben. Unter Berücksichtigung der Parameter Primärtumorgröße, mesoappendikale Invasion und Vorliegen von Metastasen scheint das Auftreten von Metastasen mit einer Tumorgröße von 2 cm assoziiert zu sein, bei einer Tumorgröße von über 2 cm spielt die Tiefeninvasion für die Tumormetastasierung keine Rolle. Es ist deshalb zum jetzigen Zeitpunkt ratsam, neuroendokrine Tumoren der Appendix über 2 cm zu hemikolektomieren, d. h. radikuläres Vorgehen unter Mitnahme des gesamten Lymphabflußgebietes und Resektion der Arteria colica dextra. Bei Primärtumor unter 1 cm sollte die alleinige Appendektomie ausreichen. Für Primärtumoren zwischen 1 und 2 cm sollte die Indikation zur Hemikolektomie auf Fälle mit Infiltrationen der Mesoappendix beschränkt bleiben.

Hinterdarm

Neuroendokrine Hinterdarmtumoren sind nahezu ausschließlich im Rektum lokalisiert. Diese Tumoren werden oftmals im Rahmen von digital-rektalen Untersuchungen diagnostiziert. In einer Serie von 85 neuroendokrinen Tumoren des Rektums mit einem Durchmesser unter 2 cm, die lokal exzidiert wurden, bestand bei einem durchschnittlichen Follow-up von 5 Jahren kein Lokalrezidiv. Zehn Patienten mit einem Tumordurchmesser von 4 cm hatten bereits zum Zeitpunkt der Erstvorstellung Metastasen. Insbesondere seit Einführung der endoluminalen Sonographie des Rektums scheint es derzeit ausreichend sicher, zumindest neuroendokrine Rektumtumoren unter 2 cm Durchmesser ohne Lymphknotenmetastasen durch lokales Vorgehen, d. h. in der Regel durch transmurale Exzision zu therapieren.

Lebermetastasen

Neuroendokrine Tumoren des Mitteldarms werden oftmals erst beim Vorliegen von Lebermetastasen hormonell symptomatisch (z. B. „Karzinoidsyndrom" mit Flush und Diarrhö), da biogene Amine und Peptidhormone gastroenteropankreatischer Primärtumoren in der Regel bei Drainage über das portale System in der Leber metabolisiert werden. Deshalb kann in Einzelfällen zur Symptomlinderung auch eine palliative Resektion von Lebermetastasen indiziert sein. Für das operative Vorgehen gelten die Prinzipien der Lebermetastasen-Chirurgie, d. h. Enukleation mit etwa 1 cm breitem Randsaum, atypische Resektion, Segmentresektion und Hemihepatektomie links oder rechts. Bei mehreren Lebermetastasen wird von einigen Autoren auch die metastasennahe Tumorentfernung ohne entsprechenden Randsaum im Sinne eines „berry picking" propagiert. Einzelne Patienten, bei denen wegen multipler Lebermetastasierung eine Lebertransplantation durchgeführt wurde, haben lange Zeit überlebt. Insgesamt hat die Lebertransplantation aber keinen gesicherten Stellenwert in diesem Therapiekonzept.

Medikamentöse Therapie

Die Behandlungsprinzipien der medikamentösen Therapie umfassen beim Karzinoidtumor vor allem die Somatostatin-Analoga, Interferone, die Chemotherapie, auch in Kombination mit der Leberembolisation, sowie schließlich bei den typischen Zeichen des Karzinoidsyndroms die symptomatische und palliative Behandlung. Im folgenden werden die Durchführung der unterschiedlichen Therapieformen, ihre Effektivität und Nebenwirkungen vorgestellt; das abgestufte Vorgehen bei diesen medikamentösen Verfahren wird dann abschließend zusammengefaßt.

Somatostatin-Analoga

Der Einsatz der synthetischen Somatostatin-Analoga hat insbesondere in der symptomatischen Behandlung von Karzinoiden zu einem wesentlichen therapeutischen Fortschritt geführt. Die Behandlung mit dem Analogon Octreotid besitzt einen gesicherten inhibitorischen Einfluß auf die Sekretion zahlreicher Hormone (Wachstumshormon, Insulin, Glukagon, Gastrin, TSH) und darüber hinaus einen inhibierenden Effekt auf die exokrine Sekretion (z. B. Pankreasenzyme), die Magen-Darm-Motilität und auf intestinale Transportfunktionen (Absorptionshemmung von Glukose, Triglyzeriden, Aminosäuren). Die Wirkung von Somatostatin auf seine Zielzellen ist rezeptorvermittelt; es besitzt eine hohe Affinität für den Somatostatinrezeptor-Subtyp II (SSTR II) und nur eine mäßige Affinität für SSTR III und V. Aufgrund einer höheren metabolischen Stabilität besitzt Octreotid eine wesentlich längere Halbwertzeit als Somatostatin (von ca. 90 min.) und eine deutlich längere Wirkungsdauer (von ca. 8 h). Diese Eigenschaften erlauben einen wirkungsvollen klinischen Einsatz mit einer dreimal täglichen subkutanen Injektion.

Indikation der Therapie mit Octreotid ist die Behandlung schwerer Symptome des Karzinoidsyndroms. Eine erfolgreiche Behandlung korreliert auch mit einem Rückgang der Exkretion von 5-Hydroxyindolessigsäure (5-HIAA). Insbesondere in der Behandlung der Diarrhö und des Flush hat dieses Medikament hohen Stellenwert. Der Effekt auf die Symptomatik und auf die biochemischen Parameter scheint dosisabhängig zu sein; bei Patienten mit einer progredienten Symptomatik unter der Therapie gelingt häufig durch eine Dosiserhöhung eine erneute Kontrolle der Beschwerden. Es besteht grundsätzlich eine positive Korrelation zwischen der Darstellbarkeit des Tumors in der Szintigraphie und dem inhibitorischen Effekt auf die hormonelle Sekretion in vivo. Jedoch sprechen vereinzelt Patienten mit einem positiven szintigraphischen Befund nicht auf Octreotid an.

Neben den gesicherten antisekretorischen Effekten besitzen die Somatostatin-Analoga auch eine antiproliferative Wirkung, die aber deutlich weniger ausgeprägt ist. Man kann davon ausgehen, daß es bei bestenfalls 5 % der behandelten Patienten zu einer partiellen Regression unter der Therapie mit Octreotid kommt; die Hälfte der Patienten zeigt auch unter dieser Therapie eine weitere Progression. Eine Stabilisierung des Tumorwachstums oder ein Wachstumsstillstand wurde bei 50 % der Behandelten beobachtet. Dieser Effekt hält im Mittel 5, längstens aber 30 Monate an. Möglicherweise ist die antiproliferative Wirkung dosisabhängig; eine Erhöhung der Dosis (auf etwa 6000 µg/d) von Octreotid führte bei einem Drittel der Patienten zu einem partiellen Ansprechen. Allerdings ist in diesen Studien nicht bekannt, wie der mögliche Spontanverlauf der Tumoren ist. Es besteht keine enge Korrelation zwischen dem Effekt auf die Sekretion der Tumorprodukte und der möglichen antiproliferativen Wirkung.

Der Mechanismus der antiproliferativen Wirkung ist noch unklar; es wird ein direkter inhibitorischer Effekt auf die Tumorzellen diskutiert. So ist bekannt, daß Somatostatin die Wirkung von anderen Wachstumsfaktoren (insbesondere „epidermal growth factor") auf die DNA-Replikation hemmt. Hinsichtlich der Sekretionshemmung von anderen Peptidhormonen ist bekannt, daß Somatostatin-Analoga auch die Gentranskription inhibieren; dies ist am ehesten über direkte Effekte des Somatostatinrezeptors und nachfolgende Blockade intrazellulärer Signaltransduktion vermittelt.

Die **Dosierung** von Octreotid liegt bei einer dreimal täglichen subkutanen Gabe, wobei in der Regel Einzeldosen zwischen 100 und 300 µg angewendet werden. Die Dosissteigerungen erfolgen individuell. Wie oben erwähnt, sind gelegentlich sehr hohe Dosen von Octreotid (mehr als 1500 µg/d) notwendig, um insbesondere den ausreichenden symptomatischen Effekt zu erzielen. Derzeit befinden sich weitere Somatostatin-Analoga in der Entwicklung; dies betrifft eine Retardform des Octreotid, die einmal in 4 Wochen appliziert werden muß, sowie ein weiteres Präparat (Lanreotid).

Es gibt zahlreiche Gründe für den beschriebenen Wirkverlust von Somatostatin-Analoga; dies sind insbesondere eine Zunahme der Tumormasse bei Progredienz der Erkrankung, eine Entdifferenzierung des Tumors mit Verlust insbesondere der SSTR-II-Expression und auch eine Down-Regulation von Somatostatinrezeptoren (durch auto- und parakrine Effekte endogener Somatostatinsekretion). Es wurde vereinzelt beschrieben, daß ein sogenannter „drug holiday" einem Wirkverlust von Octreotid vorzubeugen vermag. Es gibt aber keine gesicherten Daten darüber, wie lange eine solche Therapiepause dauern sollte. Sinnvoll erscheint bei Wirkungsverlust und vorher dokumentierter Wirkung eine Pause von etwa 2 Wochen.

Hinsichtlich der **Nebenwirkungen** einer Somatostatintherapie kann in der Regel eine recht gute Verträglichkeit attestiert werden. Zu den akuten Nebenwirkungen, die aber eher selten sind, können Schmerzen an der Injektionsstelle (vermeidbar bei Applikation nach Erwärmung auf Körpertemperatur), leichte Übelkeit, Meteorismus gezählt werden. Nahezu obligat tritt in den ersten ca. 10 Tagen der Therapie eine Diarrhö ein, die dann spontan sistiert. Hier kann ggf. mit Loperamid therapiert werden. Die relevanten Langzeitfolgen einer Somatostatintherapie umfassen in erster Linie eine Hyperglykämie, eine Cholezystolithiasis, sowie einen möglichen Vitamin-B_{12}-Mangel und eine Gastritis. Die Hyperglykämie beruht auf der durch Somatostatin-Analoga gehemmten Insulinsekretion; die hierdurch entstehende Hyperglykämie (gestörte Glukosetoleranz) bessert sich aber deutlich im Laufe der Therapie. Insbesondere aber bei Patienten mit einer bestehenden gestörten Glukosetoleranz sind hier dauerhafte Kontrollen notwendig. Eine Cholezystolithiasis wird in etwa 30–60% der Fälle beobachtet, wobei erste Anzeichen hierfür (Gallenblasen-Sludge) bereits nach 1–2 Monaten beobachtbar sind. Die Inhibition der Cholezystokinin-Freisetzung mit konsekutiver Störung der Gallenblasenmotilität ist hierfür verantwortlich. Eine präventive Gabe von z. B. 10 mg/kg Ursodesoxycholsäure ist in Erwägung zu ziehen. Möglicherweise läßt sich die Entwicklung einer Cholezystolithiasis auch dann vermeiden, wenn Octreoid 2–3 Stunden nach den Mahlzeiten injiziert wird. Die Gastritis wurde bei Langzeittherapie mit Octreotid in vermehrter Häufigkeit mitgeteilt; hier handelt es sich meistens um eine Helicobacter-pylori-positive Gastritis. Ursächlich verantwortlich dürfte in erster Linie ebenfalls eine Abnahme der Magenmotilität und eine Hemmung der Säuresekretion der Parietalzelle sowie Hemmung der Gastrinsekretion sein. Durch den Anstieg des intragastralen pH kann die Besiedlung mit Helicobacter pylori begünstigt werden. Der Vitamin-B_{12}-Mangel kann bei mehrjähriger Therapie mit Octreotid manifest werden; hier ist wohl auch die Hemmung der Sekretion des „intrinsic factors" ursächlich anzunehmen.

Damit gilt für die Kontrolle unter der Therapie, daß insbesondere sonographisch nach Gallensteinen gefahndet wird sowie Blutbild, Vitamin B_{12} und Parameter des Glukosestoffwechsels überprüft werden. Prinzipiell aber sind die Nebenwirkungen selten so schwerwiegend, daß sie zu einem Therapieabbruch führen.

Interferon

Ebenso wie Somatostatin-Analoga besitzt auch Interferon einen Stellenwert in der symptomatischen Behandlung des Karzinoidtumors. Ein Problem ist sicher, daß die hier bislang durchgeführten Studien eingeschränkt vergleichbar sind, da unterschiedliche Dosierungen und auch Interferone eingesetzt wurden (humanes Leukozyten-Interferon, rekombinantes Interferon α und β). Eine Reduktion der sekretorischen Tumoraktivität und auch der klinischen Symptome ist beobachtet worden. Insgesamt wurde eine objektive Tumorregression im Mittel bei etwa 10% der Patienten gefunden. Eine Dosiserhöhung scheint das Ansprechen weiter zu verbessern, allerdings sind dann auch die Nebenwirkungen so gravierend, daß häufig ein Therapieabbruch erfolgt. Die Wirkungsmechanismen hinsichtlich der Antiproliferation beruhen vor allem auf einer Induktion der 2'-5'-Oligoadenylat-Synthetase und der Proteinkinase „p68-Kinase", die zu einer Degradation der mRNA für verschiedene Peptidhormone und Wachstumshormone führen. Es besteht eine gute Korrelation zwischen der Induktion dieser Synthetase in den Tumorzellen und der Wirksamkeit; ob jedoch hiermit ein prädiktiver Parameter für das Ansprechen der Interferontherapie besteht, muß noch weiter gesichert werden. Schließlich wird der Zellzyklus in der G0-/G1-Phase blockiert und spielen auch antikörpervermittelte Antitumoreffekte eine Rolle.

Die **Dosierung** von Interferon (Interferon α) liegt bei 3, maximal 5 Mio. I.E./Woche. Eine Erhöhung der Dosis darüber hinaus scheint zu kaum noch vertretbaren Nebenwirkungen zu führen. Diese sind eindeutig dosisabhängig und umfassen in erster Linie grippeähnliche Symptome (90%), Müdigkeit (70%), Gewichtsverlust (50%), Anämie, Leukozyto- und Thrombozytopenie (30%), Leberfunktionsstörungen (20–30%). Weiterhin werden zentralnervöse Störungen in Form von zum Teil sehr schwerwiegenden neuropsychiatrischen Symptomen beschrieben. Schwerste psychotische Reaktionen im Rahmen der Interferon-Therapie wurden beobachtet. Diese Symptome scheinen in etwa 5–10% der Patienten aufzutreten. Weiterhin wird die Induktion von Autoimmunstörungen, so insbesondere Thyreoiditis, perniziöse Anämie, seltene Vaskulitis oder eine SLE-ähnliche Symptomatik beschrieben.

Von großer klinischer Bedeutung sind Antikörper gegen rekombinantes Interferon, die in bis zu 40% der Fälle beobachtet und für einen Wirkungsverlust verantwortlich gemacht werden.

Eine Kombinationsbehandlung mit Octreotid und Interferon kann bei einigen Patienten mit metastasiertem Karzinoid die Symptomatik weiter verbessern. Aufgrund der unterschiedlichen Wirkungsmechanismen besteht auch ein möglicher additiver antiproliferativer Effekt. Bei

Patienten mit einem progredienten Tumorwachstum unter der alleinigen Therapie mit Octreotid konnte die zusätzliche Behandlung mit Interferon ein Wachstumsstillstand in 40 % der Fälle für eine Dauer zwischen 6 und 34 Monaten erzielt werden. Der Stellenwert dieser Kombinationstherapie wird gegenwärtig evaluiert.

Chemotherapie

Bei den metastasierten Karzinoidtumoren hat die Chemotherapie bislang zu eher enttäuschenden Ergebnissen und zu keiner wesentlichen Verlängerung der Überlebensdauer geführt. Zahlreiche therapeutische Substanzen (Streptozotocin, Doxorubicin, Dacarbazin, Aktinomycin D und Cisplatin) wurden eingesetzt; die partiellen Remissionsraten lagen etwa zwischen 10 und 20 % und waren nur von kurzer Dauer. Daher wurden zahlreiche Kombinationstherapien erprobt, insbesondere hat beim malignen, metastasierenden Karzinoidtumor die gemeinsame Gabe von Streptozotocin und 5-Fluorouracil etwas bessere Ergebnisse gezeigt. Ein objektives Ansprechen der Therapie wurde hier bei 23 % der Patienten beobachtet, wobei die mittlere Überlebenszeit vom Beginn der Behandlung an nur bei etwa 8 Monaten lag. Andere Kombinationstherapien haben keine besseren Ergebnisse gezeigt.

Beim Einsatz dieser Substanzen ist hinsichtlich der **Dosierung** zu beachten, daß Streptozotocin in der Kombinationstherapie mit einer Infusion von 500 mg/m^2/d für 5 Tage gegeben wird; dies wird alle 6 Wochen wiederholt. 5-Fluorouracil wird in einer Dosis von 400 mg/m^2/d für 5 aufeinanderfolgende Tage gegeben und ebenfalls alle 6 Wochen wiederholt. Damit kann die Dosis der einzelnen Substanzen deutlich reduziert werden. Die wesentliche **Nebenwirkung** einer Therapie mit Streptozotocin ist eine Nierenfunktionseinschränkung, die bei 20–75 % der Patienten auftritt. Eine Proteinausscheidung von mehr als 500 mg am Tag ist ein „cut-off"-Wert, bei dessen Erreichen die Therapie bis zur Normalisierung des Befundes ausgesetzt werden sollte. Weitere Probleme wie insbesondere Übelkeit können durch 5-HT$_3$-Blocker effektiv präventiert werden; eine Knochenmarksdepression tritt eher selten (5–10 % der Patienten) auf. Bei der gemeinsamen Applikation mit Doxorubicin verlängert sich die Halbwertzeit von Doxorubicin signifikant.

Bei den metastasierenden Inselzelltumoren (siehe unten) werden insbesondere mit der Kombination von Streptozotocin und Doxorubicin wesentlich bessere Ergebnisse gefunden; beim metastasierenden Karzinoid liegen allerdings mit dieser Therapieform noch keine ausreichenden Erfahrungen vor. Zusammenfassend muß in jedem Fall hier festgehalten werden, daß die Kombinationschemotherapie beim metastasierten Karzinoidtumor keine wesentlichen Effekte aufweist. Schließlich ist noch zu erwähnen, daß die Kombinationstherapie von Etoposid und Cisplatin bei Patienten mit schlecht differenzierten (anaplastischen) neuroendokrinen Tumoren indiziert ist und hier einen Response von 65 % mit einer mittleren Regressionsdauer von etwa acht Monaten gezeigt hat.

Obgleich auch hier bei Patienten mit metastasierenden Inselzelltumoren die ausgedehnteren Erfahrungen vorliegen, sollte bei dominierender hepatischer Metastasierung und ausgeprägter Symptomatik auch bei Patienten mit einem malignen Karzinoidtumor die **Embolisation** bzw. die Chemoembolisation erwogen werden. Hier wird über eine selektive Unterbrechung der Blutversorgung von Lebermetastasen eine passagere Verkleinerung der Metastasen und eine Reduktion der endokrinen Symptomatik erreicht. Voraussetzung hierfür sind gut vaskularisierte Lebermetastasen, die zuvor angiographisch dokumentiert sein müssen. Als Embolisationsmaterial wird üblicherweise Gelschaum, Polyvinylalkohol oder auch beides verwandt.

Unter dieser Therapie, gefolgt von einer sequentiellen Chemotherapie mit Doxorubicin, Dacarbazin und Streptozotocin (siehe unten) wurden gute Erfolge mit einer objektiven Regressionsrate von 60 Patienten mit einer alleinigen hepatischen Okklusion und 80 % mit zusätzlicher Chemotherapie mitgeteilt. Dieses Verfahren ist möglicherweise der Chemoembolisation mit Doxorubicin in lokaler Anwendung ($50\,mg/m^2$) überlegen.

Die **Nebenwirkungen** dieses Verfahrens bestehen vor allem in Übelkeit, Erbrechen und Schmerzen im rechten Oberbauch. Unmittelbar nach der Embolisierung tritt häufig passageres Fieber ein. Ein Anstieg der Transaminasen wird regelhaft 2 – 3 Tage nach Durchführung der Intervention beobachtet, danach aber auch ebenso rasch wieder rückläufig. Milde Anstiege der alkalischen Phosphatase und der Bilirubinspiegel treten ebenfalls auf. Erhebliche Komplikationen werden in bis zu 10 % der Patienten mitgeteilt, dies sind insbesondere Auftreten eines hepatorenalen Syndroms. Bei Patienten mit einem metastasierten Karzinoidtumor sollte zur Vermeidung einer Karzinoidkrise Octreotid vor jeder Embolisation appliziert werden.

Symptomatische Therapie

Schließlich ist noch zu erwähnen, daß die Kombinationstherapie von Etoposid und Cisplatin bei Patienten mit schlecht differenzierten (anaplastischen) neuroendokrinen Tumoren indiziert ist und hier einen Response von 65 % mit einer mittleren Regressionsdauer von etwa 8 Monaten gezeigt hat. Die symptomatische Therapie mit anderen Therapieansätzen als Octreotid ist beim Karzinoid in den Hintergrund getreten. Insbesondere Durchfälle, Flush und Bronchospasmus sprechen gut auf Octreotid an. Es kann jedoch notwendig werden, Glukokortikoide, Serotoninrezeptor-Antagonisten und Serotoninsynthese-Hemmer oder Methylxanthine beim Nichtansprechen des Bronchospasmus einzusetzen. Als peripher wirksame, serotoninrezeptor-antagonistische Substanzen stehen in erster Linie Methysergid und Cyproheptadin zur Verfügung, weiterhin H_1- und H_2-Histaminrezeptor-Antagonisten zur zusätzlichen Behandlung der Flush-Symptomatik. Aus unserer Erfahrung spricht insbesondere die Diarrhö gut auf eine kombinierte Therapie mit Prednisolon (beginnend mit 60 mg/die) in Kombination mit Octreotid an.

Therapiekontrolle

Die Therapiekontrolle bei einem Karzinoidtumor erfolgt bei der häufig sehr variablen Klinik und auch biochemischen Situation nach individuellen Gesichtspunkten. In mindest drei monatlichen Abständen wird das Ansprechen auf die Therapie klinisch und laborchemisch überprüft; die laborchemische Überprüfung erfolgt insbesondere bei Mitteldarmkarzinoiden über die Bestimmung der 5-HIAA-Exkretion, bei Vorderdarmkarzinoiden kann der Nachweis von 5-OH-Tryptophan sinnvoll sein. Weitere Verlaufsparameter sind generelle Marker neuroendokriner Tumoren, wie NSE und Chromogranin A.

Bei den bildgebenden Verfahren besitzen zur Therapiekontrolle Sonographie, CT, ggf. Endosonographie und Somatostatinrezeptor-Szintigraphie ihren Stellenwert.

Hinsichtlich der Kontrolle auch der Nebenwirkungen sind (wie oben erwähnt) die sonographische Gallenblasenkontrolle, Bestimmung der Vitamin B_{12}-Spiegel, Blutbild, Blutzucker und HbA_1 notwendig.

Prognose

Zur Prognose des Karzinoidtumors müssen, wie oben erwähnt, Sitz und Größe des Primärtumors, Metastasen, Histologie und vor allem auch der allgemeine Gesundheitszustand des Patienten berücksichtigt werden. Bei Appendix- und Rektumkarzinoiden beträgt die 5-Jahres-Überlebensrate 99 bzw. 80–90%, für Karzinoid des Dünndarms und Kolons nur etwa 50%. Hinsichtlich der Histologie besitzen eine schlechte Prognose die Karzinoide, die rein glandulär strukturiert oder undifferenziert sind. Bei metastasiertem Karzinoid und Karzinoidsyndrom wird die mediane Überlebenszeit mit etwa 3 Jahren vom Beginn der Flush-Symptomatik aus angegeben; in Einzelfällen wurden aber auch Verläufe von deutlich längerer Dauer beobachtet. Diese Kriterien sind auch bedeutsam, da bei metastasiertem Karzinoid und/oder Karzinoidsymptomatik ein aggressiveres Vorgehen gerechtfertigt ist. Hier liegt der Erfolg der Therapie aber vor allem darin, daß eine verbesserte Lebensqualität durch eine Kontrolle der Symptomatik erreicht wird.

Zusammenfassung des Vorgehens

Grundsätzlich steht das chirurgische Vorgehen bei Patienten mit einem Karzinoidtumor im Vordergrund. Selbst wenn ein radikales chirurgisches Vorgehen nicht möglich ist, müssen chirurgische Verfahren zum „debulking" des Tumors unbedingt erwogen werden. Liegt eine vor allem hepatische Metastasierung und insbesondere davon ausgehend ein Karzinoidsyndrom vor, muß frühzeitig die Chemoembolisation oder auch die Embolisation mit sequentieller Chemotherapie empfohlen werden. Hierunter kann ein deutlicher Rückgang der Beschwerdesymptomatik erwogen werden. Eine Strahlentherapie hat hier keinen wesentlichen Stellenwert.

Die medikamentöse Therapie des Karzinoidtumors beschränkt sich vor allem auf die Behandlung der Symptomatik (Durchfälle, Flush, Bronchospasmus). Bei sehr leichtgradigen Beschwerden (milde Diarrhö) sind Therapieversuche mit Loperamid oder H_1- und H_2-Blockern sinnvoll. Mit Zunahme der Symptomatik ist aber dann die Gabe von Octreotid die Therapie der Wahl. Zu einer weiteren Dosiseinsparung und Symptomreduktion kann die Kombination mit Interferon beitragen. Dies gilt auch für ein progredientes Tumorwachstum. Bei deutlichem und durch die Therapie mit Octreotid und/oder Interferon nicht beeinflußbarem Tumorwachstum sollte die systemische Chemotherapie insbesondere bei jüngeren Patienten und älteren ohne weitere wesentliche Begleitkrankheiten erwogen werden. Weiterhin sollte auch die Möglichkeit einer Wiederholung der Embolisation (Chemoembolisation) in Erwägung gezogen werden. Chemotherapie der Wahl beim rasch progredienten metastasierten Karzinoid ist Streptozotocin/5-Fluorouracil oder alternativ Streptozotocin/Doxorubicin. Eine mögliche neue Option, die aber nur in Einzelfällen zum Tragen kommt und spezialisierten Zentren vorbehalten sein sollte, ist eine Radionuclidtherapie mit 111-Indium-Octreotid. Das Vorgehen ist in Abb. 5.1 zusammengefaßt.

Grundsätzlich muß dringend empfohlen werden, die Behandlung des metastasierten Karzinoides in endokrinologischen Zentren innerhalb eines Studienprotokolls durchzuführen.

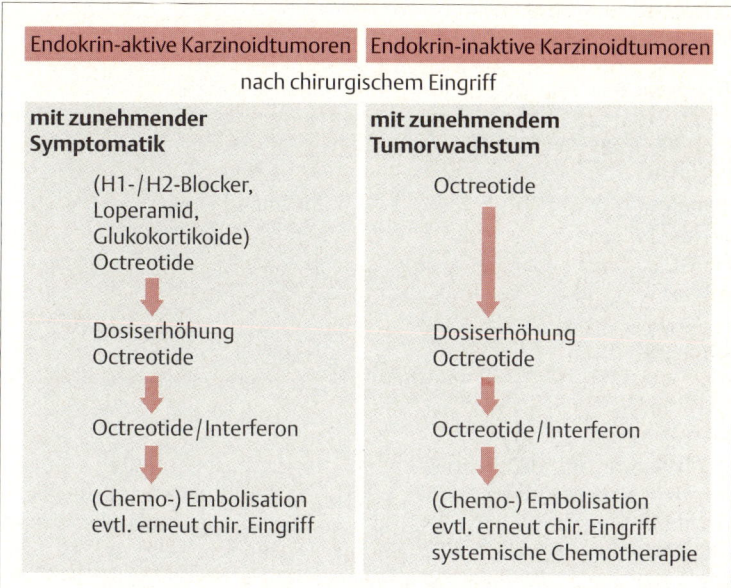

Endokrin-aktive Karzinoidtumoren	Endokrin-inaktive Karzinoidtumoren
nach chirurgischem Eingriff	
mit zunehmender Symptomatik	**mit zunehmendem Tumorwachstum**
(H1-/H2-Blocker, Loperamid, Glukokortikoide) Octreotide	Octreotide
Dosiserhöhung Octreotide	Dosiserhöhung Octreotide
Octreotide/Interferon	Octreotide/Interferon
(Chemo-) Embolisation evtl. erneut chir. Eingriff	(Chemo-) Embolisation evtl. erneut chir. Eingriff systemische Chemotherapie

Abb. 5.**1**　Vorgehen bei metastasierten Karzinoidtumoren.

Gastrinom

Definition

Das Gastrinom oder Zollinger-Ellison-Syndrom (ZES) ist der nächsthäufigste endokrine Tumor des Gastrointestinaltraktes. Die Tumoren entstehen aus Gastrin-enthaltenden Zellen (G-Zellen), die normalerweise im Pankreas des Erwachsenen nicht vorkommen. Damit gelten Gastrinome des Pankreas als ektope Tumoren und Gastrinome in Geweben, die normalerweise G-Zellen enthalten (Magen, Duodenum, Jejunum), als entope Tumoren. Das klinische Korrelat des Gastrinoms besteht aus einer Hypergastrinämie, gastralen Hypersekretion und einem therapierefraktären peptischen Ulkus. Mit dem immunhistochemischen Nachweis von G-Zellen kommen aber auch klinisch inapparente Gastrinome vor. In etwa 20% aller Patienten findet sich ein solitärer, nicht-metastasierender Tumor. Die Mehrzahl sind in Duodenum, ein Drittel im Pankreas und etwa 20% in regionalen Lymphknoten lokalisiert (Tab. 5.**2**). Möglicherweise gehen entope Gastrinome mit einer niedrigeren Malignitätsrate als ektope einher.

Tab. 5.**2**   Tumorausdehnung und Tumorlokalisation bei Patienten mit ZES-Syndrom

Tumorausdehnung	Tumorlokalisation
kein Tumornachweis in 30% (8–48%)	Pankreas 42% (21–65%)
Tumornachweis in 70% (52–92%)	Duodenum 15% (6–31%)
auf Primärtumor beschränkt in 36% (23–51%)	andere 11% (1–26%)
Metastasen in 34% (13–52%)	nur Nachweis von Metastasen 2% (0–11%)

Weitere Peptide, die in Zellpopulationen dieser Tumoren entdeckt wurden, sind vor allem Insulin, α-HCG, CCK und pankreatisches Polypeptid. Interessanterweise kommt Somatostatin, das auch die Freisetzung von Gastrin aus den Gastrinomen verhindern kann, nur in einer Minderzahl der Gastrinome vor. Dagegen scheint Somatostatin häufiger in den klinisch inapparenten Gastrinomen gefunden zu werden. Das Gastrinom kommt im Rahmen der multiplen endokrinen Neoplasie Typ I vor, hier wird ein multifokales Wachstumsmuster mit intraepithelialem Wachstum oder Mikrometastasen beschrieben. Möglicherweise entstammen gerade die Tumoren im Rahmen einer MEN mehreren differenzierten intraepithelialen Zellinien.

Therapeutische Situation und Indikation zur Therapie

Die sehr ausgeprägte klinische Symptomatik (therapierefraktäre Ulzera) und das hohe maligne Potential der Tumoren machen eine rasche Therapie erforderlich. So beträgt die Metastasierungsrate des Gastrinoms im wesentlichen unabhängig von der Lokalisation etwa 30–40%. Die Metastasierung erfolgt vor allem in Leber und peripankreatische Lymphknoten, weiterhin werden Knochenmetastasen gefunden.

Die heute vorhandenen Möglichkeiten der Therapie (insbesondere chirurgische Resektion und medikamentöse Therapie mit Omeprazol) führen in der Mehrzahl der Fälle dazu, daß die Ulzeration und andere Symptome des ZES beherrscht werden können.

Therapeutische Konzepte

Grundsätzlich bestehen die therapeutischen Konzepte beim Gastrinom in der chirurgischen Resektion und dem Einsatz von Protonenpumpen-hemmern. Am Anfang der therapeutischen Maßnahmen steht, wenn möglich, die primäre Tumorresektion. Wenn dies nicht ausreichend geschehen kann oder es später zum Auftreten von Metastasen kommt, ist die dauerhafte Therapie mit einem Protonenpumpenhemmer anderen chirurgischen Verfahren wie der Gastrektomie oder unterschiedlichen Verfahren der Pankreatektomie vorzuziehen.

Chirurgische Therapie

Hinsichtlich der **präoperativen Lokalisationsdiagnostik** kommen wie bei den anderen neuroendokrinen Tumoren des Gastrointestinaltraktes auch Ultraschall, CT, MRT, Oberbauch-Angiographie und in ausgewählten Fällen eine selektive Venenblutentnahme aus der Pfortader zum Einsatz. In Sonderfällen kann auch eine selektive arterielle Sekretin-Injektion kombiniert mit der portalen Blutentnahme erfolgen. Als besonders günstig hat sich der endoluminale Ultraschall erwiesen, insbesondere in der Diagnostik von Duodenalwandtumoren.

Operatives Ziel ist die chirurgische Entfernung des/der Gastrinome. Dabei hat die persönliche operative Erfahrung des Chirurgen offensichtlich einen hohen Stellenwert. Allgemein wird empfohlen, solitäre Gastrinome des Pankreaskopfes zu enukleieren, bei Gastrinomen der Duodenalwand ist das chirurgische Vorgehen noch kontrovers. Thompson (1993) behandelte sieben Patienten mit duodenalen Gastrinomen und ZES in 2 Jahren. Alle sieben Patienten hatten Lymphknotenmetastasen, ein Patient hatte zusätzlich eine große Lebermetastase. Die lokale Exzision des Primärtumors, der Lymphknoten und die Lobektomie der Leber führte in sechs Fällen zur postoperativen Normalisierung der Gastrin-spiegel. In einer anderen Serie von entopischen, extrapankreatischen Gastrinomen (23 Patienten, Duodenum = 18, Magen = 3, nodal = 2), die alle symptomatisch mit peptischen Ulzera waren, konnte der Tumor präoperativ nur bei drei Patienten lokalisiert werden. Die chirurgische Therapie bestand in alleiniger Tumorexzision bei 14 Patienten, partieller Gastroduodenektomie bei sechs Patienten, totaler Gastrektomie bei einem Patienten und limitierter Darmwandresektion bei einem Patienten. Sieben Patienten hatten zum Zeitpunkt der Operation Lymphknotenmetastasen, einmal lag zusätzlich eine Lebermetastase vor (Malignitätsrate = 30 %). Im Follow-up von durchschnittlich 8 Jahren waren 48 % der Patienten fortgesetzt eugastrinämisch und asymptomatisch. 16 Patienten waren bei bestem Wohlbefinden. Hieraus folgt, daß Patienten mit extra-pankreatischen Gastrinomen nach operativer Therapie einen sehr gün-stigen Verlauf mit Heilung in etwa der Hälfte der Fälle haben können. Das Vorhandensein von Lymphknotenmetastasen beim Gastrinom schließt die Möglichkeit der kurativen Resektion nicht aus. In einer an-deren Serie wurde gefolgert, daß die Whipple-Operation bei Patienten mit Duodenalwandgastrinomen und ZES die Therapie der Wahl ist, wenn lokale Tumorexzisionen oder kleinere Verfahren nicht möglich sind. Möglicherweise ist die Whipple-Operation bei nicht resezierbaren Tumoren des Pankreaskopfes jedoch eine Übertherapie, denn bisher hat keine Studie eine verlängerte Überlebenszeit bei Patienten mit ZES nach Whipple-Operation gezeigt. Die hohe Morbidität und eventuell auch Le-talität des Verfahrens bei ZES (bis zu 37 %) einerseits und die zum Teil sehr gute Prognose bei lokalen Verfahren und medikamentöser Therapie dieser Patienten verlangen nach einem kritischen Abwägen bei der Indi-kationsstellung zur Whipple-Operation.

Die chirurgische Resektion der säurebildenden Parietalzellen (meist im Sinne einer totalen Gastrektomie) hatte bei ihrer Einführung in die Therapie des ZES die Prognose der Patienten deutlich verbessert. Diese Indikation ist heutzutage durch die medikamentöse Hemmung der Säuresekretion des Magens deutlich zurückgetreten, sie war zudem mit einer vergleichsweise hohen Letalitätsrate behaftet (um 10 %). Sie bleibt heute therapierefraktären Situationen vorbehalten. Über den Stellenwert der proximalen gastralen Vagotomie (PGV) (ggf. in Verbin-dung mit H_2-Antagonisten) in der Therapie des ZES kann aufgrund der geringen Fallzahlen nicht eindeutig entschieden werden. Beide Verfah-ren, totale Gastrektomie und PGV, die auf eine chirurgische Intervention am Erfolgsorgan bzw. die Komplikationen des ZES abzielen, sind jedoch der kausalen Therapie des ZES, nämlich der operativen Entfernung der Gastrinome, nachzustellen.

Medikamentöse Therapie

Prinzipiell stehen auch bei der medikamentösen Behandlung des Gastri-noms dieselben Verfahren, wie sie bei den Karzinoidtumoren genannt wurden, zur Verfügung. Der wesentliche Unterschied besteht hier darin, daß Protonenpumpenhemmer in der symptomatischen Behandlung al-len anderen Substanzen so überlegen sind, daß ausschließlich sie zum Einsatz kommen. Ein weiterer Unterschied zum Karzinoidtumor ist auch der, daß chemotherapeutische Maßnahmen bei einem metasta-sierten Gastrinom eine wesentlich größere Bedeutung besitzen.

Somatostatin-Analoga

Prinzipiell sind Somatostatin-Analoga (Octreotid) in der Lage, die Gastrin-freisetzung aus Gastrinomzellen zu blockieren. Andererseits wäre im Vergleich zu einer Säuresekretionshemmung durch Protonenpumpen-hemmer die Octreotidtherapie zu kostenintensiv und auch zu aufwendig.

Interferon

Über den Einsatz von Interferon bei metastasierenden endokrinen Pan-kreastumoren, insbesondere beim Gastrinom, liegen nur wenige Mitteilungen vor; die Ergebnisse einer Kombinations-Chemotherapie aber und auch die symptomatische Behandlung mit Omeprazol läßt derzeit keinen Raum für den Einsatz von Interferon α.

Chemotherapie

Im Gegensatz zu den sehr mäßigen Erfolgen durch Chemotherapie beim metastasierenden Karzinoidtumor sind die Regressionsraten bei der Behandlung der metastasierten endokrinen Pankreastumoren wesentlich besser. Die chemotherapeutischen Kombinationstherapien basieren auf der Kombination von in erster Linie Streptozotocin mit Substanzen wie 5-FU oder Doxorubicin. Streptozotocin allein führt bei gut einem Drittel der Patienten zu einer objektiven Regression und gut die Hälfte der Patienten hatten mindestens eine 50%ige Reduktion der biochemischen Marker. Die Anzahl der kompletten und partiellen Remissionen konnte durch die Kombination von Streptozotocin mit 5-FU auf Raten zwischen 40 und 63 % mit einer Remissionsdauer von 7 bis 23 Monaten erhöht werden. Die Kombination von Streptozotocin und Doxorubicin war diesen Erfolgen noch weiter überlegen mit einer Tumorregression in nahezu 70 %. Mittlere Dauer war etwa bei 18 Monaten bei einer mittleren Überlebenszeit von 2,2 Jahren.

Diese Daten legen nahe, daß die Chemotherapie in der Behandlung der malignen endokrinen Pankreastumoren einen hohen Stellenwert besitzt. Die Studienergebnisse zeigen zusammenfassend, daß die Patienten deutlich besser auf die Kombinationstherapie von Streptozoto-cin plus Doxorubicin ansprechen. Allerdings war die Überlebenszeit im Vergleich zur Kombinationstherapie mit 5-FU nicht signifikant länger.

Die empfohlene Dosis von Streptozotocin innerhalb dieses Kombi-nationsregimes liegt bei $500\,mg/m^2/d$ für 5 aufeinanderfolgende Tage mit einer Wiederholung alle 6 Wochen. Doxorubicin wird in einer Dosis von $50\,mg/m^2$ an den Tagen 1 und 22 jedes 6 Wochen zusätzlich gegeben. Die Maximaldosis von Doxorubicin beträgt $500\,mg/m^2$.

Hinsichtlich der Nebenwirkungen darf auf die bei den Karzinoidtu-moren gemachten Ausführungen verwiesen werden.

Für die Behandlung des Gastrinoms mit Lebermetastasen gelten auch die oben gemachten Ausführungen; hier fand sich ein deutlich höheres Ansprechen (80%) bei hepatischer Okklusion, gefolgt von einer sequentiellen Chemotherapie mit Doxorubicin 60 mg/m^2 am Tag 1 und Dacarbazin 250 mg/m^2 an den Tagen 1 und 5. 4 Wochen später wurde Streptozotocin mit 500 mg/m^2 und 5-FU mit 400 mg/m^2 gegeben, beide Substanzen in täglicher Gabe für 5 aufeinanderfolgende Tage. Nach 8 Wochen wurde dieser Zyklus wiederholt, und bei der zweiten Wiederholung das Intervall innerhalb dieses Zyklus von 4 auf 5 Wochen erhöht. Diese Daten wurden von der Arbeitsgruppe um Moertel mitgeteilt und stellen bei Lebermetastasierungen und fehlenden Kontraindikationen für diese Therapie sicher ein mögliches Vorgehen dar.

Symptomatische Therapie

Da nur etwa 30% aller Patienten mit einem Zollinger-Ellison-Syndrom effektiv durch einen chirurgischen Eingriff geheilt werden, besitzt die symptomatische medikamentöse Behandlung einen ganz außerordentlich hohen Stellenwert. Dies gilt um so mehr, da andere chirurgische Verfahren wie eine Gastrektomie entweder mit großen Einbußen für die Lebensqualität einhergehen oder bei inkompletter Durchführung zu hohe Rezidivraten besitzen.

Für den Einsatz von H$_2$-Rezeptor-Antagonisten in der Behandlung des ZES besteht heute keine wesentliche Indikation mehr, obgleich diese Substanzen auch in einem hohen Prozentsatz (80 bis 85%) erfolgreich sind. Ein primäres Therapieversagen oder ein Rezidiv unter einer Therapie mit H$_2$-Rezeptor-Antagonisten wird bei etwa 25% der Patienten beobachtet.

Die mit Abstand effektivsten Substanzen sind Protonenpumpenhemmer, und hier aufgrund der bisherigen Erfahrungen in erster Linie **Omeprazol.** Diese Substanz führt auch zu einer Heilung bei den Ulzera, die sich therapierefraktär gegenüber der Therapie mit einem H$_2$-Rezeptor-Antagonisten verhalten haben. Der Wirkungsmechanismus dieser Substanz ist die komplette Hemmung der Säuresekretion über die Blockade der Parietalzell-H$^+$/K$^+$-ATPase. Die Therapie mit Omeprazol ist präoperativ, während der Tumorsuche, bei nicht operablen Patienten und bei nicht komplett entferntem Tumor indiziert. Bei metastasiertem Gastrinom kommen die oben beschriebenen chemotherapeutischen Verfahren hinzu.

Die Effektivität der Substanz ist abhängig von der **Dosierung;** üblicherweise wird mit einer Einzeldosis von 60 mg morgens begonnen. Die Dosis sollte so angepaßt werden, daß die gastrale Säuresekretion weniger als 10 mmol/h während der Stunde vor Einnahme der Tablette liegt.

Eine zweimal tägliche Dosis wird dann empfohlen, wenn mehr als 100 mg/d benötigt werden.

Hinsichtlich der **Nebenwirkungen** besteht ein mögliches Problem darin, daß durch die chronische Therapie mit einem Protonenpumpenhemmer eine dauerhafte Hypergastrinämie erzeugt wird. Diese Hypergastrinämie stellt eine mögliche Ursache für die Proliferation enterochromaffiner Zellen im Magen dar. Daher wurde auch vermutet, daß die Entwicklung von Magenkarzinoiden eine Konsequenz der pharmakologischen Säureblockade ist. Auf der anderen Seite ist derzeit noch unklar, ob diese Zellhyperplasie als Folge einer Hypergastrinämie ein Vorläufer des gastralen Karzinoides beim Menschen ist. Zahlreiche Untersuchungen legen nahe, daß zwar eine Hyperplasie dieser Zellen insbesondere im Fundus auftritt, eine vermehrte Zelldichte und auch die eines neoplastischen Wachstums ist nicht beschrieben worden. Schließlich konnten Tierversuche nachweisen, daß die Entwicklung eines Karzinoides an das Vorhandensein weiterer Faktoren (Onkogene) gebunden ist, da gastrale Karzinoide nur in Tiermodellen der MEN I auftraten. Da aber die Biologie dieser Zellen nicht gänzlich verstanden ist, sollte ein vorsichtiges Vorgehen gewählt werden; dies könnte beispielsweise darin bestehen, daß die Plasmagastrinwerte nicht das Doppelte des Normwertes übersteigen.

Therapiekontrolle

Auch hier gilt, daß die Kontrolle individuell und durch klinische Beobachtung (Ulcusrezidiv), Laborchemie (Gastrinwerte) und bildgebende Verfahren erfolgen sollte. Hinsichtlich der laborchemischen Parameter ist zu bedenken, daß, wie oben erwähnt, unter einer Therapie mit einem Protonenpumpenhemmer regelhaft eine Hypergastrinämie resultiert. Erst nach Absetzen der Medikation für 5 Tage können die Werte valide beurteilt werden.

Die Nachsorge mit bildgebenden Verfahren orientiert sich an den Vorbefunden; so sind hier vor allem CT, Endosonographie und Somatostatinrezeptor-Szintigraphie zu nennen.

Prognose

Die Prognose bei Patienten mit einem Gastrinom hängt wesentlich von der Resektion des Primärtumors und dem Metastasierungsmuster ab. Grundsätzlich sind 5-Jahres-Überlebensraten zwischen 60 und 75 % und 10-Jahres-Überlebensraten um 50 % mitgeteilt worden. Bei fehlendem operativem Tumornachweis liegen die 5-Jahres-Überlebensraten zwischen 90 und 100%, bei Tumorresektion ebenfalls sehr hoch mit 70–100%. Bei unvollständiger Resektion und nicht mehr resektablen Tumoren liegen die 5-Jahres-Überlebensraten zwischen 70 und 90% bzw. 20 und 80%. Die 10-Jahres-Überlebensraten liegen in den letzten beiden Gruppen deutlich niedriger, bei etwa 20–30%. Diese Zahlen verdeutlichen auch, das ein aggressiveres Vorgehen bei den Patienten mit metastasierendem Gastrinom unbedingt gerechtfertigt ist. Effektive chirurgische Eingriffe, auch dies zeigen die Daten, haben einen sehr großen Einfluß auf die Überlebensraten, während eine Kombinations-Chemotherapie bislang eine mittlere Verlängerung der Überlebensrate um 2–2,5 Jahre bedeutet.

Zusammenfassung des Vorgehens

Zusammenfassend stellt der chirurgische Eingriff das primäre Vorgehen der Wahl dar; bei unvollständiger Resektion bzw. nicht resektablem Tumor stellt die Leberarterien-Okklusion, evtl. gefolgt von sequentieller Chemotherapie, eine bedeutsame Alternative dar. Eine ausgedehnte Metastasierung in regionäre Lymphknoten und Unmöglichkeit zur Leberarterien-Okklusion ist eine Indikation für die systemische Chemotherapie. Knochenmetastasen können durch eine Strahlentherapie angegangen werden. Auch die symptomatische Therapie mit beispielsweise Omeprazol stellt den Goldstandard der hier verfügbaren medikamentösen Verfahren dar und sollte nach heutigem Wissen lebenslang fortgeführt werden.

Insulinom

Definition

Das Insulinom ist ein Tumor, der nahezu ausschließlich von pankreatischen B-Zellen ausgeht und repräsentiert mit etwa 30% den neben dem Gastrinom häufigsten neuroendokrinen Pankreastumor. Das Insulinom verteilt sich in seiner Lokalisation gleichmäßig zu je einem Drittel auf Pankreaskopf, -corpus, -schwanz. Nur 3% sind im Processus uncinatus und nur ca. 1% ektop im Milzhilus oder im Ligamentum gastrocolicum zu finden. Bei ca. 90% der Fälle handelt es sich um benigne Tumoren, rund 10% der Patienten weisen zum Zeitpunkt der Diagnose bereits eine Metastasierung auf. Die überwiegende Mehrzahl der Insulinome (etwa 90%) sind solitär, die multizentrisch vorkommenden Tumoren werden auch hier insbesondere im Rahmen einer MEN Typ I sowie bei einer Nesidioblastose gefunden. Vice versa entwickeln ca. 30% der Patienten mit

MEN I ein Insulinom. Die typische Symptomatik besteht in der Hypoglykämie und den hieraus resultierenden neuropsychiatrischen Symptomen.

Therapeutische Situation und Indikation zur Therapie

Nach laborchemischer Sicherung der Diagnose eines Insulinoms ist aus
unserer Sicht durch lokalisationsdiagnostische Verfahren der Ausschluß
einer Multizentrizität und Malignität notwendig. Die Malignität kann
allein durch die Diagnose einer aufgetretenen Metastasierung gesichert
werden; sie erfolgt insbesondere in peripankreatische und portale
Lymphknoten und/oder in die Leber. Der so gesicherte Tumor muß aufgrund seiner gravierenden klinischen Symptomatik und der Metastasie-
rungsgefahr primär chirurgisch behandelt werden.

Zwar sind die Ergebnisse der Lokalisationsdiagnostik umstritten,
stellen aber insbesondere zur Beurteilung der regionären Lymphknoten,
der Leber und der Lunge im Hinblick auf einen metastatischen Befall eine große Hilfe dar. Die durchschnittliche Treffsicherheit der Computertomographie liegt nur bei 35 %, die der Angiographie schon bei 60 %; maximal lassen sich durch die Kombination 80 % aller Tumoren lokalisieren.
Auch die transhepatische selektive Venenblutentnahme ist bei den relativ kleinen Tumoren in ihrer Sensitivität der obligatorisch anzuwenden-
den intraoperativen bimanuellen Exploration und der intraoperativen
Sonographie nicht überlegen. Auch ist als präoperative diagnostische
Maßnahme noch die transduodenale Endosonographie zu nennen; die
Bedeutung der Somatostatinrezeptor-Szintigraphie kann bei Insulinomen noch nicht abschließend beurteilt werden.

Therapeutische Konzepte

Auch für das Insulinom gilt, daß primär, wenn die präoperative Diagno-
stik eine Resektabilität zeigt, der chirurgische Eingriff erfolgen sollte.
Nur in den seltenen Fällen, in denen ausgedehnte Metastasierung zum
Zeitpunkt der Diagnosestellung besteht, sind primär medikamentöse
Therapieverfahren anzuwenden.

Chirurgische Therapie

Bei allen Insulinomen ohne Hinweis auf eine Metastasierung ist die operative Entfernung unabhängig von der Schwere der Symptomatik durchzuführen, da hierdurch bei den bis zu 80 % benignen solitären Läsionen
eine definitive Heilung erreicht werden kann.

Eine ausgedehnte Exploration des gesamten Abdomens und insbesondere der Leber sowie der regionären Lymphknoten ist zum Ausschluß eines extrapankreatischen Tumors sowie einer in der präoperativen bildgebenden Diagnostik nicht festzustellenden Metastasierung obligatorisch.

Ebenso muß das gesamte Pankreas bimanuell exploriert werden, da multizentrische Tumoren bei 10% der Patienten und hier insbesondere bei solchen mit MEN-I-Syndrom oder Nesidioblastose vorkommen. Anschließend sollte die intraoperative Sonographie des Pankreas sowie der peripankreatischen Lymphknoten durchgeführt werden.

Es sollte bei einer durch konservative Therapie nicht zu beherrschenden endokrinen Symptomatik die weitestgehende Resektion auch von malignen Insulinomen angestrebt werden, da dies mit der radikalen Entfernung peripankreatischer Lymphknoten bei fehlender Metastasierung in die Leber eine kurative Maßnahme darstellen kann bzw. bei vorhandenen Leberfiliae neben einer deutlichen Linderung der endokrinen Symptomatik die konservative palliative Therapie durch Tumormassenreduktion erleichtert.

Bei Patienten mit multiplen Insulinomen wie beim MEN-I-Syndrom oder bei Kindern mit Nesidioblastose (diffuse Inselzellmikroadenome) und konservativ nicht zu beherrschender endokriner Symptomatik ist eine subtotale Pankreatektomie mit gleichzeitiger Entfernung makroskopisch erkennbarer Tumoren durchzuführen, da hier eine generalisierte pathologische Veränderung sämtlicher Langerhansschen Inseln besteht. Die z. T. bei nicht lokalisierbaren Insulinomen empfohlene blinde Linksresektion halten wir aufgrund unserer Erfahrung für obsolet.

Bei benignen Tumoren liegt die Heilungsrate bei 85%, wobei bei ausgedehnten Pankreasresektionen (ca. 10%) ein insulinpflichtiger Diabetes mellitus auftritt. 15% der Patienten haben entweder eine persistierende oder rekurrierende Hypoglykämie, was eine erneute operative Intervention notwendig machen kann.

Typische postoperative in der Literatur beschriebene Komplikationen sind in abnehmender Häufigkeit pankreatische Fisteln, Abszesse und Infektionen, Diabetes mellitus, paralytischer Ileus, Pankreatitis und Pneumonie.

Bei malignen Insulinomen beträgt die mittlere Überlebenszeit 60 Monate mit einer Rezidivquote von 63%; bei Rezidivtumoren liegt die mittlere Überlebenszeit bei 19 Monaten. Da maligne Insulinome eine unterschiedliche Ansprechbarkeit auf eine Chemotherapie und die systemische Therapie mit dem Somatostatin-Analogon Octreotid zeigen, sollte diese in jedem Fall zusätzlich zur chirurgischen Therapie angewandt werden.

Medikamentöse Therapie

Wie für die anderen endokrinen Pankreastumoren auch, sind die Erfolge der Kombinations-Chemotherapie beim metastasierenden Insulinom hoch. Daher müssen diese Verfahren bei Malignität unbedingt berücksichtigt werden. Schließlich bestehen eine Reihe von Möglichkeiten in der symptomatischen Therapie des Insulinoms, die sowohl präoperativ beim benignen Insulinom wie auch zur Dauerbehandlung des malignen Insulinoms einen großen Stellenwert besitzen.

Somatostatin-Analoga

Das Ansprechen von Insulinomen auf Somatostatin-Analoga (Octreotid) ist sehr unterschiedlich und im Einzelfall nicht vorhersagbar. Nur etwa die Hälfte der Tumoren exprimieren Somatostatinrezeptoren; eine Wirkung auf die Insulinfreisetzung ist ebenso in etwa der Hälfte der Patienten zu erwarten. Dennoch ist der Einsatz von Octreotid primär bei Patienten in der präoperativen Situation bei schweren Hypoglykämien und bei dauerhaft auftretenden Hypoglykämien im Rahmen eines malignen Insulinoms zu bevorzugen.

Hinsichtlich der Dosierung, Applikationsformen und Nebenwirkungen dürfen wir auf das Kap. „Karzinoidtumoren" (S. 251) verweisen. Eine Besonderheit der Octreotidtherapie beim Insulinom ist es, daß es sogar zu einer Aggravation der Hypogykämien kommen kann. Denn durch das Somatostatin-Analogon wird auch die Sekretion gegenregulatorischer Hormone, wie Glukagon und Wachstumshormon, inhibiert. Daher sind engmaschige Überwachungen des Patienten unter dieser Therapieform dringend erforderlich.

Interferon

Ähnlich wie für das metastasierte Gastrinom auch gilt für das maligne Insulinom, daß die Therapieerfolge mit Interferon noch zu wenig dokumentiert sind, als daß hier ein Einsatz empfohlen werden könnte. In Einzelfällen kann bei Versagen der Chemotherapie die Anwendung von Interferon α erwogen werden.

Chemotherapie

Die Ergebnisse der vorliegenden Studien legen nahe, daß endokrine Pankreastumoren unabhängig von der Hormonsekretion (hier Gastrinom vs. Insulinom) gleich gut auf eine Kombinations-Chemotherapie ansprechen. Die Kombination der Wahl besteht wie beim Gastrinom auch derzeit in dem Einsatz von Streptozotocin und Doxorubicin.

Liegt eine ausgedehnte hepatische Metastasierung vor, muß unbedingt auch die Okklusion der Leberarterien, gefolgt von einer sequentiellen Chemotherapie, erwogen werden. Damit ist hier das Vogehen weitestgehend identisch mit dem wie für das metastasierende Gastrinom geschildert.

Symptomatische Therapie

Das wesentliche Problem sowohl in der präoperativen Situation wie auch dauerhaft bei einem metastasierenden Insulinom ist das Auftreten von Hypoglykämien. Jede Hypoglykämie kann eine lebensbedrohliche Situation darstellen und muß deshalb unverzüglich behandelt werden (Tab. 5.**3**).

Tab. 5.**3**   Akutmaßnahmen bei Hypoglykämie

bei klarem Bewußtsein	bei Bewußtseinsstörung
Zuckerwasser, Cola, Kekse, Kuchen, Zwieback, Weißbrot	Glukose i. v. (40 – 60 ml 50% Glukoselösung), anschließend 5% Glukose i. v. und orale Zufuhr von Kohlenhydraten
	Glukagon i. v., i. m., s. c. (1 – 2 mg, evtl. mehrfach), gefolgt von Glukosegabe
	Glukokortikoide 50 – 100 mg i. v.

Längerfristige konservative Maßnahmen sind dann indiziert, wenn die Operation nach gesicherter Diagnose nicht rasch durchgeführt werden kann, der Patient erfolglos operiert wurde, er sich weigert, operiert zu werden, oder nicht operabel ist. Die Therapie besteht in diätetischen Empfehlungen (häufige kleine mono- und oligosaccharidarme Mahlzeiten) und einer Reihe pharmakologischer Interventionsmöglichkeiten. Neben der oben erwähnten Therapie mit Octreotid stellt die Gabe von Diazoxid die Therapie der Wahl dar. Bei dieser Substanz handelt es sich um ein Benzothiadiazin-Derivat, das die Insulinsekretion inhibiert und die Glykogenolyse über eine α-adrenerge Stimulation und eine Hemmung der Adenosinmonophosphat-Phosphodiesterase stimuliert. Gleichzeitig besitzt es stark hypotensive, natriumretinierende und kaliuretische Effekte. Über die Hemmung der Insulinsekretion wirkt es auch diabetogen. Der Effekt der Behandlung mit Diazoxid wird durch Thiazid-Diuretika verstärkt, die auch schon deswegen mitappliziert werden müssen, da sie die natriumretinierende Wirkung von Diazoxid (Ödembildung) verhindern.

Die Dosis von Diazoxid beträgt 5 – 10 mg/kg/d, maximal aber 800 mg/d. Wesentliche Nebenwirkungen sind neben der Ödembildung Hirsutismus, Hyperurikämie, Hypokaliämie und Tubulusschädigungen der Niere.

Neben diesen beiden Substanzen wurden eine Reihe von hyperglykämisierenden Pharmaka bei benignem und malignem organischem Hyperinsulinismus eingesetzt. Dies sind z.B. Propranolol, Diphenylhydantoin oder Chlorpromazin. Sie haben aber alle eine relativ inkonstante Wirkung und/oder eine Reihe gefährlicher Nebenwirkungen wie starke Sedierung oder Verminderung der Erkennbarkeit von Hypoglykämien, so daß der Einsatz hier sehr limitiert ist.

Therapiekontrolle

Bei der postoperativen Kontrolle des benignen Insulinoms steht die klinische Nachsorge ganz im Vordergrund, nur bei der dauerhaften Nachsorge im Rahmen des malignen Insulinoms sind auch biochemische Parameter wie Insulin-Glukose-Quotient und Proinsulin sinnvoll. Bei dauerhafter Therapie mit Octreotid dient die Nachkontrolle der Erkennung der genannten Nebenwirkungen dieses Präparates, im übrigen sind die bereits zuvor erwähnten bildgebenden Verfahren in der Nachsorge hier zu nennen.

Prognose

Bei den malignen Insulinomen beträgt die mittlere Überlebenszeit etwa 60 Monate mit einer Rezidivrate von ebenfalls etwa 60 %. Bei Rezidivtumoren liegt dann die mittlere Überlebenszeit bei etwa 19 Monaten. Individuelle Voraussagen sind aber gerade beim malignen Insulinom sehr schwer zu treffen und die Erfolge der Kombinations-Chemotherapie wie auch die der Therapie mit Octreotid bewirken sehr individuelle Verläufe. Daher sollte auch die Indikation zur Therapie in jedem Fall großzügig gestellt werden.

Zusammenfassung des Vorgehens

Die Therapie der Wahl des benignen Insulinoms ist der chirurgische Eingriff, präoperativ sind zur Behandlung und zur Prävention von Hyperglykämien ggf. Octreotid oder Diazoxid indiziert.

Die Behandlung des malignen Insulinoms folgt dann den bereits oben genannten Prinzipien; präoperatives „debulking" sollte überall da durchgeführt werden, wo es möglich ist; darüber hinaus sind die Erfolge der systemischen Therapie oder der Leberarterien-Okklusion, gefolgt von sequentieller Chemotherapie, zum Teil so überzeugend, daß dies in jedem Fall erwogen werden sollte. Unabhängig davon wird die symptomatische Therapie dauerhaft mit Octreotid oder Diazoxid durchgeführt.

Glukagonom, Somatostatinom, VIPom, PPom

Definition

Glukagonom: Bei dem glukagonproduzierenden Tumor handelt es sich um einen fast ausschließlich im Pankreas lokalisierten Tumor, der sehr selten nur im Duodenum zu finden ist. In bis zu 80 % der Fälle allerdings handelt es sich um metastasierende Tumoren; bevorzugter Metastasierungsort ist die Leber, selten die regionären Lymphknoten, Skelettsystem und Mesenterium.

Obgleich diese Tumoren über die Hyperglukagonämie zu einer Glukoseintoleranz führen, ist dies üblicherweise eher mild und nicht unbedingt diagnoseweisend. Nur selten entsteht eine Insulinpflichtigkeit. Aufgrund der ausgeprägten katabolen Wirkung präsentieren sich die Patienten häufig mit einem ausgeprägten Gewichtsverlust, auch einer Anämie. Hinzu kommen Durchfälle, wechselnd mit Obstipation und vor allem die für das Glukagonom typische kutane neoplastische Symptomatik, das nekrolytische migratorische Erythem. Auch eine Glossitis und Stomatitis sind häufig.

Somatostatinom: Auch das Somatostatinom gehört zu den seltenen endokrinen Tumoren des Gastrointestinaltraktes und umfaßt nicht mehr als nur 1 % aller neuroendokrinen Tumoren dieser Organe. Sie entstehen aus gut differenzierten Somatostatin-enthaltenden D-Zellen. Etwa 55–75 % der Fälle sind im Pankreas und hier vor allem im Pankreaskopf lokalisiert, die restlichen Tumore finden sich überwiegend im Duodenum.

Nur selten ist ein ausgeprägtes Somatostatinom-Syndrom vorhanden (Diabetes, Diarrhö, Steatorhö, Hypochlorhydrie oder Achlorhydrie, Anämie und Gallensteine). Die Symptome sind aber sehr variabel und häufig ist auch die Klinik sehr inapparent. In jedem Fall repräsentiert die Symptomatik die ubiquitäre inhibitorische Wirkung endogenen Somatostatins.

VIPom: Die VIPome sind ebenfalls seltene Tumoren des GI-Traktes, die durch eine Überproduktion des vasoaktiven intestinalen Polypeptids (VIP) gekennzeichnet sind. Sie repräsentieren weniger als 2 % aller neuroendokrinen Tumoren des GI-Traktes. Zu 90 % sind sie im Pankreas und etwa 10 % im Nebennierenmark lokalisiert, darüber hinaus sehr selten im Retroperitoneum, den Lungen, dem Ösophagus oder Jejunum. Im Pankreas selbst sind die Tumoren zu 25 % im Pankreaskopf und zu 75 % im Pankreascorpus oder -schwanz gelegen. Beim Erwachsenen handelt es sich in 60 %, bei Kindern jedoch nur in etwa 10 % um maligne Tumoren, d. h. bei Erwachsenen werden zum Zeitpunkt der Erstdiagnose sehr viel häufiger Metastasen gefunden.

Die Mehrprodukte von VIP führen zu einem klassischen Syndrom (WHDA) mit wäßrigen Durchfällen, Hypokaliämie, Dehydratation und Hypochlorhydrie.

PPom: Dies sind extrem seltene Läsionen, die in etwas über 90 % im Pankreas und hier bevorzugt im Kopf lokalisiert sind. Meistens handelt es sich um singuläre große Tumoren, wobei die Wahrscheinlichkeit der Malignität ab einem Größendurchmesser von mehr als 5 cm deutlich zunimmt.

Obgleich pharmakologische Dosen von PP Effekte auf die Gallenblasenkontraktion und Sekretion von Pankreasenzymen besitzen, wurden keine wesentlichen klinischen Symptome des PPoms bisher beschrieben. Dies gilt auch dann, wenn die Plasmaspiegel etwa das 1000fache der Normalwerte betragen. Andererseits ist Plasma-PP bei etwa der Hälfte aller Patienten mit einem neuroendokrinen Pankreastumor erhöht und besitzt daher auch eine gewisse Bedeutung als Tumormarker. Dies bedeutet aber auch, daß die Spezifität sehr gering ist.

Therapeutische Situation und Indikation zur Therapie

Wie bei den anderen neuroendokrinen Tumoren des GI-Traktes auch, stellt die Tumordiagnose eine Indikation zum raschen chirurgischen Vorgehen dar; ist der Tumor präoperativ als benigne einzustufen, so ist die operative Entfernung indiziert, operable Tumoren mit nicht zu ausgedehnter Metastasierung sollten unter palliativen Gesichtspunkten ebenfalls reseziert werden.

Insbesondere beim Glukagonom und VIPom stellt die häufig auch sehr ausgeprägte Tumorsymptomatik (Erythem, Durchfälle) eine dringende Indikation zur Therapie dar. Auch hier gilt, daß bereits eine Tumormassenreduktion deutliche palliative Effekte hinsichtlich der Symptomatik besitzt.

Therapeutische Konzepte

Das chirurgische Vorgehen besitzt ein eindeutiges Primat, für das Glukagonom und das VIPom sind deutliche Effekte hinsichtlich einer symptomatischen Therapie mit Octreotid beschrieben worden.

Chirurgische Therapie

Glukagonom: Präoperativ können die Glukagonome häufig sehr zuverlässig diagnostiziert werden, da sie bereits zum Diagnosezeitpunkt eine
Größe von durchschnittlich 7 cm erreicht haben. Eine Computertomographie und Angiographie stehen hier im Vordergrund. Es empfiehlt sich
jedoch auch eine bimanuelle intraoperative Exploration mit intraoperativer Sonographie. Ausgedehnte Tumoren mit einer ausgedehnten Metastasierung werden auch unter palliativen Gesichtspunkten operiert;
hier sollte auch eine Lymphadenektomie und Lebermetastasenentfer-
nung angestrebt werden. Bei multizentrischen Tumoren ist eine subtotale Pankreatektomie sinnvoll.

Somatostatinom: Auch hier ist aufgrund der Größe des Tumors zum
Zeitpunkt einer Diagnosestellung die Bildgebung bei etwa 85 % der Tumoren erfolgreich; zum Einsatz kommen Ultraschall, CT und Angiographie. Die meisten Studien legen nahe, daß eine weitreichende Resektion
angestrebt werden sollte, wobei je nach Tumorlokalisation und Ausdehnung bei den vor allem im Pankreaskopf lokalisierten Tumoren sowie
den duodenalen Somatostatinomen eine Pankreatikoduodenektomie
nach Whipple, bei Tumoren in Körper oder Schwanz eine Links- bzw.
Schwanzresektion jeweils mit Metastasenresektion durchgeführt wird.
Auch bei inoperablen Tumoren wird eine größtmögliche Tumormassenreduktion angestrebt werden. Benigne pankreatische Tumoren sollten
sparsam exzidiert oder, falls möglich, enukleiert werden, duodenale benigne papillenferne Tumoren können durch eine sparsame Duodenal-
wandexzision entfernt werden. Tumoren im Bereich der Papille erfordern eine Whipple-Operation.

VIPom: Auch hier reichen bei den meist großen Tumoren zum Zeitpunkt
der Diagnosestellung Sonographie, Computertomographie und Angiographie aus. Bei der intraoperativen Exploration sind neben dem Pankreas das gesamte Retroperitoneum und beide Nebennieren zum Ausschluß eines Zweittumors bimanuell und intraoperativ sonographisch
zu untersuchen. VIPome ohne präoperativen Anhalt für eine Metastasierung sind in jedem Fall operativ zu entfernen, wobei bei im Pankreas-
schwanz und -corpus gelegene Läsionen eine Schwanz- bzw. Linksresektion, bei im Kopf lokalisierten Tumoren auch eine Pankreatikoduoden-

ektomie durchzuführen ist. Zeigt sich bei der intraoperativen Exploration sowie der intraoperativen Sonographie kein Anhalt für Metastasen, kann bei kapselnahe gelegenen Tumoren unabhängig von der Lokalisation auch eine Enukleation vorgenommen werden. Postoperativ kommt es zu einem augenblicklichen Sistieren der endokrin verursachten Symptomatik. Bei malignen Tumoren ist eine Tumor- und größtmögliche Metastasenentfernung unter palliativen Gesichtspunkten anzustreben.

PPom: Auch hier reichen die geschilderten präoperativen Verfahren zur Lokalisationsdiagnostik aus. Bei kleinen benignen Tumoren ist eine lokale Exzision adäquat, große maligne Tumoren sollten lokalisationsabhängig durch eine Pankreatikoduodenektomie (Kopf), Links- (Körper) oder Schwanzresektion mit Metastasenentfernung operiert werden.

Medikamentöse Therapie

Bei der medikamentösen Behandlung sind derzeit nur wenige wirklich erfolgversprechende Verfahren insbesondere bei der symptomatischen Behandlung bekannt. Der Einsatz von Octreotid besitzt sicher einen sehr großen Stellenwert in der Behandlung des Glukagonoms und VIPoms. Über die Bedeutung einer systemischen Therapie liegen aufgrund der Seltenheit dieser Tumoren keine eindeutig aussagefähigen Studien vor; es können aber die Ergebnisse bei den neuroendokrinen Pankreastumoren hier wohl hinsichtlich einer pragmatischen Therapieempfehlung extrapoliert werden.

Somatostatin-Analoga

Bei der Behandlung der profusen wäßrigen Diarrhöen ist der Einsatz von Octreotid von entscheidender Bedeutung. Bei etwa 85 % der Patienten mit VIP-produzierenden Pankreastumoren kommt es zu einer deutlichen und auch teilweise drastischen Besserung der Diarrhöen. In einzelnen Fällen wurde sogar eine Tumorverkleinerung unter der Therapie beobachtet. Damit stellt hier Octreotid das Medikament der ersten Wahl dar.

Auch beim Glukagonom hat sich Octreotid durch eine sehr günstige Beeinflussung von Dermatitis und Diarrhö als außerordentlich nützlich erwiesen.

Applikationsform, Dosis und Nebenwirkungen wurden im Kap. „Karzinoidtumoren" (s. S. 251) dargestellt.

Interferon

Auch hier gilt, daß aufgrund der noch nicht ausreichend vorliegenden Daten keine eindeutige Empfehlung zur Therapie mit Interferon gegeben werden kann; es ist aber vorstellbar, daß bei nicht ausreichendem Therapieerfolg durch Gabe von Octreotid allein, beispielsweise bei der VIP-induzierten Diarrhö, eine Kombinationstherapie von Octreotid und Interferon versucht werden kann.

Chemotherapie

Grundsätzlich gilt für die Chemotherapie, und hier insbesondere für die Kombinations-Chemotherapie, daß auch endokrine Pankreastumoren, die Glukagon, Somatostatin, VIP oder PP produzieren, auf Streptozotocin basierenden Verfahren durchaus ansprechen. Dies gilt insbesondere für VIP-produzierende Tumoren, die neben dem Insulinom das beste Ansprechen zeigen. Dagegen sind Glukagonome sehr häufig auch therapierefraktär gegenüber der Chemotherapie. Einschränkend muß natürlich gesagt werden, daß die Zahl der mitgeteilten Fälle klein ist.

Grundsätzlich sehen wir aber eine dringliche Indikation zur Durchführung der Kombinations-Chemotherapie beim malignen endokrinen Pankreastumor, der in die Gruppe dieser vier genannten Tumoren einzuordnen ist. Dies gilt auch für die Durchführung der Leberarterien-Okklusion in Kombination mit einer sequentiellen Chemotherapie.

Symptomatische Therapie

Glukagonom: Neben dem Einsatz von Somatostatin-Analoga steht die symptomatische Behandlung insbesondere des ausgeprägten Katabolismus, des Diabetes und der Hautprobleme im Vordergrund. Eine optimale Diabetestherapie einschließlich Sulfonylharnstoffen und Insulintherapie ist auch hinsichtlich des Katabolismus und der häufig schlecht heilenden nekrotisierenden Dermatitis von großer Bedeutung. Zusätzliche Eiweißzufuhr ist sicher sinnvoll. Neben einer effektiven Lokalbehandlung der Hauterkrankung bei Therapieresistenz kann als weitere Maßnahme die Gabe von Zink, entweder topisch oder oral (600 mg/d), über mehrere Wochen erfolgreich sein. Schließlich ist auch ein Mangel an essentiellen Aminosäuren bei diesen Patienten beschrieben worden und wird für die Entstehung der Dermatose verantwortlich gemacht. Daher sollte an eine ausreichende Zufuhr, ggf. parenteral, gedacht werden.

Schließlich erscheint auch die systemische Gabe von Glukokortikoiden und von topischen Antibiotika (z. B. Tetrazykline), insbesondere bei ausgeprägter Dermatitis sinnvoll. Da beim Glukagonom häufig eine paraneoplastische Phlebothrombose auftritt, ist eine niedrigdosierte Therapie mit Plättchenaggregationshemmern sicher sinnvoll, wenngleich der Effekt im venösen System noch nicht eindeutig belegt ist.

Eine Eisen-, Vitamin-B_{12}- und Folsäurebehandlung der häufig beobachteten Anämie ist nicht sinnvoll. Die Behandlung der hohen Glukagonspiegel führt auch zum Sistieren der Anämie.

Somatostatinom: Da hier keine typischen klinischen Symptome und Beschwerden bestehen (endogene Somatostatin-Mehrsekretion) erübrigt sich auch eine symptomatische Therapie.

VIPom: Im Vordergrund der therapeutischen Bemühungen steht die Beseitigung der Ursache für die profusen Durchfälle; dies geschieht in aller Regel sehr effektiv durch Somatostatin-Analoga. Andere Maßnahmen wie die systemische Gabe von Glukokortikoiden, Indomethacin oder α_2-Rezeptoragonisten sind hier deutlich weniger effektiv. Gleichzeitig muß bei den häufig sehr ausgeprägten Durchfällen eine entsprechende Substitution von Flüssigkeit und Elektrolyten erfolgen.

PPom: Auch hier besteht aufgrund der fehlenden klinischen Symptomatik keine Notwendigkeit zur Durchführung einer symptomatischen Therapie.

Therapiekontrolle

Die Therapiekontrolle insbesondere bei einem metastasierenden und Glukagon-, Somatostatin-, VIP- oder PP-produzierenden Pankreastumor erfolgt klinisch (Glukagonom, VIPom) und laborchemisch durch die Bestimmung der genannten Hormone. Die Bestimmung sollte hier etwa alle 3 Monate erfolgen.

Als bildgebende Verfahren kommen insbesondere die sonographische und computertomographische Kontrolle in Frage.

Prognose

Das Glukagonom weist zwar einerseits häufig ein refraktäres Verhalten gegenüber der Therapie auf, andererseits zeigen diese Tumore ein recht langsames Wachstum. Es kommt insbesondere auch durch eine effektive symptomatische Therapie (sei es Tumormassenreduktion oder Octreotid) zu einem längeren rezidivfreien Intervall. 5-Jahres-Überlebensraten können nur geschätzt werden und liegen etwa zwischen 10 und 40%.

Beim Somatostatinom wurden bei Kombination einer Chemotherapie mit einer Resektion 5-Jahres-Überlebensraten von bis zu 60% erreicht. Auch dies unterstreicht die Bedeutung einer möglichst weitreichenden chirurgischen Resektion.

Für VIPom und PPom können keine eindeutigen prognostischen Angaben gemacht werden; beim VIPom muß ähnlich wie beim Glukagonom davon ausgegangen werden, daß eine systemische Therapie mit Octreotid lange rezidivfreie Intervalle und auch eine Verbesserung der Prognose bewirken kann.

Zusammenfassung des Vorgehens

Von übergeordneter Bedeutung ist eine größtmögliche Resektion des Tumors, auch unter dem Gesichtspunkt der Tumormassenreduktion. Dies gilt zum einen, da die endokrine Symptomatik des Glukagonoms und VIPoms hierunter deutlich gemildert wird, zum anderen weil die Tumoren in Einzelfällen ein sehr langsames Wachstumsverhalten zeigen. Auf jeder Ebene sollte daher auch eine Wiederholung einer möglichen chirurgischen Resektion überdacht werden.

Für das VIPom und Glukagonom stehen mit Octreotid und mit anderen genannten Maßnahmen sehr effektive symptomatische Therapieverfahren zur Verfügung, während bei Somatostatinom und PPom ausschließlich die chirurgischen Verfahren im Vordergrund ihren Platz haben.

Bei diesen seltenen Tumoren wie auch bei allen anderen endokrinen Tumoren des GI-Traktes sind hinsichtlich der operativen Verfahren, der systemischen und sequentiellen Chemotherapie wie auch bei den symptomatischen Therapieverfahren so große Fortschritte gemacht worden, daß kein Anlaß mehr zu therapeutischem Nihilismus bestehen kann.

Literatur

Akerström, G.: Surgical treatment of carcinoids and endocrine pancreatic tumours. Acta oncol. 28 (1989), 409–414.

Arnold, R., M. Frank, U. Kajdan: Management of gastroenteropancreatic endocrine tumours: The place of somatostatin analogues. Digestion 55, Suppl. 3 (1994), 107–113.

Aulmann, H., B. Wangberg, O. Nilsson et al.: Aspects of diagnosis and treatment of the foregut carcinoid syndrome. Scand. J. Gastroent. 27 (1992), 459–470.

Doherty, G. M., J. L. Doppman, T. H. Shawker, D. L. Miller, R. C. Eastman, P. Gorden, J. A. Norton: Results of a prospective study to diagnose, localize, and resect insulinomas. Surgery 110 (1991), 989–997.

Farley, D. R., J. A. van Heerden, C. S. Grant, G. B. Thompson: Extrapancreatic gastrinomas. Surgical experience. Ann. Surg. 220 (1994), 320.

Grant, C. S.: Surgical management of malignant islet cell tumors. World J. Surg. 17 (1993), 498–503.

Krenning, E. P., P. P. M. Kooij, W. H. Bak-
ker, W. A. P. Breeman, P. T. E. Poste-
ma, D. J. Kwekkeboom, H. Y. Oei, M.
de Jong, T. J. Visser, A. E. M. Reijs, S.
W. J. Lamberts: Radiotherapy with a
radiolabeled somatostatin analogue,
(111   In-DTPA-D-Phe-)Octreotide.
Ann N. Y. Acad. Sci. 733 (1994), 496 –
506.

Kubota, A., Y. Yamada, S. Kagimoto, A.
Shimatsu, M. Imamura, K. Tsuda, H.
Imura, S. Seino, Y. Seino: Identifica-
tion of somatostatin receptor subty-
pes and implication for the efficacy
of somatostatin analogue SMS 201 –
995 in treatment of human endocrine tumors. J. clin. Invest. 93 (1994),
1321 – 1325.

Lamberts, S. W. J., E. P. Krenning, J. C.
Renbi et al.: The role of somatostatin
and its analogs in the diagnosis and
therapy of endocrine tumors. Endocr. Rev. 12 (1991), 450 – 482.

Modlin, I. M., M. D. Basson: Clinical ap-
plication of gastrointestinal hormone. Endocrinol. Metabol. Clin. N.
Amer. 22 (1993), 823 – 844.

Modlin, I. M., J. J. Lewis, H. Ahlmann, A.
J. Bilchnik, R. R. Kumar: Magagement
of unresectable malignant endocrine tumors of the pancreas. Surg. Gy-
necol. Obstet. 176 (1993), 507 – 518.

Moertel, C. G.: Streptozotocin-doxoru-
bicin, streptozotocin-fluorouracil or
chlorozotocin in the treatment of
advanced islet-cell carcinoma. New
Engl. J. Med. 326 (1992), 519 – 523.

Moertel, C. G., M. Johnson, M. A. McKu-
sick, J. K. Martin, D. M. Nagorney, L.
K. Krols, J. Rubin, S. Kunselmann:
The management of patients with
advanced carcinoid tumors and islet
cell carcinomas. Ann. intern. Med.
120 (1994), 302 – 309.

Öberg, K., K. Funa, G. Alm: Effects of
leukocyte interferon on clinical
symptoms and hormone levels in
patients with mid-gut carcinoid tumors and carcinoid syndrome. New
Engl. J. Med. 309 (1983), 129 – 133.

Öberg, K.: The use of chemotherapy in
the management of neuroendocrine
tumors. Endocrinol. Metabol. N.
Amer. 22 (1993), 941 – 952.

Rothmund, M.: Localization of endocrine pancreatic tumours. Brit. J.
Surg. 81 (1994), 164 – 166.

Ruszniewski, P., P. Rougier, A. Roche, P.
Legmann, A. Sibert, S. Hochlaf, M.
Ychou, M. Mignon: Hepatic arterial
chemoembolization in patients with
liver metastases of endocrine tumors. A prospective phase II study
in 24 patients. Cancer 71 (1993),
2624 – 2630.

Thompson, N. W., J. Pasieka, A. Fu-
kuuchi: Duodenal gastrinomas, duo-
denotomy and duodenal exploration
in the surgical management of Zol-
linger-Ellison syndrome. World J.
Surg. 17 (1993), 455.

6. Nebennieren (Mark und Rinde)

W. Oelkers, B. Allolio, H.-G. Dörr
O.-A. Müller, H. D. Röher

Hypercortisolismus – (Cushing-Syndrom) und Nebennierenkarzinom

Definition: Das endogene Cushing-Syndrom ist die Folge einer inadäquaten Hypersekretion von Cortisol. Unterschieden werden folgende Formen:

ACTH-abhängiges Cushing-Syndrom

- ACTH-sezernierendes Adenom der Hypophyse (Morbus Cushing),
- hypothalamischer CRH-Exzeß,
- ektope ACTH-Sekretion,
- alkoholinduziertes Cushing-Syndrom (Pseudo-Cushing-Syndrom).

ACTH-unabhängiges Cushing-Syndrom

- Nebennierenrinden(NNR-)Adenom, NNR-Karzinom,
- bilaterale mikronoduläre Hyperplasie der Nebennieren,
- bilaterale makronoduläre Hyperplasie der Nebennieren.

Morbus Cushing (zentrales Cushing-Syndrom)

Indikation zur Therapie

Das zentrale Cushing-Syndrom ist die häufigste Ursache des endogenen Hypercortisolismus. Die differentialdiagnostische Absicherung erfolgt durch endokrinologische Funktionsdiagnostik (CRH-Test, hochdosierter Dexamethason-Test, ggf. Sinus-petrosus-inferior-Katheter). Zur Bildgebung ist die Kernspintomographie der Hypophysenregion am besten geeignet. Jedes zentrale Cushing-Syndrom stellt eine klare Therapieindikation dar, unabhängig vom Lebensalter.

Durchführung der Therapie

Die Therapie der Wahl beim zentralen Cushing-Syndrom ist die transsphenoidale selektive Adenomentfernung. Eine präoperative medikamentöse Vorbehandlung ist nicht erforderlich. Ist der neurochirurgische Eingriff (unter Umständen mit Zweitoperation) nicht erfolgreich, so erfolgt eine bilaterale Adrenalektomie. In Abhängigkeit von der Schwere der Erkrankung kann vor der bilateralen Adrenalektomie eine präoperative medikamentöse Normalisierung des Hypercortisolismus angestrebt werden. Hierzu kann Ketoconazol (600 – 1200 mg/d) eingesetzt werden. Auf einen Anstieg der Transaminasen und die seltene Entwicklung einer schweren Hepatitis muß geachtet werden. Die Effektivität der medikamentösen Vorbehandlung muß kontrolliert werden. Gegebenenfalls muß eine Hydrocortisontherapie zur Vermeidung einer NNR-Insuffizienz eingeleitet werden (10–20 mg/d Hydrocortison).

Operatives Vorgehen und perioperative Substitution

Die Therapie der Wahl ist die transsphenoidale Entfernung des Hypophysenadenoms durch den Neurochirurgen. Bei primärer Erfolglosigkeit kann dieser Eingriff wiederholt werden. Wird dennoch keine Heilung erzielt und besteht das Cushing-Syndrom fort, ist die bilaterale Adrenalektomie in der Regel indiziert. Restgewebe von Makroadenomen der Hypophyse kann auch durch Röntgenbestrahlung behandelt werden.

Der bevorzugte Zugangsweg für die Adrenalektomie ist der dorsalparavertebrale nach Young, und zwar einzeitig synchron (Genaueres s. Abschn. „Primärer Hyperaldosteronismus", S. 289). Die Nebennieren müssen dabei komplett unter Vermeidung jeglichen Aufbruchs entfernt werden. Alternativ kommt neuerdings die beidseitige endoskopische Adrenalektomie in Frage. Dafür kann ebenfalls ein dorsaler oder lateraler extraperitonealer Zugangsweg gewählt werden. Für das endoskopische Verfahren steht aber auch ein transperitonealer abdominaler Zugang zur Verfügung. Die konventionellen Operationen mit typischem Flankenzugang (auch einzeitig, aber mit intraoperativer Umlagerung) oder die transperitoneale abdominelle Operation mit Oberbauchquerschnitt haben an Bedeutung verloren. Sie sind mit einer größeren Belastung für den Patienten verbunden.

Eine spezielle medikamentöse Vorbereitung ist in der Regel nicht erforderlich. Ggf. sollte ein Kaliumdefizit ausgeglichen, ein Diabetes gut unter Kontrolle gebracht und eine Hypertonie zuverlässig eingestellt sein. Während der Operation erhält der Patient per infusionem 100 mg Hydrocortison und in den nächsten 24 Stunden weitere 200 mg Hydrocortison. Bei Patienten mit Cushing-Syndrom ist der peri- und postoperative Hydrocortisonbedarf wesentlich größer als bei Patienten mit anderen Erkrankungen von Hypophyse und Nebennieren. Darum müssen für einige Tage nach der Operation noch 100–200 mg/d Hydrocortison infundiert werden. Die orale Substitution beträgt anschließend 50–100 mg. Erst nach 3–4 Wochen kann die Substitutionsdosis auf die „Addison"-Dosis von ca. 25 mg Hydrocortison oder 35 mg Cortisonazetat gesenkt werden (plus 9α-Fluorcortisol). Bei zu schneller Reduzierung der Hydrocortisondosis postoperativ kommt es zum „Steroid-Entzugssyndrom" (Übelkeit, Tachykardie, Schwitzen, Hypotension), dem mit einer deutlichen Erhöhung der Hydrocortisondosis begegnet werden muß.

Erfolgskontrollen, Verlaufskontrollen

Der Operationserfolg wird postoperativ durch endokrine Funktionsdiagnostik gesichert. Bei gelungener neurochirurgischer Intervention entsteht eine sekundäre NNR-Insuffizienz (s. Abschn. „Primäre und sekundäre Nebennierenrinden-Insuffizienz und isolierter Hypoaldosteronismus", S. 304). Die Erholung der Hypophysen-NNR-Achse dauert 6 Monate bis 2 Jahre. Die Patienten müssen mit einem Notfallausweis versehen werden. Die Überwachung der Erholung der Hypophysen-NNR-Achse erfolgt am einfachsten durch den ACTH-Kurztest.

Nach bilateraler Adrenalektomie ist eine lebenslange Substitution mit Glukokortikoiden und Mineralkortikoiden notwendig. Regelmäßige halbjährliche bis jährliche Kontrollen der Plasma-ACTH-Konzentration sind erforderlich, um die Entwicklung eines Nelson-Tumors der Hypophyse frühzeitig zu erkennen.

Prognose

Dem erfahrenen Neurochirurgen gelingt die kurative Entfernung des Hypophysenadenoms in 80 – 90 % der Fälle. Ein Zweiteingriff an der Hypophyse hat eine geringere Erfolgsquote. Etwa 5 – 10 % der Patienten erleben ein Rezidiv des Hypophysenadenoms aus Tumorrestgewebe. Mit der bilateralen Adrenalektomie wird der Hypercortisolismus sicher beseitigt. Wurde eine bilaterale Adrenalektomie erforderlich, so entwikkelt sich in etwa 10 % der Fälle ein invasiv wachsender Nelson-Tumor im Bereich der Hypophyse. Jüngere Patienten sind häufiger betroffen.

Bei erfolgreicher Therapie sind die meisten Symptome des Cushing-Syndroms reversibel. Striae und osteoporotische Wirbelverformungen persistieren. Die steroidinduzierte Osteopenie ist vielfach nicht vollständig reversibel.

Ektopes ACTH-(und CRH-)Syndrom

Indikation zur Therapie

Die alleinige ektope Sekretion von CRH ist ungewöhnlich. In den meisten Fällen besteht ausschließlich eine ektope ACTH-Sekretion oder eine gemeinsame Sekretion von ACTH und CRH. Zwei Situationen müssen klinisch unterschieden werden: Die Hormonsekretion durch ein aggressives, schnell wachsendes Malignom (z. B. Bronchialkarzinom) und der eher gutartige Verlauf bei benigneren Tumoren (z. B. Bronchuskarzinoid). Es besteht eine grundsätzliche Indikation zur Therapie. Selbst wenn eine kurative Behandlung nicht möglich ist, kann durch die medikamentöse Beseitigung des Hypercortisolismus eine Befindlichkeitsbesserung erreicht werden.

Durchführung der Therapie

Die Behandlung der Wahl ist die operative Entfernung des ACTH-sezernierenden Tumors. Gelingt dies nicht, so muß in Abhängigkeit von der Grunderkrankung (z. B. beim metastasierten Bronchuskarzinoid) eine bilaterale Adrenalektomie erwogen werden. Bei kurativ nicht angehbaren Malignomen ist entsprechend der Grunderkrankung eine Chemotherapie/Strahlentherapie sinnvoll. Durch Adrenostatika gelingt die Korrektur der metabolischen Dekompensation (Hypokaliämie mit Myopathie, organisches Psychosyndrom).

Eine Normalisierung des Hypercortisolismus erreicht man im Notfall kurzfristig durch parenterale Anwendung von Etomidat (60 mg/24 h als perfusorgesteuerte kontinuierliche Infusion). Danach wird die Steroidsynthese durch Ketoconazol (600 – 1200 mg/d) blockiert. Alternative Substanzen sind Metyrapon und Aminoglutethimid. Ist erkennbar, daß eine langfristige adrenostatische Therapie notwendig wird, so sollte Mitotan (o, p'-DDD) eingesetzt werden. Die Wirkung der Mitotan-Therapie setzt langsamer ein. Dosierungen bis 3 g/d werden meist gut toleriert und erweisen sich langfristig als wirksam.

Operatives Vorgehen und perioperative Substitution

Ist die Quelle der pathologischen, ektopen ACTH-Sekretion bekannt (z. B. Bronchuskarzinoid, Thymuskarzinoid, endokriner Pankreastumor) und bildgebend lokalisiert, so ist die Operationsindikation gegeben. Zur Entfernung eines Bronchuskarzinoids kommt im Einzelfall ein endoskopisches Verfahren in Frage. Möglich ist auch eine Bronchusmanschettenresektion mit kompletter Tumorentfernung. Durch Bronchusreanastomosierung kann Lungenparenchym erhalten werden. Ausnahmsweise ist auch eine Lobektomie bzw. Bilobektomie indiziert. Eine Pneumektomie sollte vermieden werden, wenn möglich. – Die Radikaloperation eines Thymuskarzinoids hat eine ausgedehnte Lymphknotendissektion einzuschließen, gelegentlich unter Einbeziehung der einseitigen oder beidseitigen Hiluslymphknoten. Hierfür ist ein Eingriff mit Sternotomie oder ein- bzw. mehrzeitig laterale Thorakotomie notwendig. Ist eine Tumorentfernung nicht möglich oder nicht angezeigt, so kommt die bilaterale Adrenalektomie in Frage. Nach operativer Korrektur des Hypercortisolismus muß längere Zeit hoch dosiert Hydrocortison in abnehmender Dosis substituiert werden.

Erfolgskontrollen, Verlaufskontrollen

Der kurative Erfolg der Tumorresektion wird wie beim zentralen Cushing-Syndrom über die Entwicklung einer sekundären NNR-Insuffizienz gesichert. Die bilaterale Adrenalektomie erfordert lebenslange Substitution (s. Abschn. „Primäre und sekundäre Nebennierenrinden-Insuffizienz und isolierter Hypoaldosteronismus", S. 304). Eine adrenostatische Therapie erfordert engmaschige und sorgfältige Überwachung mit Bestimmung der Serum-Cortisolkonzentrationen zur Frage einer effektiven Therapie bzw. zum Ausschluß einer substitutionsbedürftigen NNR-Insuffizienz.

Nebennierenrindenadenom

Indikation zur Therapie

Die diagnostische Situation ist durch das Cushing-Syndrom mit supprimiertem Plasma-ACTH und nachgewiesener Raumforderung im Bereich einer Nebenniere gekennzeichnet. Die Indikation zur Entfernung des Tumors ist grundsätzlich gegeben. Bei inoperablen Patienten ist ausnahmsweise eine pharmakologische adrenostatische Therapie gerechtfertigt.

Durchführung der Therapie

Die Therapie besteht in der operativen Entfernung der betroffenen Nebenniere (unilaterale Adrenalektomie). Eine präoperative pharmakologische Vorbehandlung zur Beseitigung des Hypercortisolismus ist in der Regel nicht erforderlich. Falls sie klinisch als notwendig erachtet wird, folgt sie den Prinzipien der Behandlung beim Morbus Cushing. Allerdings ist die Empfindlichkeit für eine adrenostatische Therapie (z. B. mit Ketoconazol) beim Nebennierentumor ausgeprägter, und es kommt rasch zu einer substitutionsbedürftigen NNR-Insuffizienz.

Operatives Vorgehen und perioperative Substitution

Nebennierenadenome bis zu einem Durchmesser von maximal 6 cm sind vom dorsal-paravertebralen Zugang nach Young verläßlich operabel. Dabei ist ein Aufbrechen des Adenoms bzw. der Nebenniere sicher zu vermeiden. Der Eingriff besteht in der Regel in der einseitig kompletten Nebennierenentfernung. Hier gilt gleichfalls alternativ die Möglichkeit der endoskopischen einseitigen Adrenalektomie mit den zuvor angegebenen Zugangswegen. Flankenschnitt bzw. transperitonealer Zugang sind bei größeren Tumoren (> 7 cm Durchmesser) erforderlich. Bei Verdacht auf Nebennierenkarzinom ist dieser Zugang immer angezeigt. Die peri- und postoperative Hydrocortison-Infusion und die orale Substitution entsprechen der beim zentralen Morbus Cushing.

Nachsorge

Mit der unilateralen Adrenalektomie ist das Cushing-Syndrom sicher beseitigt. Da die kontralaterale Nebennierenrinde lange supprimiert war, entsteht postoperativ eine sekundäre NNR-Insuffizienz (Postadrenalektomie-Syndrom), die für 6 Monate bis 2 Jahre substitutionsbedürftig ist. Die postoperative Überwachung und Substitution folgt den Prinzipien beim Morbus Cushing, da in beiden Fällen die Erholung der CRH-Neurone des Hypothalamus für die Dauer der Erholung der Hypophysen-Nebennieren-Achse der limitierende Faktor ist.

Bilaterale mikronoduläre und bilaterale makronoduläre Hyperplasie

Die bilateralen adrenalen Hyperplasien mit supprimiertem ACTH sind seltene Ursachen des primären (adrenalen) Cushing-Syndroms. Bei der mikronodulären Hyperplasie zeigt die Bildgebung im abdominellen CT keine oder eine geringgradige beidseitige Nebennierenvergrößerung, bei der makronodulären Hyperplasie sind beidseitige z.T. groteske knotige Nebennierenvergrößerungen nachweisbar.

Die Behandlung besteht in der bilateralen Adrenalektomie. Da das Cushing-Syndrom meist nicht sehr ausgeprägt ist, ist eine präoperative adrenostatische Therapie nur in Einzelfällen erforderlich. Ebenso wie das NNR-Adenom reagieren die ACTH-unabhängigen adrenalen Hyperplasien empfindlich auf eine adrenostatische Therapie, so daß eine frühzeitige Substitution mit Hydrocortison (10–20 mg/d) notwendig wird.

Postoperativ ist eine lebenslange Substitution mit Glukokortikoiden und Mineralokortikoiden erforderlich (s. Abschn. „Primäre und sekundäre Nebennierenrinden-Insuffizienz und isolierter Hypoaldosteronismus", S. 304).

Nebennierenrindenkarzinom

Indikation zur Therapie

Das Nebennierenrindenkarzinom ist ein seltener hochmaligner Tumor. Ca. 0,2 % aller Krebstodesfälle sind durch das NNR-Karzinom verursacht. Man unterscheidet endokrin aktive und endokrin inaktive Tumoren. Typischerweise haben diese Karzinome bei Diagnosestellung bereits eine beträchtliche Größe erreicht. Vielfach haben sie schon metastasiert. Das Wachstumsverhalten der NNR-Karzinome ist heterogen, so daß die Lebenserwartung im Einzelfall schwierig zu prognostizieren ist.

Durchführung der Therapie

Die Therapie hat zwei Ziele: Beseitigung der durch den Tumor ausgelösten Endokrinopathie und Entfernung des Tumorgewebes. Wenn möglich, sollte ein kuratives chirurgisches Vorgehen angestrebt werden. Auch eine Metastasenchirurgie kann im Einzelfall gerechtfertigt sein. Selbst wenn eine vollständige Entfernung des Malignoms nicht möglich ist, kann der Patient von einer deutlichen Reduktion der Tumormasse profitieren. Das NNR-Karzinom ist begrenzt strahlensensibel. Angezeigt sein kann eine Bestrahlung des Tumorbettes, wenn eine vollständige Entfernung des Tumors nicht sicher gewährleistet ist (40 – 55 Gy über 4 – 6 Wochen). Die Strahlentherapie ist auch sinnvoll zur symptomatischen Therapie von Knochenmetastasen.

Eine medikamentöse Therapie des NNR-Karzinoms, deren Wirksamkeit in prospektiv randomisierten Studien etabliert wurde, gibt es nicht. Die Standardtherapie besteht in der Anwendung von Mitotan (o, p'-DDD). Mitotan wirkt selektiv adrenotoxisch und führt zur Zerstörung von Nebennierengewebe sowie zur Hemmung der Steroidproduktion. Somit kann nicht nur die endokrine Aktivität des Tumors unterdrückt werden, sondern auch das Tumorwachstum. Man behandelt in aufsteigender Dosierung bis maximal 10 g/d. Die therapeutische Dosis ist durch Nebenwirkungen (Übelkeit, Erbrechen, Schwäche, Sprechstörungen und Ataxie) begrenzt. Eine Transaminasenerhöhung ist nicht ungewöhnlich und zwingt nur ausnahmsweise zur Beendigung der Therapie. Unter Mitotan ist der Steroidmetabolismus beschleunigt. Eine hochdosierte Glukokortikoidsubstitution ist mitunter notwendig. Ein mildes Cushing-Syndrom kann in Kauf genommen werden, da dann die Verträglichkeit von Mitotan besser ist.

Erweist sich die Behandlung mit Mitotan als unwirksam, kann eine kombinierte Chemotherapie, z. B. mit Carboplatin und Etoposid, mit palliativem Anspruch versucht werden. Gelingt mit Mitotan nicht die Kontrolle der endokrinen Aktivität, so ist der Einsatz anderer Adrenostatika (Ketoconazol, Metyrapon, Aminoglutethimid, Etomidat) zu erwägen. Experimentelle Therapien (z.B. Suramin) sind Zentren mit besonderer Erfahrung vorbehalten.

Operatives Vorgehen

Der Zugang der Wahl bei malignem Nebennierentumor ist transperitoneal abdominal. Ziel ist die sichere radikale Adrenalektomie mit Tumorentfernung unter Vermeiden einer Kapseleröffnung. Infiltrierte Nachbarorgane müssen, evtl. en bloc, mitentfernt werden, ebenso benachbarte Lymphknoten wegen Verdachts auf Metastasierung. Im Fall besonders großer Tumoren kann auch ein abdomino-thorakales Vorgehen erforderlich sein.

Die perioperative Hydrocortison-Substitutionstherapie entspricht der bei Entfernung eines einseitigen Adenoms.

Erfolgskontrollen, Verlaufskontrollen

Nach vollständiger Entfernung eines Cortisol-sezernierenden NNR-Karzinoms entspricht die Hormonsubstitution der nach Operation eines NNR-Adenoms.

Bei endokrin-aktiven Tumoren können Steroide als Tumormarker (z.B. DHEAS) Verwendung finden und das Ansprechen des Tumors auf die jeweilige Therapiemodalität anzeigen. Im übrigen folgt die Nachsorge der Patienten den Prinzipien der Therapie maligner Tumoren. Beim Einsatz von Mitotan muß dessen lange Halbwertszeit berücksichtigt werden. Auch nach Absetzen der Therapie kann langfristig eine NNR-Insuffizienz bestehen bleiben, da auch gesunde NNR-Teile durch Mitotan zerstört werden.

Primärer Hyperaldosteronismus

Definition: Der primäre Hyperaldosteronismus (PHA) ist gekennzeichnet durch arterielle Hypertonie, Hypokaliämie, erhöhtes Aldosteron in Plasma und Urin und supprimierte Renin-Konzentration/Aktivität im Plasma. Unter dem Begriff PHA werden vier verschiedene Entitäten mit unterschiedlicher Ätiologie und Pathogenese zusammengefaßt:
- Aldosteron-produzierendes Adenom (APA, Conn-Syndrom),
- idiopathischer Hyperaldosteronismus (IHA),
- makronoduläre autonome Hyperplasien der Nebennieren,
- Glukokortikoid-supprimierbarer Hyperaldosteronismus (GSH).

Aldosteron-produzierendes Adenom (APA)

Indikation zur Therapie

Nach Sicherung eines PHA und Nachweis eines hypodensen Knotens in einer Nebenniere ist ein APA die wahrscheinlichste Diagnose. Fällt im Orthostasetest das Plasma-Aldosteron im Vergleich mit dem Aldosteronwert im Liegen ab, dann ist ein APA weitgehend gesichert. Bei Anstieg von Plasma-Aldosteron in Orthostase sollte sicherheitshalber noch eine seitengetrennte Katheterisierung der beiden Nebennierenvenen mit Messung von Aldosteron und Cortisol vorgenommen werden, um die einseitige Hypersekretion von Aldosteron (auf der Seite des röntgenmorphologisch nachgewiesenen Knotens) zu sichern. Es ist nämlich auch denkbar und schon vorgekommen, daß ein IHA mit einem Knoten in einer Nebenniere koinzidiert, der endokrin-inaktiv ist (z.B. nicht-sezernierendes NNR-Adenom oder Ganglioneurom).

Durchführung der Therapie

Die Therapie der Wahl beim APA ist die einseitige Adrenalektomie auf der Seite des nachgewiesenen Adenoms. Präoperativ sollte der Patient für mindestens 2–3 Wochen mit Spironolacton (200–300 mg/d) vorbehandelt werden, ggf. ergänzt durch orale Kaliumzufuhr, um die Hypokalie (Kaliummangel der Zelle) und Hypokaliämie zu kompensieren. Der Blutdruck sollte präoperativ weitgehend normalisiert sein. Hierfür sind manchmal noch weitere Antihypertonika erforderlich.

Operatives Vorgehen

Bei den APA handelt es sich fast immer um gutartige Tumoren mit einem Durchmesser zwischen 0,5 und 3,0 cm. Für die Operation hat sich der paravertebrale dorsale Zugang nach Young als Verfahren der Wahl bewährt. Die Schnittführung läuft etwa 3 Querfinger lateral der Mittellinie, parallel zur Wirbelsäule, beginnend über der 11. Rippe. Sie erstreckt sich nach distal in leicht auswärtsgerichtetem Bogen über ca. 12 cm bis dicht oberhalb des Beckenrandes. Die 12. Rippe wird reseziert. Nach Spaltung der lumbodorsalen Faszie trifft man nach Eintrennung auch der Gerota-Faszie direkt auf die im oberen Nierenpolfett gelegene Nebenniere. Die schrittweise präparatorische Auslösung der Nebenniere erfolgt am besten unter Verwendung von Hämoclips. Die wichtigste zu beachtende Struktur ist die Nebennierenhauptvene, die *rechtsseits* direkt geradlinig in die untere Hohlvene einmündet. Linksseits drainiert die Nebennierenhauptvene abwärts in die Nierenvene. Nach ihrer übersichtlichen Darstellung wird sie entweder zwischen kräftigen Hämoclips oder nach Ansetzen von Klemmen durchtrennt. Der zentrale Venenstumpf sollte sicherheitshalber mit Doppelclip oder zusätzlicher Ligatur versorgt werden. Nach dieser Gefäßunterbrechung gelingt die vollständige Entfernung der knotentragenden Nebenniere mühelos. Das auf Bluttrockenheit überprüfte Wundbett wird mit einer separat ausgeleiteten Redon-Saugdrainage für 24 Stunden versorgt. Der Wundverschluß selbst erfolgt in Etagen, die Hautnaht am besten atraumatisch intrakutan fortlaufend resorbierbar. Der stationäre Klinikaufenthalt kann auf 3–5 Tage begrenzt werden. Die operative Entfernung eines APA ist praktisch immer gleichbedeutend mit unilateraler Adrenalektomie. Der Versuch einer Tumorexstirpation mit Erhalt von Restnebenniere gefährdet die Vollständigkeit des Eingriffs durch eventuelles Belassen kleiner Satellitenknoten, erhöht die Nachblutungsgefahr und ist aus funktioneller Sicht überflüssig bei verbleibender intakter kontralateraler Nebenniere.

Die für Nebennierenoperationen sonst gebräuchlichen transabdominalen oder lumbalen Zugangswege werden im Regelfall nicht benötigt und bleiben allenfalls Tumoren von ungewöhnlicher Größe und Ausdehnung vorbehalten. Neuerdings finden erfolgreich auch endoskopische Techniken zur Entfernung von Nebennieren und kleinen Adenomen Anwendung. Unter Verwendung von 2–4 optischen und Arbeits-Trokaren können auch dabei die Zugänge transabdominal, lateral oder dorsal gewählt werden. In erfahrener Hand erreicht diese Technik bereits hohe Zuverlässigkeit, der Zeitaufwand beträgt jedoch 1,5–3 Stunden.

Erfolgskontrollen, Verlaufskontrollen

Etwa 1–2 Wochen nach der Operation sollten Plasma- oder Urin-Aldosteron (24-Stunden-Harn) hinsichtlich Aldosteronkonzentration bzw. -exkretionsrate untersucht werden. Nach erfolgreicher Operation eines APA ist Aldosteron erniedrigt oder niedrig normal (postoperativer Hypoaldosteronismus). Der Hypoaldosteronismus wird um so ausgeprägter sein, je kürzer die präoperative Spironolactontherapie durchgeführt wurde. Der Blutdruck, Serum-Kalium und -Natrium sind regelmäßig zu kontrollieren. Bei Tendenz zu hypotensiven Blutdruckwerten und Hyperkaliämie muß noch vor Entlassung des Patienten mit einer Substitutionstherapie begonnen werden. Hierfür ist ausschließlich 9α-Fluor-Cortisol, auch Fludrocortison genannt (z. B. Astonin H), geeignet, das zunächst in einer Dosierung von 0,1 mg/d verordnet wird. Später kann nach Maßgabe von Blutdruck und Serum-Kalium die Fludrocortisondosis langsam reduziert werden. Diese Medikation ist mitunter bis zu 6 Monaten nach der Operation notwendig.

Prognose

Bei gesicherter Diagnose APA ist die Operation im Hinblick auf die Korrektur des Hyperaldosteronismus fast immer erfolgreich. In seltenen Fällen persistiert der Hyperaldosteronismus in milderer Form, wenn sich in der kontralateralen Nebenniere ein radiologisch nicht identifizierbares kleines weiteres Adenom befindet. Der Blutdruck fällt im Laufe von 2–4 Wochen nach der Operation fast immer auf normale oder noch leicht erhöhte Werte ab. Langzeitbeobachtungen der Patienten ergeben jedoch, daß bis zu 50 % der Patienten 5–10 Jahre nach der Operation wieder eine arterielle Hypertonie haben, die sich meist gut behandeln läßt. Dies könnte auf morphologische Veränderungen an den Nieren bei lange bestehendem Hypertonus durch APA beruhen, bei positiver Familienanamnese hinsichtlich essentieller Hypertonie (E.H.) ist jedoch auch an die spätere Manifestation einer E.H. zu denken. Das Renin-Aldosteron-System normalisiert sich bei operierten Patienten mit APA völlig, spätestens 6 Monate postoperativ.

Idiopathischer Hyperaldosteronismus (IHA)

Indikation zur Therapie

Der IHA ist morphologisch gekennzeichnet durch eine mikronoduläre Hyperplasie der Zona glomerulosa. In anderen Fällen ist die Nebenniere grob-morphologisch unauffällig. Im Gegensatz zum APA sind die Aldosteron produzierenden Zellen weiter Angiotensin-II-empfindlich. Obwohl die Renin-Sekretion auch hier supprimiert ist, steigt das Plasma-Aldosteron in Orthostase im Vergleich mit dem Liegendwert deutlich an. Auch Plasma-Renin und Angiotensin II steigen im Mittel etwas stärker an als beim APA. Bei deutlichem Anstieg von Plasma-Aldosteron im Orthostase-Test und unauffälligem Computertomogramm der Nebennieren kann ein IHA diagnostiziert werden. Es gibt auch APA, bei denen Aldosteron in Orthostase ansteigt (etwa 10 %). Falls in einem solchen Fall ein kleines Adenom bei der Computertomographie übersehen wird, könnte ein IHA mit einem sog. Angiotensin-responsiven APA verwechselt werden. Die Wahrscheinlichkeit ist allerdings sehr gering. Bei Verdacht kann durch die selektive Blutentnahme aus den Nebennierenvenen mit Bestimmung von Aldosteron und Cortisol die Differentialdiagnose erstellt werden.

Durchführung der Therapie

Die Therapie des IHA ist konservativ. Wichtigster Bestandteil der Pharmakotherapie ist Spironolacton. Für einige Wochen sollten zwei- bis dreimal 100 mg Spironolacton (z. B. Aldactone) pro Tag gegeben werden. Wenn sich hierunter Blutdruck und Serum-Kalium normalisieren, dann ist dies prognostisch günstig. Als Langzeit-Medikation werden von den meisten Patienten jedoch nur 50 bis maximal 150 mg/d Spironolacton vertragen (Potenzstörungen und Gynäkomastie bei Männern, Störungen des Menstruationszyklus bei Frauen). Meist reicht diese Dosis jedoch aus, um das Serum-Kalium zu normalisieren. Bei Persistieren einer leichteren Hypokaliämie kann zusätzlich das kaliumsparende Diuretikum Triamteren (50–100 mg/d) gegeben werden. Auch ein Kombinationsdiuretikum (Hydrochlorothiazid plus Amilorid oder Triamteren) kann verwendet werden. Wenn mit dieser Medikation der Blutdruck noch nicht normalisiert ist, können andere Antihypertonika (z. B. Calciumantagonisten, β-Rezeptorenblocker, α-Rezeptorenblocker) hinzugefügt werden. Auf diese Weise gelingt es meist, Serum-Kalium und Blutdruck zu normalisieren.

Das gleiche trifft auch zu auf Patienten mit APA, die die Operation ablehnen oder bei denen aus anderen Gründen die Operation nicht möglich ist.

Prognose

Über die Prognose des pharmakotherapeutisch behandelten IHA ist nichts Genaues bekannt, sie hängt vermutlich, wie bei der essentiellen Hypertonie, vom Schweregrad der Hypertonie und von begleitenden weiteren Risikofaktoren ab.

Makronoduläre autonome Hyperplasie der Nebennieren

Dieses Syndrom ist sehr selten. Eine oder beide Nebennieren können computertomographisch makronodulär verändert sein. Im Orthostasetest verhält sich Plasma-Aldosteron meist wie bei APA (Abfall in Orthostase). Bei einseitiger makronodulärer Hyperplasie sollte durch Katheterisierung der Nebennierenvenen sichergestellt werden, daß die Hypersekretion von Aldosteron ganz überwiegend einseitig ist. In diesem Fall ist die einseitige Adrenalektomie indiziert. Für die postoperative Zeit gelten die gleichen Überlegungen wie beim APA. Bei doppelseitiger makronodulärer Nebennierenhyperplasie mit primärem Hyperaldosteronismus sollte zunächst ein pharmakotherapeutischer Versuch wie bei

IHA unternommen werden. Nur in seltenen Fällen ist es gerechtfertigt, eine bilaterale Adrenalektomie durchzuführen, da hiernach eine vollständige Abhängigkeit des Patienten von einer Hydrocortison- und Fludrocortisonsubstitution wie bei Morbus Addison besteht.

Glukokortikoid-supprimierbarer Hyperaldosteronismus (GSH)

Es handelt sich um eine monogenetische autosomal-dominant vererbte Erkrankung mit primärem Hyperaldosteronismus. Der molekularbiologische Hintergrund konnte kürzlich geklärt werden. Bei den Patienten liegt ein chimäres Gen vor, dessen Promoter-Region von der ACTH-abhängigen 11β-Hydroxylase abstammt, während der für die Enzymsequenz kodierende Genabschnitt von der Aldosteron-Synthetase abstammt. Hierdurch gerät die Synthese der Aldosteron-Synthetase unter ACTH-Kontrolle. Die ACTH- und Cortisolsekretion ist bei diesen Patienten normal. Aldosteron ist erhöht, Renin supprimiert. In der Zona fasciculata werden erhöhte Mengen von 18-OH-Cortisol und 18-oxo-Cortisol gebildet. Im Orthostasetest fällt Plasma-Aldosteron, ähnlich wie beim APA, im Vergleich zu Aldosteron im Liegen ab! Im Computertomogramm erscheinen die Nebennieren normal. Bei seitengetrennter Nebennieren-Katheterisierung wird Aldosteron von beiden Nebennieren in gleichem Ausmaß synthetisiert. Die Sicherung der Diagnose erfolgt gentechnologisch durch Nachweis des chimären Gens.

Durchführung der Therapie

Therapieprinzip ist die Unterdrückung der ACTH-Sekretion durch das langwirkende Glukokortikoid Dexamethason. Hierdurch wird die Aldosteronsekretion supprimiert, die ebenfalls supprimierte Cortisolsekretion wird durch Dexamethason ersetzt. Nach einigen Wochen normalisieren sich Extrazellulärvolumen, Blutdruck und Serum-Kalium. Das ansteigende Plasma-Renin aktiviert jetzt das normale, ebenfalls vorhandene Aldosteron-Synthetase-Gen.

Man beginnt die Therapie mit zweimal 1 mg/d Dexamethason (zwölfstündlich). Hierunter tritt der gewünschte Therapieeffekt ein. Diese Dosis führt jedoch bei den meisten Patienten zu Nebenwirkungen im Sinne eines leichten iatrogenen Cushing-Syndroms. Die Dexamethason-Dosis muß deshalb allmählich reduziert werden. Nebenwirkungslos vertragene Dexamethason-Dosen supprimieren jedoch nicht immer das Aldosteron im gewünschten Maß, so daß zusätzlich mit kleinen Dosen Spironolacton oder Triamteren und evtl. anderen Antihypertonika therapiert werden muß.

Erfolgskontrollen, Verlaufskontrollen

Hierfür genügen in der Regel die Messung von Serum-Kalium und Blutdruck. Gelegentliche Kontrollen von Plasma- oder Urin-Aldosteron zeigen, ob die spezifische Therapie mit Dexamethason in niedriger Dosis überhaupt noch wirksam ist. Die Effekte von Dexamethason auf das Skelett sollten durch Knochendichtemessungen überprüft werden. Bei Eintreten einer Osteoporose muß eventuell auf ein Dexamethason-freies Therapieschema wie bei IHA übergegangen werden.

Androgen- und Östrogenexzeß

Adrenale Enzymdefekte, besonders 21- und 11β-Hydoxylase-Defekt

Definition: Das kongenitale adrenogenitale Syndrom (AGS) faßt eine Gruppe von autosomal-rezessiv vererbten Störungen der Steroidbiosynthese der Nebennierenrinde (NNR) zusammen. Führt der Enzymdefekt zu Cortisolmangel, dann kommt es durch negativen Feedback auf die ACTH-Sekretion zu einer gesteigerten Produktion von Steroiden vor dem jeweiligen Enzymdefekt und zu einer NNR-Hyperplasie.

Die kongenitalen AGS-Formen mit 21-Hydroxylase- und 11β-Hydroxylase-Defekt machen zusammen fast 98 % aller AGS-Formen aus. Die verschiedenen AGS-Formen können auch in Relation zur Androgenproduktion eingeteilt werden: AGS *mit Androgenüberproduktion* = 21-Hydroxylase- und 11β-Hydroxylase-Defekt; AGS *ohne Androgenüberproduktion* = Cholesterin-Desmolase-, 17-Hydroxylase-/17 – 20-Lyase-, 3β-Hydroxysteroiddehydrogenase-(3β-HSD-)Defekt. Der Androgenexzeß bewirkt bei Mädchen eine Virilisierung des äußeren Genitale sowie postnatal bei beiden Geschlechtern eine Pseudopubertas praecox. Die klinischen Symptome werden aber auch durch die verminderte Produktion von Steroiden nach dem Enzymdefekt definiert (*inadäquate Glukokortikoidproduktion:* Müdigkeit, Apathie, verminderte Streßtoleranz, Hypoglykämie, erhöhte Infektneigung, Addison-ähnliche Krisen; *inadäquate Mineralokortikoidproduktion:* Hyperkaliämie, Hyponatriämie, Salzverlustsyndrom, metabolische Azidose, Blutdruckabfall). Eine verminderte Androgenproduktion bewirkt bei Knaben ein weibliches bzw. intersexuelles äußeres Genitale (Cholesterin-Desmolase-, 17-Hydroxylase-/17 – 20-Lyase, 3β-HSD-Defekt). Eine verminderte Östrogenproduktion bewirkt bei Mädchen eine Pubertas tarda mit primärer Amenorrhö (17-Hydroxylase-/17 – 20-Lyase-Defekt). Neben den klassischen AGS-Formen unterscheidet man heute auch sog. nicht-klassische („late-onset"-) AGS-Formen, die sich vor allem bei Mädchen und Frauen durch eine vermehrte Androgenproduktion charakterisieren lassen (*vor der Pubertät:* prämature Adrenarche, Großwuchs, akzeleriertes Knochenalter, leichte Klitorishypertrophie; *in der Pubertät und bei erwachsenen Frauen:* Hirsutismus, Akne, Seborrhoe, tiefe Stimme, Klitorishypertrophie, temporärer Haarausfall, Stirnglatze, primäre oder sekundäre Amenorrhö, Oligomenorrhö, Kleinwuchs im Erwachsenenalter). „Late-onset"-AGS-Formen sind für den 21-Hydroxylase-, den 11β-Hydroxylase- und für den 3β-HSD-Defekt beschrieben. Adrenale Enzymdefekte mit *normaler* Cortisolsynthese betreffen die Aldosteronsynthetase und die 17,20-Lyase.

Indikation zur Therapie

Der *klassische 21-Hydroxylase-Defekt* bewirkt, daß die Glukokortikoidbiosynthese (unkompliziertes AGS) oder die Glukokortikoid- und die Mineralokortikoidbiosynthese (AGS mit Salzverlust) gestört sind. Weibliche AGS-Neugeborene haben aufgrund der in utero frühzeitig stattfindenden Virilisierung bei der Geburt ein intersexuelles Genitale. Das Genitale der männlichen AGS-Neugeborenen ist bei der Geburt in der Regel unauffällig. Die Knaben und die nicht erkannten Mädchen mit unkompliziertem AGS entwickeln dann ab dem Kleinkindesalter eine Pseudopubertas praecox. Ohne Therapie schreitet die Virilisierung rasch weiter fort. Bis zum Alter von 8 Jahren können die unbehandelten Knaben bereits einen maturen Reifestatus haben, die Hodengröße bleibt aber infantil. Im Alter von 7 – 10 Jahren kommt es bei den unbehandelten AGS-Kindern zum vorzeitigen Epiphysenschluß. Die erreichte Endgröße liegt weit unter der genetischen Zielgröße, der unbehandelte erwachsene AGS-Patient ist kleinwüchsig. Die AGS-Mädchen bleiben ohne Therapie primär amenorrhöisch, da die Hypothalamus-Hypophysen-Gonaden-Achse in der Regel durch die hohen Androgenspiegel supprimiert ist. Wird die Therapie erst verspätet, etwa bei einem Knochenalter von 12 Jahren, eingeleitet, kann die Pseudopubertas praecox infolge der therapiebedingten Aufhebung der androgenbedingten Blockierung des hypothalamischen GnRH-Pulsgenerators in eine echte Pubertas praecox umschlagen. Beim *AGS mit Salzverlustsyndrom* setzt die lebensbedrohliche Salzverlustkrise in der Regel erst zwischen der 2. und 3. Lebenswoche ein, d. h. zu einem Zeitpunkt, wenn die AGS-Neugeborenen bereits zu Hause sind. Auch ältere Kinder unter Therapie sind prinzipiell immer von einer Salzverlustkrise bedroht, wenn sie in akute Streßsituationen (z. B. Infektionskrankheiten mit hohem Fieber, akute Gastroenteritis, Operationen) geraten und die Therapie nicht rechtzeitig adäquat angepaßt wird.

Der *klassische* 11β-Hydroxylase-Mangel bewirkt, daß die Glukokortikoid- und Aldosteronsynthese gestört ist. Es kommt jedoch bis auf sehr seltene Ausnahmen zu keinem Salzverlustsyndrom, da das vermehrte produzierte 11-Desoxycorticosteron aufgrund seiner mineralokortikoiden Wirkungen den Aldosteronmangel kompensiert. Bei den meisten Patienten kommt es bereits in den ersten Lebensjahren zu einem arteriellen Hypertonus. Einige Patienten entwickeln später eine Linksherzhypertrophie und/oder Retinopathie, in seltenen Fällen wurden auch Todesfälle aufgrund eines zerebralen Insultes beschrieben. Charakteristisch sind wie beim 21-Hydroxylase-Defekt die Symptome der Androgenüberproduktion. Bei Knaben entwickelt sich präpubertär häufig eine Gynäkomastie.

Durchführung der Therapie bei klassischen AGS-Formen, Basistherapie

Mittel der Wahl ist bei allen AGS-Formen die *lebenslange* Dauersubstitution mit Glukokortikoiden und beim Salzverlustsyndrom zusätzlich mit Mineralokortikoiden. Ist bei seltenen AGS-Formen die Synthese der Sexualsteroide vermindert (Cholesterin-Desmolase-, 3β-HSD-, 17-Hydroxylase-/17-20-Lyase-Defekt), müssen die entsprechenden Hormone (bei Mädchen Östrogene, bei Jungen Androgene) ab physiologischem Pubertätsalter zusätzlich substituiert werden. Bis zum Abschluß des Wachstums stellt das physiologische Hydrocortison (= Cortisol) das Medikament der Wahl dar.

Der Bedarf wird individuell ermittelt. Als Richtdosis kann eine Menge von 15 – 20 mg/m^2 Körperoberfläche (KOF) und Tag gelten, wobei die Tagesdosis auf 3 Einzeldosen (Morgendosis ca. 50% der Tagesdosis) aufgeteilt wird. Beim Salzverlustsyndrom wird zusätzlich das Mineralokortikoid 9α-Fluorcortisol (z. B. Astonin H) oder sein Azetat (Fludrocortisol, Florinef) in einer altersabhängigen Absolutdosis von 20 – 200 μg/d in einer Tagesdosis verabreicht. Die Dosis wird durch Messung der Plasma-Renin-Aktivität (PRA) ermittelt. Bei jungen Säuglingen sollten im 1. Lebenshalbjahr zusätzlich zur Nahrung täglich 0,5 – 1 g NaCl per os gegeben werden. Die Dauerbehandlung darf niemals unterbrochen oder gar abgebrochen werden. Detaillierte und wiederholte Instruktionen der Eltern und später der Patienten selbst sind erforderlich, damit diese bei Fieberanstieg, Infektbeginn oder akut auftretenden sonstigen Streßsituationen (auch z. B. längere Klausuren, Sportwettkämpfe etc.) die erforderliche Dosiserhöhung *sofort* und *selbständig* vornehmen können. Bei allen Streßsituationen muß die Hydrocortisondosis unverzüglich entsprechend der Streßantwort der gesunden NNR auf das Doppelte bis

Fünffache gesteigert werden. Ist die orale Medikation aus irgendeinem Grunde nicht möglich (z. B. Erbrechen), muß sie parenteral durchgeführt werden. AGS-Patienten müssen einen Notfallausweis erhalten! Stellt man nach Abschluß des Längenwachstums auf andere Glukokortikoide um, muß die Äquivalenzdosis (1 mg Hydrocortison = 0,25 mg Prednisolon = 0,04 mg Dexamethason = 1,25 mg Cortison) beachtet werden.

Medikamentöse Akuttherapie („Salzverlustkrise")

Eine Salzverlustkrise wird im Säuglings- und Kindesalter am häufigsten durch banale Infekte mit und ohne Fieber, z. B. Enteritiden, ausgelöst. Schwere Krisen können jedoch fast immer durch frühzeitige, zusätzliche Gabe von Hydrocortison und 9α-Fluorcortisol in zwei- bis fünffach-normaler Einzeldosis oral und reichlich Flüssigkeit (Glukose-Salz-Tee ohne Kalium, Zubereitung: auf 1 Liter Tee 1–2 Teelöffel NaCl, davon auf 100 ml 1 Teelöffel Traubenzucker) bereits zu Hause vermieden werden. Die Akutmaßnahmen umfassen:

– sofort i. v. oder i. m.: Prednisolon 20 mg/m² KOF, d. h. Säuglinge 10 mg, Kinder 25 mg, Erwachsene 50 mg; besser: Hydrocortison, s. u.!
– Infusion von 0,9 % NaCl, mindestens jedoch Glukose 5 %: NaCl 0,9 % = 1 : 1 bzw. sog. Päd-III-Lösung; oder 75 ml 5,85 % NaCl ad 1000 ml Glukose 5 %; Menge: je nach Exsikkose 100–200 ml/kg KG/ 24 h, anfangs 10–20 ml/kg/h.
– Unverzüglicher Transport zur nächsten (pädiatrischen) Intensivpflegestation.

Da parenteral applizierbares Aldosteron (Aldocorten) heute nicht mehr verfügbar ist, muß statt Prednisolon Hydrocortison-Hemisuccinat (Hydrocortison 100 bzw. 200) in einer Anfangsdosis von 100 mg/m² i. v. (notfalls i. m.) gegeben werden, um ausreichende Mineralokortikoideffekte zu erzielen. Bei schwerer Hyperkaliämie (über 8 mmol/l) sind Calcium i. v. sowie evtl. Insulin und Glukose und/oder Ionenaustauscher (Resonium A) zu geben.

Pränatale Therapie

Die pränatale Therapie des AGS hat zum Ziel, die Virilisierung des äußeren Genitale weiblicher AGS-Feten zu verhindern, um diesen Kindern aufwendige Genitalkorrekturoperationen zu ersparen. Da die pathologisch gesteigerte Androgenbildung der fetalen NNR und somit die Virilisierung des äußeren Genitale weiblicher AGS-Feten bereits ab der

6. SSW beginnt, bevor eine pränatale Diagnostik möglich ist, müssen alle AGS-Risikoschwangerschaften zunächst „blind" behandelt werden. Dexamethason ist das Medikament der Wahl, da es im Gegensatz zu anderen Glukokortikoiden die Plazenta unverändert passiert und so die fetale NNR zu supprimieren vermag. Nach Kenntnis der Schwangerschaft (5./ 6. SSW) erhält die Schwangere täglich dreimal 0,5 mg Dexamethason (Richtdosis: 20 µg/kg/d) per os. Ergibt die pränatale Diagnose, daß der Fetus weiblich und homozygot erkrankt ist, wird die Therapie kontinuierlich bis zum Ende der Schwangerschaft fortgeführt. In allen anderen Fällen erfolgt ein schrittweises Absetzen der Therapie. Eine sorgfältige Überwachung der Risikoschwangerschaft ist selbstverständlich.

Operative Therapie

Genitalkorrekturoperationen gehören in die Hand des auf diesem Gebiet erfahrenen Chirurgen und sollten ausschließlich in spezialisierten Zentren durchgeführt werden. Man sollte die plastisch-chirurgische Korrektur der vergrößerten Klitoris am besten am Ende des ersten Lebensjahres durchführen. Die Wahl des Zeitpunktes für die Vaginalerweiterungsplastik ist umstritten. Manche Zentren streben eine frühe Korrektur, evtl. zusammen oder im Anschluß an die Klitorisplastik an, während andere Gruppen für die Vaginalerweiterungsplastik in der Pubertät eintreten, da die Narbenschrumpfung am östrogenisierten Genitale geringer ist und die sonst in der Regel notwendigen regelmäßigen Bougierungen in Narkose entfallen.

Therapieüberwachung

Kinder und Jugendliche mit einem AGS müssen zusammen in einem Zentrum (erfahrener pädiatrischer Endokrinologie) betreut werden, welchem auch ein zuverlässiges pädiatrisch-endokrinologisches Labor zur Verfügung steht. Bei jeder ambulanten Untersuchung (Säuglinge alle 2 Monate, Kleinkinder alle 4 Monate, Schulkinder alle 4–6 Monate) werden nach der Anamnese (Fragen nach Infekten, Gedeihen, Erbrechen), die Körperlänge, das Gewicht (Eintragen der Werte in Perzentilenkurven!), der Blutdruck und der Reifestatus nach Tanner festgehalten. Wenigstens einmal im Jahr wird das Knochenalter (Röntgen linke Hand) bestimmt. Außerdem sollte regelmäßig eine Ultraschalluntersuchung der Nebennieren durchgeführt werden. Zur Therapiekontrolle eignen sich dieselben Methoden wie zur Diagnostik. Ein guter, über die Tagesrhythmik integrierender Indikator ist die quantitative Menge der Steroidmetaboliten im 24-h-Urin, wobei für den 21-Hydroxylase-Mangel die Erhöhung von Pregnantriol, 17-OH-Pregnanolon und Pregnan-triolon typisch ist. Für die Interpretation muß man die altersabhängigen Normbereiche kennen. Angestrebt werden Werte im mittleren bis oberen Normbereich. Überdosierung von Glukokortikoiden muß vermieden werden (Wachstumsstillstand). Die Hormonbestimmung von 17-Hydroxyprogesteron im Speichel (Tagesprofil in 3 Speichelproben, gewonnen vor der Tabletteneinnahme) hat sich beim 21-Hydroxylase-Defekt ebenfalls bewährt.

Liegt ein Defizit an Mineralokortikoiden vor, dann kommt es zu einer Aktivierung des Renin-Angiotensin-Systems. Laborchemisch findet man eine erhöhte Plasma-Reninaktivität (PRA) bzw. -konzentration. Die Natriumausscheidung sowie der Na-K-Quotient im Sammelurin sind erhöht. Durch eine Erhöhung der Mineralokortikoiddosis läßt sich die Einstellung normalisieren. Die PRA-/Renin-Werte sollen im oberen Normbereich (altersabhängig) liegen. Bei den einfach virilisierenden Formen müssen PRA oder Reninkonzentration ebenfalls regelmäßig bestimmt werden, da bei konstant erhöhten Werten die zusätzliche Gabe eines Mineralokortikoids die hormonelle Kontrolle der Therapie verbessern kann.

Im Gegensatz zum AGS mit 21-Hydroxylase-Defekt zeigen beim 11β-Hydroxylase-Defekt eine supprimierte PRA- bzw. Reninkonzentration sowie ein konstant erhöhter Blutdruck eine zu niedrige Dosierung der Glukokortikoide an.

Nicht-klassische AGS-Formen

Bei den *nicht-klassischen* AGS-Formen mit 21-Hydroxylase-, 3β-HSD- und 11β-Hydroxylase-Defekt besteht die Therapie der Wahl in einer niedrigdosierten Glukokortikoidtherapie. Bei Kindern im Wachstum empfiehlt sich Hydrocortison in niedriger Dosierung (z.B. Hydrocortison 5 – 10 mg/m^2/d), bei ausgewachsenen Jugendlichen und erwachsenen Frauen Dexamethason (z.B. 0,25 mg/d). Daneben hat sich auch die Gabe eines Antiandrogens wie Cyproteronacetat (Dosis 25 – 50 mg/m^2 KOF) in der Therapie bewährt.

Enzymdefekte mit normaler Cortisolproduktion

17,20-Lyase(Desmolase)-Defekt: Der isolierte 17,20-Lyase-Defekt stellt eine Variante des 17-Hydroxylase-Defektes dar. Er tritt sowohl in den Nebennieren als auch in den Gonaden auf und verursacht einen Mangel an Sexualsteroiden, während die Gluko- und Mineralokortikoidsynthese nicht betroffen ist. Eine entsprechende Substitution mit Sexualsteroiden ermöglicht eine normale Pubertätsentwicklung.

Aldosteron-Synthetase-Mangel: Ein isolierter Hypoaldosteronismus entsteht, wenn das Enzym Aldosteron-Synthetase fehlt, das für die Umwandlung von Corticosteron zu 18-OH-Corticosteron und von letzterem zu Aldosteron notwendig ist. Ältere Bezeichnungen sind Corticosteron-Methyloxidase(CMO)-Defekt Typ I und II. Die Therapie besteht in der oralen Substitution von Kochsalz (z. B. 2 g/d NaCl) und von Mineralokortikoiden (9α-Fluor-Cortisol 0,1 – 0,2 mg/d). Darunter lassen sich die Elektrolyte normalisieren, die Kinder gedeihen und zeigen ein Aufholwachstum.

Prognose

Jedes Kind mit AGS muß individuell eingestellt werden. Die benötigte Dosis muß dem Körperwachstum angepaßt, d. h. erhöht werden! Eine gute AGS-Einstellung zeigt keine Nebenwirkungen. Auch alle Impfungen können termingerecht erfolgen. Neben der medizinischen Betreuung ist eine psychologische Betreuung der Familie, insbesondere der adoleszenten Mädchen und jungen Frauen, wünschenswert. Es hat sich gezeigt, daß Selbsthilfegruppen dem Arzt bei der Betreuung der Partienten hilfreich zur Seite stehen können. So wurde vor kurzem in Deutschland der Verein „AGS-Patienten und Elterninitiative e. V." gegründet. Die Prognose des AGS ist bei adäquater Therapie gut. Bei frühdiagnostizierten, optimal kontrollierten und eingestellten AGS-Patienten kann deren Erwachsenengröße im Bereich der elterlichen Zielgröße liegen. Zyklusunregelmäßigkeiten und das Auftreten von polyzystischen Ovarien sind bei Patientinnen mit AGS und Salzverlust nicht selten. Die Fertilitätsprognose ist beim unkomplizierten AGS besser als beim AGS mit Salzverlustsyndrom, insgesamt aber doch eingeschränkt.

Androgen- und östrogenproduzierende Nebennierentumoren

Definition: Androgen-produzierende Tumoren sind selten, kommen aber in allen Lebensaltern vor. Bei Kindern führen die Tumoren zur Pseudopubertas praecox (Knaben) bzw. zur verfrühten Pubertät bei Mädchen. Bei Frauen findet sich eine zunehmende Virilisierung. Bei Männern werden diese Tumoren selten diagnostiziert, da die „Virilisierung" nicht auffallen kann. Die Tumoren können benigne oder maligne sein. Sie produzieren manchmal gleichzeitig Cortisol.

Östrogen-produzierende Tumoren sind extrem selten. Bei Kindern führen sie zur Gynäkomastie (Knaben), bei Mädchen zur isosexuellen Pseudopubertas praecox. Die meisten Tumoren sind bei Männern diagnostiziert worden (Gynäkomastie, Potenzstörungen, Verkleinerung der

Hoden). Diese Tumoren sind meist sehr groß und produzieren manchmal auch Cortisol.

Therapie

Die Therapie entspricht der anderer Nebennierentumoren (Adenome oder Karzinome), s. Kap. Hypercortisolismus (S. 283). Bei Tumoren, die neben Sexualhormonen auch Cortisol hypersezernieren (Freies Cortisol im Harn, Dexamethason-Kurztest), muß wie beim Cortisol-sezernierenden Nebennierentumor perioperativ Hydrocortison infundiert und postoperativ Hydrocortison oral appliziert werden, bis die kontralaterale Nebenniere wieder genügend Cortisol sezerniert (ACTH-Kurztest).

Zufällig entdeckte Nebennierentumoren („Inzidentalome")

Definition: Unter einem „Inzidentalom" („incidentally discovered adrenal mass") versteht man einen mittels bildgebender Verfahren nachgewiesenen Knoten oder Tumor in der Nebenniere, der zufällig auf der Suche nach nicht-endokrinologischen Läsionen entdeckt wird.

Indikation zur Therapie

In 2 – 5 % von abdominellen Computertomogrammen werden Knoten in der Nebenniere über 0,5 cm Durchmesser beschrieben. Auch bei Autopsien werden in der gleichen Größenordnung Nebennierenknoten gesehen, meist benigne adrenokortikale Adenome. Die weitere Diagnostik dient der Erkennung endokrin-aktiver Tumoren (insbesondere Phäochromozytome und limitiert Cortisol-produzierende Adenome – Prä-Cushing-Syndrom), der Erkennung, wenn möglich, eines Nebennierenkarzinoms und der Erkennung von Nebennierenmetastasen bei bekanntem oder unbekanntem Primärtumor. Das therapeutische Vorgehen bei Nebennierenmetastasen erfolgt nach allgemeinen onkologischen Prinzipien und kann hier nicht besprochen werden.

Durchführung der Therapie

Das Hauptproblem der therapeutischen Entscheidung betrifft die Alternative **Operation** versus **Abwarten und Beobachten.** Eine eindeutige Operationsindikation ergibt sich bei nachgewiesenem Phäochromozytom (erhöhte Urin- und/oder Plasmakatecholamine und/oder positives MIBG-Szintigramm). Hinsichtlich Operationsvorbereitung und -durchführung wird auf den Abschn. „Phäochromozytom", S. 311, verwiesen.

Bei Nachweis einer „Prä-Cushing"-Situation und kleinem Nebennierentumor kann, insbesondere bei älteren Patienten, abgewartet werden. Nach einem Jahr sollte die Tumorgröße per CT und die Cortisolproduktion durch Messung von freiem Cortisol im Urin überprüft werden. Bei größeren Tumoren und jüngeren Patienten ist eher zur Operation zu raten. Ein weiteres therapeutisches Dilemma stellt sich bei größeren Nebennierenknoten (mehr als 3 cm Durchmesser), bei denen nach sorgfältiger Testung keinerlei Hormonexzeß nachzuweisen ist. Die Wahrscheinlichkeit, daß es sich um ein Nebennierenrindenkarzinom handelt, ist proportional der Tumorgröße. Alle Experten sind sich darüber einig, daß Tumoren ab 6 cm Größe eine Operationsindikation darstellen (außer bei sehr alten Patienten). Andere Autoren sehen bereits bei Tumoren ab 3 cm Größe eine Operationsindikation. Bei Tumoren über 6 cm Größe ist die Karzinomwahrscheinlichkeit vermutlich größer als 30%, bei Tumoren zwischen 3 und 6 cm Größe vermutlich bis zu 10%. Je jünger der Patient ist, um so eher wird man sich bei einem Tumor zwischen 3 und 6 cm Größe zur Operation entschließen. Die Alternative besteht in der Beobachtung der Tumorgröße, d. h. Kontroll-CT nach ca. 6 Monaten mit Operationsindikation bei deutlichem Wachstum. Bei fehlendem Wachstum erneute Kontrolle nach ca. einem Jahr usw.

Von einer CT- oder Sonographie-gesteuerten Punktion des Tumors zur Klärung der Differentialdiagnose Adenom versus Karzinom muß abgeraten werden, da selbst an exzidierten Nebennierenrindentumoren die Differentialdiagnose benigne versus maligne Läsion schwierig sein kann. Andererseits hat die Tumorpunktion das Risiko einer Zellverschleppung und extrakapsulären Zellnidation im Falle eines Nebennierenkarzinoms. Unseres Erachtens bleibt die Sonographie- oder CT-gesteuerte Punktion dem Nachweis oder Ausschluß eines metastatischen Prozesses und der Aspiration reiner glattwandiger Zysten vorbehalten.

Operationsvorbereitung und Erfolgskontrollen

Bei sicher endokrin inaktiven Nebennierentumoren ist keine spezielle Operationsvorbereitung erforderlich. Bei „Prä-Cushing"-Syndrom sollten perioperativ 100 mg Hydrocortison in 24 Stunden infundiert werden. Postoperativ soll vorsichtshalber mit Hydrocortison, zunächst i. v., später oral (z. B. 20 – 30 mg/d) substituiert werden. Durch morgendliche Messung von Plasma-Cortisol vor Tabletteneinnahme ist zu prüfen, ob weitere Substitution erforderlich ist. Dies kann, wie nach Entfernung eines Nebennierenadenoms bei klinisch apparentem Cushing-Syndrom, für längere Zeit erforderlich sein.

Operatives Vorgehen

Falls bei „Inzidentalomen" bis 3 cm Durchmesser eine Operationsindikation gesehen wird, entspricht das Vorgehen dem beim Conn-Syndrom (APA), s. S. 290.

Auch für „Inzidentalome" zwischen 4 und 6 cm Durchmesser empfiehlt sich der schonende und zuverlässige dorsale, paravertebrale Zugang. Exposition und ausreichend schonende Handhabung der Tumoren mit zuverlässiger Vermeidung ihres Kapselaufbruchs sind von diesem hinteren Zugang aus gewährleistet. Die Exstirpation muß in toto erfolgen.

Bei größeren „Inzidentalomen" empfehlen wir wegen des oberhalb eines Durchmessers von 6 cm rasch zunehmenden Risikos der Malignität den vorderen, transabdominellen Zugang. Dadurch sind eine übersichtliche Exposition und eine gezielte Mitentfernung regionärer Lymphknoten möglich. Bei der bezüglich Dignität schwer zu beurteilenden Histologie von Nebennierentumoren ist die Mituntersuchung regionärer Lymphknoten für Ausschluß oder Nachweis malignitätsbeweisender Lymphknotenmetastasen essentiell.

Die kleineren „Inzidentalome" mögen ideal sein für die Entfernung auf dem Wege der neuen laparoskopischen Techniken. Wichtig ist auch dabei die Forderung nach Intakterhaltung der Tumorkapsel und Bergung des Präparates in einem Beutel. Oberhalb der Risikogröße von 5–6 cm Durchmesser ist der offene operative Zugang im Sinne onkologischer Eingriffsprinzipien erforderlich.

Primäre und sekundäre Nebennierenrinden-Insuffizienz und isolierter Hypoaldosteronismus

Definition: Eine primäre Nebennierenrinden(NNR)-Insuffizienz ist die Folge einer allmählichen Zerstörung der NNR durch einen entzündlichen, tumorösen oder degenerativen Prozeß (Morbus Addison). Bei Meningokokkensepsis (Waterhouse-Friederichsen-Syndrom) oder nach Nebennierenblutungen beim Neugeborenen kann eine akute NNR-Insuffizienz auftreten. Eine sekundäre oder tertiäre NNR-Insuffizienz hingegen ist durch primäre Störungen in der Hypophyse bzw. im Hypothalamus bedingt. Beim isolierten Hypoaldosteronismus (IH) ist die ACTH-Cortisol-Achse intakt, während zuwenig Aldosteron sezerniert wird. Man unterscheidet einen primären oder hyperreninämischen und einen sekundären oder hyporeninämischen IH. Der IH ist somit keine Krankheitsentität.

Basis-Substitution

Die Nebennierenrinde eines gesunden Erwachsenen produziert normalerweise, d. h. ohne Streßsituation, täglich 10 – 20 mg Cortisol. Bei oraler Substitution von Patienten mit kompletter NNR-Insuffizienz beträgt die Hydrocortisondosis wegen begrenzter Bioverfügbarkeit 20 – 30 mg/d. Die Dosis von Cortisonacetat ist etwas höher. Bei einer primären NNR-Insuffizienz muß neben dem Cortisolmangel auch der zusätzlich bestehende Aldosteronmangel berücksichtigt werden. Die Basis-Substitution ist in Tab. 6.**1** zusammengestellt. Der Aldosteronmangel wird durch die Gabe von 0,05 – 0,2 mg 9α-Fluor-Cortisol (Fludrocortison, z. B. Astonin-H) ausgeglichen. Bei Patienten mit sekundärer Nebennierenrindeninsuffizienz ist in der Regel eine alleinige Cortisolsubstitution ausreichend, da die Aldosteronsekretion nicht wesentlich gestört ist. Der Einsatz von synthetischen Glukokortikoiden bei der Substitutionstherapie ist längerfristig nicht gerechtfertigt, sondern lediglich hochdosiert in einer Notfallsituation vertretbar, wenn Cortisol akut nicht zur Verfügung steht. Auch bei Patienten, die zusätzlich zu ihrer NNR-Insuffizienz unter Substitution eine Hypertonie haben, sollte mit Cortisol substituiert wer

---

Tab. 6.**1** Substitutionstherapie bei primärer und sekundärer NNR-Insuffizienz und isoliertem Aldosteronmangel

bei primärer NNR-Insuffizienz

20 – 30 mg/d Cortisol (Hydrocortison Hoechst)
z. B. 15 – 5 – 5 mg
oder 10 – 10 – 5 mg
oder 15 – 10 – 0 mg
oder 20 – 10 – 0 mg

alternativ kann Cortisonacetat (Cortison CIBA) eingesetzt werden
in einer Dosierung von 25 – 37,5 mg/d
z. B. 25 – 12,5 – 0 mg
oder 12,5 – 12,5 – 0 mg

zusätzlich 9α-Fluor-Cortisol (Astonin-H Merck) 0,05 – 0,2 mg/d

bei sekundärer NNR-Insuffizienz

Cortisol oder Cortisonacetat wie bei der primären NNR-Insuffizienz
Mineralokortikoidsubstitution ist in der Regel nicht erforderlich

isolierter Aldosteronmangel

0,05 – 0,02 mg/d 9α-Fluor-Cortisol (Astonin-H Merck)

den. Ggf. kann die Mineralokortikoiddosis bei primärer NNR-Insuffizienz reduziert werden. Alle Patienten mit einer gesicherten NNR-Insuffizienz müssen wegen der Möglichkeit einer akut lebensbedrohlichen Situation mit einem Ausweis, der Informationen über ihre Erkrankung und Substitutionstherapie enthält, versorgt werden. In Streßsituationen, besonders bei fieberhaften Erkrankungen, Operationen, Unfällen etc. (drohende „Addison-Krise"), muß die Cortisoldosis auf 100–200 mg/24 h, parenteral per Dauerinfusion verabreicht, gesteigert werden (z.B. Hydrocortison-Hemisuccinat, Upjohn). Eine zusätzliche Steigerung der Mineralokortikoidsubstitution ist nicht erforderlich wegen der ausreichenden Mineralokortikoidwirkung von Cortisol. Vor vermehrter körperlicher Aktivität (Sport, Wanderungen) sollte die orale Dosis ggf. um 10–20 mg/d Cortisol gesteigert werden. Dies gilt auch für kleinere operative Eingriffe in Lokalanästhesie. Hierbei ist die Einnahme von 10–20 mg Cortisol vor und nach dem Eingriff ausreichend.

In der Schwangerschaft ist die Proteinbindung des Cortisols deutlich erhöht, so daß bei Frauen bei Morbus Addison eine Dosissteigerung, zumindest ab dem 2. Trimenon, erforderlich ist. In der Regel ist eine Steigerung auf 30–40 mg Cortisol oder 40–50 mg Cortisonacetat ausreichend. Unter der Geburt muß eine hochdosierte parenterale Cortisolgabe mit zumindest 100 mg erfolgen. Bei Komplikationen muß diese Dosis gesteigert werden. Wegen der Aldosteron-antagonistischen Wirkung des in der Schwangerschaft stark erhöhten Progesterons muß die Fludrocortisondosis zur Verhinderung einer Hyperkaliämie und arteriellen Hypotonie auf 0,3–0,6 mg/d gesteigert werden.

Behandlung der „Addison-Krise"

Unter „Addison-Krise" versteht man eine akute Akzentuierung der Symptome eines Patienten mit unbehandeltem Morbus Addison. Die Krise kann in Streßsituationen bei bekanntem Morbus Addison oder als Erstmanifestation auftreten. Verkennung der Diagnose führt fast immer zum Tod des Patienten!

Initial werden 100 mg Hydrocortison oder, falls nicht vorhanden, 25–50 mg Prednisolon i.v. injiziert. Gleichzeitig wird mit der schnellen Infusion 0,9%iger Kochsalzlösung (zunächst 1 l/h, 4–6 l/24 h) begonnen, je nach „Kreislaufsituation". Bei niedrigem Blutzucker wird parallel 10%ige Glukoselösung infundiert. Am ersten Tag werden 100–200 mg Hydrocortison als Dauerinfusion nach der initialen Bolusgabe appliziert. Wegen der mineralokortikoiden Potenz des hochdosierten Hydrocortisons braucht in der Krisenbehandlung kein Fludrocortison gegeben zu werden. An den folgenden Tagen kann die Steroidsubstitution reduziert und bald auf orale Basissubstitution übergegangen werden. Bei Entlassung sind Fehler der Basissubstitution zu korrigieren.

Kausale Therapiemöglichkeiten

Kausale Therapiemöglichkeiten sind bei der primären NNR-Insuffizienz in der Regel nicht gegeben, da die Nebennieren irreversibel geschädigt sind. Bei Nebennierenrinden-Insuffizienz infolge Tuberkulose muß überlegt werden, ob eine antituberkulöse Therapie noch indiziert ist. Bei einer sekundären Nebennierenrinden-Insuffizienz infolge von Tumoren im Bereich von Hypothalamus-Hypophyse ist im Einzelfall postoperativ eine Besserung zu beobachten (s. Kap. Hypothalamus und Hypophyse [S. 1] bzw. Schilddrüse [S. 35]). Nach Glukokortikoid-Langzeittherapie oder nach Operation eines Cortisol-produzierenden Nebennierentumors muß so lange substituiert werden, bis das Hypothalamus-Hypophysen-System sich von der Suppression durch den Cortisol-Exzeß erholt hat.

Überwachung der Substitutionstherapie

Die Überwachung der Substitution einer NNR-Insuffizienz erfolgt in der Regel klinisch, d. h. Beachtung des Allgemeinbefindens, des Blutdrucks und der Serum-Elektrolyte. Bei schlechtem Befinden und niedrigem Blutdruck soll die Mineralokortikoidsubstitution durch Messung der Reninaktivität kontrolliert werden. Plasma-Renin, in unbehandeltem Zustand erhöht, soll in den oberen Normbereich abgesenkt sein. Andernfalls muß die Fludrocortisondosis erhöht werden. Eine Messung von Plasma-ACTH- und -Cortisol ist in der Regel nicht indiziert, da deren Höhe nur abhängig ist von dem Abstand der Blutentnahme zur letzten Cortisoleinnahme. Im Einzelfall kann die Effizienz der Cortisoleinnahme eines Patienten durch die Messung eines Plasma-Cortisol-Tagesprofils überprüft werden.

Therapie mit Glukokortikoiden aus endokrinologischer Sicht

Vorbemerkung

Ziel dieser Ausführungen ist es nicht, die zahlreichen Anwendungsbereiche der Therapie mit Glukokortikoiden abzuhandeln. Vielmehr geht es um prinzipielle Aspekte der Anwendung von Glukokortikoiden, der Nebenwirkungen dieser Präparate und der Regeln, die beim Absetzen von Glukokortikoiden beachtet werden müssen.

Prinzipien der Pharmakotherapie mit Glukokortikoiden

Prinzipiell muß zwischen einer Kurz- und Langzeittherapie unterschieden werden. Dies betrifft Dosierung, Nebenwirkungen und Regeln für das Absetzen dieser Therapie. Bei der Kurzzeittherapie spielen Dosishöhe und Verteilung der Therapie über den Tag praktisch keine Rolle. Die Nebenwirkungen sind völlig anders als bei der Langzeittherapie und sämtlich reversibel. Die Langzeittherapie mit Glukokortikoiden unterliegt viel strengeren Regeln. In den letzten Jahren hat die Glukokortikoid-Langzeittherapie an Boden gewonnen, nachdem erkannt wurde, daß eine therapeutische Wirkung auch mit relativ niedrigen Dosen möglich ist, z. B. 2,5 – 5 mg/d Prednisolon-Äquivalent. Auf der anderen Seite wurde erkannt, daß die Nebenwirkungen niedriger Glukokortikoiddosen, z. B. 5 mg/d Prednisolon-Äquivalent, gegenüber den Nebenwirkungen nicht-steroidaler Antiphlogistika zu vernachlässigen sind.

Bei der Glukokortikoid-Kurzzeittherapie, d. h. Glukokortikoidgaben über 14 Tage oder weniger, spielt die Höhe der Dosierung und ihre Verteilung keine wesentliche Rolle. So werden bei allergischen Reaktionen Dosierungen zwischen 50 – 500 mg/d Prednisolon-Äquivalent angegeben. In den verschiedenen onkologischen Therapieschemata wird eine Glukokortikoidtherapie, z. B. mit 3 – 4 Dosierungen täglich, empfohlen.

Prinzipiell ist die einmalige morgendliche Glukokortikoidgabe zu empfehlen. An diesem „Dogma" muß im Einzelfall nicht festgehalten werden. Es ist wichtig, daß bei einer Glukokortikoid-Stoßtherapie, z. B. bei einer subakuten Thyreoiditis (de Quervain), an einer einmaligen morgendlichen Dosierung festgehalten wird, insbesondere in der Phase des endgültigen Ausschleichens der Therapie, um die Suppression des Hypothalamus-Hypophysen-NNR-Systems zu minimieren. Bei einer Langzeittherapie, z. B. bei Erkrankungen des rheumatischen Formenkreises oder bei chronisch-obstruktiver Lungenerkrankung, ist die Höhe der täglichen Gesamtdosis wichtiger als die Verteilung. Manchmal werden diese Patienten lebenslang nicht mehr ohne eine systemische Glukokortikoidtherapie auskommen. Insofern kann man sich nach den subjektiven Beschwerden der Patienten richten und ggf. die Dosis auf 2 Einzeldosierungen pro Tag aufteilen, also z. B. von einer einmaligen Dosis von 5 – 10 mg Prednisolon-Äquivalent morgens auf eine Verteilung auf z. B. 5 mg morgens und 2,5 mg abends übergehen.

Auch 50 Jahre nach Einführung der Glukokortikoidtherapie in die klinische Medizin gibt es kein Präparat mit prinzipiellen Vorteilen. Wirkung und Nebenwirkung eines synthetischen Glukokortikoids hängen von Höhe und Dauer der Dosierung ab, berücksichtigt man die Dosisäquivalenz des jeweiligen Präparates (Tab. 6.**2**). Die Multiplikatoren der Äquivalenztabelle sind jedoch unsicher und erlauben nur eine grobe Orientierung.

Tab. 6.**2** Approximative Dosisäquivalenz für systemische Therapie (nach Kaiser u. Kley, 1992)

Prednison/Prednisolon	5 mg
Prednyliden	6 mg
6-Methylprednisolon	4 mg
Cloprednol	2,5 – 5 mg
Fluocortolon	5 mg
Triamcinolon	4 mg
Paramethason	2 mg
Dexamethason	0,75 mg
Betamethason	0,75 mg

Eine Glukokortikoidtherapie mit Depot-Präparaten ist prinzipiell abzulehnen. Manche Autoren beobachteten bei gleicher therapeutischer Wirkung geringere Nebenwirkungen, wenn die doppelte Tagesdosis jeden 2. Tag verabreicht wurde („alternate day"-Therapie). Hierfür ist am ehesten die geringere Proteinbindung der höheren Corticoiddosis und die damit verbundene schnellere Elimination über die Niere verantwortlich. Einen prinzipiellen Vorteil erbringt diese Therapieform wahrscheinlich nicht. Vielmehr würde in diesen Fällen eine etwas niedriger dosierte tägliche Gabe zum gleichen Ergebnis führen.

Ganz prinzipiell gibt es keinerlei Indikation für eine Therapie mit ACTH anstelle von Glukokortikoiden, da durch ACTH lediglich die Rate der Nebenwirkungen erhöht wird und die Dosierung der gewünschten Glukokortikoidwirkung unsicher bleibt.

Nebenwirkungen einer Glukokortikoid-Pharmakotherapie

Die Nebenwirkungen einer kurzfristigen Corticoid-Stoßtherapie sind geringgradig. Die Patienten klagen über ein Hitzegefühl, besonders im Gesicht, sowie über Schlafstörungen. Auch ist eine deutliche Appetitsteigerung mit der Gefahr einer Gewichtszunahme möglich. Psychische Veränderungen sind bei einer kurzfristigen Therapie selten zu verzeichnen. Die Störung des endogenen Hypothalamus-Hypophysen-NNR-Systems ist in der Regel so gering, daß ein abruptes Absetzen der Glukokortikoid-Pharmakotherapie möglich ist und damit ein „Ausschleichen" der Therapie überflüssig wird.

Ganz anders sind die Nebenwirkungen einer langfristigen Glukokortikoidtherapie einzuschätzen. Diese entsprechen mit einigen Ausnahmen den Symptomen des endogenen Cushing-Syndroms. Alle diese Nebenwirkungen sind abhängig von Höhe und Dauer der Glukokortikoidtherapie, wobei erhebliche individuelle Unterschiede zu verzeichnen sind. Die meisten Nebenwirkungen sind prinzipiell reversibel (Ausnahmen: Katarakt am Auge und Osteoporose). Ob eine Veränderung oder Verminderung des Osteoporoserisikos durch therapeutische Maßnahmen zu erzielen ist, ist nicht gesichert. Trotzdem sollte eine ausreichende Calciumzufuhr, ggf. unter zusätzlicher niedrig dosierter Vitamin-D-Gabe, z. B. 1000 E/d, erfolgen. Körperliche Aktivität sollte, soweit möglich, nachdrücklich empfohlen werden.

Das Risiko einer Gastritis bzw. Ulkusbildung unter Glukokortikoidtherapie ist relativ gering. Eine zusätzliche Therapie mit Antacida sollte allerdings bei Patienten mit entsprechender Anamnese erfolgen.

Endokrinologische Aspekte beim Absetzen einer Glukokortikoid-Pharmakotherapie

Eine kurzzeitige Glukokortikoidtherapie bis max. 14 Tage bedarf nicht des Ausschleichens. Die Glukokortikoidbehandlung kann akut abgebrochen werden. Bei längerfristiger Glukokortikoidtherapie muß der Beeinflussung des endogenen Hypothalamus-Hypophysen-NNR-Systems Rechnung getragen werden. Hier muß eine ausschleichende Therapie erfolgen, wobei es keinerlei prinzipielle zeitliche Regeln für diese ausschleichende Therapie gibt. Das beste Beispiel für dieses Problem stellt das Cushing-Syndrom auf dem Boden eines Cortisol-produzierenden Nebennierentumors dar. Nach operativer Behandlung dieser Form des Cushing-Syndroms besteht für 1–4 Jahre eine sekundäre Insuffizienz der kontralateralen Nebenniere. Eine zeitliche Prognose für das Wiedereintreten der Normalfunktion des Hypothalamus-Hypophysen-NNR-Systems nach langfristiger Glukokortikoidtherapie ist nicht möglich. Es müssen entsprechende endokrinologische Funktionsuntersuchungen durchgeführt werden, wobei dem ACTH-Kurztest eine wichtige Rolle zukommt. Wenn im ACTH-Kurztest gezeigt werden kann, daß sowohl die basale als auch die ACTH-stimulierte Cortisol-Sekretion im Normbereich liegen, kann davon ausgegangen werden, daß die endogene ACTH-Sekretion insoweit intakt ist, daß eine Basis-Substitutionstherapie nicht mehr erforderlich ist. Ob die Streßfähigkeit wieder normal ist, kann mit dem Insulin-Hypoglykämie-Test überprüft werden. Bei noch vorhandener sekundärer Nebennieren-Insuffizienz nach oder unter einer Glukokortikoidtherapie kann ein CRH-Stimulationstest anzeigen, ob die CRH-ACTH-Sekretion wieder normal funktioniert. Der wichtigste Funktionstest für die Praxis ist der ACTH-Kurztest. Bei allen Tests ist zu beachten, daß die letzte Dosis des zur Therapie verwendeten Corticoids mindestens 24 Stunden zurückliegt.

Phäochromozytom

Definition: Phäochromozytome sind Tumoren des Nebennierenmarks. Sie können aber auch, wie auch ausschließlich Noradrenalin-sezernierende Paragangliome, von Ganglien des sympathischen Grenzstrangs und weiter peripher gelegenen sympathischen Ganglien (z. B. in der Blasenwand) ausgehen. Symptome entstehen durch eine kontinuierliche oder paroxysmale Katecholaminsekretion und/oder durch Raumverdrängung. Der Nachweis der Katecholamin-Hypersekretion wird durch Messung der Ausscheidung von Adrenalin und Noradrenalin, Metanephrinen und Vanillin-Mandelsäure im 24-h-Harn, durch Messung der Plasma-Katecholamine, evtl. durch den Chlonidin-Suppressionstest erbracht. Ein spezifisches radiologisches Verfahren ist die Szintigraphie mit ^{131}Jod-markiertem Meta-Jod-Benzyl-Guanidin (MIBG), das bei 80% sporadischer Phäochromozytome positiv ist.

Indikation zur Therapie

Bei gesichertem oder weitgehend wahrscheinlichem Phäochromozytom ist die baldige Operation absolut indiziert. Vor Operation eines einzelnen nachgewiesenen Phäochromozytoms sollte mittels Ganzkörper-MIBG-Szintigraphie ein Zweittumor weitgehend ausgeschlossen werden. Bei zwei Tumoren ändert sich die operative Strategie. Auch bei Verdacht auf ein malignes Phäochromozytom (lokale Invasion, Metastasen) sollte eine operative Intervention zur Reduzierung der Tumormasse unter Berücksichtigung des Gesamtzustandes des Patienten dringend in Erwägung gezogen werden.

Da Phäochromozytome in 5–10% der Fälle im Rahmen des Syndroms der multiplen endokrinen Neoplasie (MEN) Typ II a und II b vorkommen, sollte präoperativ geklärt werden, ob zusätzlich ein primärer Hyperparathyreoidismus oder ein C-Zell-Karzinom der Schilddrüse vorliegen.

Symptomatische Therapie

Die Symptome der Hypersekretion von Adrenalin und Noradrenalin (Hypertonie, Kopfschmerzen, Herzklopfen, Tremor, Schwitzen, Hyperglykämie) können durch eine Therapie mit α-Rezeptorenblockern und später beginnender β-Rezeptorenblockade fast immer beseitigt werden. Da β-Rezeptorenblocker beim Phäochromozytom hypertensive Krisen auslösen können, sollten sie bei gegebener Indikation erst dann verordnet werden, wenn eine sichere α-Rezeptorenblockade erreicht ist.

Operationsvorbereitung

Vor der Operation muß jeder Patient für etwa eine Woche mit ansteigenden Dosen eines α-Rezeptorenblockers, ggf. auch mit einem β-Rezeptorenblocker, behandelt werden. Die protrahierte präoperative α-Rezeptor-Blockade hat zwei Ziele:

1. Die Katecholamine führen durch ihren Angriff auch an den venösen Kapazitätsgefäßen zu einer Verkleinerung des Blutvolumens. Unter hochdosierter α-Rezeptor-Blockade kann sich innerhalb einer Woche das Blutvolumen normalisieren.
2. Durch die bis zum Operationstermin durchgeführte α-Rezeptor-Blockade (letzte orale Dosis morgens vor der Operation) werden Kreislaufkomplikationen (Blutdruckanstieg, Herzrhythmusstörungen) bei Einleitung der Narkose und bei Manipulation des Tumors minimiert. Als Medikament der Wahl gilt Phenoxybenzamin (Dibenzyran). Die Dosis wird innerhalb von 4 Tagen von etwa zweimal 10 mg/d auf dreimal 20 mg/d und danach bis zu 100 mg/d gesteigert. Die Patienten müssen auf die in fast allen Fällen auftretende orthostatische Hypotonie aufmerksam gemacht werden und ggf. dauerhaft im Bett bleiben. Andere Antihypertonika sollen in solchen Fällen abgesetzt werden. Bei deutlicher Tachykardie oder Extrasystolie sollte zusätzlich mit β_1-Rezeptorenblockern behandelt werden.

Anästhesie beim Phäochromozytom

Für die Zufuhr von Medikamenten und ein kontinuierliches Blutdruckmonitoring bedarf es ausreichender peripherer und zentralvenöser Zugänge sowie eines arteriellen Meßkatheters. Für die Regulierung hoher Blutdruckspitzen wird Natrium-Nitroprussid als Infusionslösung in Bereitschaft gehalten. Wegen seines schnellen Wirkungseintritts mit direkt vasodilatatorischem Effekt und einer kurzen Halbwertszeit ist es das Mittel der Wahl. In aufgezogener Spritze liegen zusätzlich bereit ein β-Rezeptorenblocker für den Fall tachykard-arrhythmischer Attacken, weiterhin Dopamin (Arterenol in Reserve) zur Korrektur eines Blutdruckabfalls nach Unterbindung der Nebennierenvene bzw. Exstirpation des Tumors. Neben der obligatorischen EKG-Überwachung während des operativen Eingriffs muß auch die Urinausscheidung jederzeit meßbar sein (Blasenkatheter) Bei doppelseitigem Phäochromozytom, z.B. bei MEN-II-Syndrom, und geplanter, heute üblicher synchroner bilateraler Adrenalektomie ist während der Operation die Gabe von 100 mg Hydrocortison unverzichtbar. Andernfalls kann eine Nebennierenrinden-Insuffizienz frühzeitig eintreten. Da aber auch bei einseitiger Adrenalektomie die funktionelle Intaktheit der kontralateralen Nebenniere nicht sicher abzuschätzen ist, empfehlen wir für jeden Nebenniereneingriff diese Vorsorgemaßnahme.

Operatives Vorgehen beim Phäochromozytom

Die heute verfügbare bildgebende Diagnostik, die Nebennierenknoten ab 0,5 cm Durchmesser zu sichern vermag und die ergänzende MIBG-Szintigraphietechnik mit verbesserter extraadrenaler Darstellung hat Einfluß gewonnen auf die chirurgische Operationsstrategie. Die Forderung nach obligatem transperitonealen Vorgehen zum Zwecke beiderseitiger Nebennieren-Exploration und zum Ausschluß oder zur Sicherung extraadrenaler Lokalisation ist nicht mehr aufrechtzuerhalten. Kleine Phäochromozytome unter 6 cm Durchmesser können vom dorsal-paravertebralen Zugang nach Young (s. Kap. „Primärer Hyperaldosteronismus", S. 290) mit schonender Manipulation und Vermeidung von unkontrollierter Katecholaminausschüttung durch Tumordruck exstirpiert werden. Bei unilateraler Lokalisationssicherheit kommt für Phäochromozytome mittlerer Größe der laterale lumbale Zugang im 11. Interkostalraum ohne Resektion einer Rippe und mit streng extraperitonealem Vorgehen in Frage. Beim bilateralen Phäochromozytom im Rahmen eines MEN-II-Syndroms, bei Kindern mit möglicher gleichzeitiger adrenaler und extraadrenaler Manifestation eines Phäochromozytoms und bei allen sehr großen Phäochromozytomen befürworten wir das transperitoneale Vorgehen. Es gewährleistet die großzügigste Exposition. Bei großen Tumoren mit Malignitätsverdacht gestattet es die Entfernung regionärer Lymphknoten, evtl. auch infiltrativ betroffener Nachbarstrukturen. Bilaterale Befunde sind gelegentlich von unterschiedlicher Größe, ausgeprägter auf der einen und deutlich geringer auf der anderen Seite. Auf der vom größeren Phäochromozytom betroffenen Seite erfolgt in jedem Fall die vollständige Adrenalektomie. Vor allem bei exzentrischer Lage des Tumors in der Nebenniere ist kontralateral gelegentlich eine Tumorentfernung unter Belassen eines funktionstüchtigen Nebennierenrestes möglich. Wenn immer möglich und vertretbar, favorisieren wir beim MEN-II-Syndrom die einseitig totale und die kontralateral subtotale Adrenalektomie zur Vermeidung einer vollständigen Abhängigkeit des Patienten von der Corticosteroidsubstitution.

Postoperative Überwachung und Therapie

Nach erfolgreicher Phäochromozytomentfernung ist in erster Linie auf eine ausreichende Volumenzufuhr zu achten. Es besteht eine ausgeprägte Tendenz zur Hypotension. α- und β-Rezeptorenblocker sind nach Tumorexstirpation sofort abzusetzen. Vasopressoren sollten zurückhaltend verwendet werden. Nach bilateraler totaler oder subtotaler Adrenalektomie wird in den ersten 24 Stunden die Gabe von weiteren 100 mg Hydrocortison fortgesetzt. Später erfolgt die schrittweise bedarfsabhängige Reduzierung. Weiterhin muß die Urinausscheidung kontrolliert werden. Wegen Hypoglykämieneigung nach Tumorentfernung ist der Blutzucker öfter zu messen.

Erfolgskontrollen/Verlaufskontrollen

2 – 3 Wochen nach der Operation sollten die präoperativ erhöhten Katecholamin-Parameter überprüft werden. Bei vollständiger Entfernung des Phäochromozytoms sind die postoperativen Katecholamin-Parameter niedrig-normal. Bei Persistenz einer Hypertonie und bei wahrscheinlichem MEN II-Syndrom sollten auch später zur evtl. Erkennung eines sich bildenden Zweittumors Urin- und Plasma-Katecholamine kontrolliert werden.

Prognose

Die Prognose nach Operation eines sporadischen einseitigen Phäochromozytoms ist sehr gut. Ähnlich wie nach Operation eines aldosteron-produzierenden Adenoms bleibt ein Teil der Patienten postoperativ leicht hypertensiv oder entwickelt einige Jahre später wieder eine, meist leicht behandelbare, arterielle Hypertonie. Bei gesichertem oder wahrscheinlichem Syndrom der multiplen endokrinen Neoplasie Typ II (MEN II) muß nach Entfernung eines einseitigen adrenalen Phäochromozytoms mit der Entwicklung eines zweiten Tumors oder einer Nebennierenmark-Hyperplasie auf der kontralateralen Seite gerechnet werden.

Die Prognose des nicht-resektablen malignen Phäochromozytoms ist schlecht. Die meisten Tumoren wachsen jedoch langsam, so daß bei einer Beherrschung der endokrinen Symptome mit α- und β-Rezeptorenblockern mit einer 5-Jahres-Überlebenszeit von 2–6 Jahren gerechnet werden kann.

Alternative Therapiemöglichkeiten

Bei nicht sofort möglicher Operation oder bei Inoperabilität kann auch langfristig mit α-Rezeptorenblockern und ggf. β-Rezeptorenblockern therapiert werden. Beim malignen Phäochromozytom, evtl. auch nach Entfernung des Primärtumors oder der Haupttumormasse, wird ebenfalls mit α- und β-Rezeptorenblockern, ggf. auch mit Analgetika, behandelt. Falls ein malignes Phäochromozytom (Resttumor und/oder Fernmetastasen) MIBG speichert, kann ein therapeutischer Versuch mit hohen MIBG-Dosen analog zur Therapie des differenzierten Schilddrüsenkarzinoms mit [131]Jod gemacht werden. Bei einigen Patienten kann nach einer solchen Therapie mit Tumorregression, jedoch nicht mit Heilung, gerechnet werden.

■ **Besondere Situationen in der Schwangerschaft:** Ein während der Schwangerschaft diagnostiziertes Phäochromozytom soll, wenn irgend möglich, möglichst früh vor der Entbindung operativ entfernt werden, da es während der Entbindung mit großer Wahrscheinlichkeit zu einer hypertensiven Krise kommen wird, die komplikationsreich sein kann (Kammerflimmern, Schlaganfall, Tod). Entwickelt eine Schwangere unter der Entbindung Hochdruckkrisen, die phäochromozytomverdächtig sind, muß auch ohne Sicherung der Diagnose eines Phäochromozytoms unter Berücksichtigung der Geburtssituation mit α-Rezeptorenblockern und evtl. mit β-Rezeptorenblockern therapiert werden.

Literatur

De Groot, L. J., et al. (Ed.): Endocrinologie, Band 1–3, 2. ed. (Saunders: Philadelphia 1989).

Deutsche Gesellschaft für Endokrinologie (Hrsg.): Rationelle Diagnostik in der Endokrinologie (Redaktion: R. Ziegler, C. R. Pickardt, R. P. Willig) (Thieme: Stuttgart 1993).

Diederich, S., V. Bähr, W. Oelkers: Therapie der Nebenniereninsuffizienz. Dtsch. med. Wschr. 119 (1994), 595–597.

Grossmann, A. (Hrsg.): Clinical Endocrinology (Blackwell: London 1992).

Kaiser, H., H. K. Kley (Hrsg.): Cortisontherapie, 9. Aufl. (Thieme: Stuttgart 1993).

Manger, W. M., R. W. Gifford jr.: Pheochromocytoma. In Laragh, J. H., B. M. Brenner (Ed.): Hypertension: Pathophysiology, Diagnosis and Mangagement (Raven: New York 1990).

Migeon, C. J., P. Donohue: Adrenal Disorders. In Kappy, M. S., R. M. Blizzard, C. J. Migeon (Ed.): The Diagnosis and Treatment of Endocrine Disorders in Childhood and Adolescence, 4. ed. (Thomas: Springfield 1994), 717–856.

Oelkers, W.: Diagnostic puzzle of the adrenal „incidentaloma". Europ. J. Endocrinol. 132 (1995), 419–421.

Orth, D. N.: Cushing's syndrome. New Engl. J. Med. 332 (1995), 791–803.

Stimpel, M.: Diagnostik des primären Aldosteronismus. Dtsch. med. Wschr. 117 (1992), 907–911.

Vaughan jr., E. D., R. M. Carey: Adrenal Disorders (Thieme: Stuttgart – New York 1989).

7. Männliche Gonaden: Hypogonadismus, Infertilität, Pubertätsstörungen

E. Nieschlag, G. Brabant
J. Schopohl und W. Sippell

Vorbemerkungen

Definitionen

Unter **Hypogonadismus** versteht man alle Störungen der Hodenfunktion, also sowohl Störungen der Hormon- als auch der Samenproduktion. Somit führt Hypogonadismus zu Androgenmangel und Infertilität. **Infertilität** ist definiert als ungewollte Kinderlosigkeit eines Paares trotz ungeschützten, regelmäßigen Geschlechtsverkehrs über ein Jahr. Störungen der Fortpflanzungsfähigkeit können auch ohne faßbare Zeichen eines Androgenmangels auftreten; dies trifft sogar für die Mehrzahl der Fälle mit Infertilität zu. Für die Symptomatik des Androgenmangels ist von entscheidender Bedeutung, ob die Störung vor oder nach Abschluß der Pubertät eintritt (Tab. 7.**1**). Intrauteriner Androgenmangel kann zu

Tab. 7.**1**   Symptomatik des Hypogonadismus in Abhängigkeit vom Manifestationsalter

betroffenes Organ/Funktion	vor abgeschlossener Pubertät	nach abgeschlossener Pubertät
Kehlkopf	ausbleibender Stimmbruch	keine Änderung der Stimme
Behaarung	horizontale Pubeshaargrenze, gerade Stirnhaargrenze, mangelnder Bartwuchs	nachlassende sekundäre Geschlechtsbehaarung
Haut	fehlende Sebumproduktion, ausbleibende Akne, Blässe, Hautfältelung	fehlende Sebumproduktion, Atrophie, Blässe, Hautfältelung
Knochen	eunochoider Hochwuchs, Osteoporose	Osteoporose
Knochenmark	leichte Anämie	leichte Anämie
Muskulatur	unterentwickelt	Atrophie
Prostata	unterentwickelt	Atrophie
Penis	infantil	keine Größenänderung
Hoden	evtl. Hodenhochstand, kleines Volumen	Hodenvolumenabnahme
Spermatogenese	nicht initiiert	sistiert
Libido und Potenz	nicht entwickelt	Verlust

einer intersexuellen Entwicklung führen. Mit **Pubertas tarda** wird ein um 2,5 Standardabweichungen gegenüber dem Mittelwert der Norm verzögerter Pubertätsbeginn bezeichnet; sie liegt vor, wenn das Testisvolumen nach dem 14. Geburtstag noch unter 4 ml beträgt und die Pubarche nach dem 15. Geburtstag noch nicht eingetreten ist. **Pubertas praecox** beim Jungen wird definiert als erstes Auftreten von Pubertätszeichen (Pubes Stadium P2 = Pubarche und/oder Testisvolumen über 3 ml = Gonadarche) vor dem 9. Geburtstag.

Klassifizierung

Eine systematische Einteilung erfolgt am besten nach der Lokalisation der Ursachen (Tab. 7.**2**): auf der Ebene des Hypothalamus und der Hypophyse (z. B. idiopathischer hypogonadotroper Hypogonadismus, Kallmann-Syndrom, Adenom), der Testes (z. B. Anorchie, Klinefelter-Syndrom, Lageanomalien der Testes, Orchitis, Varikozele, Germinalzellaplasie, Defekte der Spermiogenese), der ableitenden Samenwege (z. B. Infektion, Obstruktion, immunologische Infertilität), Störungen der Samendeposition (z. B. Hypospadie, erektile Dysfunktion) und den Androgenzielorganen (z. B. testikuläre Feminisierung). Daneben bleibt die große Gruppe der idiopathischen Infertilität, deren verschiedene Ursachen (noch) unbekannt sind (32% der Patienten des Instituts für Reproduktionsmedizin der Universität Münster). Für die Zwecke dieses Buches erfolgt die Klassifizierung der verschiedenen Krankheitsbilder nach den therapeutischen Möglichkeiten.

Risiken und Folgeerscheinungen

Hypogonadismus und Infertilität des Mannes haben zwar keinen unmittelbar lebensbedrohlichen Charakter, können aber die physische und psychische Integrität des betroffenen Patienten erheblich beeinträchtigen. Die im 16.–19. Jahrhundert geübte Frühkastration zur Erhaltung der hohen Singstimme hatte keinen lebensverkürzenden (aber auch keinen lebensverlängernden) Effekt.

Ausprägung und Erhaltung des männlichen Phänotyps sind von Testosteron abhängig. Bereits intrauterin hängt die sexuelle Differenzierung entscheidend von der Wirkung des Testosterons ab; perinatal prägt Testosteron Strukturen des Zentralnervensystems, und schließlich führt es in der Pubertät zur Ausbildung der sekundären Geschlechtsmerkmale. Zu den Wirkungen des Testosterons gehört aber unter anderem auch sein Einfluß auf die Muskel- und Knochenmasse, auf Erythropoese und Lipidstoffwechsel, auf Stimmungslagen und kognitive Funktionen, auf

Tab. 7.2 Systematik der Störungen der Hodenfunktion, basierend auf der Lokalisation ihres Ursprungs

Lokalisation der Störung	Krankheitsbild	Ursache	Symptome des Androgenmangels	Infertilität
Hypothalamus/Hypophyse	idiopathischer hypogonadotroper Hypogonadismus	anlagebedingte Störung der GnRH-Sekretion	+	+
	Kallmann-Syndrom	Defekt des KALIG1-Gens	+	+
	Prader-Labhart-Willi-Syndrom	anlagebedingte Störung der GnRH-Sekretion	+	+
	Laurence-Moon-Bardet-Biedl-Syndrom	anlagebedingte Störung der GnRH-Sekretion	+	+
	familiäre Kleinhirnataxie	anlagebedingte Störung der GnRH-Sekretion	+	+
	konstitutionelle Pubertas tarda	„nachgehende biologische Uhr"	+	+
	sekundäre GnRH-Sekretionsstörung	Tumoren, Infiltrationen, Traumen, Strahlen, Durchblutungsstörungen, Unterernährung, Allgemeinerkrankungen	+	+
	Hypopituitarismus	Tumoren, Infiltrationen, Traumen, Strahlen, Ischämie, Z. n. Operationen	+	+
	Pasqualini-Syndrom	anlagebedingte LH-Sekretionsstörung	+	(+)
	isolierter FSH-Mangel	anlagebedingte FSH-Sekretionsstörung	–	+
	Hyperprolaktinämie	Adenome, Medikamente	+	+
	exogen bedingte Störung	Medikamente, Drogen	+	+

Testes			
angeborene Anorchie	fetaler Hodenverlust	+	+
erworbene Anorchie	Trauma, Torsion, Tumor, Infektion, Operation	+	+
reine Gonadendysgenesie	genetische Störung der gonadalen Differenzierung	+	+
gemischte Gonadendysgenesie	genetische Störung der gonadalen Differenzierung, chromosomales Mosaik (45,X/46,XY)	+	+
Oviduktpersistenz	Fehlen des Anti-Müller-Hormons	–	(–)
Germinalzellaplasie (Sertoli-Cell-Only-Syndrom)	anlagebedingt oder erworben (Strahlen, Infektion)	–	+
Spermatogenesearrest	anlagebedingt oder erworben	–	+
Leydig-Zell-Aplasie	anlagebedingt	+	(+)
familiäre Leydig-Zell-Hyperplasie = „Testotoxikosis" (mit Pseudopubertas praecox)	aktivierende Mutation des LH-Rezeptors	–	+ ME]
Pseudohermaphroditismus masculinus	Enzymdefekte der Testosteronsynthese	+	+
Klinefelter-Syndrom	Non-Dysjunktion in der Reifeteilung der Gameten	+	+
XYY-Syndrom	numerische Chromosomenaberration	(+)	(+)
XX-Mann-Syndrom	Translokation eines Y-Chromosomenstücks in der Spermatogenese des Vaters (?), Mutation (?)	+	+

Tab. 7.2   (Fortsetzung)

Lokalisation der Störung	Krankheitsbild	Ursache	Symptome des Androgenmangels	Infertilität
Testes	männliches Turner-Syndrom	Translokation eines Y-Chromosomenstücks in der Spermatogenese des Vaters (?), Mutation (?)	+	+
	strukturelle Anomalien des Y-Chromosoms	Deletion des AZF-Gens (Yq11)	–	+
	autosomale Anomalien	reziproke Translokationen, Robertson-Translokationen, perizentrische Inversionen	–	+
	Lageanomalien der Testes	anlagebedingt, Testosteronmangel, anatomische Besonderheiten	(+)	+
	endokrin-aktive Hodentumoren	?	+	+
	Varikozele	Veneninsuffizienz mit Durchblutungsstörung des Hodens	(–)	+
	Orchitis	Infektionen mit Zerstörung des Keimepithels	(–)	+
	Globozoospermie	Spermiogenesestörung	–	+
	Syndrom der immotilen Zilien	Spermiogenesestörung (fehlendes Akrosom)	–	+
	9 + 0-Syndrom	Spermiogenesestörung (fehlende zentrale Mikrotubuli)	–	+

	exogen und durch Allgemeinerkrankungen bedingte Störungen	z. B. Medikamente, ionisierende Strahlen, Hitzeexposition, Umwelt- und Genußgifte, Leberzirrhose, Niereninsuffizienz	+	+
ableitende Samenwege und akzessorische Geschlechtsdrüsen	Infektionen	Bakterien, Viren, Chlamydien	–	+
	Obstruktionen	angeborene Anomalien, Infektionen, Vasektomie	–	+
	zystische Fibrose	Mutation im CFTR-Gen	–	+
	CBAVD („congenital bilateral aplasia of the vas deferens")	anlagebedingt, Mutation im CFTR-Gen	–	+
	Young-Syndrom	?	–	+
	Liquefizierungsstörung	?	–	+
	immunologisch bedingte Infertilität	Autoimmunität	–	+
Samendeposition	Penisdeformation	angeboren oder erworben	–	+
	Hypo-/Epispadie	angeboren	–	+
	Phimose	angeboren	–	+
	erektile Dysfunktion	multifaktoriell	(+)	(+)
Androgenzielorgane	testikuläre Feminisierung	anlagebedingter kompletter Androgen-Rezeptor-Mangel	+	+
	Reifenstein-Syndrom	anlagebedingter mäßiger Androgen-Rezeptor-Mangel	+	+

Tab. 7.2 (Fortsetzung)

Lokalisation der Störung	Krankheitsbild	Ursache	Symptome des Androgenmangels	Infertilität
Androgenziel-organe	präpeniles Skrotum	anlagebedingter mäßiger Androgen-Rezeptor-Mangel	+	+
	Androgenresistenz bei Infertilität	anlagebedingter geringer Androgen-Rezeptor-Mangel	–	+
	rezeptorpositive Androgen-resistenz	Störungen distal des Androgen-Rezeptors	(+)	(+)
	perineoskrotale Hypospadie mit Pseudovagina	anlagebedingter 5α-Reduktase-Mangel	+	+

Leistungsfähigkeit und Ausdauer, womit die Bedeutung einer intakten Gonadenfunktion für den gesamten Organismus deutlich wird.

Stimmungslabilität, Antriebsarmut und fehlende Bestätigung durch sexuelle Aktivität führen zu sozialer Isolierung. Systemische Erkrankungserscheinungen wie z. B. Änämie, Lipidstoffwechselveränderungen, Störungen des Bewegungsapparates und Osteoporose können häufige krankheitsbedingte Ausfälle und Frühinvalidität nach sich ziehen. Fehlender Nachwuchs bedingt einen erheblichen persönlichen Leidensdruck und kann bei einer Inzidenz von über 5 % aller Männer zum demographischen Problem werden. Die Infertilität an sich und die erhöhte Prävalenz des Kryptorchismus sind Risikofaktoren für die Entwicklung von Hodentumoren. 10 % aller Hodentumoren finden sich bei Patienten mit Hodenhochstand in der Vorgeschichte. Der Infertilität zugrunde liegende genetische Erkrankungen (z. B. Kallmann-Syndrom, zystische Fibrose) sind, sofern mittels entsprechender Therapie Fertilität erreicht werden kann, aufgrund möglicher genetischer Risiken für die Nachkommen bedeutsam.

Diagnostische Voraussetzungen

Die Anamnese liefert wichtige Hinweise auf einen Hypogonadismus: Leistungsabfall, Verstimmungen, Abnahme der sekundären Geschlechtsbehaarung (Rasurfrequenz), Abnahme der Erektionsfähigkeit, Libido-Verlust, nachlassende Koitusfrequenz; Medikamentenanamnese, berufliche Exposition bez. Hitze und Chemikalien; verzögerter Pubertätseintritt bei einem oder beiden Elternteilen weisen auf konstitutionelle Entwicklungsverzögerung hin.

Die somatische Untersuchung gibt weitere Hinweise: Körperproportionen; Fettverteilung; Gynäkomastie; sekundäre Behaarung; Stimme; Lage, Größe und Konsistenz der Testes; Varikozele; Penis (Hypospadie, Phimose).

Gesichert wird die Diagnose Hypogonadismus durch subnormale Testosteronwerte im Serum und subnormale Ejakulatparameter (Untersuchung des Ejakulats nur noch nach den Richtlinien der WHO). Erhöhte LH- und FSH-Werte weisen auf primäre testikuläre Störungen, erniedrigte oder niedrig normale auf sekundäre hypothalamische/hypophysäre Veränderungen hin; letztere können durch den GnRH-Test bestätigt werden. Der hCG-Test dient zur Differenzierung zwischen Anorchie und Kryptorchismus; Prolaktinerhöhung bei Prolaktinom und pathologischen Prozessen des Hypophysenstiels, aber auch bei starkem Streß und einigen Medikamenten.

Zur weiterführenden Diagnostik gehören bildgebende Verfahren zur Darstellung der Sellaregion (NMR), der Skrotalorgane und Prostata (Ultraschall), der Hodenvenen (Ultraschall und Doppler), der Knochendichte (QCT, Dexa) und des Knochenalters (Röntgen), ferner biochemische und molekularbiologische Untersuchungen von Hormonen und ihren Rezeptoren, die Karyotypisierung und die Hodenbiopsie.

Therapieprinzipien

Viele endokrine Störungen der Hodenfunktion sind durch Substitutionstherapien gut behandelbar; diese vermitteln den Patienten eine hohe Lebensqualität. Viele Fertilitätsstörungen sind dagegen oft einer rationalen Therapie nicht zuzuführen. In diesen Fällen sollte auf „empirische" Therapieverfahren und den oft geübten Polypragmatismus verzichtet werden. Gleichzeitig darf nicht vergessen werden, daß es sich bei Fertilitätsstörungen um das Problem eines Paares handelt und daß ein Partner mit besonders guten reproduktiven Funktionen die Defizite des anderen bis zu einem gewissen Grade kompensieren kann. Daher muß die Optimierung der weiblichen reproduktiven Funktionen essentieller Bestandteil jeder Strategie zur Behandlung männlicher Fertilitätsstörungen sein. Schließlich darf der Wert des ärztlichen Gespräches (inklusive Erklärung patho-/physiologischer Zusammenhänge, Besprechung von Lebensgewohnheiten und Sexualpraktiken, Abbau von Ängsten und falschen Erwartungen) und der Führung durch den Arzt nicht unterschätzt werden. Wenn auch in der Wirkungsweise letztlich nicht geklärt, hat der Therapeut hier zweifelsfrei eine „Plazebo"-Funktion im Zustandekommen einer Schwangerschaft.

Rationale Therapie (Tab. 7.3)

Testosteronsubstitution

Alle Formen des Hypogonadismus bedürfen langfristig der **Substitution mit Testosteron,** die intramuskulär, oral oder transdermal durchgeführt werden kann. Zur Substitution sollte ausschließlich das „natürliche" Testosteron verwandt werden. Methyltestosteron ist wegen der Lebertoxizität obsolet, und andere synthetische Androgene haben nicht das volle Wirkspektrum des Testosterons.

Die parenterale Testosteronsubstituion wird mit **Testosteronenanthat** (Testoviron Depot 250 mg) durchgeführt. Zur vollen Substitution sind intragluteale Injektionen von 250 mg alle 2–3 Wochen erforderlich.

Tab. 7.3 Rationale Therapie bei Hypogonadismus

Präparat	Handelsname	Applikationsform	Dosierung
Therapie bei Hypogonadismus ohne Kinderwunsch			
Testosteronenanthat	Testoviron-Depot	intramuskulär	250 mg alle 2 – 3 Wochen
Testosteronundecanoat	Andriol	oral	zwei- bis dreimal 40 mg/d
TTS-Testosteron	Testoderm	perskrotal	10 – 15 mg/d
Therapie bei hypogonadotropem Hypogonadismus und Kinderwunsch			
humanes Choriongonadotropin (hCG)	Choragon Predalon Pregnesin Primogonyl	intramuskulär oder subkutan	1000 – 2500 I. E. zweimal pro Woche (montags und freitags)
in Kombination mit			
humanem menopausalem Gonadotropin (hMG)	Humegon Menogon Pergonal	intramuskulär oder subkutan	150 I. E. dreimal pro Woche (montags, mittwochs, freitags)
alternative Therapiemöglichkeit bei hpyothalamischer Störung und Kinderwunsch			
GnRH pulsatil	Lutrelef pulse	subkutan	4 – 20 µg pro Puls alle 120 min

Eine orale Substitution kann mit **Testosteronundecanoat** (Andriol) zwei- bis dreimal 40 mg/d durchgeführt werden. Zur besseren Resorbierbarkeit müssen die Kapseln mit einer Mahlzeit eingenommen werden. Nachteile dieser Therapie sind die sehr stark schwankenden, intra- und interindividuell variablen Testosteronserumspiegel. Die orale Substitution empfiehlt sich vor allem, wenn noch eine gewisse Eigenproduktion von Testosteron vorhanden ist oder wenn vorübergehend auf Injektionen verzichtet werden muß, z. B. wegen Markumarisierung oder längerer Abwesenheit vom Wohnort.

Während diese beiden Applikationsformen lang- bzw. kurzfristige Gipfel und Täler des Testosterons im Serum produzieren, imitiert die neueste Therapieform, die **transdermale Testosterongabe** mittels selbsthaftendem Skrotalfilm (Testoderm), den normalen Tagesrhythmus und kommt damit dem Wunsch nach einer physiologischen Pharmakokinetik am nächsten. Alle 24 Stunden wird morgens ein neues System vom Patienten selbst appliziert.

Der Vollständigkeit halber sei darauf hingewiesen, daß in anderen Ländern weitere Testosteronpräparate auf dem Markt sind. Testosteroncypionat (z. B. in den USA) weist bei äquimolarer intramuskulärer Applikation gleiche Pharmakokinetik wie Testosteronenanthat auf. Mit Implantaten aus komprimiertem Testosteron (z. B. in Großbritannien und Australien) kann eine Substitution über 3–6 Monate erreicht werden; der Einsatz der Implantate unter die Bauchhaut erfordert jedoch einen kleinen operativen Eingriff, und die Implantate können gelegentlich extrudieren. In Frankreich wird u. a. eine Dihydrotestosteron-Creme zur Substitution verwandt; für eine ausreichende Resorption muß täglich die gesamte Rumpfvorderwand eingecremt werden; über Hautkontakte wurden Virilisierungserscheinungen bei der Partnerin beobachtet.

Die Dosierung der einzelnen Testosteronpräparate orientiert sich am allgemeinen Wohlbefinden und den Aktivitäten des Patienten, an Informationen über Libido, Erektionsfähigkeit, Koitusfrequenz, an phänotypischen Angaben (sekundäre Geschlechtsbehaarung, Rasurfrequenz, Sebumproduktion, Muskelkraft) sowie an gelegentlichen Testosteronmessungen im Serum am Ende eines Therapieintervalls.

Eine effektive Testosteronsubstitution führt zu einer Steigerung der **Erythropoese** und läßt sich durch das rote Blutbild dokumentieren. Während eine zu niedrige Dosierung die für den Hypogonadismus charakteristische leichte Anämie nicht behebt, kann eine Überdosierung zu mäßiger Polyzythämie und erhöhtem Hämatokrit führen.

Ein **Ejakulatvolumen** im Normalbereich (> 2 ml) gibt Aufschluß über eine ausreichende Stimulation der akzessorischen Geschlechtsdrüsen.

Unter der Testosterontherapie steigt das bei Androgenmangel kleine **Prostatavolumen** in wenigen Monaten in den altersentsprechenden Normalbereich an, ohne diesen jedoch zu übersteigen, wie Volumenmessungen mittels transrektaler Sonographie zeigen. Das prostataspezifische Antigen (PSA) und der Uroflow liefern weitere Parameter zur Überprüfung der Prostatafunktion. Gerade beim Patienten über 40 Jahre ist die regelmäßige Überwachung der Prostata von besonderer Bedeutung, um ein Prostatakarzinom nicht zu übersehen, das durch Testosteron in seinem Wachstum gefördert würde.

Da Testosteronmangel zur Osteoporose führt, die durch Testosteronsubstituion verhindert oder behoben werden kann, ist die Bestimmung der **Knochendichte** ein weiterer entscheidender Parameter in der Therapieüberwachung. Wir bevorzugen die quantitative Computertomographie (QCT) der Lendenwirbelsäule. Es zeigt sich unter einer adäquaten Androgentherapie eine Zunahme der bei hypogonadalen Patienten verminderten Knochendichte.

So effektiv und für Patient und Arzt befriedigend eine Testosteronsubstitution auch sein mag, kann sie in Fällen mit primärem Hypogonadismus, bei dem keine Keimzellen vorhanden sind (z. B. Anorchie, Klinefelter-Syndrom, Sertoli-Cell-Only-Syndrom), Fertilität nicht herbeiführen.

Kinderwunsch bei sekundärem Hypogonadismus

Wenn bei sekundärem Hypogonadismus Kinderwunsch besteht, kann die Hodenfunktion durch Ersatz der ausgefallenen Hormone substituiert werden. Nach Sicherung der Diagnose und einleitender Testosterontherapie zur zügigen Virilisierung wird bei idiopathischem hypogonadotropen Hypogonadismus (IHH) und Kallmann-Syndrom mit GnRH oder hCG/hMG (humanes Chorion- bzw. Menopausen-Gonadotropin) und bei Hypophyseninsuffizienz mit hCG/hMG behandelt. Während der Stimulationstherapie ist eine zusätzliche Behandlung mit Testosteron nicht erforderlich, da die Leydig-Zellen zur Eigenproduktion angeregt werden.

Vor Beginn der aufwendigen Therapie müssen die **reproduktiven Funktionen der Partnerin** untersucht und eventuell therapiert werden. Bei Eintritt einer Gravidität wird wieder auf Testosteron umgestellt. Bei erneutem Kinderwunsch kann die Spermatogenese erneut mit GnRH oder hCG/hMG stimuliert werden. Danach schließt sich wieder eine lebenslange Testosteronsubstitution an. Durch die Testosteronsubstitution wird die Möglichkeit, die Spermatogenese durch GnRH oder Gonadotropine zu stimulieren, nicht verschlechtert.

GnRH wird über eine am Körper getragene **Infusionspumpe** alle 2 Stunden als **GnRH-Puls** subkutan injiziert. Die Anfangsdosis von 4–5 µg kann entsprechend der erreichten LH-, FSH- und Testosteronserumspiegel (bis auf 20 µg) gesteigert werden (Tab. 7.**3**). Die subkutane Injektionsnadel wechselt der Patient alle 2 Tage, um Infektionen und Verstopfungen des Injektionssystems vorzubeugen.

Aufgrund der langen Spermatogenesedauer und anschließender Nebenhodenpassage sind Effekte im Ejakulat frühestens einige Wochen nach Beginn der GnRH-Therapie nachweisbar. Die Therapie kann sich über 12–24 Monate erstrecken. Als Hinweis für ein Ansprechen der Therapie dient die Zunahme der Hodenvolumina, die mit Orchidometer oder sonographisch bestimmt werden. Beide Verfahren sind nur in der Hand des geübten Untersuchers zuverlässig.

Ernste Nebenwirkungen neben lokaler Rötung, Schwellung oder Druckschmerz an der Injektionsstelle treten bei der pulsatilen GnRH-Therapie nicht auf. Selten kann es zur Antikörperbildung gegen GnRH mit nachfolgendem Wirkungsverlust der Substanz kommen.

Alternativ kann die Behandlung auch durch eine kombinierte hCG- (= LH-Aktivität) und HMG-Verabreichung (= FSH-Aktivität) erfolgen. Bei der **hCG/hMG-Therapie** können zunächst 1000–2500 I.E. hCG zweimal wöchentlich i.m. oder s.c. über 4–8 Wochen verabreicht werden (Tab. 7.**3**). Die Dosis wird entsprechend der Testosteron- und Östradiolserumwerte angepaßt. Anschließend wird unter Fortsetzung der hCG-Injektionen dreimal wöchentlich 150 I.E. hMG i.m. oder s.c. injiziert (Tab. 7.**3**).

Allgemein hat sich ein Schema bewährt, bei dem die HMG-Injektionen montags, mittwochs und freitags und die HCG-Injektionen zusätzlich montags und freitags verabreicht werden. Die Injektionslösungen können jeweils zusammen aufgezogen und injiziert werden. Es hat sich gezeigt, daß hCG und auch hMG sowohl intramuskulär als auch subkutan verabreicht werden können. Bei guter Compliance können somit die subkutanen Injektionen vom Patienten selber vorgenommen werden, wodurch die Therapie wesentlich erleichtert wird.

Ebenso wie bei der GnRH-Therapie sollte 12 Wochen nach Therapiebeginn eine erste Ejakulatuntersuchung durchgeführt werden. Auch hier kann die Therapie sich über 12–24 Monate erstrecken. Sichtbarer Ausdruck einer adäquaten Therapie ist die Zunahme des Hodenvolumens.

Schwerwiegende Nebenwirkungen werden nach intramuskulärer oder subkutaner Applikation von hCG/hMG nicht beobachtet; es ist jedoch in seltenen Fällen mit Antikörperbildung gegen hCG und so mit einem Wirkungsverlust zu rechnen.

Beide Therapieformen (GnRH und hCG/hMG) sind gleichermaßen wirksam und können dem Patienten als echte Alternativen angeboten werden. Weder ein Hodenhochstand in der Vorgeschichte noch ein initial sehr geringes Hodenvolumen von 1 ml stellt eine Kontraindikation für diese Therapie dar. Es zeigt sich jedoch, daß es um so schneller zur Entwicklung der Spermatogenese kommt, je größer das Ausgangsvolumen des Hodens ist.

Es ist mit einer **Behandlungsdauer** zwischen 12 und 24 Monaten und manchmal auch darüber hinaus zu rechnen. Die Therapie ist in den meisten Fällen trotz subnormaler Ejakulatparameter erfolgreich, und der Eintritt einer Gravidität wird häufig bereits bei Spermienkonzentrationen zwischen 1 und 5 Mio./ml gesehen.

Die Kosten beider Therapieformen sind bezüglich des Medikamentenverbrauches vergleichbar. Bei der GnRH-Behandlung kommen jedoch einmalig die Kosten für die Anschaffung der GnRH-Infusionspumpe in Höhe von ca. 3200,– DM dazu, wobei die Krankenkassen in der Regel nach Abschluß der Therapie die Pumpen übernehmen und weiterverwenden können.

Nach erfolgreichem Abschluß der Therapie und Eintritt einer Schwangerschaft wird dann wieder auf Testosteron umgestellt. Die Behandlung kann bei erneutem Kinderwunsch wiederholt werden. Alternativ kann am Ende eines Behandlungszyklus an eine Kryokonservierung eines oder mehrerer Ejakulate gedacht werden. Die Spermien können dann später bei erneutem Kinderwunsch für Verfahren der assistierten Fertilisation verwandt werden. Ob die Kosten für die Dauerlagerung in einer kommerziellen Kryobank (gegenwärtig DM 520,– pro Jahr) von der Krankenkasse übernommen werden, muß im Einzelfall geklärt werden.

Durch die primäre Testosteronsubstitution wird die Möglichkeit, die Spermatogenese durch GnRH oder Gonadotropine zu stimulieren, nicht verschlechtert, wie früher häufig angenommen wurde. Da eine einmal initiierte Spermatogenese jedoch vermutlich bei einer erneuten Behandlung aufgrund dann bestehenden Kinderwunsches schneller auf die Therapie anspricht, empfiehlt es sich bei Patienten, die das 18.–20. Lebensjahr überschritten und nicht eine spontane Pubertätsentwicklung durchgemacht haben (IHH und Kallmann-Syndrom), eine Stimulationsbehandlung bis zur Größenzunahme der Testes und bis zum Erscheinen von Spermien im Ejakulat durchzuführen. Eine so durchgeführte erste erfolgreiche Behandlung gibt dem Patienten (und dem Arzt) eine größere Sicherheit, daß die Behandlung im Falle des aktuellen Kinderwunsches gelingen wird.

Pubertas tarda

Pubertas tarda kann Symptom jeder Form eines Hypogonadismus sein, der sich vor dem Pubertätsalter manifestiert. Daher ist eine gründliche Differentialdiagnose erforderlich. Am schwierigsten ist eine (idiopathisch) konstitutionelle Entwicklungsverzögerung von einer hypothalamischen Störung zu differenzieren. Da es fließende Übergänge gibt, muß Bereitschaft zur Überprüfung und Revision der Diagnose gegeben sein.

Testosteron hat sich auch bei der Behandlung der häufigsten Form der Pubertas tarda, der **konstitutionellen Entwicklungsverzögerung**, bewährt. Nach Sicherung der Diagnose und Ausschluß anderer Ursachen wird eine initiale Testosterontherapie mit 3 Injektionen von 250 mg Testosteronenanthat (Testoviron Depot 100 mg oder 250 mg) im Abstand von je 4 Wochen durchgeführt werden. Nach diesem Therapiezyklus wird der Spontanverlauf über weitere drei Monate beobachtet. Die Behandlung kann bei Bedarf ein- bis zweimal wiederholt werden. Die Testosteroninjektionen führen zu einer deutlichen Virilisierung und induzieren oft den Beginn der Pubertät. Eine negative Beeinflussung der zu erwartenden Körpergröße erfolgt bei dieser Dosierung nicht.

Alternativ kann auch hCG (1000 I.E., zweimal wöchentlich über 3 Monate) oder GnRH pulsatil verabreicht werden. Diese Therapieverfahren bieten grundsätzlich gegenüber der Testosterontherapie keine Vorteile, können jedoch bei gleichzeitig bestehendem Hodenhochstand Anwendung finden.

Wird eine spontane Weiterentwicklung nach der Therapie nicht beobachtet, muß die Diagnose erneut überprüft und die Therapie eventuell angepaßt werden.

Pubertas praecox

Wesentliche Voraussetzung für eine erfolgreiche Therapie der Pubertas praecox ist die Differenzierung, ob eine zentrale, gonadotropinabhängige Pubertas praecox **vera** (hypothalamisch, immer isosexuell; bei Jungen etwa fünf- bis zehnmal seltener als bei Mädchen vorkommend) vorliegt oder aber eine periphere, gonadotropin-unabhängige **Pseudo**pubertas praecox (gonadal, adrenal oder exogen bedingt; bei Jungen eher häufiger als bei Mädchen vorkommend). Inkomplette Formen der Pubertas praecox beim Jungen sind die prämature Pubarche und die Pubertätsgynäkomastie.

Pubertas praecox vera

Indikation zur Therapie ist neben den psychosozialen Problemen der gerade bei Jungen oft rasant fortschreitenden vorzeitigen Pubertätsentwicklung der durch den vorzeitigen Epiphysenschluß bedingte, im Erwachsenenalter drohende Kleinwuchs (meist deutlich unter der 3. Perzentile).

Die seit Anfang der sechziger Jahre übliche Therapie mit Gestagenpräparaten (Medroxyprogesteronacetat, Chlormadinon) oder mit dem Antiandrogen Cyproteronacetat supprimiert die mature Gonadotropin- und Testosteronsekretion nicht ausreichend, führt nicht zu einer anhaltenden Verlangsamung der akzelerierten Knochenreifung und verbessert daher die ungünstige Endgrößenprognose nicht. Außerdem fanden sich beim Cyproteronacetat teilweise deutliche Nebenwirkungen: Gewichtszunahme, Müdigkeit, leichte Gynäkomastie, Nebennierenrinden(NNR)-Suppression.

Obwohl in Deutschland für die Indikation Pubertas praecox vera noch nicht offiziell zugelassen, sind **GnRH-Agonisten** die Mittel der Wahl, da sie – insbesondere als Depot-Präparate

a) die pubertär gesteigerte Aktivität der Hypophysen-Gonaden-Achse vollständig und selektiv supprimieren,

b) das Fortschreiten der Reifezeichen und der Knochenreifung verlangsamen bzw. anhalten,

c) die pathologisch erhöhte Wachstumsrate normalisieren und, bei entsprechend langer Therapiedauer,

d) eine normale Endgröße innerhalb des jeweiligen genetischen Zielgrößenbereichs ermöglichen,

e) die erheblichen psychischen Probleme dieser Kinder eindrucksvoll normalisieren sowie

f) weder Nebenwirkungen noch Antikörperbildung aufweisen, auch nach über 10jähriger Therapiedauer.

Auch nach prolongierter Therapie ist die hypophysär-gonadale Suppression voll reversibel; Anhaltspunkte für eingeschränkte Fertilität (z. B. erhöhte FSH-Anstiege im GnRH-Test) ergaben sich nach Therapieende bisher nicht.

Bei Jungen mit Pubertas praecox vera wurden in Deutschland bislang nur zwei GnRH-Agonisten klinisch geprüft: zunächst **Buserelin** (Suprefact) intranasal (zwei- bis sechsmal täglich 150 µg), sowie seit nunmehr 10 Jahren **Triptolerin** (Decapeptyl-Retard) als i.m. Depot (75 µg/kg alle 4 Wochen).

Die **Effektivität der Therapie** sollte durch den speziell erfahrenen Kinderendokrinologen alle 3–6 Monate kontrolliert werden (Reifestatus nach Tanner, Testesvolumina, Wachstumsgeschwindigkeit, Tempo der Knochenreifung, Plasma-Testosteron sowie LH und FSH im GnRH-Test). Der **Zeitpunkt des Therapieendes** richtet sich nach der erreichten Wachstumsprognose sowie der psychosozialen Situation des Jungen. Da die wenigsten Patienten nach Therapieende einen (zweiten) Pubertätswachstumsschub aufweisen, liegt die tatsächliche Endgröße fast immer um einige cm unterhalb der letzten, während der Therapie errechneten Prognose.

Operative Maßnahmen sind bei zentraler Pubertas praecox vera in der Regel nicht indiziert. Die Hamartome im Bereich des posterioren Hypothalamus (Tuber cinereum) sind operativ nur schwer zugänglich, darüber hinaus nicht strahlensensibel, wachsen aber nur selten expansiv.

Pseudopubertas praecox

Die Behandlung der Pseudopubertas praecox orientiert sich am jeweiligen Grundleiden: operative Exstirpation beim Hoden- bzw. NNR-Tumor; bei malignen Tumoren (z.B. β-hCG-produzierende, extragonadale Keimzelltumoren, Dysgerminome, Pinealome) ist zusätzliche Chemo- und/oder Radiotherapie entsprechend den pädiatrisch-onkologischen Therapiekontrollen erforderlich. Bei der familiären Leydig-Zell-Hyperplasie („Testotoxikose") kann die autonom gesteigerte testikuläre Androgenproduktion durch den Aromatase-Inhibitor Testolacton normalisiert werden. Die häufigste Ursache der Pseudopubertas praecox beim Jungen, ein andrenogenitales Syndrom (AGS) ohne neonatalen Salzverlust, wird durch lebenslange Substitution mit Hydrocortison behandelt (s. Kap. „Nebennieren [Mark und Rinde]", S. 297). Auf die Suppression bzw. Elimination der vorzeitig vorhandenen Androgenquelle kann der hypothalamische GnRH-Pulsgenerator nach einigen Monaten mit einer zentralen Pubertas praecox vera antworten: Dann ist die zusätzliche Behandlung mit einem GnRH-Agonisten erforderlich.

Prämature Pubarche

Nach Ausschluß adrenaler bzw. gonadaler Ursachen (s. Band I, „Rationelle Diagnostik in der Endokrinologie") ist bei isolierter prämaturer Pubarche eine Therapie nur in Fällen progredienter Virilisierung bzw. Wachstums- und Knochenreifebeschleunigung indiziert: Hydrocortison 5–10 mg/m^2/d (in 3 Einzeldosen) oder Prednison, zweimal 1–2,5 mg/d.

Infektionen

Klassische Geschlechtskrankheiten wie die Gonorrhö können zu Verschlüssen der Samenwege und damit zu Infertilität führen, wenn sie nicht frühzeitig behandelt werden, wie es heutzutage meist üblich ist. Damit kommen sie als Ursachen von Fertilitätsstörungen seltener in Betracht. Vielmehr bestimmen heute E. coli, Chlamydien, Ureaplasmen und Mykoplasmen das Erregerspektrum infertilitätsbedingender Urogenitalinfektionen. Bei Keimnachweis aus der Seminalflüssigkeit erfolgt eine gezielte antibiotische Behandlung, ansonsten gibt man Tetrazykline oder Erythromycin. Gleichzeitig muß die **Partnerin** untersucht und behandelt werden!

Viren können akute Orchitiden mit Infertilität und seltener auch Androgenmangel als Spätfolgen hervorrufen. Klinisch am wichtigsten ist die postpubertale Mumpsorchitis, bei der es keine spezifische Therapie gibt. Prophylaxe durch Impfung sollte daher bereits im frühen Kindesalter durchgeführt werden. Bakterielle Orchitiden werden entsprechend Resistogramm der aus dem Seminalplasma gezüchteten Keime behandelt.

Obstruktionen

Obstruktionen im Bereich der Nebenhoden und Samenleiter können als Folgen von Infektionen, Vasektomien und akzidenteller Durchtrennung (z. B. bei Herniotomien) vorkommen. Es resultiert Azoospermie. Zur Behebung des Verschlusses kann mikrochirurgisch eine Vasovasostomie oder Epididymovasostomie vorgenommen werden.

Wenn der zu überbrückende Defekt zu lang ist und keine Anastomosen vorgenommen werden können, wie z. B. bei kongenitaler bilateraler Ductusaplasie (oft verursacht durch Mutation im CF-Gen bei Mukoviszidose), können Spermien aus dem Nebenhoden durch Punktion gewonnen und zur Fertilisation in vitro verwandt werden (s. Abschn. „Symptomatische Therapie", S. 339).

Präventive Therapie

Lageanomalien der Testes

Gleithoden, Leistenhoden und kryptorche (= abdominelle) Hoden sind, auch wenn im Schulalter eine Korrektur vorgenommen wurde, oft mit Fertilitätsstörungen assoziiert und weisen ein höheres Risiko der malignen Entartung auf. Deshalb wird gefordert, daß Lageanomalien möglichst bis zum Ende des ersten Lebensjahres korrigiert werden sollten. Zunächst wird eine hormonelle Therapie mit HCG oder GnRH versucht. Bis zum Ende des ersten Lebensjahres werden 500 I.E., ab dem zweiten 1000 I.E. und ab dem sechsten 2000 I.E. **hCG** (Choragon, Pergonal, Primogonyl) pro Woche über 5 Wochen i. m. injiziert. Alternativ kann **GnRH** (dreimal täglich jeweils ein Sprühstoß von 200 µg in jedes Nasenloch über 4 Wochen) verabreicht werden. Bei ausbleibendem Erfolg können diese Behandlungen wiederholt, überkreuz oder kombiniert eingesetzt werden. Wenn der Erfolg dann noch ausbleibt: operative Orchidopexie, möglichst durch einen mit Säuglingen/Kleinkindern erfahrenen Kinderchirurgen. Vor dem Alter von 6 Monaten empfiehlt sich eine Therapie wegen der noch hohen Rate eines spontanen Descensus noch nicht – ausgenommen, es liegt eine begleitende Leistenhernie vor.

Eine Möglichkeit der Verbesserung der Ejakulatparameter beim erwachsenen Patienten mit Lageanomalien der Testes gibt es nicht. Hier kommen lediglich Verfahren der assistierten Fertilisation in Frage (s. Abschn. „Symptomatische Therapie", S. 339).

Kryokonservierung von Spermien

Durch verbesserte Therapieverfahren haben Patienten mit verschiedenen Malignomen heute bessere Überlebenschancen. Chemotherapie und Bestrahlung können jedoch gonadotoxisch sein und spätere Infertilität bedingen. Auch die Entfernung beider Testes (z. B. wegen Hodentumor) führt selbstverständlich zu Infertilität. Daher sollte vor derartigen Maßnahmen die Kryokonservierung von Spermien zur Zeugungsreserve angeboten werden. Dies gilt auch für adoleszente Patienten. Die so asservierten Spermien können später bei Verfahren der assistierten Fertilisation eingesetzt werden und den Patienten Vaterschaft ermöglichen. Gegenwärtig werden die Kosten für die initiale Konservierung und die Dauerlagerung in einer Kryobank nur in Einzelfällen von den Kassen übernommen.

Experimentelle und umstrittene Therapie

Bei über der Hälfte der Patienten mit unerfülltem Kinderwunsch werden eine Varikozele (17 %), immunologische (4 %) oder idiopathische (32 %) Infertilität diagnostiziert (Zahlen basierend auf über 8000 Patienten des Instituts für Reproduktionsmedizin der Universität Münster). Diese Diagnosen zeichnen sich dadurch aus, daß es bisher keine gesichert effektiven Therapieverfahren gibt. Einige Behandlungen werden zwar seit vielen Jahren praktiziert, ein Wirksamkeitsnachweis in kontrollierten Studien wurde aber entweder bisher nicht durchgeführt oder verlief negativ. Da auch in offenen Studien Verbesserungen der Ejakulat-parameter und Schwangerschaften beobachtet werden können, müssen diese Therapieverfahren in plazebokontrollierten, randomisierten Studien überprüft werden, die besonders deshalb schwierig sind, weil zwei Personen, Patient und Partnerin, die Einschlußkriterien strikt erfüllen müssen. Bis der Effektivitätsnachweis geführt wurde, sollten diese Therapieverfahren nur in klinischen Studien eingesetzt werden. Diese Forderung verlangt strenge Disziplin aller Therapeuten, da sonst die unter Behandlung zufällig eingetretene Schwangerschaft vom Patienten, der bei fehlender Aufklärung nicht diskriminieren kann, fälschlicherweise der Heilkunst des Arztes zugeschrieben wird. Gleichzeitig sollte der hohe Anteil ungeklärter Fertilitätsstörungen ein Ansporn sein, die Pathophysiologie und sich daraus ergebende rationale Therapieansätze zu erforschen.

Varikozele

Die Varikozele kommt wahrscheinlich durch Insuffizienz der Venen-klappen zustande und führt über venösen Rückstau, Hypoxämie und gestörte Temperaturregulation zu Beeinträchtigungen der Spermatogenese und Infertilität. Seit über 50 Jahren wird versucht, die Situation durch Unterbrechung des venösen Rückstroms zu korrigieren. Nach der chirurgischen Ligatur wurde die angiographische Embolisation (mit Kunst-stoffen, Spiralen oder Ballons) und die Sklerosierung der Vena spermatica eingeführt. Der Erfolg dieser Verfahren wurde in zahllosen offenen Studien beschrieben, nur wenige bezweifelten die Effektivität. Erst in jüngster Zeit stellen kontrollierte Studien diese Behandlungsformen im Hinblick auf Schwangerschaften in Frage und betonen den Wert der ärztlichen Beratung und der Optimierung der reproduktiven Funktionen der Ehefrau.

Immunologische Infertilität

Infektionen, Traumen und Obstruktionen können zur Entstehung von Spermienantikörpern im Seminalplasma und Infertilität führen. Wenn möglich, sollten diese Zustände behoben werden. Darüber hinaus bleibt die Ursache der Antikörper meist unklar. Trotz klarer pathophysiologischer Konzepte wurde über viele Jahre eine immunsuppressive Therapie mit Glukokortikoiden, teils in hohen Dosen, empfohlen. Neuere doppel-blinde, plazebokontrollierte Studien konnten jedoch zeigen, daß durch diese nicht nebenwirkungsfreie Therapie eine Erhöhung der Schwangerschaftsraten nicht erzielt werden konnte. Deutlich verbesserte Schwangerschaftsraten wurden unter Anwendung von Verfahren der assistierten Befruchtung berichtet. Auch hier steht eine endgültige Evaluierung noch aus.

Idiopathische Infertilität

In Ermangelung rationaler Therapieansätze wurden und werden bei idiopathischer Infertilität die verschiedensten Verfahren empirisch eingesetzt. Dabei lag es nahe, zunächst die bei richtiger Indikation, d. h. bei sekundärem Hypogonadismus, so erfolgreiche endokrine Therapie zu erproben. Nach jahrelangem Einsatz der **hCG/hMG-Therapie** konnte in kontrollierten Studien keine Verbesserung der Schwangerschaftsraten nachgewiesen werden. Dasselbe gilt für die pulsatile **GnRH-Therapie,** die bei Patienten mit erhöhten FSH-Werten propagiert wird. Auch für Androgene **(Mesterolon, Testosteronundecanoat, Testosteron-Rebound-Therapie)** konnte ein Effektivitätsnachweis nicht erbracht werden. Gegenwärtig werden **Antiöstrogene** (Tamoxifen) vielfach in der Praxis eingesetzt. Neben dem fehlenden Wirkungsnachweis lassen mögliche Nebenwirkungen den Einsatz bedenklich erscheinen. Die fehlende Effektivität im Hinblick auf Ejakulatparameter und Schwangerschaftsraten konnte inzwischen für das jahrelang verordnete **Kallikrein** nachgewiesen werden.

Pubertätsgynäkomastie

Gut die Hälfte der männlichen Adoleszenten zeigt im Verlauf der Pubertät eine meist nach einigen Monaten spontan reversible Vergrößerung des Brustdrüsenparenchyms (Stadium B2–B4). Schwere Formen können über Jahre persistieren; in diesen Fällen ist ein Klinefelter-Syndrom auszuschließen (Karyotyp).

Die Therapie richtet sich nach dem Ausmaß der psychischen Beeinträchtigung. Im Vordergrund steht eine **psychologische Führung,** die den Befund als physiologische, harmlose Entwicklungsstörung darstellt, die nichts mit Intersexualität oder Karzinom zu tun hat und sich langsam spontan zurückbildet. Sport jeder Art ist hilfreich. Bei mittelschweren Fällen kann ein Versuch mit einer **medikamentösen Behandlung** indiziert sein (plazebokontrollierte Studien fehlen!): Antiöstrogen Danazol 2–3mal 100 mg/d oder Tamoxifen, ein- bis zweimal 10 mg/d über 2–3 Monate. Ungeeignet ist die Behandlung mit Testosteron, da sie häufig zu weiterer Zunahme der Gynäkomastie führt. Bei schweren Formen kann die **operative Entfernung** des Brustdrüsenkörpers über einen halbkreisförmigen Mamillenrandschnitt indiziert sein (speziell erfahrener plastischer Chirurg nötig). Anschließend ist ein Druckverband zur Keloidprophylaxe über längere Zeit erforderlich.

Symptomatische Therapie: assistierte Fertilisation

Die bisher beschriebenen Therapieverfahren zielen darauf ab, die Spermatogenese zu stimulieren oder die Ejakulatparameter zu verbessern, um so eine Schwangerschaft zu erzielen. Da dies jedoch nur in den wenigsten Fällen rational begründbar und effektiv gelingt, liegt der Versuch nahe, Spermien und Eizelle einander näher bzw. in unmittelbaren Kontakt zu bringen.

Homologe Insemination

Am längsten praktiziert wird die **homologe Insemination.** Diese sollte nicht mehr mit nativem Ejakulat, sondern nur noch mit aufbereiteten Spermien und in stimulierten und überwachten Zyklen (zur Erhöhung der Eizellzahl und Terminierung des Inseminationszeitpunktes am Follikelsprung) vorgenommen werden. In der eigenen Zusammenarbeit mit der Universitäts-Frauenklinik Münster konnten so Schwangerschaftsraten von 40% erzielt werden.

In-vitro-Fertilisation

Männliche Fertilitätsstörungen sind (nach tubarer Sterilität) inzwischen die zweithäufigste Indikation zur **In-vitro-Fertilisation** (IVF). Die Fertilisations- und Schwangerschaftsraten bei aus männlicher Indikation durchgeführter IVF bleiben jedoch deutlich hinter der Erfolgsrate bei tubarer Sterilität und normalen Spermienparametern zurück. Bisher ist es nicht gelungen, einheitliche Mindestanforderungen an die Spermienparameter zu definieren, um noch eine vertretbare Erfolgsrate sowohl der Insemination als auch der IVF garantieren zu können. Ferner muß berücksichtigt werden, daß auf seiten der Frau ein Überstimulationssyndrom durch Gonadotropintherapie, Komplikationen beim Ovum-pick-up, ektope und multiple Schwangerschaften auftreten können.

Intrazytoplasmatische Spermieninjektion

Diese Risiken müssen auch bei der **intrazytoplasmatischen Spermieninjektion** (ICSI) direkt in die Eizelle berücksichtigt werden. Mit diesem Verfahren gelingt es auch noch mit einzelnen Spermien, die aus dem Ejakulat, oder aus Nebenhodenpunktaten gewonnen werden, Schwangerschaften zu erzielen. Die Sorge, es könnte eine erhöhte Mißbildungsrate auftreten, hat sich nicht bestätigt. Neuerdings wird auch erfolgreich versucht, durch Injektion von Spermien, die aus testikulärem Gewebe isoliert wurden und die Reifungsprozesse im Nebenhoden nicht durchlaufen haben, sowie mit Spermatiden, Schwangerschaften zu erzielen.

ICSI eröffnet die Möglichkeit der Vaterschaft auch in den Fällen, bei denen bisher eine Schwangerschaft nur durch **heterologe Insemination** herbeigeführt werden konnte, und drängt dieses Verfahren noch mehr in den Hintergrund. Die heterologe Insemination, bei der der Samenspender anonym bleibt, wird ohnehin vielfach abgelehnt, da sie dem Grundsatz widerspricht, alle an der Fortpflanzung beteiligten Personen sollten im Hinblick auf ihre personalen Beziehungen identifizierbar bleiben.

Literatur

Bals-Pratsch, M., U. A. Knuth, W. Hönigl, H. M. Klein, M. Bergmann, E. Nieschlag: Pulsatile GnRH-therapy in oligozoospermic men does not improve seminal parameters despite decreased FSH levels. Clin. Endocrinol. 30 (1989), 549–560.

Behre, H. M., S. Kliesch, D. Meschede, E. Nieschlag: Hypogonadismus und Infertilität des Mannes. In Gerok, W., F. Hartmann, M. Pfreundschuh, Th. Philipp, H.-P. Schuster, G. W. Sybrecht (Hrsg.): Klinik der Gegenwart, Bd. III (Urban & Schwarzenberg: München 1994), 1–73.

Deipenwisch, U., R. Hilse, F. Oberpenning, E. Nieschlag, M. Sader: Persönlichkeit und Streßverarbeitungsstrategien von ungewollt kinderlosen Männern. Fertilität 10 (1993), 118–120.

Dodson, W. C., A. F. Haney: Controlled ovarian hyperstimulation and intrauterine insemination for treatment of infertility. Fertil. Steril. 55 (1991), 457–467.

Glezerman, M., E. Lunenfeld, G. Potashnik, M. Huleihel, Y. Soffer, S. Segal: Efficacy of kallikrein in the treatment of oligozoospermia and asthenozoospermia: a double-blind trial. Fertil. Steril. 60 (1993), 1052–1056.

Keck, C., H. M. Behre, F. Jockenhövel, E. Nieschlag: Ineffectiveness of kallikrein in treatment of idiopathic male infertility: a double-blind, randomized, placebo-controlled study. Hum. Reprod. 9 (1994), 325–329.

Kliesch, S., H. M. Behre, E. Nieschlag: High efficacy of GnRH and gonadotropin therapy in hypogonadotropic hypogonadal men. Europ. J. Endocrinol. 131 (1994), 347–354.

Nagy, Z. P., J. Liu., H. Joris, G. Verheyen, H. Tournaye, M. Camus, M.-P. Derde, P. Devroey, A. C. Van Steirteghem: The result of intracytoplasmic sperm injection is not related to any of the three basic sperm parameters. Hum. Reprod. 10 (1995), 1123–1129.

Nieschlag, E.: Current therapy: Care for the infertile male. Clin. Endocrinol. 38 (1993), 123.

Nieschlag, E., H. M. Behre: Therapie des Hypogonadismus und der Infertilität. Eine kritische Wertung. Internist 34 (1993), 756–766.

Nieschlag, E., L. Hertle, A. R. Fischedick, H. M. Behre: Treatment of varicocele. Counselling as effective as occlusion of the vena spermatica. Hum. Reprod. 10 (1995), 347–353.

Nieschlag, E., A. von zur Mühlen, W. Sippell: Männliche Gonaden. In Deutsche Gesellschaft für Endokrinologie (Redaktion: Ziegler, R., C. R. Pickardt, R. P. Willig): Rationelle Diagnostik in der Endokrinologie (Thieme: Stuttgart 1993), 186–212.

Nieschlag, E., Ch. Wang, D. J. Handelsman, R. S. Swerdloff, F. C. W. Wu, N. Einer-Jensen, G. M. H. Waites: Guidelines for the Use of Androgens (WHO Special Programme of Research, Development and Research Training in Human Reproduction: Geneva 1992).

O'Donovan, P. A., P. Vandekerckhove, R. J. Lilford, E. Hughes: Treatment of male infertility. Is it effective? Review and meta-analyses of published randomized controlled trials. Hum. Reprod. 8 (1993), 1209–1222.

Ooostdijk, W., C.-J. Partsch, S. L. S. Drop, W. G. Sippell: Hormonal evaluation during and after long-term treatment with a slow-release GnRH agonist of children with central praecocious puberty; effect on final height. Plant, T. M., P. A. Lee (Ed.): The Neurobiology of Puberty. Journal of Endocr. ltd. Bristol (1995), 27, 319–326.

Partsch, C.-J., R. Hümmelink, M. Peter, W. G. Sippell, W. Oostdijk, R. J. H. Odink, S. L. S. Drop: Comparison of complete and incomplete suppression of pituitary-gonadal activity with central precocious puberty. Influence on growth and predicted final height. Horm. Res. 39 (1993), 111–117.

Purvis, K., E. Christiansen: Infection in the male reproductive tract. Impact, diagnosis and treatment in relation to male infertility. Int. J. Androl. 16 (1993), 1–13.

Rolf, C., H. M. Behre, E. Nieschlag: Tamoxifen bei männlicher Infertilität: Analyse einer fragwürdigen Therapie. Dtsch. med. Wschr. 121 (1996), 33–39.

Saal, W., J. Happ, U., Cordes, R. P. Baum, M. Schmidt: Subcutaneous gonadotropin therapy in male patients with hypogonadotropic hypogonadism. Fertil. Steril. 56 (1991), 319–324.

Schlesinger, M. H., I. F. Wilets, H. M. Nagler: Treatment outcome after varicocelectomy. Urol. Clin. N. Amer. 21 (1994), 517–529.

Schopohl, J., G. Mehltretter, R. von Zumbusch, T. Eversmann, K. von Werder: Comparison of gonadotropin-releasing hormone and gonadotropin therapy in male patients with idiopathic hypothalamic hypogonadism. Fertil. Steril. 56 (1991), 1143–1150.

Silverberg, K., J. Johnson, D. Olive, W. Burns, R. S. Schenken: A prospective, randomized trial comparing two different intrauterine insemination regimens in controlled ovarian hyperstimulation cycles. Fertil. Steril. 57 (1992), 357–361.

Sippell, W. G., D. Knorr: Erkrankungen der endokrinen Drüsen. In Betke, K., W. Künzer, J. Schjaub: Keller/Wiskott Lehrbuch der Kinderheilkunde, VI. Aufl. (Thieme: Stuttgart 1991), 649–699.

Sorgo, W., E. Kiraly, J. Homoki, E. Heinze, W. M. Teller, J. R. Bierich, H. Moeller, M. B. Ranke, O. Butenandt, D. Knorr: The effects of cyproterone acetate on statural growth in children with precocious puberty. Acta endocrinol. 115 (1987), 44–56.

Whitcomb, R., W. F. Crowley: Clinical relview 4: diagnosis and treatment of isolated gonadotropin-releasing hormone deficiency in men. J. clin. Endocrinol. Metab. 70 (1990), 3–7.

WHO Laborhandbuch zur Untersuchung des menschlichen Ejakulates und der Spermien/Zervikalschleim-Interaktion. Übersetzung: Nieschlag, E., M. Bals-Pratsch, H. M. Behre, U. A. Knuth, D. Meschede, S. Nieschlag (Springer: Berlin, Heidelberg, New York 1993).

8. Weibliche Gonaden: Gynäkologische Endokrinologie und Fertilitätsstörungen

B. Hinney und W. Wuttke

Die Therapie im Bereich der gynäkologischen Endokrinologie und Fertilitätsstörungen dient normalerweise folgenden Zielen:
1. Therapie der Ovarialinsuffizienz bei Fertilitätsstörungen,
2. Therapie von Zyklusstörungen,
3. hormonelle Antikonzeption.
4. Therapie der Hyperandrogenämie,
5. Therapie von Ausfallserscheinungen bei gestörter oder erloschener Ovarialfunktion,
6. hormonelle Therapie der Endometriose,
7. Hormontherapie bei Uterus myomatosus.

Therapie der Ovarialinsuffizienz bei Fertilitätsstörungen

Die Therapie von hormonell bedingten Fertilitätsstörungen richtet sich nach deren Ursachen. Die Störungen können im Hypothalamus, in der Hypophyse oder im Ovar zu suchen sein: Im Verlauf des weiblichen Zyklus reift normalerweise unter dem Einfluß der Gonadotropine FSH und LH in einem Ovar ein Follikel heran. Der Follikel bildet mit zunehmender Größe ansteigende Östradiolmengen. Dieses Hormon wirkt unter anderem auf das Endometrium und führt dort zu einer deutlichen Proliferation. Bei einer Größe des Follikels von etwa 20–25 mm und einem Östradiolspiegel von etwa 300 pg/ml kommt es zum mittzyklischen LH-Peak und nachfolgend zur Ovulation. Aus dem Follikel wird das Corpus luteum; dieses bildet neben Östradiol große Mengen Progesteron. Falls die Befruchtung ausbleibt, kommt es zur Luteolyse und mit dem Abfall der Steroidserumspiegel zum Abstoßen des Endometriums, d. h. zur Regelblutung. Alle geschilderten Vorgänge können gestört sein. Zyklusstörungen können erste Hinweise auf eine Beeinträchtigung der Ovarialfunktion liefern. Vor allem das Ausbleiben der Regelblutung, die Amenorrhö (5–15 % aller Sterilitätsfälle) und die zu seltene Blutung, die Oligomenorrhö (10–25 % aller Sterilitätsfälle), sind mit einer deutlichen Verminderung der Schwangerschaftswahrscheinlichkeit verbunden. Es muß allerdings betont werden, daß die meisten Frauen mit Ovarialfunktionsstörungen einen völlig normalen Zyklus haben, dennoch können anovulatorische Zyklen oder Störungen der Follikelreifung und/oder Störungen der Corpus-luteum-Funktion vorliegen. Die Störung ist in diesen Fällen durch eine Beurteilung der basalen Körpertemperatur und/oder durch Hormonbestimmungen zu erkennen.

Erste Hinweise auf die Ursache der Störung liefert die sogenannte Hormonbasisdiagnostik. Die Blutentnahme sollte bei vorhandenem Zyklus in der ersten Zyklushälfte (frühe oder mittlere Follikelphase) erfolgen. Bestimmt werden sollten folgende Hormone: FSH, LH, Prolaktin, Östradiol, Testosteron, DHEA-S und das basale TSH.

Im Anschluß an die Basisdiagnostik sollte bei vorhandenem Zyklus ein sogenanntes Zyklusmonitoring erfolgen, d. h. es sollten die Follikelreifung und die Funktion des Corpus luteum sonographisch und endokrinologisch überwacht werden.

Schilddrüsenstörungen

Falls die Bestimmung des basalen TSH Auffälligkeiten ergibt, sollte die Funktionsstörung der Schilddrüse entsprechend korrigiert werden. Sowohl Über- als auch Unterfunktionen der Schilddrüse sind mit Beeinträchtigungen der Reproduktion verbunden.

Sekundäre Ovarialinsuffizienz

Liegen die Gonadotropine bei Amenorrhö oder Oligomenorrhö im Normbereich oder unter der Norm, besteht eine sekundäre Ovarialinsuffizienz. In diesen Fällen findet sich häufig eine Störung im hypothalamischen Bereich. Diese Störungen machen ca. 5 – 10 % aller Sterilitätsfälle aus und sind medikamentös gut beeinflußbar. Zur gezielten Therapie müssen die Ergebnisse der Basisdiagnostik und, im Falle einer Amenorrhö, das Ergebnis des Gestagentests berücksichtigt werden. Bei gestagennegativer Amenorrhö (keine Blutung nach zehn- bis zwölftägiger Gestagengabe) ist z. B. eine Clomifentherapie nicht indiziert.

Therapie bei Hyperprolaktinämie

Sekundäre Störungen der Ovarialfunktion können durch erhöhte Prolaktinspiegel verursacht sein. Erhöhte Prolaktinspiegel können neben allen Formen der Zyklusstörungen (Amenorrhö, Oligomenorrhö, anovulatorische Zyklen, Follikelreifungsstörungen, Corpus-luteum-Insuffizienz) auch eine Galaktorrhö verursachen. Da Prolaktinerhöhungen nicht selten auf Adenome der Hypophyse zurückzuführen sind und da Hypophysenadenome zu neurologischen Ausfallserscheinungen (insbesondere Kompression der Sehnerven) führen können, muß bei Hyperprolaktinämie die Hypophyse durch bildgebende Verfahren abgeklärt werden. Prolaktinproduzierende Zellen der Hypophyse sind in ihrer sekretorischen Eigenschaft durch Dopamin-Agonisten inhibierbar. Demzufolge können erhöhte Prolaktinserumspiegel durch Dopamin-Agonisten gesenkt werden. Das Serum-Prolaktin sollte durch einschleichende Gabe von Bromocriptin, Cabergolin oder Lisurid auf Werte unter 500 µU/ml gesenkt werden.

Andere Formen der sekundären Ovarialinsuffizienz

Die häufigsten Störungen der Ovarialfunktion sind in Verbindung mit erhöhten Androgenspiegeln, d. h. erhöhten Testosteron- und/oder DHE-AS-Serumwerten zu finden (etwa 50 % aller Sterilitätsfälle). Zusätzlich ist dabei meist auch der LH-Spiegel erhöht, d. h. es findet sich ein LH/FSH-Quotient > 1. Die Ovarien weisen bei dieser Hormonkonstellation vielfach zahlreiche kleine randständige Follikel auf und werden deshalb als polyzystisch bezeichnet. Die Störung wird polyzystisches Ovar-Syndrom (PCO) genannt. In ausgeprägter Form liegen Oligo- oder Amenorrhöen vor. Nicht selten ist das Syndrom mit Adipositas assoziiert. Eine Senkung der Androgene und die Normalisierung des Zyklus kann häufig durch Reduktion des Körpergewichts erreicht werden. Des weiteren können die erhöhten Androgenspiegel durch niedrigdosierte Kortikoidgaben gesenkt werden (z. B. 0.25 – 0,5 mg/d Dexamethason). In der Mehrzahl der Fälle wird allerdings noch eine zusätzliche spezielle Therapie zur Ovulationsauslösung erforderlich (s. u.).

Bewährte Therapieverfahren

Zur Ovulationsauslösung bei sekundärer Ovarialinsuffizienz können grundsätzlich drei verschiedene Therapieverfahren zur Anwendung kommen:
1. Antiöstrogene,
2. Gonadotropine,
3. pulsatile GnRH-Therapie.

Antiöstrogentherapie

Die Blockade hypothalamischer Östrogenrezeptoren durch Antiöstrogene simuliert im Bereich von Hypothalamus/Hypophyse einen relativen Östrogenmangel. Dies bewirkt eine vermehrte Ausschüttung von Gonadotropinen und somit eine verstärkte Stimulation der Ovarien. Die Anwendung ist einfach, da die Antiöstrogene oral verabreicht werden können. In erster Linie kommt Clomifen-Citrat zur Anwendung.

Art der Anwendung: Die Therapie beginnt normalerweise mit der Gabe von 50 mg Clomifen/d vom 5. – 9. Zyklustag. Bei fehlender oder unzureichender Reaktion kann die Dosis auf 100 bis maximal 150 mg/d erhöht werden. Nach Clomifengabe kommt es normalerweise wie im unbehandelten Zyklus spontan zum endogenen LH-Anstieg und damit zur Ovulation. Die Ovulation kann allerdings auch durch Gabe von HCG (5000 I.E.) ausgelöst werden. Ein Vorteil der HCG-Gabe besteht in der besseren Terminierung der Ovulation (36 h nach HCG-Gabe ist mit der Ovulation zu rechnen), um eine eventuell vorgesehene Insemination besser planen zu können. Bezüglich der Schwangerschaftsraten scheinen beide Verfahrensweisen keine Unterschiede aufzuweisen.

Indikationen: Gestagenpositive Amenorrhö, anovulatorische Zyklen, Follikelreifungsstörungen, Corpus-luteum-Insuffizienz.

Erfolgsaussichten: In geeigneten Fällen sind ca. 80 % Ovulationen und ca. 20 – 30 % Schwangerschaften zu erwarten. Die Diskrepanz zwischen Ovulations- und Schwangerschaftsrate ist z. T. durch den unerwünschten antiöstrogenen Effekt auf die Zervix (Beeinträchtigung des Zervix-Scores) und das Endometrium bedingt. Wegen der langen Halbwertszeit von Clomifen addieren sich diese Effekte in aufeinanderfolgenden Zyklen.

Risiken: Unter Clomifen kann es zum Heranreifen mehrerer Follikel und damit zu Mehrlingsschwangerschaften kommen. Die Therapie sollte daher nur unter sorgfältiger sonographischer Überwachung erfolgen. Bei Heranreifen von mehr als drei Follikeln muß eine Konzeption verhindert werden. Nach der Ovulation kann es zum Überstimulationssyndrom kommen (s. u.). Dies gilt besonders für Frauen mit PCO-Syndrom. Eine Therapie mit Clomifen über mehr als sechs Zyklen ist wenig erfolgversprechend. Auch wegen der nach neueren Arbeiten zu befürchtenden Gefahr der Induktion von Ovarialtumoren sollte die Therapie nicht länger fortgesetzt werden. Als direkte Nebenwirkung der Clomifeneinnahme treten gelegentlich Sehstörungen auf.

Gonadotropin-Therapie

Bei schweren hypothalamischen Störungen (gestagennegative Amenorrhö) und/oder Versagen der Antiöstrogentherapie müssen die Gonadotropine direkt verabreicht wurden. Bisher werden Gonadotropine nahezu ausschließlich aus dem Urin klimakterischer bzw. postmenopausaler Frauen gewonnen. Seit kurzem sind aber auch rekombinante, also gentechnologisch hergestellte, Präparate verfügbar. Entweder werden FSH und LH zu gleichen Teilen in Form von HMG (humanes Menopausen-Gonadotropin) verabreicht oder es wird reines FSH gegeben. Die reine FSH-Gabe wird normalerweise bei einem relativen LH-Überschuß (z. B. PCO-Syndrom) bevorzugt. Die Dosierung richtet sich nach dem angestrebten Ziel der Therapie und somit im wesentlichen danach, ob eine mono- oder polyfollikuläre Reaktion gewünscht wird. Eine gezielte Therapie ist nur unter engmaschiger sonographischer und endokrinologischer Kontrolle möglich, vor allem müssen die Ergebnisse der Hormonanalysen kurzfristig (innerhalb weniger Stunden) verfügbar sein. Auch wegen der möglichen Risiken und der kostspieligen Medikamente sollte die Therapie nur von speziell ausgebildeten Kolleginnen und Kollegen durchgeführt werden. In Deutschland dürfen nach der Änderung des Fünften Buches Sozialgesetzbuch im Jahre 1992 nur speziell zugelassene Ärzte Methoden der artifiziellen Reproduktion nach hormoneller Stimulation durchführen.

Gonadotropin-Therapie zur Ovulationsinduktion mit dem Ziel der spontanen Konzeption oder der Insemination

Indikation: Alle sekundären Störungen der Ovarialfunktion. Ziel der Therapie ist die monofollikuläre Reaktion. Zur Vermeidung höhergradiger Mehrlinge sollen maximal drei Follikel heranreifen. Um möglichst wenig Follikel zur Reife zu bringen, beginnt die Therapie mit einer niedrigen HMG- oder FSH-Dosis (1 oder 2 Amp. täglich), im weiteren Verlauf des Zyklus kann die Dosis gesteigert werden (aufsteigende Dosierung, Abb. 8.1 a).

Art der Anwendung: Tägliche i.m. oder s.c. Injektionen vom 2. oder 3. Zyklustag an bis zu einer Follikelgröße von ca. 18 mm und einem ausreichenden Östradiolspiegel (> 150 pg/ml). Zu diesem Zeitpunkt wird die Ovulation durch Injektion von 5000 oder 10000 I.E. HCG ausgelöst. Etwa 36 Stunden nach HCG-Gabe ist mit der Ovulation zu rechnen.

Erfolgsaussichten: Schwangerschaftsraten um 20–30% pro Zyklus.

Risiken: Unter dieser Therapie ist stets mit dem Heranreifen von mehreren Follikeln zu rechnen. Um höhergradige Mehrlingsschwangerschaften zu vermeiden, sollte daher die Behandlung nur von entsprechend erfahrenen Kollegen unter sorgfältiger sonographischer und endokrinologischer Kontrolle erfolgen. Ein weiteres erhebliches Risiko ist das nach der Ovulation zu erwartende Überstimulationssyndrom, mit unter Umständen lebensgefährlichen Komplikationen (s. u.).

Auch eine Kombinationstherapie mit Clomifen und HMG/HCG hat sich bewährt.

Gonadotropin-Therapie zur Ovulationsinduktion mit dem Ziel der IVF oder GIFT-Therapie

Indikation: Erzielung polyfollikulärer Reaktionen mit dem Ziele der IVF sowohl bei ungestörter Ovarialfunktion als auch bei allen sekundären Störungen der Ovarialfunktion. In der frühen Follikelphase (Rekrutierungsphase) werden hohe Gonadotropinmengen (3–6 Amp. täglich) verabreicht, im weiteren Verlauf des Zyklus kann die Dosis ggf. reduziert werden (absteigende Dosierung, Abb. 8.1 b).

Art der Anwendung: Tägliche i.m. oder s.c. Injektionen vom 2. oder 3. Zyklustag an bis zu einer Follikelgröße des führenden Follikels von 15–18 mm. Zu diesem Zeitpunkt wird die Ovulation durch Injektion von

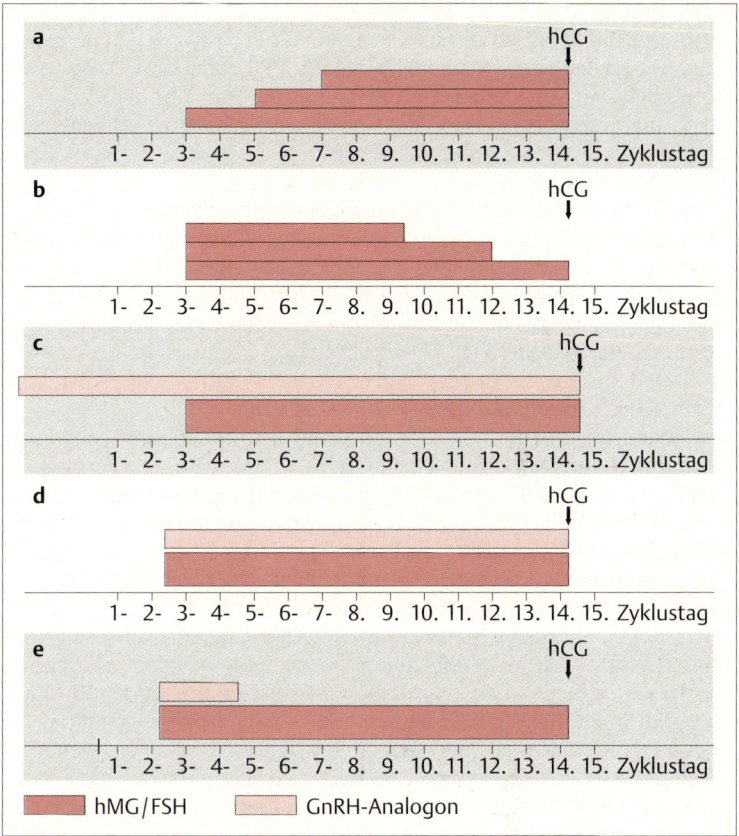

Abb. 8.**1** Therapieschemata zur ovariellen Stimulation mit HMG bzw. FSH und HCG sowie verschiedenen GnRH-Analoga-Downregulationsprotokollen.

a HMG- oder FSH-Stimulation, „aufsteigendes Protokoll" zur Erzielung einer monofollikulären Reaktion.

b HMG- oder FSH-Stimulation, „absteigendes Protokoll" zur Erzielung vieler Follikel.

c HMG- oder FSH-Stimulation nach Downregulation mit einem GnRH-Analogon, langes Protokoll.

d wie **c**, kurzes Protokoll.

e wie **c**, ultrakurzes Protokoll.

5000 oder 10000 I.E. HCG ausgelöst. Etwa 36 Stunden nach HCG-Gabe ist mit der Ovulation zu rechnen. Bei sehr hohen Östrogenspiegeln und/ oder Heranreifen von sehr vielen Follikeln (> 20) kann die Ovulation zur Vermeidung des OHS mit der einmaligen Gabe eines GnRH-Analogons (s. u.) ausgelöst werden. Die Gabe führt über die massive LH-Ausschüttung zur Ovulation, die Gefahr des Auftretens einer Überstimulation wird damit vermindert.

Erfolgsaussichten: Die IVF-Behandlung führt in guten Zentren zu Schwangerschaftsraten um 25% pro Transferzyklus, falls drei Embryonen transferiert werden.

Risiken: Die IVF- oder GIFT-Therapie darf in Deutschland nur von entsprechend erfahrenen Kolleginnen oder Kollegen in eigens dafür zugelassenen Zentren durchgeführt werden.

Down-Regulation hypophysärer GnRH-Rezeptoren

Durch Modifikation der molekularen Struktur von GnRH sind sogenannte Superanaloga geschaffen worden. Diese führen initial zu vermehrter Gonadotropinfreisetzung, nach einigen Tagen jedoch zur Desensibilisierung der GnRH-Rezeptoren in der Hypophyse und somit zum Sistieren der LH- und FSH-Sekretion (sog. Down-Regulation). Somit kann z. B. die erhöhte LH-Sekretion bei PCO-Patientinnen gehemmt werden. Unter dieser Therapie können die Ovarien mit HMG oder FSH vorsichtig stimuliert werden (Therapieschemata siehe Abb. 8.1 c–d). GnRH-Analoga können nasal, s. c., i. m. und als subkutanes Depot verabreicht werden. Die wichtigste Indikation ist die kombinierte GnRH-Analoga/Gonadotropin-Therapie im Rahmen der IVF-Behandlung. Durch Down-Regulation der Hypophyse kann die IVF-Therapie besser terminiert werden, weiterhin wird das Risiko der vorzeitigen LH-Ausschüttung mit vorzeitiger Luteinisierung vermindert. Es werden verschiedene Protokolle angewandt: ultrakurz, kurz und lang. Beim *ultrakurzen Protokoll* wird der „flare-up"-Effekt bei Therapiebeginn zur Förderung der Follikelstimulation genutzt. Der GnRH-Agonist wird nur an den Zyklustagen 2–4 verabreicht. Die HMG- oder FSH-Stimulation beginnt ab dem 2. Zyklustag. Beim *kurzen Protokoll* wird das GnRH-Analagon ab dem 1. Zyklustag bis zur Ovulationsauslösung gegeben, die Gonadotropinstimulation beginnt ab Tag 2 oder 3. Im *langen Protokoll* wird der GnRH-Agonist ab der frühen Follikelphase oder ab der Ovulation oder der mittleren Lutealphase verabreicht. Die Gonadotropinstimulation beginnt erst bei nachgewiesener Down-Regulation der Ovarien (Estradiol < 50 pg/ml). Vor Stimulationsbeginn sollte eine sonographische Kontrolle der Ovarien zum Ausschluß funktioneller Zysten erfolgen, die in bis zu 15% der Fälle aufgrund des „flare-up"-Effekts entstehen. Nach dem Deutschen IVF-Register wird das lange Protokoll in 76%, das kurze Protokoll in 12% aller Zyklen angewandt (das ultrakurze Protokoll wurde nicht gesondert erfaßt).

Pulsatile GnRH-Therapie

Die regelrechte Gonadotropinausschüttung der Hypophyse ist nur bei einer steten pulsatilen Freisetzung von GnRH durch den Hypothalamus gewährleistet. Sekundäre Störungen der Ovarialfunktion sind häufig mit Beeinträchtigung der pulsatilen GnRH-Freisetzung verbunden, d. h., es handelt sich häufig um hypothalamische Störungen. Bei fehlender pulsatiler GnRH-Freisetzung (also einer hypothalamischen Amenorrhö) kann GnRH durch eine computergesteuerte Pumpe pulsatil i. v. oder s. c. appliziert werden.

Anwendung: Applikation der Pumpe über ca. 2 – 4 Wochen; individuelle Anpassung der Dosis/Puls und der Pulsfrequenz, z. B. 5 – 20 µg alle 90 min. Nach der Ovulation kann die pulsatile Therapie weitere 14 Tage fortgesetzt werden, alternativ kann die Lutealfunktion durch HCG gestützt werden.

Erfolgsrate: bei hypothalamischer Amenorrhö 50 – 80%.

Indikationen: schwere hypothalamische Amenorrhö, PCO-Syndrom.

Risiken: geringfügige Gefahr einer Infektion an der Injektionsstelle. Mehrlingsschwangerschaften und Überstimulationssyndrom sind nicht gehäuft zu erwarten.

Überstimulationssyndrom

Durch noch weitgehend ungeklärte Mechanismen kann es nach hormoneller Stimulationstherapie zu massiven zystischen Vergrößerungen der Ovarien mit Aszites sowie in schweren Fällen auch Pleura- und Perikardergüssen kommen. Begleitend kommt es zu erheblicher Hämokonzentration mit dem Risiko von Thrombosen und Embolien. Hier darf keinesfalls eine Ausschwemmtherapie der extravasalen Flüssigkeit vorgenommen werden, sondern im Gegensatz ist eine *ausreichende Flüssigkeitszufuhr* unter Heparinisierung erforderlich. In ausgeprägten Fällen können Aszites-Punktionen erforderlich werden. Schwere Fälle müssen stationär behandelt werden. Bei Nichteintritt einer Schwangerschaft bildet sich das Überstimulationssyndrom mit Einsetzen der Regelblutung zurück. Im Falle einer Schwangerschaft kann es bis zur 8. – 10. SSW noch an Ausprägung zunehmen. Als ernsthafte Komplikation ist die Stieldrehung eines überstimulierten Ovars mit akutem Abdomen möglich. Bei frühzeitiger Erkennung kann das Ovar laparoskopisch retorquiert werden. Anderenfalls kann die Ovarektomie erforderlich werden. Im übrigen sollten operative Eingriffe bei OHS möglichst vermieden werden.

Stützung der Lutealphase

Die Funktion des Corpus luteum kann durch HCG-Gabe unterstützt werden. Nach hormoneller Ovulationsauslösung wird daher häufig HCG zur Stützung des Corpus luteum gegeben. Alternativ ist auch die direkte Gabe von Progesteron in Form von Vaginalsuppositorien, -tabletten oder i. m. Gabe von 17-OH-Progesteron möglich. Die orale Progesterongabe ist wegen der kurzen Halbwertszeit nicht sinnvoll. Nach dem Deutschen IVF-Register stützen 54 % der Gruppen die Lutealphase nach IVF mit HCG, 20 % mit Progesteron. In den restlichen Fällen werden andere Kombinationen angewandt. Signifikante Unterschiede der Schwangerschaftsraten konnten bisher nicht nachgewiesen werden.

Primäre Ovarialinsuffizienz

Die Gonadotropine FSH und LH stimulieren die Follikelreifung im Ovar. Bei der normalen ovariellen Reaktion, d. h. ansteigenden Estradiolspiegeln, wird die Gonadotropinsekretion durch den negativen Feed-back-Mechanismus gehemmt. Falls das Ovar jedoch nicht oder unzureichend auf die Stimulation antwortet, reagiert die Hypophyse mit zunehmender Gonadotropinsekretion, d. h. die FSH- und LH-Serumspiegel steigen an. Insbesondere dem FSH kommt hier ein hoher diagnostischer Wert zu. Hohe FSH-Spiegel deuten auf eine unzureichende ovarielle Hormonproduktion und somit auf eine primäre Störung der Ovarialfunktion hin. Ursache ist in der Mehrzahl der Fälle ein Mangel an Oozyten im Ovar. Entweder sind zu wenig Follikel angelegt oder aber es sind die vorhandenen Follikel verbraucht. In erster Linie ist die geschilderte Situation bei Frauen im Klimakterium und jenseits der Menopause zu erwarten. Gelegentlich leiden aber auch recht junge Frauen unter einer primären Ovarialinsuffizienz, d. h. unter einem „Klimakterium praecox". In ausgesprochen seltenen Fällen wird ein „intermittent ovarian-failure" beobachtet. Die Hormonkonstellation entspricht dann nur vorübergehend dem Klimakterium praecox, anschließend normalisieren sich die Werte wieder. Bevor man die Diagnose „Klimakterium praecox" stellt, ist die Hormondiagnostik daher mehrfach im Abstand von Monaten zu wiederholen. Anzuraten ist die Klärung der Diagnose durch die histologische Untersuchung einer Ovarialbiopsie. Eine Behandlung der Sterilität bei primärer Ovarialinsuffizienz ist mit „normalen" Verfahren nicht möglich. Falls das Paar Alternativ-Verfahren wünscht, können unter entsprechender hormoneller Vor- und Nachbehandlung Schwangerschaften durch Übertragen fremder Embryonen induziert werden. Diese Möglichkeit ist in Deutschland allerdings gesetzlich verboten.

Unabhängig vom Kinderwunsch sollte zumindest bei jüngeren Patientinnen ($<$ 45 Jahren) zur Osteoporoseprophylaxe eine Östrogensubstitution erfolgen. Bei vorhandenem Uterus muß diese Therapie durch regelmäßigen Gestagenzusatz ergänzt werden.

Hormontherapie in der Frühgravidität

Frühaborte werden teilweise auf eine Corpus-luteum-Insuffizienz zurückgeführt. Dies gilt insbesondere für Aborte vor der 8. SSW p.m., da die Hormonproduktion etwa zu diesem Zeitpunkt von der Plazenta übernommen wird. Das Hormon-(in erster Linie Progesteron-)Defizit, kann durch Gestagengaben ausgeglichen werden. Diese Therapie ist jedoch hinsichtlich ihrer Effizienz umstritten. Einigkeit besteht darin, daß synthetische Hormone wegen eventueller embryotoxischer Effekte vermieden werden sollten. Als ungefährlich gelten natürliches Progesteron (Verabreichung als Vaginalsuppositorien) und 17-OH-Progesteron (als i.m. Depot). Bei Frauen ohne Ovarien oder mit funktionslosen Eierstöcken werden nach Embryotransfer Estradiolvalerat und 17-OH-Progesteron i.m. appliziert. Diese Therapie wurde inzwischen vielfach erfolgreich angewandt.

Therapie bei Zyklusstörung

Amenorrhö

Nach gynäkologischer Untersuchung, Ausschluß einer Schwangerschaft und endokrinologischer Abklärung (Prolaktin, FSH Androgene) sollte die Therapie in Abhängigkeit vom *Gestagentest* erfolgen: (Gestagentest: Gabe eines Gestagens über 10 – 12 Tage in einer zur Endometriumtransformation ausreichenden Dosierung). Falls es nach Absetzen des Gestagens zur Blutung kommt, ist der Test positiv. Bei positivem Gestagentest richtet sich die Empfehlung danach, ob die Patientin eine sichere Antikonzeption wünscht: Falls eine sichere Antikonzeption erwünscht ist, können orale Antikonzeptiva empfohlen werden. Anderenfalls reicht die regelmäßige Wiederholung der Gestagengabe zur Erzielung von Blutungen alle 4 Wochen. Die regelmäßige Blutungsauslösung dient dem Ziel, Endometriumatypien aufgrund dauerhafter Östrogenstimulation zu vermeiden. Falls die Patientin ihre Blutungsintervalle verlängern möchte, kann das Gestagen auch in dreimonatigen Abständen verabreicht werden.

Ein negativer Gestagentest deutet darauf hin, daß wegen des bestehenden Östrogenmangels keine Proliferation des Endometriums erfolgte. Es kann somit durch Gestagengabe keine sekretorische Umwandlung mit nachfolgender Blutung erfolgen. Das Vorhandensein eines reaktionsfähigen Endometriums und normaler anatomischer Verhältnisse kann durch den *Östrogen-Gestagen-Test* bestätigt werden. Nach 21 tägiger Gabe einer Östrogen-Gestagen-Kombination sollte es zur Blutung kommen. Anderenfalls liegt eine anatomische Störung vor (z. B. Rokitanski-Küstner-Syndrom, Vaginalatresie, Hymenalatresie, Asherman-Syndrom).

Falls eine Antikonzeption erwünscht ist, können bei positivem Östrogen-Gestagen-Test orale Kontrazeptiva verordnet werden. Anderenfalls ist eine kombinierte Therapie mit natürlichen Östrogenen bei zyklischem Gestagenzusatz empfehlenswert. Diese Therapie entspricht der im Klimakterium und in der Postmenopause empfohlenen Substitutionstherapie. Als vorteilhaft gegenüber oralen Kontrazeptiva ist zu werten, daß diese Präparate statt Ethinylestradiol natürliche Östrogene enthalten. Therapieziel ist die Behandlung des Östrogenmangels. Wesentliche Aspekte sind dabei die Osteoporoseprophylaxe sowie die Prophylaxe kardiovaskulärer Erkrankungen.

Oligomenorrhö

Nach hormoneller und sonographischer Abklärung sollte eine regelmäßige Gestagengabe zur Endometriumprophylaxe empfohlen werden. Bei Wunsch nach sicherer Antikonzeption ist die Gabe eines Ovulationshemmers sinnvoll. Bei gleichzeitig bestehender Hyperandrogenämie können die Androgene durch Antiandrogene oder Dexamethason supprimiert werden.

Hypermenorrhö

Zu starke Blutungen sind häufig auf anatomische Ursachen zurückzuführen. Nach Ausschluß von z. B. Myomen oder Polypen können Gestagengaben in der 2. Zyklushälfte oder kombinierte Östrogen-Gestagen-Gaben therapeutisch wirksam sein.

Polymenorrhö

Zu häufige Blutungen treten als Folge anovulatorischer Zyklen oder als Hinweis auf überstürzte Follikelreifung mit nachfolgender CLI auf. Zur

Klärung kann ein Zyklusmonitoring hilfreich sein. Die Therapie muß in Abhängigkeit vom Ergebnis individuell erfolgen. In Frage kommen kombinierte Östrogen/Gestagengaben sowie Clomifen- oder Gestagenbehandlungen.

Hormonelle Antikonzeption

Kombinationspräparate

Alle Präparate enthalten als Östrogen Ethinylestradiol (in wenigen Präparaten auch Mestranol, das im Körper in Ethinylestradiol umgewandelt wird) in unterschiedlichen Dosierungen (20 – 50 μg Tagesdosis) und verschiedene Gestagene. Die antikonzeptionelle Wirkung beruht in erster Linie auf dem Gestagenanteil, der Östrogenanteil dient vor allem zur Zykluskontrolle. Folgende Kombinationen lassen sich unterscheiden:

Einstufenpräparate: Alle 21 Tabletten enthalten die gleiche Östrogen-Gestagen-Kombination.

Mehrstufenpräparate: Jede Tablette enthält eine Östrogen-Gestagen-Kombination, zur besseren Zykluskontrolle wird jedoch die Zusammensetzung im Verlauf des Zyklus einmal (Zweistufenpräparate) oder zweimal (Dreistufenpräparate) variiert.

Zweiphasenpräparate: In Annäherung an den natürlichen Zyklus enthalten die ersten 7 Tabletten pro Zyklus nur Ethinylestradiol, die restlichen 15 Tabletten enthalten eine Östrogen-Gestagen-Kombination.

Bei der Erstverordnung sollte eine niedrige Östrogendosis gewählt werden, d. h. es sollten die sogenannten Mikropillen verordnet werden. Hinsichtlich des Gestagens kann keine einheitliche Empfehlung gegeben werden. Im Normalfall werden orale Kontrazeptiva mit vom Nortestosteron abstammenden Gestagenen empfohlen. Auf dem Markt sind z. Z. Gestagene der 2. und 3. Generation (Tab. 8.**1**). Auf dem deutschen Markt befindliche orale Kontrazeptiva sind in Tab. 8.**2** aufgeführt.

Tab. 8.**1** In oralen Kontrazeptiva enthaltene Gestagene

17-Hydroxyprogesteron-Derivate	Norethisteron-Derivate	Norgestrel-Derivate
Chlormadinonacetat	Lynestrenol Norethisteron Norethisteronacetat	Desogestrel Dienogest Gestoden Levonorgestrel Norgestimat

Tab. 8.2 Laut Roter Liste 1997 auf dem Deutschen Markt befindliche orale Antikonzeptiva (nach enthaltenem Gestagen geordnet). Bei Mehrphasen- und Mehrstufenpräparaten sind die Östrogen- und Gestagenanteile pro Stufe, bzw. Phase angegeben, bei einstufigen Präparaten gilt die unter 1. Stufe/Phase angegebene Zusammensetzung für alle Tabletten. (EE = Ethinylestradiol, Mes = Mestranol).

Name des Präparats	Hersteller	Östrogen	Östrogendosis (µg/Tabl.)	Anzahl der Tabl. insgesamt bzw. in der 1. Stufe/Phase	Östrogen-Dosis (µg/Tabl.)	Anzahl der Tabl.	Östrogen-Dosis (µg/Tabl.)	Anzahl der Tabl.	Gestagen	Gestagendosis (mg/Tabl.)	
			1. Stufe/Phase		2. Stufe/Phase		3. Stufe			1. Stufe/Phase	2. Stufe/ Phase	3. Stufe Phase
Kombinationspräparate												
Neo-Eunomin	Grünenthal	EE	50	7	50	15			Chlormadinonacetat	1,000	2,000	
Ovosiston	Jenapharm	Mes	80	21					Chlormadinonacetat	2,000		
Lovelle	Organon	EE	20	21					Desogestrel	0,150		
Marvelon	Organon	EE	30	21					Desogestrel	0,150		
Biviol	Nourypharma	EE	40	7	30	15			Desogestrel	0,025	0,125	

Präparat	Hersteller	Östrogen					Gestagen	
Oviol 22	Noury-pharma	EE	50	7	50	15	Deso-gestrel	0,125
Valette	Jenapharm	EE	30	21			Dienogest	2,000
Femovan	Schering	EE	30	21			Gestoden	0,075
Minulet	Wyeth	EE	30	21			Gestoden	0,075
Leios	Wyeth	EE	20	21			Levonor-gestrel	0,1
Miranova	Schering	EE	20	21			Levonor-getrel	0,1
Minisiston	Jenapharm	EE	30	21			Levonor-gestrel	0,125
MonoStep	Asche	EE	30	21			Levonor-gestrel	0,125
Femigoa	LAW	EE	30	21			Levonor-gestrel	0,150
Femranette mikro	Brenner-Efeka	EE	30	21			Levonor-gestrel	0,150
Micro-gynon 21	Schering	EE	30	21			Levonor-gestrel	0,150

Tab. 8.2 (Fortsetzung)

Name des Präparats	Hersteller	Östrogen	Östrogendosis (µg/Tabl.) 1. Stufe/Phase	Anzahl der Tabl. insgesamt bzw. in der 1. Stufe/Phase	Östrogen-Dosis (µg/Tabl.) 2. Stufe/Phase	Anzahl der Tabl. 2. Stufe/Phase	Östrogen-Dosis (µg/Tabl.) 3. Stufe	Anzahl der Tabl.	Gestagen	Gestagendosis (mg/Tabl.) 1. Stufe/Phase 2. Stufe/Phase 3. Stufe
Stediril-30	Wyeth	EE	30	21					Levonorgestrel	0,150
Gravistat 125	Jenapharm	EE	50	21					Levonorgestrel	0,125
Neo-Stediril	Wyeth	EE	50	21					Levonorgestrel	0,125
Neogynon 21	Schering	EE	50	21					Levonorgestrel	0,250
Stediril-d	Wyeth	EE	50	21					Levonorgestrel	0,250
Perikursal 21	Wyeth	EE	50	11	50	10			Levonorgestrel	0,050 0,125
Sequilar 21	Schering	EE	50	11	50	10			Levonorgestrel	0,050 0,125

Triette	Brenner-Efeka	EE	30	6	40	5	30	10	Levonor-gestrel	0,050	0,075	0,125
Trigoa	LAW	EE	30	6	40	5	30	10	Levonor-gestrel	0,050	0,075	0,125
Trinordiol 21	Wyeth	EE	30	6	40	5	30	10	Levonor-gestrel	0,050	0,075	0,125
Triquilar	Schering	EE	30	6	40	5	30	10	Levonor-gestrel	0,050	0,075	0,125
Trisiston	Jenapharm	EE	30	6	40	6	30	9	Levonor-gestrel	0,050	0,075	0,125
TriStep	Asche	EE	30	6	50	5	40	10	Levonor-gestrel	0,050	0,050	0,125
Ovoresta M	Organon	EE	37,5	22					Lynestrenol	0,750		
Pregnon L	Noury-pharma	EE	37,5	22					Lynestrenol	0,750		
Yermonil	Geigy	EE	40	22					Lynestrenol	2,000		
Anacyclin	Geigy	EE	50	22					Lynestrenol	1,000		
Ovoresta	Organon	EE	50	22					Lynestrenol	1,000		

Tab. 8.2 (Fortsetzung)

Name des Präparats	Hersteller	Östrogen	Östrogendosis (µg/Tabl.)	Anzahl der Tabl. insgesamt bzw. in der 1. Stufe/Phase	Östrogen-Dosis (µg/Tabl.)	Anzahl der Tabl.	Östrogen-Dosis (µg/Tabl.)	Anzahl der Tabl.	Gestagen	Gestagendosis (mg/Tabl.)		
			1. Stufe/Phase		2. Stufe/Phase		3. Stufe			1. Stufe/Phase	2. Stufe/Phase	3. Stufe
Lyndiol	Organon	EE	50	22					Lynestrenol	2,500		
Lyn-Ratiopharm	Ratiopharm	EE	50	22					Lynestrenol	2,500		
Lyn-Ratioph.-Sequenz	Ratiopharm	EE	50	7	50	15			Lynestrenol		2,500	
Ovanon	Noury-pharma	EE	50	7	50	15			Lynestrenol		2,500	
Eve 20	Grünenthal	EE	20	21					Norethisteron	0,500		
Conceplan M	Grünenthal	EE	30	21					Norethisteron	0,500		
Sinovula mikro	Asche	EE	30	21					Norethisteron	0,500		

Präparat	Hersteller	Östrogen	µg	Tage	µg	Tage	Tage	Gestagen	mg	mg	mg
Ovysmen 0,5/35	Cilag	EE	35	21				Norethisteron	0,500		
Ovysmen 1/35	Cilag	EE	35	21				Norethisteron	1,000		
Ortho-Novum 1/50	Cilag	Mes	50	21				Norethisteron	1,000		
Synphasec	Grünenthal	EE	35	6	35	5	10	Norethisteron	0,500	1,000	0,500
TriNovum	Cilag	EE	35	7	35	7	7	Norethisteron	0,500	0,750	1,000
Neorlest 21	Parke-Davis	EE	30	21				Norethisteronacetat	0,600		
Non-Ovlon	Jenapharm	EE	50	21				Norethisteronacetat	1,000		
Sequostat	Jenapharm	EE	50	6	50	15		Norethisteronacetat		1,000	
Cilest	Cilag	EE	35	21				Norgestimat	0,250		
Pramino	Cilag	EE	35	7	35	7	7	Norgestimat	0,180	0,215	0,250

Tab. 8.2 (Fortsetzung)

Name des Präparats	Hersteller	Östrogen	Östrogen-dosis (µg/Tabl.)	Anzahl der Tabl. insgesamt bzw. in der 1. Stufe/Phase	Östrogen-Dosis (µg/Tabl.)	Anzahl der Tabl.	Östrogen-Dosis (µg/Tabl.)	Anzahl der Tabl.	Gestagen	Gestagendosis (mg/Tabl.)
			1. Stufe/Phase		2. Stufe/Phase		3. Stufe			1. Stufe/ 2. Stufe/ 3. Stufe Phase Phase
Stediril	Wyeth	EE	50	21					Norgestrel	0,500
Minipillen										
Microlut	Schering			35					Levonor-gestrel	0,030
Micro-30 Wyeth	Wyeth			35					Levonor-gestrel	0,030
28 mini	Jenapharm			28					Levonor-gestrel	0,030
Exlutona	Organon			28					Lynestrenol	0,500
Micro-novum	Cilag			35					Norethiste-ron	0,350

Für die Gestagene der 3. Generation (Desogestrel und Gestoden) gelten seit dem 6. November 1995 Anwendungsbeschränkungen des BfArM: Orale Kontrazeptiva mit diesen Gestagenen dürfen wegen der möglicherweise erhöhten Gefahr des Auftretens von Thrombosen bei Erstverordnung nicht mehr an Frauen unter 30 Jahren verordnet werden.

Der häufigste Grund für fehlende Akzeptanz oraler Kontrazeptiva sind Blutungsstörungen. Zwischenblutungen treten meist in den ersten Anwendungszyklen auf, anschließend normalisiert sich das Blutungsverhalten häufig. Es sollten daher mindestens 3 Monate vor einem Wechsel des Präparats abgewartet werden. Ein weiterer Grund für fehlende Akzeptanz ist das Auftreten einer Amenorrhö mit der Unsicherheit über den möglichen Eintritt einer Schwangerschaft. In manchen Fällen kann die Akzeptanz durch Aufklärung der Patientin über die Harmlosigkeit der Situation verbessert werden. Empfehlenswert zur Erstverordnung sind Einstufenpräparate, bei anhaltenden Blutungsstörungen kann entweder das Gestagen gewechselt werden, oder es können Mehrstufenpräparate verordnet werden.

Risikofaktoren sind zu beachten. Anamnestisch müssen thromboembolische Erkrankungen erfaßt werden. Bei auffälliger Familienanamnese sollten spezielle Untersuchungen veranlaßt werden (z. B. AT III, APC-Resistenz, Protein S, Protein C). Zum Ausschluß eines Hypertonus ist vor jeder Verordnung oraler Kontrazeptiva eine RR-Kontrolle zwingend erforderlich. Rauchenden Frauen über 35 Jahren sollten keine Kombinationspräparate veordnet werden. Anderenfalls können niedrig dosierte Präparate bis zum 50. Lebensjahr genommen werden. Die möglichen Applikationsformen hormoneller Antikonzeptiva sind schematisch in Abb. 8.2 zusammengefaßt.

Falls eine antiandrogene Wirkung gewünscht wird (Akne, Hirsutismus), ist das vom 17-OH-Progesteron stammenden Gestagen Chlormadinonacetat zu bevorzugen, eine antiandrogene Wirkung wird auch Dienogest zugeschrieben. Cyproteronacetathaltige Präparate dürfen nach den z. Z. geltenden Richtlinien des BfArM nicht mehr als orale Kontrazeptiva, sondern nur noch zur Therapie des Hirsutismus und der Akne verordnet werden.

Minipille

Im Gegensatz zu den Kombinationspräparaten werden reine Gestagenpräparate (Minipille) ununterbrochen eingenommen; die Einnahme sollte möglichst täglich zur gleichen Uhrzeit erfolgen. Der antikonzeptionelle Schutz beruht in erster Linie auf der Veränderung des Zervix-

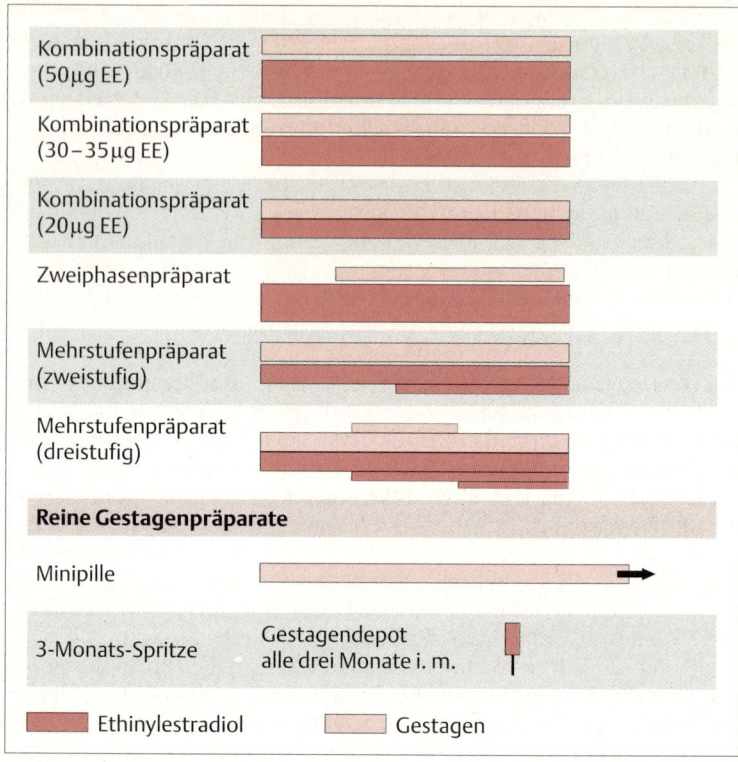

Abb. 8.**2**   Schematische Darstellung der hormonellen Antikonzeptiva.

schleims, der unter Gestagenwirkung für Spermien unpassierbar ist. Zusätzlich kommt es zur Beeinträchtigung des Endometriums und nur teilweise zur Ovulationshemmung. Als Indikationen gelten Kontraindikationen gegen Östrogene. In erster Linie wird die Verordnung bei stillenden Frauen empfohlen.

Das Hauptproblem der Minipille ist die schlechte Zykluskontrolle. Es kommt gehäuft zu Zwischenblutungen, aber auch zur Amenorrhö. Die Gefahr von Einnahmefehlern ist beträchtlich, außerdem wird eine erhöhte Rate von Extrauteringraviditäten diskutiert.

3-Monats-Spritze

Bei der 3-Monatsspritze handelt es sich um eine Depotgestagengabe. Das Präparat wird alle 3 Monate i.m. appliziert. Indiziert ist diese Therapie für Frauen, bei denen die regelmäßige Einnahme von Kombinationspräparaten nicht gewährleistet ist.

Nachteilig gegenüber anderen Formen der hormonellen Antikonzeption sind die relativ hohen Hormonmengen. Nicht selten kommt es unter dieser Therapie zu einer Amenorrhö, die häufig noch lange nach Absetzen des Präparats andauert.

Postkoitale Antikonzeption

Falls nach ungeschütztem Verkehr nachträglich eine hormonelle Antikonzeption gewünscht wird, können 100 μg Ethinylestradiol + 0,5 mg Levonorgestrel 2mal im Abstand von 12 Stunden verordnet werden. Die Einnahme muß innerhalb von 48 Stunden nach dem ungeschützten Verkehr erfolgen. Die Risiken entsprechen denen der Kombinationspräparate. Das Präparat darf nicht in einer Gravidität verordnet werden.

Verschiebung der Menstruation

Die Verschiebung der Menstruation wird gelegentlich wegen Urlaubsreisen oder wegen sportlicher Aktivitäten gewünscht. Am einfachsten ist das Verschieben der Blutung bei Frauen, die Kombinationspräparate einnehmen. Zum Herausschieben der Blutung muß die Einnahme des Präparats lediglich um den gewünschten Zeitraum aus der nächsten Packung ohne Unterbrechung fortgesetzt werden. Bei Mehrstufen- bzw. Mehrphasenpräparaten müssen die Tabletten der letzten Stufe/Phase genommen werden. Bei Einnahme von Packungen, die während der Einnahmepause Plazebotabletten enthalten, muß die Patientin entsprechend aufgeklärt werden. Zum Vorverlegen der Blutung wird die Einnahmedauer verkürzt. Frauen, die keine Kombinationspräparate einnehmen, müssen rechtzeitig mit der Einnahme beginnen.

Therapie der Hyperandrogenämie

Bei Akne oder Hirsutismus und endokrinologischen Anhaltspunkten für eine Hyperandrogenämie kann – u.U. nach Ausschluß eines androgenbildenden Tumors – eine antiandrogene Therapie eingeleitet werden. Ein androgenproduzierender Tumor muß bei Testosteronwerten über 1,5 ng/ml und/oder Dehydroepiandrosteronsulfat-(DHEAS-)Werten über 8000 ng/ml ausgeschlossen werden.

Die Ansatzpunkte der Antiandrogentherapie sind: Senkung der Androgenproduktion in den Ovarien und in den Nebennierenrinden sowie kompetitive Blockade des 5α-Dihydrotestosteron-Rezeptor-Komplexes. Da Frauen unter antiandrogener Therapie nicht schwanger werden sollten, wird die Therapie üblicherweise mit Ethinylestradiol kombiniert. Die konfektionierten Kombinationen bestehen aus 35 µg Ethinylestradiol und 2 mg Cyproteronacetat, bzw. 30 µg Ethinylestradiol und 2 mg Chlormadinonacetat. Das Antiandrogen kann bei Bedarf zusätzlich in höherer Dosierung vom 1.–15. Tag der Gabe des Kombinationspräparats oder i. m. als Depot am 1. Zyklustag verabreicht werden. In Abb. 8.3 sind verschiedene Schemata zur antiandrogenen Therapie dargestellt. Bei geringfügigen Symptomen kann bereits die Gabe eines oralen Kontrazeptivums ausreichend sein. Kombinationspräparate bewirken eine Suppression der hypophysären Gonadotropinsekretion und zusätzlich eine Senkung der adrenalen Androgensekretion. Ein weiterer Effekt wird durch die erhöhte Bildung von sexualhormon-bindendem Globulin (SHBG) in der Leber und die daraus folgende Senkung des freien, biologisch wirksamen Testosterons durch Bindung an SHBG erreicht. Bei vorwiegend adrenaler Androgenüberproduktion kann eine niedrig dosierte Glukokortikoidtherapie hilfreich sein. Dies gilt in erster Linie bei Akne.

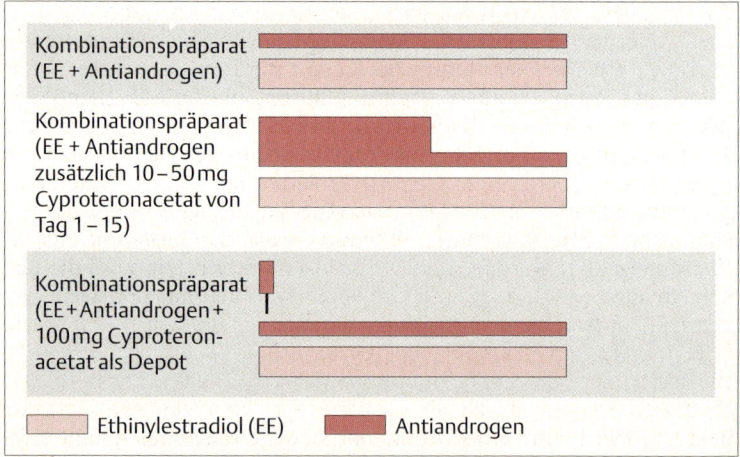

Abb. 8.**3** Schemata zur antiandrogenen Therapie.

Antiandrogen wirkt auch der Aldosteron-Antagonist Spironolacton. Allerdings ist das Präparat in Deutschland nicht zur antiandrogenen Therapie zugelassen.

Hormonsubstitution im Klimakterium und in der Postmenopause

Nach Erlöschen der Ovarialfunktion kommt es zu verschiedenen Symptomen des Hormonmangels. In erster Linie führt der Östrogenmangel bei vielen Frauen zu Hitzewallungen, Stimmungsschwankungen, Atrophisierung der Schleimhäute und anderen Mangelerscheinungen. Von besonderer Relevanz sind die Auswirkungen des Östrogenmangels auf das Skelett und die Gefäße. Da das Skelett östrogenabhängig ist, kommt es nach Östrogenentzug zur Demineralisierung der Knochen. Der mit sinkenden Östrogenspiegeln abnehmende Schutz der Gefäße führt zu einem Anstieg des Herzinfarktrisikos.

Zur Östrogensubstitution stehen zahlreiche Präparate mit natürlichen Östrogenen zur Verfügung. Unterschieden werden können die Präparate im wesentlichen nach dem verwendeten Östrogen und der Applikationsform. Zur Verfügung stehen Estradiol, Estriol, Estradiolvalerat und die sogenannten konjugierten Östrogene (aus Stutenharn gewonnen). Appliziert werden die Präparate per os, i. m. oder perkutan. Die Unterschiede zwischen den verschiedenen Östrogenen sind gering, es kann somit keines bevorzugt empfohlen werden, wichtig ist lediglich die Vermeidung von Ethinylestradiol bzw. Mestranol. Eine Sonderrolle nimmt Estriol ein. Estriol ist zur Therapie klimakterischer Ausfallserscheinungen und vor allem auch zur Lokaltherapie östrogenmangelbedingter Atrophisierung im Genitalbereich geeignet. Es schützt jedoch nicht vor Osteoporose.

Indikationen zur Östrogensubstitution sind die beschriebenen Östrogenmangelerscheinungen sowie die Osteoporose- und Herzinfarktprophylaxe. Indiziert ist eine Östrogenprophylaxe vor allem auch bei Frauen mit vorzeitig erloschener Ovarialfunktion (Klimakterium praecox), Ovarialdysgenesie sowie bei gestagennegativer Amenorrhö (z. B. Anorexia nervosa, Leistungssportlerinnen). Bei vorhandenem Uterus ist zur Endometriumkarzinomprophylaxe in jedem Falle auf eine zusätzliche Gestagengabe zu achten. Die Art der Gestagengabe kann sehr unterschiedlich sein: Die gängigste Methode ist die konfektionierte Gabe, bei der zusätzlich zum Östrogen in der 2. Zyklushälfte ein Gestagen verabreicht wird. Die Gestagengabe kann u. U. auch nur alle 3 Monate erfolgen. Bei der transdermalen Applikation muß das Gestagen, wie beschrieben, zusätzlich oral verabreicht werden, alternativ ist die Gabe des

Gestagens in einem konfektionierten Präparat ebenfalls transdermal möglich. Schließlich können Östrogen und Gestagen auch dauerhaft kombiniert verabreicht werden (s. Abb. 8.**4**). Unter der zyklischen Östrogen/Gestagensubstitution kommt es normalerweise zu regelmäßigen Hormonentzugsblutungen, dies ist bei der kontinuierlich kombinierten Gabe meist nicht der Fall. Um azyklische Blutungen zu vermeiden, sollte allerdings zu Beginn der Substitutionstherapie im Klimakterium zunächst mit der zyklischen Gabe begonnen werden. Nach 2 – 3 Jahren kann dann eventuell auf die kontinuierlich kombinierte Gabe umgestellt werden. In Tab. 8.**3** sind die z. Z. in Deutschland verfügbaren Hormonpräparate zur Substitution im Klimakterium, der Postmenopause und dem Senium zusammengestellt. Bei fehlendem Uterus ist der Gestagenzusatz nicht erforderlich. Falls es unter der Substitution zur Mastopathie kommt, kann die zyklische Gestagengabe allerdings sinnvoll sein. Indikationen zur Hormonsubstitution sind die genannten Hormonmangelerscheinungen und die Osteoporoseprophylaxe sowie die Prophylaxe

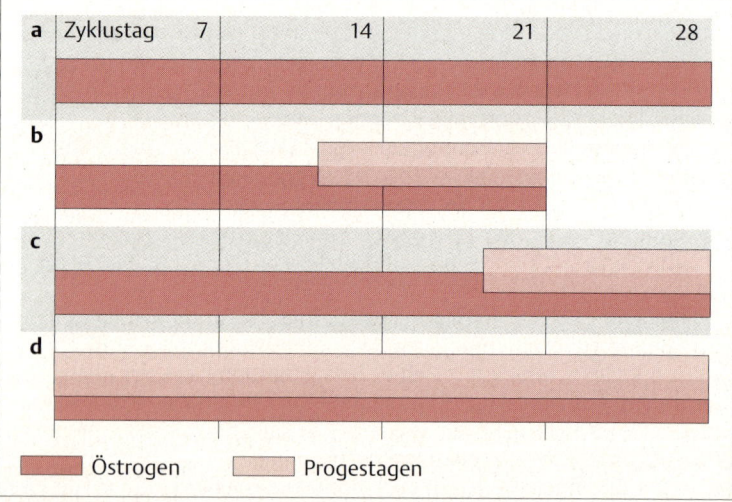

Abb. 8.**4**   Therapieschemata zur Hormonsubstitution bei gestörter oder erloschener Ovarialfunktion:
a kontinuierliche Östrogensubstitution (nur bei fehlendem Uterus).
b zyklische Östrogen-Gestagensubstitution mit siebentägiger Einnahmepause.
c wie **b**, jedoch ohne Einnahmepause.
d kontinuierliche Östrogen-Gestagengabe.

kardiovaskulärer Erkrankungen. Wegen der in neuerer Zeit geführten Diskussion über das erhöhte Risiko des Auftretens von Mammakarzinomen nach langjähriger Hormonsubstitution (> 5 Jahre) sollten Risikofaktoren, vor allem das familiäre Mammakarzinom, beachtet werden, des weiteren sollte zu regelmäßigen Vorsorgeuntersuchungen geraten werden. Als Kontraindikationen galten bisher hormonabhängige Karzinome. Die Empfehlungen sind allerdings in letzter Zeit gelockert worden.

Hormonelle Therapie der Endometriose

Nach der laparoskopisch oder im Rahmen einer Laparotomie gestellten Diagnose Endometriose erfolgt zunächst die operative Therapie. Restherde sind einer hormonellen Therapie zugänglich. Zur Verfügung stehen folgende Medikamente:
1. Danazol,
2. GnRH-Analoga,
3. Gestagene,
4. Ovulationshemmer.

Ziel der hormonellen Therapie ist die Unterdrückung der körpereigenen Östrogenproduktion mit nachfolgender Atrophisierung des Endometriums und der Endometrioseherde. Dieser Effekt wird in erster Linie durch Danazol und GnRH-Analoga erreicht, daher sollten diese Präparate bei Sterilität gegeben werden. Falls kein Kinderwunsch besteht, können u. U. auch dauerhaft Gestagene oder Ovulationshemmer zur Linderung der endometriosebedingten Beschwerden verordnet werden.

Bei Sterilität werden Danazol oder GnRH-Analoga normalerweise 6 Monate lang gegeben. Die Wirksamkeit beider Substanzen ist weitgehend gleich. Unterschiede bestehen vor allem bei den unerwünschten Wirkungen: Danazol hat eine deutliche androgene Restwirkung. Es kann daher zu Hirsutismus, Akne und Haarausfall kommen. GnRH-Analoga weisen diese Wirkungen nicht auf, allerdings ist die Östrogenentzugssymptomatik vielfach ausgesprochen störend. Des weiteren kommt es zu einem, allerdings wohl reversiblen, Verlust der Knochenmasse. Die Entscheidung für das geeignete Präparat muß daher individuell erfolgen.

Tab. 8.3   Laut „Roter Liste 1997" verfügbare Präparate zur Hormonsubstitution (ohne pflanzliche Präparate)

Name	Firma	Östrogen	Gestagen	Applikation
Estrifam	Novo Nordisk	Estradiol		oral
Osmil	Sandoz	Estradiol	Medroxyprogesteronacetat	oral
Trisequens	Novo Nordisk	Estradiol	Norethisteronacetat	oral
Kliogest N	Novo Nordisk	Estradiol	Norethisteronacetat	oral*
Dermestril	Opfermann	Estradiol		transdermal
Estraderm TTS	Geigy	Estradiol		transdermal
Evorel	Janssen-Cilag	Estradiol		transdermal
Menorest	Rhône-Poulenc-Rorer	Estradiol		transdermal
Tradelia	Sanofi Winthrop	Estradiol		transdermal
Estracomb TTS	Geigy	Estradiol	Norethisteronacetat	transdermal
Estradiol	Jenapharm	Estradiolvalerat		oral
Gynokadin	Kade	Estradiolvalerat		oral

Progynova	Schering	Estradiolvalerat		oral
Climen	Schering	Estradiolvalerat	Cyproteronacetat	oral
Klimonorm	Jenapharm	Estradiolvalerat	Levonorgestrel	oral
Östronara	Asche	Estradiolvalerat	Levonorgestrel	oral
Procyclo	Orion Pharma	Estradiolvalerat	Medroxyprogesteronacetat	oral
Sisare	Nourypharma	Estradiolvalerat	Medroxyprogesteronacetat	oral
Cyclo-Progynova	Schering	Estradiolvalerat	Norgestrel	oral
Estradiol Depot	Jenapharm	Estradiolvalerat		i.m.
Prognon Depot-10	Schering	Estradiolvalerat		i.m.
Gynodian-Depot	Schering	Estradiolvalerat	Prasteronenantat	i.m.
NeoÖstrogynal	Asche	Estradiolvalerat + Estradiol		oral
CycloÖstrogynal	Asche	Estradiolvalerat + Estradiol	Levonorgestrel	oral
Cyclo-Menorette	Wyeth	Estradiolvalerat + Estradiol	Levonorgestrel	oral
Estriol	Jenapharm	Estriol		oral

Tab. 8.3   (Fortsetzung)

Name	Firma	Östrogen	Gestagen	Applikation
Gynäsan 1000	Bastian-Werk	Estriol		oral
OeKolp-Tabl.	Kade	Estriol		oral
Ovestin	Organon	Estriol		oral
Ovo-Vinces 2000	Wolff	Estriol		oral
Synapause E	Nourypharma	Estriol		oral
Climarest	LAW	konj. Östrogene		oral
Femavit	Upjohn	konj. Östrogene		oral
Oestrofeminal	Mack, Illert.	konj. Östrogene		oral
Presomen	Kali-Chemie	konj. Östrogene		oral
Transannon	Upjohn	konj. Östrogene		oral
Presomen-compos.	Kali-Chemie	konj. Östrogene	Medrogeston	oral
Conjugen	Klinge	Estron- u. Equilinsulfat		oral

* Im Gegensatz zu anderen Kombinationspräparaten enthält Kliogest N in allen Tabletten eine fixe Östrogen/Gestagen-Kombination

Hormontherapie bei Uterus myomatosus

Myome sind teilweise östrogenabhängig. Durch eine befristete ablative Therapie mit GnRH-Analoga kann daher eine Volumenreduktion erreicht werden. Der Effekt ist allerdings nicht dauerhaft, nachfolgend ist eine operative Therapie erforderlich. Zur Volumenreduktion kommt es in den ersten 3 Monaten der Therapie, eine längere Therapiedauer ist nicht sinnvoll. Indiziert ist die GnRH-Therapie bei Myomen, die wegen ihrer Größe bei Wunsch nach uteruserhaltendem Vorgehen Probleme bereiten.

Literatur

Bettendorf, G., M. Breckwoldt: Reproduktionsmedizin (Fischer: Stuttgart 1989).

Brinsden, P. R., I. Wada, S. L. Tan, A. Balen, H. S. Jacobs: Diagnosis, prevention and management of ovarian hyperstimulation syndrome. Brit. J. Obst. Gynaec. 102 (1995), 767–772.

Check, J. H., A. Nazari, K. Nowroozi, D. Shapse, J. S. Chase, M. Vaze: Ovulation induction and pregnancies in 100 consecutive women with hypergonadotropic amenorrhoea. Fertil. Steril. 53 (1990), 811–816.

Ehrmann, D. A., R. B. Barnes, R. L. Rosenfield: Polycystic ovary syndrome as a form of functional ovarian hyperandrogenism due to dysregulation of androgen secretion. Endocr. Rev. 16 (1995), 322–353.

Fünftes Buch Sozialgesetzbuch v. 20. Dez. 1988: Änderung v. 27.7.1992, BGBl. I, S. 1398.

Gesetz zum Schutz von Embryonen, 1990: BGBl. 1990 I, S. 2746–2748.

Lanzone, A., A. Fulghesu, P. Villa, C. Guida, M. Guido, M. Nicoletti, A. Caruso, S. Mancuso: Gonadotropin-releasing hormone agonist versus human chorionic gonadotropin as a trigger of ovulation in polycystic ovarian disease gonadotropin hyperstimulated cycles. Fertil. Steril. 62 (1994), 35–41.

Leidenberger, F.: Klinische Endokrinologie für Frauenärzte (Springer: Berlin 1992).

Leyendecker G., S. Waibel-Treber, L. Wildt: Pulsatile administration of gonadotropin releasing hormone and oral administration of naltrexone in hypothalamic amenorrhoea. Hum. Reprod. 8 (1993), 184–188.

Lunenfeld, B., V. Insler, M. Glezerman: Diagnosis and Treatment of Functional Infertility (Blackwell Wissenschaft: Berlin 1992).

Moltz, L., F. Leidenberger, C. Weise: Rationelle hormonelle Diagnostik der normozyklischen funktionellen Sterilität. Geburtsh. Frauenheilk. 51 (1991), 756–768.

Moltz, L., M. Trapp, G. Bispink, F. Leidenberger: Rationelle hormonale Diagnostik der sekundären Amenorrhö. Geburtsh. Frauenheilk. 47 (1987), 228–239.

Rjosk, H. K., H. Haeske-Seeberg, B. Seeberg, E. Kreuzer: IVF, ICSI, KRYO, GIFT. Ergebnisse in Deutschland 1995. Frauenarzt 38 (1997), 237–253.

Rosenberg, M. J., S. C. Long: Oral contraceptives and cycle control: a critical review of the literature. Adv-Contracept. 8, Suppl. 1 (1992), 35–45.

Rossing, M. A., J. R. Daling, N. S. Weiss, D. E. Moore, S. G. Self: Ovarian tumors in a cohort of infertile women. New Engl. J. Med. 331 (1994), 771–776.

Runnebaum, B., T. Rabe: Gynäkologische Endokrinologie und Fortpflanzungsmedizin (Springer: Berlin 1994).

Sauer, M. V., R. J. Paulson, B. A. Ary, R. A. Lobo: Three hundred cycles of oocyte donation at the University of Southern California: assessing the effect of age and infertility diagnosis on pregnancy and implantation rates. J. Assist. Reprod. Genet. 11 (1994), 92–96.

Shearman, R. P.: Clinical Reproductive Endocrinology (Churchill Livingstone: Edinburgh 1985).

Webb, A. M., J. Russell, M. Elstein: Comparison of Yuzpe regimen, danazol, and mifepristone (RU486) in oral postcoital contraception. Brit. med. J. 305 (1992), 927–931.

Weisberg, E.: Prescribing oral contraceptives. Drugs 49 (1995), 224–231.

Weise, H. C., L. Moltz, G. Bispink, F. Leidenberger: Rationelle hormonale Diagnostik der Oligomenorrhö. Geburtsh. Frauenheilk. 49 (1989), 694–700.

Whittemore, A. S.: The risk of ovarian cancer after treatment for infertility. New Engl. J. Med. 331 (1994), 805–806.

9. Ernährung und Stoffwechsel

W. Krone, H. L. Fehm, M. J. Muller
R.-P. Willig, G. Wolfram

Adipositas

Einteilung und Definition

Die Fettsucht wird durch das Ausmaß der Fettspeicher definiert. Eine Adipositas besteht, wenn der Anteil der Fettmasse am Körpergewicht bei Frauen 25–30 % und bei Männern 20 % übersteigt. Da die quantitative Erfassung der Fettmasse methodisch aufwendig ist, dient das Körpergewicht zur Charakterisierung und Einteilung der Fettsucht. Ältere Bezugsgrößen wie das „Normal-" oder auch das „Idealgewicht" sind heute durch den „body-mass-index" (= BMI; Gewicht in kg geteilt durch das Quadrat der Körpergröße in m) ersetzt. Der BMI ist im Bereich des Normalgewichts sowie bei Übergewicht eng mit der Fettmasse korreliert. Er ist deshalb ein geeignetes Maß zur Einteilung der Adipositas.

Die Einteilung der Adipositas erfolgt graduell entsprechend ihrem Ausmaß (Grad 0–3; Tab. 9.1). Das Ausmaß der Adipositas beschreibt allerdings das Gesundheitsrisiko eines dicken Menschen nicht ausreichend. Dieses wird wesentlich durch den Fettverteilungstyp bestimmt. Das Verhältnis von Taillen- (besser: Bauch-) zu Hüftumfang („waist to hip ratio" = w/h-Quotient) charakterisiert die Fettverteilung und damit den adipösen „Phänotyp". Adipöse mit einem männlichen Fettverteilungstyp (hoher w/h-Quotient) haben ein hohes Gesundheitsrisiko, während ein weiblicher Fettverteilungstyp (niedriger w/h-Quotient) ungefährlicher ist. Bei Männern gilt ein w/h-Quotient über 1,00 als Kriterium für ein erhöhtes Gesundheitsrisiko, bei Frauen ein w/h-Quotient über 0,85. Der adipöse „Phänotyp" bleibt über den gesamten Gewichtsbereich unverändert.

Das klinische Bild der Fettsucht wird durch ihr Ausmaß und die mit ihr verbundenen Erkrankungen wie den Diabetes mellitus Typ II b, Hyperlipidämien, kardiovaskuläre Erkrankungen, Hypertonus, Gicht, das Gallensteinleiden sowie bei ausgeprägter Adipositas ein Schlafapnoesyndrom charakterisiert. Chronisch degenerative Gelenkerkrankungen und vermehrte postoperative Komplikationen sind weitere bei ausgeprägter Adipositas häufige Probleme. Eine Leberverfettung wird bei nicht Alkohol trinkenden Adipösen sehr selten beobachtet. Abweichende endokrinologische Befunde bei adipösen Patienten können beobachtet werden (z. B. eine erhöhte Cortisolausscheidung im 24-h-Urin bei einer normalen Supprimierbarkeit des Plasma-Cortisols im Dexamethasontest; eine verminderte Antwort der Wachstumshormonsekretion bei Hypoglykämie, körperlicher Belastung oder unter Arginin-Infusion bzw. eine erhöhte Wachstumshormonsekretion im Hunger). Ihre Bedeutung ist unklar, verleitet aber immer wieder zu einer weiterführenden Dia-

Tab. 9.1 Einschätzung des Gesundheitsrisikos bei Adipositas

Adipositas-grad	Body-Mass-Index (kg/m²)	w/h-Quotient („waist to lip ratio")	Risiko-faktoren*	Gesundheits-risiko**
0	< 25	♂ </> 1,00 ♀ </> 0,85	∅	0
1	25 – 29,9	♂ < 1,00 ♀ < 0,85	∅	1
		♂ > 1,00 ♀ > 0,85	∅/+	1 – 2
2	30 – 39,9	♂ < 1,00 ♀ < 0,85	∅	1 – 2
		♂ > 1,00 ♀ > 0,85	∅/+	2 – 3
3	≥ 40	♂ </> 1,00 ♀ </> 0,85	∅/+	3

* Hypertonie, Nikotinabusus, Hypercholesterinämie, Diabetes mellitus, niedriges HDL-Cholesterin (< 35 mg/dl); ∅ = kein Risikofaktor, + = Risiko-faktor vorhanden
** Risiko = 0 → 3, 0 = kein Risiko, 3 = sehr großes Risiko

gnostik. Der endokrinologische Befund wird heute klinisch gering eingeschätzt. Das Auftreten von Stoffwechselerkrankungen, Hypertonus und kardiovaskulären Problemen ist eng zur viszeralen Fettmasse korreliert. Obwohl die Heterogenität bei der Adipositas hoch ist, muß bereits bei mäßiger Adipositas und androidem Fettverteilungstyp (Adipositas Grad 1) ein erhöhtes Risiko für die oben genannten Erkrankungen angenommen werden (Tab. 9.1). Fettsucht ist eigentlich keine Krankheit. Sie gewinnt an Krankheitswert durch die mit ihr assoziierte Morbidität und Mortalität. Die Fettsucht wird jedoch durch ihr Gesundheitsrisiko als Krankheit angesehen. Epidemiologisch gehört die Adipositas zu den ernährungsabhängigen Erkrankungen. Sie ist keine endokrinologische Erkrankung, obwohl sie mit einer Reihe endokrinologischen Auffälligkeiten verbunden ist.

Primäre Adipositas

Die Fettsucht betrifft eine heterogene Gruppe von Menschen. Sie kann nicht durch einen einfach reduktionistischen Ansatz erklärt werden. Lebensweise, Umwelt, eine „metabolische" Disposition (d. h. niedrig-normaler Energieverbrauch, niedrige Fettverbrennung, hohe Insulinsensitivität) sowie eine zunehmende Entfremdung der Betroffenen tragen in unterschiedlichem Ausmaß zur Manifestation der Fettsucht bei. Die Adipositas ist Ausdruck einer Adaptation des Körpers an den Überfluß der Ernährung. Eine energie- und fettreiche Ernährung ist ihre wesentliche Erklärung. Da die Fettsucht familiär gehäuft beobachtet wird, erscheint sie zum Teil genetisch determiniert. Der Anteil genetischer Faktoren als mögliche Ursache der Adipositas und ihrer Ausprägung wird auf 25–40 % geschätzt.

Sekundäre Adipositas

Sekundäre Formen der Adipositas sind selten und können bei endokrinologischen Erkrankungen (z. B. Morbus Cushing, Hypothyreose, Insulinom, hypothalamischen Störungen) oder als Teil genetischer Syndrome (z. B. Laurence-Moon-Biedl-Syndrom, Prader-Willi-Syndrom) beobachtet werden. Bei endokrinologischen Krankheiten wird die Fettsucht durch den Überschuß oder Mangel der betreffenden Hormone und deren Auswirkung auf Nahrungszufuhr und Stoffwechsel erklärt.

Indikation und Kontraindikation zur Adipositasbehandlung

Die Diagnose einer primären Adipositas ist einfach zu stellen. Nur im Einzelfall muß eine sekundäre Form der Adipositas ausgeschlossen werden. Da das klinische Bild der Adipositas heterogen, ihr gesundheitliches Risiko unterschiedlich und der Wert der therapeutischen Maßnahmen von deren gezielter Anwendung abhängt, muß aber bei jedem adipösen Patienten eine differenzierte Diagnostik durchgeführt werden.

Die Entscheidung zur Adipositasbehandlung folgt dem in Tab. 9.**1** angegebenen Algorithmus. Eine Indikation besteht grundsätzlich bei einer Adipositas mit hohem Gesundheitsrisiko. Dies gilt auch für niedrig- und mittelgradige Formen der Adipositas (Grad 1 und 2).

Kontraindiziert ist die Adipositastherapie bei Schwangeren und Stillenden, schweren Allgemeinerkrankungen, während der ersten Monate nach akuten Erkrankungen (z. B. Myokardinfarkt), Eßstörungen (Anorexia nervosa und Bulimia nervosa) und Porphyrie. Weitere Einschränkungen der Indikation bestehen bei Kindern und Jugendlichen sowie älteren Menschen (> 60 Jahre).

Ernährungsmedizinische Diagnostik und Überwachung der Therapie

Die Ernährungsanamnese informiert über Veränderungen des Ernährungszustandes, den Ernährungszustand der Verwandten und Angehörigen, Eß- und Trinkgewohnheiten sowie mögliche Ernährungsprobleme. Ein Ernährungsprotokoll gibt detaillierte Informationen über die Ernährung. Ein aussagekräftiges Ernährungsprotokoll setzt die Mitarbeit und Ehrlichkeit des Probanden voraus. Die Erfahrung zeigt, daß die Wahrnehmung der Nahrungszufuhr interindividuell sehr unterschiedlich ist und besonders dicke Menschen ihre tatsächliche Energiezufuhr um bis zu 50% unterschätzen. Dennoch ist ein Ernährungsprotokoll für die Ernährungsberatung und auch den betroffenen Patienten hilfreich. Es weckt das Interesse des Betroffenen für seine Ernährung und ist eine Basis der Ernährungsberatung.

Ein Ernährungsprotokoll wird zu Beginn und auch während einer Behandlung durch einen Fragebogen zum Eßverhalten ergänzt. Die Auswertung eines solchen Tests läßt zwei unabhängige Faktoren erkennen: Kontrolle und Störbarkeit des Eßverhaltens. Dieses erlaubt die Einschätzung der Prognose. Patienten mit einer hohen kognitiven Kontrolle und einer geringen Störbarkeit können in der Regel auch über längere Zeit eine Kalorienbeschränkung durchhalten. Andererseits kann eine übermäßig starke Kontrolle die Entwicklung von Eßstörungen während der Behandlung begünstigen. Eine Untergruppe von adipösen Patienten hat eine Eßstörung (sog. „binge eating disorder"). Ihre Prävalenz wird in der gesamten Population der Adipösen auf 5% unter Teilnehmern eines Programmes zur Gewichtsreduktion aber auf 20–45% geschätzt. Das Auftreten von Heißhungerattacken, streßinduziertem Essen und einer Sättigungsstörung wird besonders bei hoher kognitiver Kontrolle des Eßverhaltens (also bei „gezügelten" Essern) beobachtet. Die Identifikation von adipösen Patienten mit einer Eßstörung ist unbedingt notwendig, da diese (1) nicht allein diätetisch, sondern gezielt verhaltenstherapeutisch und/oder medikamentös (s. u.) behandelt werden müssen und (2) häufiger ein Therapieversagen zeigen.

Da die Lebensweise eine häufige Krankheitsursache ist, muß sie im Rahmen der ärztlichen Untersuchung erfaßt werden. Ein gezieltes Hinterfragen der körperlichen Aktivitäten (z. B. Fragen nach Arbeit, Autofahren, Spazierengehen, Sport, Fernsehen, Computer) ist hilfreich für eine gezielte Therapieempfehlung.

Die Untersuchung der adipösen Patienten umfaßt die Untersuchung des Ernährungszustandes, die Einschätzung des gesundheitlichen Risikos, die Erfassung der Ernährung, des Eßverhaltens sowie auch der Lebensweise.

Der Ernährungszustand wird durch Wiegen (unbekleidet, nach Blasenentleerung, auf einer geeichten Waage, nicht nach Angaben des Patienten oder seiner Angehörigen) und die Messung der Körpergröße in der Arztpraxis bzw. im Krankenhaus erfaßt. Aus den Meßwerten wird der BMI oder auch der prozentuale Fettgehalt (Männer: $1,218 \times$ BMI – $10,13$; Frauen: $1,48 \times$ BMI – 7) berechnet.

Der Normalbereich des BMI liegt zwischen $20 – 25\,kg/m^2$ (s. Tab. 9.1). Abhängig vom Alter kann der Normalbereich für die Gruppe der 50 – 65jährigen auf einen BMI von 26, bei einem Alter über 65 Jahren auf $27,5\,kg/m^2$ begrenzt werden. Der mittlere BMI liegt z. Z. in den Bevölkerungen der westlichen Industrienationen zwischen 24 und $27\,kg/m^2$, ein Wert zwischen 20 und $22\,kg/m^2$ wäre wünschenswert. Eine Adipositas Grad 1 besteht bei einem BMI zwischen ≥ 25 und $29,9\,kg/m^2$, eine Adipositas Grad 2 zwischen ≥ 30 und $39,9\,kg/m^2$ sowie eine Adipositas Grad 3 bei Werten $\geq 40\,kg/m^2$ (s. Tab. 9.1). Alternativ ist eine Adipositas durch einen BMI oberhalb der 85. Perzentile definiert. Ein BMI unterhalb $18,5\,kg/m^2$ ist Ausdruck einer Mangelernährung. Ergänzend kann das subkutane Fettgewebe direkt durch anthropometrische Methoden (Messung der Hautfaltendicke mit einer geeichten Kaliperzange (z. B. einem Lange-Kaliper) an definierten Referenzpunkten über dem Musculus triceps, dem Musculus biceps, schräg unterhalb der Scapula und quer suprailiakal) gemessen werden. Das Gesamtkörperfett kann indirekt durch die bioelektrische Impedanzmessung (BIA) erfaßt werden. Die BIA-Methode mißt direkt den Wassergehalt des Körpers und berechnet die fettfreie Masse unter der Annahme eines Wassergehaltes von 70 – 73 %. Ältere Standardtabellen zum Körpergewicht (wie die „Metropolitan Height and Weight Tables") oder auch der Broca-Index werden heute in der Adipositasdiagnostik nicht mehr verwendet.

Die Charakterisierung des Fettverteilungstyps ermöglicht eine Einschätzung des Gesundheitsrisikos. Die Anamnese des Patienten (Familienanamnese, Risikofaktoren, bisherige Erkrankungen) sowie die grundlegenden klinischen Parameter (Blutdruck und EKG in Ruhe und unter Belastung, Lungenfunktion, Ultraschall des Abdomens, klinisch-chemische Routineuntersuchungen) werden erhoben. Zur Erfassung des metabolischen Risikos sind die folgenden Untersuchungen notwendig: Cholesterin, Triglyzeride, HDL-Cholesterin sowie eine 2 Stunden postprandial bestimmte Blutglukosekonzentration bzw. ein standardisierter oraler Glukosetoleranztest.

Therapie

Die Behandlung der Adipositas ist immer eine ärztliche Aufgabe.

Strategien und Behandlungsziele

Die therapeutischen Strategien zielen auf die Appetitregulation, das Eßverhalten, die Ernährung und den Stoffwechsel (Abb. 9.1). Bei den sehr seltenen sekundären Formen wird naturgemäß die zugrundeliegende Erkrankung behandelt.

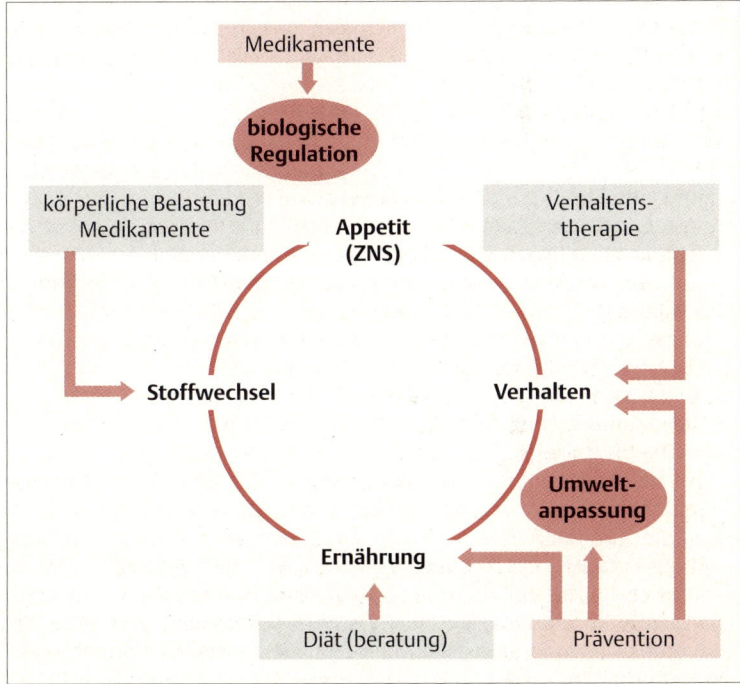

Abb. 9.**1**   Therapeutische Interventionen bei Adipositas

Behandlungsziele der Adipositastherapie sind:
- eine langsame, kontinuierliche und dauerhafte Gewichtsabnahme,
- eine Verbesserung der Insulinresistenz,
- eine Verminderung des mit der Adipositas assoziierten Gesundheitsrisikos (z. B. des Blutdrucks, Verbesserung des kardiovaskulären Risikoprofils),
- Meidung von gesundheitlichem Schaden (z. B. durch Schlankheitspillen),
- die Verhütung von Eßstörungen und
- der Zugewinn an Lebensqualität.

Bereits eine geringe Senkung des Körpergewichts um 5 – 10 % des Ausgangswertes verbessert Blutdruck, Plasmalipidspiegel und den Glukosestoffwechsel. Gleichzeitig steigt auch die Lebensqualität, die sich z. B. in einer Zunahme des Selbstvertrauens und der sozialen Beziehungen ausdrücken kann.

Die Adipositastherapie ist eine langwierige (und gelegentlich lebenslange) Aufgabe. Sie bedeutet für den behandelnden Arzt ein ständiges sich „Kümmern" um den Patienten. Das Behandlungskonzept muß die folgenden Faktoren berücksichtigen:
- Alter des betroffenen Patienten,
- seine persönlichen Möglichkeiten und Vorstellungen,
- Ausmaß der Adipositas und das mit ihr verbundene Gesundheitsrisiko und
- möglicherweise bereits bestehende Folgeerkrankungen.

Bei höherem Alter ist das gesundheitliche Risiko der Adipositas geringer als bei jüngeren Menschen. Über die Notwendigkeit einer Gewichtsreduktion muß individuell entschieden werden.

Die Adipositastherapie kann die Ursachen der Erkrankung, ihre auslösenden Faktoren, das Übergewicht selbst, die Komplikationen des Übergewichts und/oder mögliche Komplikationen der Behandlung selbst zum Ziel haben. Die Adipositas ist ein heterogenes Phänomen, welches verschiedene Erklärungen finden kann. Es ist deshalb unwahrscheinlich, daß eine einzige Behandlungsmethode den unterschiedlichen Problemen aller adipösen Menschen gleichermaßen gerecht werden kann.

Die derzeitigen Behandlungsmöglichkeiten zielen auf das Übergewicht und seine Komplikationen. Therapeutische Interventionen sind eine Änderung der Ernährung und des Eßverhaltens (Ernährungsberatung, Patientenschulung, strukturierte Kochkurse, Verhaltenstherapie, Selbsthilfegruppen, Medikamente), eine Erhöhung des Energieverbrauches (Anleitung zu vermehrter Bewegung, Medikamente) und eine Änderung der Lebensweise (gesundheitliche Aufklärung, Streßprophylaxe, Yoga, Verhaltenstherapie). Eine Behandlung muß individuell und unter Einbeziehung des sozialen Umfeldes konzipiert werden. Die Adipositastherapie ist interdisziplinär und versucht verschiedene Strategien zu integrieren (z. B. Diätetik, dosierte körperliche Belastung und Verhaltenstherapie). Von der Adipositasbehandlung ist die Behandlung der Komplikationen (wie Hypertonie, Diabetes mellitus Typ IIb, Hyperlipidämien und Gicht) abzugrenzen. Im Einzelfall werden über die Gewichtsabnahme hinausgehende Maßnahmen notwendig. Die Gewichtsreduktion ist andererseits auch für die Behandlung der Folgeerkrankungen grundlegend und wird nicht durch die medikamentöse Behandlung der Komplikationen ersetzt.

Der Erfolg einer Adipositasbehandlung wird durch deren Dauer sowie durch unsere Gesellschaft belastet. Für eine Gewichtsreduktion von 10 kg werden bei konsequenter Durchführung einer konventionellen Reduktionsdiät mindestens 3 Monate benötigt. Für eine Gewichtsabnahme von 15–40 kg braucht man 6–24 Monate. Die Behandlungsziele der Adipositastherapie müssen realistisch sein. Der zunächst angestrebte Gewichtsverlust sollte nicht mehr als 0,5–1,0 kg/Woche und 10 % des Ausgangsgewichtes betragen. Das Erreichen des Idealgewichts kann nicht ernsthaft Ziel der Behandlung sein. Bei Patienten mit einem Alter über 60 Jahre sollte die Prävention einer weiteren Gewichtszunahme vor der Behandlung der Fettsucht stehen. Das Konzept der Adipositastherapie gewinnt, wenn zwischen allen Beteiligten (Patient und Angehörige, Diätassistentin, Psychologe) Übereinstimmung hinsichtlich der Behandlungsziele und der Dauer der Adipositastherapie besteht. Die Behandlung der Fettsucht bedeutet immer eine lebenslange Umstellung der Ernährungs- und Lebensgewohnheiten. Eine schnelle, drastische und nur kurz anhaltende Gewichtsreduktion sowie auch häufige Gewichtsschwankungen (z.B. unter Verwendung von Niedrigst-Kalorien- oder anderer „Wunderdiäten") müssen unbedingt vermieden werden.

Die Adipositastherapie verspricht mehr Erfolg in einer Gesellschaft, welche ein gesundheitsbewußtes Verhalten fördert. Dieses Problem ist in Deutschland zur Zeit nicht gut gelöst. Trotz verschiedener Initiativen zur Gesundheitsförderung hat unser Gesundheitswesen diesen Auftrag bisher nicht durchsetzen können. Der Adipöse steht unter einem enormen Druck durch seine Familie, die Gesellschaft und die Medien. Ein zusätzlicher Druck durch den behandelnden Arzt und die Angst vor möglichen Folgeerkrankungen belasten den Adipösen und auch die Behandlung. Das häufige Scheitern der Adipositastherapie (mit enttäuschenden Langzeiterfolgen mit im Mittel 20 bis maximal 40 % der Patienten) findet hier eine mögliche Erklärung. Das traditionelle Behandlungskonzept („weniger essen") erscheint einleuchtend und ist doch nicht einfach durchzusetzen.

Bei der Wahl der Therapieform ist zu beachten, daß rigide Verhaltenskontrollen oder definitive Verbote wenig hilfreich sind, zu einer hohen Störbarkeit des Eßverhaltens führen und auch das Entstehen von Eßstörungen begünstigen können. Für eine längerfristige Behandlung sind deshalb nur flexible Kontrollmaßnahmen geeignet.

Schulung und gesundheitliche Aufklärung

Menschliches Verhalten kann zum Erhalt der Gesundheit, der Entwicklung von Krankheit und deren möglicher Bewältigung beitragen. Eine lebenslange Änderung der Ernährung, des Eßverhaltens und der Lebensweise setzt zunächst die grundsätzliche Einsicht des Patienten voraus. Der Arzt muß ein Gefühl für die Verantwortung des Adipösen gegenüber dessen eigener Gesundheit wecken und die persönliche Autonomie des Patienten stärken. Die Therapie ist kein vorübergehender und lästiger Eingriff in das Leben des Adipösen. Die Änderung der Lebensweise ist Vorbeugung. Gesunde Ernährung, Raucherentwöhnung, Verminderung oder gar Meiden des Alkoholkonsums und ein gemäßigtes, aber regelmäßiges körperliches Training sind Ziele der gesundheitlichen Förderung. Schulung in einer Gruppe, aber auch Behandlungsansätze wie Supervision oder Streßmanagement durch Yogapraktiken (wie Atemübungen, Meditation, Visualisierung, Entspannungsübungen und Selbstanalyse) können in dieser Richtung wirken und deshalb ein sinnvoller Teil der Adipositasbehandlung sein. Die Schulung des Patienten wird gemeinsam von den behandelnden Ärzten, Psychologen und den Anbietern präventiver Leistungen in unserem Gesundheitswesen (z.B. Krankenkassen, Verbraucherverbände) durchgeführt.

Diätetik

Die Diätetik ist Grundlage jeder Adipositastherapie. Ziel der Behandlung ist das Erreichen einer negativen Energie- und Fettbilanz unter weitgehendem Erhalt der körpereigenen Eiweißspeicher und einer ausgeglichenen Bilanz der Flüssigkeit und der Mikronährstoffe. Die diätetische Empfehlung wird dem Patienten gemeinsam durch Arzt und Diätassistentin/en oder Ökotrophologin/en im Rahmen einer Ernährungsberatung bzw. einer Schulung vermittelt. Die Ernährungsberatung darf nicht nur den physiologischen Nährstoffbedarf und entsprechende Empfehlungen für eine gesunde und vollwertige Ernährung zum Thema haben.

Als verhaltensorientierte Ernährungsberatung muß sie in Ziel und Inhalt personenzentriert und verhaltensorientiert vorgehen.

„Gesunde" Ernährung

Eine gesunde Ernährung ist nach den Empfehlungen der Deutschen Gesellschaft für Ernährung vollwertig und bedarfsdeckend. Sie ist isokalorisch und enthält > 40 % der Energien als komplexe Kohlenhydrate, mindestens 30 g Ballaststoffe und nicht mehr als 10 % einfache Zucker. Der Eiweißanteil sollte 10–15 Energieprozent betragen, während die Fettmenge auf 30–35 % begrenzt werden muß. Der Anteil der gesättigten Fette wird auf unter 15 % der Energiezufuhr und bei Patienten mit einem kardiovaskulären Risiko auf unter 10 % reduziert. Gleichzeitig wird in diesem Fall die Cholesterinzufuhr auf < 150 mg/1000 kcal beschränkt und der Anteil der einfach (bis zu 15 %) und mehrfach ungesättigten Fettsäuren (7,5–10 %) an der Fettzufuhr gesteigert. Der Salzkonsum sollte weniger als 6 g/Tag betragen. Alkohol sollte in Maßen und nicht täglich getrunken werden. Während einer Ernährungsumstellung oder bei Stoffwechsel- bzw. Lebererkrankungen ist der Alkohol zu meiden. Eine tägliche Zufuhr von weniger als 25 g (Männer) bzw. 15 g (Frauen) wird wahrscheinlich auch längerfristig ohne gesundheitliche Schäden toleriert.

Bei einer fettarmen Ernährung wird die Fettzufuhr auf 30 oder gar 25 % der Nahrungsenergien begrenzt. Eine weitere Beschränkung geht mit der Gefahr eines Mangels an essentiellen Fettsäuren einher. Ein gesunder Erwachsener sollte täglich 10 g Linolsäure (etwa 3 % der Energiezufuhr) und 1 g α-Linolensäure (0,5 % der Energiezufuhr) zu sich nehmen. Der Patient sollte sich lakto-vegetabil ernähren. Bedeutet ihm der Fleischverzehr viel, so wird dieser auf höchstens zweimal pro Woche beschränkt. Der Austausch schnell resorbierbarer Zucker gegen Süßstoffe ist möglich. Angesichts des gegenwärtigen Zuckerverzehrs bedeutet aber die Umstellung auf Süßstoffe für die Gesamtenergiebilanz des Adipösen keinen wesentlichen Gewinn.

Reduktionsdiäten

„Konventionelle" Reduktionsdiät

Eine Reduktionskost gehört entsprechend dem Rationalisierungsschema der Deutschen Gesellschaft für Ernährungsmedizin zu den „Energiedefinierten Kostformen". Sie wird vorübergehend zur Senkung des Körpergewichtes angewendet. Prinzip einer Reduktionsdiät ist die Begrenzung der Energiezufuhr auf Werte unterhalb des Energieverbrauches.

Eine Reduktionsdiät wird individuell von einer Diätassistentin konzipiert. Dabei ist dem Adipösen ein Gestaltungsspielraum einzuräumen. Streng formalisierte Diätpläne sind selten hilfreich. Sie dienen auch nicht dem notwendigen Umlernprozeß der Patienten. Als Untergrenze einer konventionellen Reduktionsdiät gilt eine Energiezufuhr von 1200 kcal/d. Unterhalb dieser Grenze ist die Deckung des Nährstoffbedarfes bei einer normalen Lebensmittelauswahl nicht möglich. Es besteht dann die Gefahr eines Nährstoffmangels. Deshalb müssen Kostformen, die weniger als 1200 kcal enthalten, mit Vitaminen, Mineralien und Spurenelementen supplementiert werden. Eine Reduktionsdiät ist kohlenhydratreich (50 % der Energiezufuhr), fettarm (30 %) und relativ eiweißreich (bis zu 25 %, 0,8 g/kg Körpergewicht und Tag). Die Flüssigkeitsaufnahme sollte etwa 3 l/d betragen. Für die praktische Durchführung sollte eine Reduktionsdiät abwechslungsreich sein und häufig kalorienärmere Lebensmittel (Brot und Getreideprodukte wie Reis und Nudeln, Obst und Gemüse, fettarme Milch etc.) enthalten. Eine konventionelle Reduktionsdiät ist für die Behandlung der Adipositas Grad 1 und 2 sinnvoll. Eine Reduktionsdiät darf nicht „isoliert" durchgeführt werden, sondern ist Teil eines umfassenden Schulungs- und Behandlungskonzeptes. Tab. 9.**2** gibt ein Beispiel für einen Tageskostplan einer konventionellen Reduktionsdiät.

Niedrigstkalorien-Diäten (= „very low energy diets" = VLED; Synonym: „very low calorie diets" = VLCD)

Eine VLED hat einen Energiegehalt von 400 – 800 kcal/Tag. Es handelt sich um kommerzielle und angereicherte Flüssigdiäten, welche als diätetische Lebensmittel den Vorschriften des § 14 a der Diätverordnung entsprechen müssen. VLED enthalten je nach Energiemenge 40 – 80 g Eiweiß. Der Gehalt an Mikronährstoffen entspricht den Bedarfsempfehlungen der Deutschen Gesellschaft für Ernährung für eine ausgewogene und isokalorische Ernährung (Tab. 9.**3**). VLED dürfen nur vorübergehend (maximal für 6 Wochen) und unter ärztlicher Aufsicht angewendet werden. Zu den üblichen Ausschlußkriterien einer Reduktionsdiät (s. o.) kommen insbesondere Patienten mit vorbestehenden Herzerkrankungen (cave: Patienten mit verlängertem QT-Intervall im EKG) und Patienten mit bulimischen Eßstörungen. Da Komplikationen (Arrhythmien, plötzlicher Herztod) in sehr seltenen Fällen vorkommen und nicht vorhergesagt werden können, ist während der Behandlung mit VLED eine engmaschige ärztliche Überwachung (EKG, Bestimmung der Serum-Elektrolyte) notwendig. Es ist bisher nicht belegt, daß die Nährstoffempfehlungen der DGE tatsächlich auch dem Bedarf während einer hypokalorischen Ernährung entsprechen. Da unter Verwendung einer VLED z. B.

Tab. 9.**2** Vorschlag einer Reduktionskost (1200 kcal)

1. Frühstück		kcal
50 g	Vollkornbrot o. 50 g Roggenbrötchen	95
5 g	Diätmargarine	37
30 q	Käse – 30 % F.i.Tr.	51

2. Frühstück		
250 g	Milch 1,5 % Fett o. Buttermilch o. 250 g Joghurt 1,5 % Fett (natur)	122
125 g	Obst	61

Mittagessen		
160 g	Kartoffeln o. 30 g Reis/Nudeln (Rohgew.)	112
125 g	Fleisch, fettarm (Rohgew.) o. 200 g Fisch, fettarm (Rohgew.)	189
200 g	Gemüse o. als Salat zubereitet	74
10 g	Kochfett (Pflanzenöl, linolsäurereich)	93

Nachmittag		
25 g	Vollkornbrot o. 15 g Knäckebrot	48
5 g	Diätmargarine	37
10 g	Konfitüre mit Süßstoff	11

Abendessen		
50 g	Vollkornbrot	95
5 g	Diätmargarine	37
30 g	Aufschnitt, fettarm	66
100 g	Gemüse o. als Salat zubereitet	17

Spätmahlzeit		
125 g	Obst	61

		1206

Nährstoffgehalt

ca.	57	g	Protein	= 23 %
ca.	44	g	Fett	= 33 %
ca.	127	g	Kohlenhydrate	= 44 %
ca.	1266	kcal		
ca.	26	g	Ballaststoffe	

ca.	1342 mg	Natrium		ca.	0,4 mg	Retinol-A
ca.	3233 mg	Kalium		ca.	0,6 mg	Vitamin D
ca.	234 mg	Magnesium		ca.	18,2 mg	Vitamin E
ca.	695 mg	Calcium		ca.	244 µg	Folsäure
ca.	1138 mg	Phosphat		ca.	1,1 mg	Vitamin B
ca.	14 mg	Eisen		ca.	1,5 mg	Vitamin B
ca.	17 µg	Jod		ca.	2,4 mg	Vitamin B
ca.	3 mg	Zink		ca.	183 mg	Vitamin C

Tab. 9.3 Energiegehalt sowie Zufuhr von Makro- und Mikronährstoffen bei Reduktionskost sowie „Niedrigst-Kalorien"-Diäten im Vergleich zu den Empfehlungen der täglichen Nährstoffzufuhr (Deutsche Gesellschaft für Ernährung, DGE)

	Empfehlungen der DGE (Erwachsene von 25–60 Jahren)	Reduktionskost	MODIFAST® Ulmer Trunk III			OPTIFAST® 800
		1200 kcal	4 B. 600 kcal	5 B. 750 kcal	6 B. 900 kcal	5 B. 770 kcal
kcal		1206	594	742	890	770
Protein (g)	0,8 g/kg KG	67	67	83	100	70
Protein (%)	12–13%	23%	46%	46%	46%	46%
Fett (g)		44	10	12	12	12
Fett (%)	25–30%	34%	14%	14%	14%	14%
Kohlenhydrate (g)		127	60	75	90	90
Kohlenhydrate (%)	50%	43%	39%	39%	39%	47%
Ballaststoffe (g)	mind. 30 g/Tag 12,5 g/1000 kcal	25	–	–	–	–
Natrium (mg)	550	1342	1328	1660	1992	1151
Kalium (mg)	2000	3233	2688	3600	4032	2360
Magnesium (mg)	300/400	284	368	460	552	410
Calcium (mg)	300/1200	595	1088	1360	1632	1502
Phosphor (mg)	1200/1500	1138	1088	1360	1632	1209
Eisen (mg)	10/15	14	33	42	50	20
Jod (µg)	200	27	–	–	–	–
Zink (mg)	12/15	3	–	–	–	–

VitaminA/Re-Aq (mg)	0,8/1,0	0,4	0,5	0,8	0,9	1,5
Vitamin D (µg)	5	0,6	1,8	2,2	2,6	2,9
Vitamin E (mg)	12	18	16	20	24	20
Folsäure (µg)	150/300	244	531	664	697	399
Vitamin B_1 (mg)	1,1/1,5	1,1	2,1	3,4	4,0	2,6
Vitamin B_2 (mg)	1,5/1,8	1,5	2,7	3,4	3,6	2,6
Vitamin B_6 (mg)	1,6/2,1	2,4	2,4	3,0	3,6	2,9
Vitamin C (mg)	75	183	100	125	150	90

bereits nach 4 – 6 Wochen Körperzellmasse (etwa 25 % des Gewichtsverlusts) und auch Calcium (eine negative Calciumbilanz trotz einer täglichen Calciumzufuhr von 800 – 1000 mg/d) verloren gehen, haben VLED eine inadäquate Nährstoffzufuhr. VLED müssen immer Teil eines multidisziplinären Therapiekonzeptes sein, welches auch einen verhaltenstherapeutischen Ansatz beinhaltet. Sehr dicke Menschen können besonders nach wiederholter Anwendung von VLED Eßstörungen aufweisen. Das Eßverhalten der Patienten muß in jedem Fall hinterfragt werden. Weltweit haben bis heute 12 – 15 Millionen Menschen VLED angewendet. Dennoch muß vor einer unkontrollierten und wiederholten Anwendung von VLED dringend gewarnt werden (s. o.). Nach Behandlung mit einer VLED wird die Ernährung als konventionelle Reduktionsdiät oder als fettarme Ernährung fortgeführt.

„Designer food"
Diese Produkte (z. B. Herbalife etc.) sind eine Zusatzernährung als Mahlzeitenersatz im Rahmen von Schlankheitsdiäten. Sie werden unter Direktvertrieb an den Verbraucher (d. h. unter Umgehung eines normalen und gesetzlich geregelten Vertriebsweges) gebracht und entgehen der Lebensmittelüberwachung. Die Produkte entsprechen nicht immer den Vorschriften des deutschen Lebensmittelrechtes. Die „designer foods" enthalten teilweise nicht als Nahrungsergänzungsmittel zugelassene Inhaltsstoffe (z. B. Kräuterextrakte, welche in Deutschland als Arzneimittel eingestuft werden) und Vitamine in hohen und für Lebensmittel nicht zulässigen Konzentrationen. Der Schutz des Verbrauchers ist deshalb nicht vollständig sichergestellt. Eine Anwendung kann derzeit nicht empfohlen werden.

Diäten mit extremen Nährstoffrelationen, „crash"-Diäten
Außenseiterdiäten mit extremen Nährstoffrelationen wie ketogene „Diäten" (z. B. die Atkins-Energie-Diät, d. h. eine kohlenhydratarme Kost mit ca. 60 g/d Kohlenhydraten und einem hohen Gehalt an tierischen Fetten und Eiweiß) führen zu einer wesentlichen Beeinträchtigung der Stoffwechselhomöostase. Sie stellen ein Gesundheitsrisiko dar und gelten heute deshalb als obsolet. „Crash"-Diäten, welche eine kurzfristige und drastische Gewichtsreduktion von mehr als 1 kg Körpergewicht pro Woche versprechen, sind abzulehnen.

Modifiziertes Fasten, Heilfasten, Nulldiät
Bei der Adipositas besteht grundsätzlich keine Indikation für eine drastische Kalorienreduktion oder gar für das vollständige Fasten. Modifiziertes Fasten und Heilfasten gehören neben dem totalen Fasten zu den Fa-

stenmethoden, welche als alternative Ernährungsform für „Zivilisationsgeschädigte" empfohlen werden. Ziel des Heilfastens nach O. Buchinger ist nicht primär die Gewichtsreduktion, sondern die Behandlung ernährungsabhängiger Erkrankungen. Die tägliche Kalorienzufuhr liegt beim Heilfasten zwischen 150 und etwa 350 kcal/d. Eine ausreichende Flüssigkeitszufuhr, regelmäßige Darmentleerung, körperliche Bewegung und Ruhe sowie eine Wendung nach innen werden als entscheidend für den Fastenverlauf angesehen. Die Zufuhr von Vitaminen, Mineralstoffen und Kohlenhydraten erfolgt in Form von Fruchtsaft, Honig, Gemüsebrühe und Mineralwasser. Calcium und Eiweiß können in Form von Buttermilch oder Molke gegeben werden. Beim Fasten nach F. X. Mayr sind luftgetrocknete Brötchen oder Weißbrot neben Milch und Milchprodukten („Semmelkur") zulässig. Beim Fasten nach J. Schroth wechseln „Trockentage" mit geringer Trinkmenge mit „Trinktagen". Das Fasten erfolgt immer unter ärztlicher Kontrolle. Üblicherweise wird es über einen Zeitraum von 3 – 4 Wochen in einer Klinik praktiziert. Es ist wahrscheinlich, daß eine Reihe ernährungsabhängiger Probleme (Übergewicht, metabolisches Syndrom, Diabetes mellitus Typ II b) eine initiale und vorübergehende Besserung unter einer drastischen Kalorienreduktion zeigen. Die Gefahren des Heilfastens bestehen besonders in der mangelnden Zufuhr lebensnotwendiger Nährstoffe (z. B. Eiweiß) und den damit verbundenen gesundheitlichen Folgen für den Fastenden. Fasten ist heute auch unter stationären Bedingungen obsolet.

Körperliche Aktivität

Eine gemäßigte körperliche Aktivität ist ein wesentlicher Bestandteil der Adipositastherapie. Die Empfehlung beinhaltet allgemeine und einfache Verhaltensregeln, wie z. B. täglich 1 Stunde spazierengehen, das Auto stehen lassen, die Treppen anstelle eines Fahrstuhls oder der Rolltreppe benutzen, Garten- und Hausarbeit übernehmen. Darüber hinaus kann z. B. dreimal pro Woche für 30 – 60 Minuten ein Ausdauertraining als „aerobe" Belastung (wie zügiges Gehen, Radfahren, Schwimmen, ausdauerorientierte Gymnastik, Rudern oder Joggen) betrieben werden. Angesichts der derzeitigen hohen Wertschätzung von Sportlichkeit und Fitneß sollte nicht unerwähnt bleiben, daß Fitneß und Gesundheit keine Synonyme sind. Eine sinnvolle Planung sportlicher Aktivitäten ist Teil der ärztlichen Beratung und auch des Schulungsprogrammes. Naturgemäß werden die persönlichen Möglichkeiten des Patienten und besonders auch seine Risikofaktoren berücksichtigt. Bei Risikopatienten ist die Belastungsintensität abhängig vom Anstieg der Herzfrequenz sowie vom Grad der subjektiv empfundenen Anstrengung. Die Belastungsgrenzen werden bei diesen Patienten sinnvollerweise nach Durchführung eines stufenweisen Belastungs-EKG festgelegt. Patienten mit einem hohen Risiko dürfen zumindest anfangs nur unter ärztlicher Aufsicht Sport treiben. Die Patienten sollten angeregt werden, ihre Pulsfrequenz unter Belastung zu kontrollieren. Bei Gesunden sind nach den Vorschlägen der Europäischen Atherosklerosegesellschaft abhängig vom Alter die folgenden Belastungspulsfrequenzen (Herzschläge/Minute) angemessen: 115 – 145 (20 – 29 Jahre), 110 – 140 (30 – 39 Jahre), 105 – 130 (40 – 49 Jahre), 100 – 125 (50 – 59 Jahre) und 95 – 115 (60 – 69 Jahre).

Der Einfluß vermehrter körperlicher Aktivitäten auf die Energiebilanz und Gewichtsabnahme ist eher gering. Um zusätzlich 2000 kcal zu verbrauchen, muß man z. B. an 6 Tagen pro Woche 5 km in 30 Minuten laufen oder 30 Minuten zügig schwimmen. Im Rahmen von Reduktionsdiäten ist ein additiver Gewichtsverlust durch sportliche Aktivität nicht zu erwarten. Vermehrte Bewegung und auch körperliches Training verbessern aber bereits ohne Gewichtsabnahme die Stoffwechsellage, das kardiovaskuläre Risikoprofil und das Selbstwertgefühl des Adipösen. Sie sind Teil einer „gesünderen" Lebensweise. Gelingt im Rahmen einer Reduktionsdiät eine Gewichtsabnahme, so ist der Einfluß eines gleichzeitigen körperlichen Trainings auf das Risikoprofil additiv.

Selbsthilfegruppen

Selbsthilfegruppen wie die „weight watchers" haben eine kommerzielle Basis. Wöchentliches Wiegen in der Gruppe und Supervisionen bedeuten für den Betroffenen sowohl einen sozialen Druck als auch Unterstützung. Das Programm der Selbsthilfegruppen umfaßt eine Ernährungsberatung, Kochkurse, Verhaltenstraining und Anleitung zur körperlichen Bewegung. Das Konzept der Selbsthilfegruppen ist nicht für alle Adipösen geeignet. Es kann im Einzelfall aber durchaus wirksam sein.

Verhaltenstherapie

Die Verhaltenstherapie hat einen „behavioristischen" Ansatz und berücksichtigt auch die Erkenntnisse der indisziplinär sozialwissenschaftlich ausgerichteten Verhaltensforschung. Umwelteinflüsse wie Erziehung, Werbung, sozio-kulturelle Normen oder auch die Verfügbarkeit von Lebensmitteln erklären in ihrer Summe ein stark durch äußere Reize gesteuertes Eß- und Trinkverhalten, welches die Bedeutung innerer Reize (wie dem Hunger) herabsetzt. Diese Sicht ist in Analogie auch auf die körperliche Aktivität des einzelnen anwendbar. Das Konzept der Verhaltenstherapie hat das Erlernen eines neuen Eß- und Trinkverhaltens sowie auch einen neuen Umgang mit unserem Körper zum Ziel. Voraussetzung einer Verhaltenstherapie ist die Analyse des Eßverhaltens und des körperlichen, sozialen, geistigen und psychischen Zustandes des Betroffenen. Selbstbeobachtung, Selbstkontrolle und Belohnung sind wesentliche Bestandteile des Behandlungsprogramms. Therapieziel ist es, dem Patienten eine flexible Kontrolle seines Eßverhaltens zu ermöglichen. Die Behandlung wird als Gruppentherapie begonnen und kann später in eine Selbsthilfegruppe überführt werden.

Medikamentöse Behandlung

Experimentell und auch klinisch z.T. geprüfte Medikamente der Adipositastherapie lassen sich in 5 Gruppen einteilen:

1. serotoninerg wirkende und appetitmindernde Medikamente wie Fenfluramin oder Fluoxetin,
2. zentral-adrenerg wirksame und appetitdrosselnde (und z.T. gleichzeitig den Energieverbrauch steigernde) Pharmaka wie die Amphetamine,
3. peripher-beta-adrenerg und thermogenetisch wirksame Substanzen,
4. regulatorische Peptide (wie Cholecystokinin, Galanin, Corticotropin-releasing-Hormon) und
5. Substanzen, welche als Disaccharidase- oder Lipasehemmer die Digestion von Kohlenhydraten oder Fetten hemmen.

Von diesen Gruppen abzugrenzen sind Medikamente, welche mißbräuchlich im Rahmen einer Adipositastherapie verwendet wurden oder werden (wie z.B. Diuretika, Laxantien, Pektine, Schilddrüsenhormone, β-HCG, Wachstumshormon, Anabolika, Biguanide oder „Schlankheitspillen"). Grundsätzlich ist eine medikamentöse Behandlung der Adipositas heute obsolet. Sie ist mit zahlreichen Nebenwirkungen und einem z.T. erheblichen Suchtpotential verbunden und bedeutet für den Patienten meist einen Schaden. Ausnahmen sind Patienten mit Eßstörungen (z.B. Patienten mit einem „binge eating", s.o.). Diese Patienten können nach Rücksprache mit einem Psychiater im Rahmen einer Verhaltenstherapie vorübergehend mit Fenfluramin bzw. Dexfenfluramin (zweimal 15 mg/d oder einmal 60 mg/d als Retardform; cave: Patienten mit psychiatrischen Erkrankungen, Interaktion mit Alkohol, Anästhetika und verschiedenen Medikamenten, intestinale Nebenwirkungen) oder Fluoxetin (ein- bis dreimal 20 mg/d; cave: Antidepressivum, zahlreiche intestinale und systemische Nebenwirkungen!) behandelt werden.

Invasive Maßnahmen

Invasive Maßnahmen zur Behandlung der Adipositas wie die Verdrahtung des Unterkiefers, das Einbringen eines Magenballons, eine Gastroplastik mit und ohne Vagotomie oder ein intestinaler Bypass sind ärztlich unethisch und obsolet. Die verschiedenen Techniken sind z.T. mit erheblichen Komplikationen behaftet. Sie schaden dem Patienten und dienen nicht dem im Hinblick auf einen langfristigen Therapieerfolg notwendigen Umlernprozeß des Patienten.

Pragmatische Therapiekonzepte

Der Erfolg der Adipositastherapie wird duch die Kombination und Integration verschiedener Konzepte sowie durch die Wahl geeigneter Zielgrößen bestimmt. Bei Adipositas Grad 1 und einem hohen Gesundheitsrisiko sind eine Schulung und Ernährungsberatung im Hinblick auf eine „gesündere" Lebensweise und regelmäßige Bewegung (z.B. 60 Minuten Spazierengehen pro Tag) sinnvoll im Hinblick auf eine Verbesserung seines Risikoprofils. Diese ist vorrangiges Ziel der Behandlung. Bei höhergradiger Adipositas sind eine Reduktionsdiät, eine Verhaltenstherapie und körperliches Training, welches zumindest zu Beginn ärztlich angeleitet und überwacht werden sollte, notwendig. Ziel der Behandlung sind die Verbesserung des Risikoprofils und die Gewichtsreduktion. Liegt eine Eßstörung vor, ist gemeinsam mit einem geschulten Psychiater/Psychologen die weitere Vorgehensweise und der mögliche Wert einer medikamentösen Therapie zu klären. In diesem Fall ist die Behandlung der Eßstörung vorrangiges Ziel der Adipositastherapie.

Therapieversagen

Therapieversagen ist bei dicken Menschen häufig. Das Scheitern der Behandlung widerlegt nicht deren Wert. Es besagt vielmehr, daß das Gesamtkonzept der Therapie nicht gut gewählt war und die Probleme des Patienten nicht umfassend berücksichtigt wurden. Therapieversagen darf deshalb auch nicht einfach zu einer Schuldzuweisung (z.B. durch den Hinweis auf die Willensschwäche) des Patienten führen. In jedem Fall muß bei bestehender Indikation ein neuer Therapieansatz gesucht werden.

Prävention

Angesichts der hohen Mortalität und Morbidität der Adipositas und der heute begrenzten Erfolge der Adipositastherapie ist die Notwendigkeit einer Adipositasprävention offensichtlich. Eine gezielte Adipositasprävention sollte frühzeitig sowohl bereits übergewichtige Menschen als auch (im Sinne einer primären Prävention) besonders normalgewichtige Kinder und Jugendliche mit einem hohen Adipositasrisiko erfassen. Übergewicht und Adipositas werden bereits bei bis zu 23 % der Kinder und Jugendlichen beobachtet. Obwohl Übergewicht und Adipositas bei Kindern und Jugendlichen nicht immer streng mit der Manifestation einer Adipositas im Erwachsenenalter assoziiert sind, bedeuten sie ein erhöhtes Risiko für Stoffwechsel- und Herzkreislauferkrankungen und eine erhöhte Mortalität im Erwachsenenalter. Manifestationszeitpunkte der Adipositas von Kindern und Jugendlichen sind das späte Kleinkindesalter, die frühe Kindheit (um das 6. Lebensjahr) und die Jahre um die Pubertät.

Es gibt heute verschiedene anamnestische Daten und Stoffwechselbefunde, welche die Definition eines Adipositasrisikos erlauben.

Anamnestisches Adipositasrisiko: Das Adipositasrisiko ist bei Kindern übergewichtiger Eltern erhöht. Darüber hinaus ist das Adipositasrisiko bei Menschen mit einer positiven Familiengeschichte für Adipositas, Diabetes mellitus Typ II b, Hypertonus und Fettstoffwechselstörungen hoch. Die Manifestation zahlreicher und mit der Adipositas häufig assoziierter Stoffwechsel- und Herzkreislauferkrankungen korreliert auch mit der fetalen Entwicklung und dem Geburtsgewicht der Betroffenen. Kinder mit einem niedrigen Geburtsgewicht werden deshalb ebenfalls als Risikokinder eingestuft.

Metabolisches Adipositasrisiko: Ein niedriger oder niedrig-normaler Ruheenergieverbrauch, eine niedrige Fettverbrennung und eine hohe Insulinsensitivität prädisponieren zu einer disproportionalen Gewichtszunahme. Die Beziehung zwischen metabolischem Phänotyp und Gewichtszunahme konnte für Kinder im 1. Lebensjahr, Schulkinder sowie Erwachsene in prospektiven und retrospektiven Untersuchungen beschrieben werden.

Eine präventive Intervention kann verschiedene Zielgruppen haben:

1. Kinder und Jugendliche (Entwicklung altersgerechter Programme über Gesundheit, Ernährung und Umwelt),
2. deren Familien (Ernährungsschulung, Streßprophylaxe),
3. die Lehrer („Training" in Ernährung und Lebensweise) und zielt auch

4. auf eine gesunde Ernährung und Lebensführung in der Schule (Verkauf von Lebensmitteln in den Schulpausen) und in der Gesellschaft.

Fettstoffwechselstörungen

Einteilung und Definition

Die Prävalenz der Fettstoffwechselstörungen beträgt in Deutschland über 30%. Sie sind von besonderer klinischer Bedeutung, da sie mit einem erhöhten kardiovaskulären Risiko und im Falle der schweren Hypertriglyzeridämie mit der Gefahr einer akuten Pankreatitis assoziiert sind.

Eine Hyperlipidämie ist definiert als eine erhöhte Konzentration des Cholesterins, der Triglyzeride oder beider Lipide im Nüchternplasma, die nach Frederickson aufgrund veränderter Lipoproteinkonzentrationen klassifiziert sind. Es werden sechs Typen erhöhter Konzentrationen der Chylomikronen, VLDL und LDL unterschieden. Diese Klassifikation erlaubt eine phänotypische Beschreibung der Hyperlipidämien, gibt jedoch keine Auskunft über ihre Ätiologie oder Veränderung der HDL-Konzentration.

In der allgemeinen Praxis werden drei Kategorien von Hyperlipidämien unterschieden, die auf der Bestimmung der Plasmakonzentration von Cholesterin und Triglyzeriden als Basisdiagnostik beruhen, nämlich Hypercholesterinämie, kombinierte bzw. gemischte Hyperlipidämie und Hypertriglyzeridämie (siehe Tab. 9.**4**). Bei diesen drei Klassen von Plasma-Lipidveränderungen werden primäre von sekundären Hyperlipidämien unterschieden.

Tab. 9.**4** Therapeutische Klassifikation der Hyperlipidämien

		erhöhte Konzentrationen	
		Lipoprotein	Serum-Lipid
I.	Hypercholesterinämie	LDL	Cholesterin
II.	kombinierte (gemischte) Hyperlipidämie	LDL + VLDL	Cholesterin und Triglyzeride
III.	Hypertriglyzeridämie	VLDL	Triglyzeride

Primäre Hyperlipidämien

Eine primäre Hyperlipidämie ist durch erhöhte Plasma-Lipide und den Ausschluß einer sekundären Ursache definiert. Da diese primären Hyperlipidämien in der Regel familiär-genetisch bedingt sind, sollten möglichst weitere Mitglieder der Familie untersucht und diagnostiziert werden.

Sekundäre Hyperlipidämien

Nach sekundären Erkrankungen bzw. Faktoren muß zunächst gefahndet werden, bevor eine medikamentöse lipidsenkende Therapie indiziert ist. Häufige Ursachen für sekundäre Hyperlipoproteinämien sind diätetische Faktoren (vermehrter Alkoholkonsum und Überernährung), Diabetes mellitus, hypothyreote Stoffwechsellage, Niereninsuffizienz, Lebererkrankungen sowie eine Behandlung mit bestimmten Hormonen und Medikamenten. Die erfolgreiche Behandlung der Grundkrankheit bzw. des auslösenden Faktors führt meistens zu einer Normalisierung der Blutfette. Bei bestimmten Erkrankungen, wie z. B. Diabetes mellitus, kann trotz einer optimalen Blutzuckereinstellung eine Hyperlipidämie fortbestehen. In diesen Fällen liegen wahrscheinlich zwei Grunderkrankungen vor, ein Diabetes mellitus und eine primäre Hyperlipidämie, die beide adäquat therapiert werden müssen.

Indikation zur Hyperlipidämiebehandlung

Die Hyperlipidämien werden in Abhängigkeit vom Typ (Hypercholesterinämie, kombinierte Hyperlipidämie oder Hypertriglyzeridämie) und Schweregrad unter Berücksichtigung des kardiovaskulären Gesamtrisikoprofils des Patienten therapiert. Um das kardiovaskuläre Risiko eines Patienten abzuschätzen, sind die in Tab. 9.**5** aufgeführten allgemeinklinischen Informationen wichtig. Jeder dieser Risikofaktoren sollte unter Berücksichtigung des Gesamtrisikos des Patienten interpretiert und – wenn beeinflußbar – behandelt werden.

Diagnostik und Überwachung der Therapie

Eine Lipiddiagnostik sollte zur Risikoabschätzung bei allen Erwachsenen vorzugsweise ab dem Alter von 20 Jahren erfolgen und mindestens alle 5 Jahre wiederholt werden. *Wünschenswert* und zu bevorzugen ist ein vollständiges, nüchtern gemessenes Lipidprofil, bestehend aus der Bestimmung von Cholesterin, Triglyzeriden und HDL-Cholesterin; die Kalkulation des LDL-Cholesterin erfolgt mittels der Friedewald-Formel:

Tab. 9.5 Koronare Risikofaktoren neben LDL-Cholesterin

Risikofaktoren

1. Alter: Männer ≥ 45 Jahre
                  Frauen ≥ 55 Jahre oder frühe Menopause ohne
                  Substitutionstherapie

2. Familienanamnese für frühzeitige koronare Herzkrankheit:

                  Myokardinfarkt oder plötzlicher Herztod
                  – < 55 Jahre beim Vater oder anderen männlichen
                    Verwandten ersten Grades
                  – < 65 Jahre bei der Mutter oder anderen weiblichen
                    Verwandten ersten Grades

3. Gegenwärtiges Zigarettenrauchen

4. Hypertonie: arterieller Blutdruck ≥ 140/90 mmHg bei mehrmaliger
                  Messung oder Einnahme von antihypertensiven Pharmaka

5. niedriges HDL-Cholesterin: < 35 mg/dl, mehrmals bestimmt

6. Diabetes mellitus

protektive Faktoren

1. Hohes HDL-Cholesterin (≥ 60 mg/dl)

LDL-Cholesterin = Gesamtcholesterin minus HDL-Cholesterin minus Triglyzeride : 5 (mg/dl).

Patienten, die wegen einer mäßigen Hyperlipidämie diätetisch behandelt werden, sollten anfänglich in dreimonatlichen Intervallen und – wenn Zielwerte erreicht sind – alle 6–12 Monate untersucht werden. Patienten, die mit lipidsenkenden Substanzen therapiert werden, sollten zunächst in Abständen von 6–8 Wochen, dann von 3–6 Monaten untersucht werden, um Erfolg und Nebenwirkungen der Medikamente zu kontrollieren.

Patienten mit hohem Plasma-Cholesterin und entsprechend erhöhtem kardiovaskulären Risiko sollten frühzeitig identifiziert und behandelt werden. Deshalb sollte bei Individuen eine Lipiddiagnostik erfolgen,

– deren Verwandte 1. Grades eine positive Familienanamnese für eine frühzeitige atherosklerotische Erkrankung haben (s. Tab. 9.5) oder

– die Verwandte 1. Grades mit nachgewiesener Hyperlipidämie besitzen.

Therapie

Strategien und Behandlungsziele

Mögliche Strategien der Behandlung sind die Ernährung, körperliche Aktivität, medikamentöse Behandlung und die LDL Apherese. Zur Festlegung der angemessenen Ziele für eine Behandlung der Hyperlipidämie und Auswahl der adäquaten Therapie sollte eine Unterscheidung der Patienten nach ihrem Gesamtrisiko für die koronare Herzkrankheit erfolgen (siehe Tab. 9.**6**). Wegen unterschiedlicher Zielwerte für das LDL-Cholesterin sollten Patienten *mit* und *ohne* manifeste koronare Herzkrankheit unterschieden werden (Zeichen für eine manifeste koronare Herzkrankheit: abgelaufener Herzinfarkt, Angina-pectoris-Symptomatik, positives Belastungs-EKG und/oder angiographisch Nachweis von koronarsklerotischen Veränderungen).

Tab. 9.**6** Festlegung des Gesamtrisikos

hohes Risiko	Patienten *mit* manifester koronarer Herzkrankheit oder peripherer atherosklerotischer Gefäßerkrankung und/oder hohem Plasma-Cholesterin mit mehreren anderen Risikofaktoren
mäßig erhöhtes Risiko	Patienten *ohne* nachgewiesene koronare Herzkrankheit mit Hypercholesterinämie und einem weiteren Risikofaktor
leicht erhöhtes Risiko	Patienten mit hohem Plasma-Cholesterin ohne sonstige Risikofaktoren

Bei Patienten *mit* manifester koronarer Herzkrankheit wird empfohlen, das LDL-Cholesterin im Plasma auf ≤ 100 mg/dl zu senken. Hochrisikopatienten *ohne* nachgewiesene koronare Herzkrankheit mit mehreren anderen Risikofaktoren sollten LDL-Cholesterin-Spiegel im Plasma < 130 mg/dl aufweisen. Bei Patienten mit mäßig erhöhtem Risiko werden LDL-Cholesterin-Konzentrationen ≤ 160 mg/dl angestrebt. Herzgesunde ohne weitere Risikofaktoren sollten ein LDL-Cholesterin < 190 mg/dl aufweisen (Tab. 9.**7**).

Tab. 9.**7** Zielwerte für LDL-Cholesterin

	LDL-Cholesterin
hohes Risiko	
mit koronarer Herzkrankheit	≤ 100 mg/dl
ohne koronare Herzkrankheit	≤ 130 mg/dl
mäßig erhöhtes Risiko	≤ 160 mg/dl
leicht erhöhtes Risiko	≤ 190 mg/dl

Ernährung

Grundlagen jeder Behandlung einer Hyperlipidämie sind die Therapie sekundärer Faktoren, eine Korrektur des Körpergewichts sowie eine lipidsenkende Diät.

Gewichtsreduktion

Die Verringerung des Übergewichts ist eine wirksame Maßnahme, erhöhte Triglyzerid- und Cholesterinspiegel im Plasma zu senken und niedrige HDL-Cholesterin-Konzentrationen zu erhöhen (Genaueres s. Abschn. „Adipositas", S. 376).

Alkoholkarenz

Eine Hypertriglyzeridämie ist häufig durch Alkohol bedingt. Alkoholkarenz ist deshalb eine entscheidende Maßnahme zu ihrer Behandlung.

Lipidsenkende Diäten

Die ernährungstherapeutischen Konzepte zur Beeinflussung der Plasma-Lipoproteine sind in Tab. 9.**8** dargestellt. Bei einer *Hypercholesterinämie* ist die Kost isokalorisch und kohlenhydratreich mit Beschränkung des Fettanteils auf < 30 % der Kalorienzufuhr (gesättigte Fettsäuren < 10 %) und der Cholesterinzufuhr auf < 150 mg/1000 kcal. Gleichzeitig ist der Linolsäureanteil > 8 % und die Kost ballaststoffreich (> 30 g/d). Bei der *kombinierten Hyperlipidämie* liegt der Fettanteil bei 30 bis 35 % mit einem hohen Anteil einfach (bis 15 %) und mehrfach ungesättigter (bis 10 %) Fettsäuren. Leicht resorbierbare Zucker müssen gemieden werden. Bei einer *Hypertriglyzeridämie* ist der Anteil der komplexen Kohlenhydrate in der Ernährung hoch (50 – 55 kcal%). Besteht gleichzeitig Übergewicht, ist eine Reduktionskost angezeigt (s. Abschn. „Adipositas", S. 376).

Eine sehr fettarme Diät (Fett 10 – 20 % der Kalorien) ist in Einzelfällen bei fortgeschrittener koronarer Herzkrankheit indiziert. Sie verlangt

Tab. 9.**8** Ernährungstherapeutische Konzepte zur Beeinflussung der Plasma-lipoproteine

diätetische Faktoren	Beeinflussung einzelner Lipoprotein-fraktionen			
	Chylomikronen	VLDL	LDL	HDL
Reduktionskost	↓ ↓	↓ ↓	=	↓
fettarme Kost (30 %)	↓	↑	↓ ↓	↓
Cholesterin < 300 mg/d	=	=	(↓)	(↓)
Fettaustausch				
linolsäure-reich	=	=	↓	(↓)
ölsäure-reich	=	=	↓	=
LCT-MCT	↓	↑	=	(↑)
Omega-3-Fettsäuren > 5 g/d	=	↓	(↓)	=
ballaststoffreich	=	↓	↓	=
komplexe Kohlenhydrate ↑	=	↓	=	=

LCT-MCT: langkettige und mittelkettige Triglyzeride

eine hohe Compliance des Patienten und intensive Schulung. Gefahren dieser Diät sind der mögliche Mangel an essentiellen Fettsäuren und fettlöslichen Vitaminen.

Körperliche Aktivität
Gesteigerte körperliche Aktivität, d. h. mindestens zwei- bis dreimal pro Woche 20 Minuten Ausdauertraining, erhöht die Insulinsensitivität, erniedrigt die Plasmatriglyzeride und kann das HDL-Cholesterin erhöhen. (Allgemeine Richtlinien finden sich im Abschn. „Adipositas", S. 376).

Medikamentöse Therapie
Während die Wirkmechanismen der Cholesterinsynthesehemmer und Ionenaustauscher gut aufgeklärt sind, sind diese für die übrigen Medikamente bisher noch weitgehend unklar.

Eine medikamentöse Behandlung der Hyperlipidämien ist bei entsprechender Risikokonstellation und schweren Fettstoffwechselstörungen sowie nicht ausreichendem Erfolg der diätetischen Behandlung indiziert. Im folgenden werden die Charakteristika einzelner lipidsenkender Substanzen kurz dargestellt. Ihre Wirksamkeit auf die Plasmalipide und das HDL-Cholesterin ist in der Tab. 9.**9** zusammengefaßt.

Tab. 9.**9** Beeinflussung der Plasma-Lipide und des HDL-Cholesterins durch lipidsenkende Medikamente

Medikamente	Cholesterin-senkung	Triglyzerid-senkung	HDL-Erhöhung
Cholesterinsynthese-hemmer	++++	+	+
Ionenaustauscher	+++	–	+
Nikotinsäure	++	+++	+++
Fibrate	+	+++	++

+ bis ++++ als Ausmaß der Wirkstärke, –: keine Senkung

Cholesterinsynthesehemmer

Die Cholesterinsynthesehemmer, z. B. Lovastatin, Simvastatin, Pravastatin, Fluvastatin und Atorvastatin, sind eine lipidsenkende Substanzklasse, die gezielt das Schlüsselenzym der Cholesterinbiosynthese, die HMG-CoA-Reduktase, hemmt. Die Cholesterinsenkung in der Leberzelle führt zu einer Induktion der hepatischen LDL-Rezeptoren und zu einer erhöhten Rezeptor-mediierten Aufnahme von LDL aus dem Plasma. Die Cholesterinsynthesehemmer senken das Gesamtcholesterin um 30–40 %, das LDL-Cholesterin um 35–45 %. Die Triglyzeride werden leicht erniedrigt, das HDL-Cholesterin leicht erhöht. Cholesterinsynthesehemmer werden normalerweise gut vertragen. Als Nebenwirkung wird eine Transaminasenerhöhung beschrieben, die normalerweise gering ausgeprägt ist. Obwohl sie selten ist, sollten die Transaminasen z. B. 6 Wochen nach Beginn der Behandlung, dann nach 3 Monaten und jeweils 6 Monaten bestimmt werden. Wenn die Transaminasen im Serum das Dreifache der oberen Norm überschreiten, sollte die Behandlung abgebrochen werden. Dieses wird bei 1 % der Patienten berichtet und ist dosisabhängig. Geringe und normalerweise transiente Erhöhungen der Kreatininkinase (CPK) sind nicht ungewöhnlich bei der Behandlung mit Cholesterinsynthesehemmern. Symptomatische Myopathien dagegen (mit Muskelschmerzen und -schwäche sowie Erhöhung der CPK bis zum Zehnfachen der oberen Normalwerte) sind selten (ca. 0,1 %) und erfordern ein Absetzen des Medikamentes.

Ionenaustauscher

Cholestyramin und Colestipol werden nicht resorbiert, reduzieren die Resorption von Gallensäure im Darm und steigern so die Gallensäurenproduktion aus Cholesterin in der Leber. Die Senkung der hepatischen Cholesterinkonzentration führt über eine Vermehrung der LDL-Rezeptoren zu einer Verminderung des LDL-Cholesterins und Gesamtcholesterins um 20 – 30 %. Triglyzeride und HDL-Cholesterin können leicht ansteigen. Die wichtigsten Nebenwirkungen sind Obstipation und gastrointestinale Beschwerden. Deshalb sollte eine Behandlung mit Ionenaustauschern einschleichend erfolgen. Die Interaktion mit anderen Pharmaka ist zu beachten. Deshalb sollten andere Medikamente 1 – 4 Stunden vor oder 4 Stunden nach Einnahme der Ionenaustauscher gegeben werden. Ein Vitaminmangel tritt bei normaler hepatischer und intestinaler Funktion nicht auf.

Nikotinsäure

Nikotinsäure und ihre Derivate senken die VLDL- und LDL-Produktion. Dementsprechend senken sie – abhängig vom Typ der Stoffwechselstörung unterschiedlich stark – Serum-Triglyzeride und -Cholesterin. Die VLDL-Konzentration sinkt, während das HDL ansteigt. Folgende Nebenwirkungen können auftreten: In den ersten Tagen nach Therapiebeginn können nach jeder Dosis Flush und Juckreiz auftreten. Um diese Nebenwirkungen so gering wie möglich zu halten, wird eine einschleichende Dosierung empfohlen. Weitere Nebenwirkungen sind gastrointestinale Beschwerden, Hyperurikämie, Gichtanfälle, Verschlechterung der Glukosetoleranz, Erhöhung der Leberenzyme und Cholestase.

Fibrate

Die verschiedenen Substanzen aus dieser Wirkklasse (z. B. Bezafibrat, Etofibrat, Fenofibrat, Gemfibrozil) erhöhen die Aktivität der Lipoproteinlipase und steigern damit den Abbau der VLDL-Triglyzeride und fördern den Einbau von Cholesterin in die HDL. Der Umbau von Cholesterin in Gallensäuren scheint gesteigert zu werden. Fibrate senken die Serumtriglyzeridspiegel effektiv und erhöhen die HDL-Konzentration. LDL-Cholesterin wird um 5 – 25 % vermindert. An Nebenwirkungen können auftreten: gastrointestinale Beschwerden, Myositis, Impotenz und Erhöhung der Leberenzyme. Die Interferenz mit anderen Lipidsenkern und Antikoagulantien muß beachtet werden.

Probucol

Probucol senkt das LDL-Cholesterin um 5 – 15 % und das HDL um bis zu 25 %. Die Substanz führt zur Regression von Lipidablagerungen in Sehnen und Haut. Sie akkumuliert im Inneren der Lipoproteinpartikel und scheint die LDL-Partikel chemisch so zu verändern, daß ihre Aufnahme initial gefördert wird. Diese verstärkte Aufnahme erfolgt unabhängig von den LDL-Rezeptoren, so daß Probucol als einzige Substanz wirksam LDL-Cholesterin bei Patienten mit homozygoter familiärer Hypercholesterinämie, die keine funktionellen LDL-Rezeptoren haben, senkt.

Darüber hinaus wirkt Probucol als Antioxidans. Da in experimentellen Studien oxidierte LDL eine wichtige Rolle in der Atherogenese zu spielen scheinen, wird der antiatherogene Effekt des Probucols u. a. seiner antioxidativen Wirkung auf LDL-Partikel zugeschrieben. Die klinische Bedeutung der antioxidativen Wirkung des Probucols ist bisher unklar. An Nebenwirkungen werden gastrointestinale Beschwerden und QT-Strecken-Verlängerungen im EKG beschrieben.

Omega-3-Fettsäuren
Die in Fischölen vorkommenden Fettsäuren vom Omega-3-Typ können Plasmatriglyzeride senken und dementsprechend bei der Behandlung mäßiger und schwerer Hypertriglyzeridämien eingesetzt werden. Die erforderliche Dosis beträgt über 5 g/d. Diese Dosierungen liegen oberhalb natürlicher Verzehrsmengen. Omega-3-Fettsäuren hemmen die Plättchenaggregation und verlängern die Blutungszeit. Es liegen Studien vor, daß Omega-3-Fettsäuren das koronare Risiko senken.

Apherese-Verfahren
In den letzten Jahren sind Methoden zur spezifischen Elimination des LDL-Cholesterins aus dem Patientenplasma entwickelt worden. Bei diesen sogenannten LDL-Aphereseverfahren unterscheidet man die LDL-Immunoabsorption durch Anti-ApoB-Antikörper, die Dextran-Sulfat-Zellulose-LDL-Apherese und die Heparin-induzierte extrakorporale LDL-Präzipitation (HELP). Diese Verfahren sind inzwischen sicher und senken effektiv die LDL-Konzentration. Andere Risikofaktoren, wie Fibrinogen und Lipoprotein(a) werden ebenfalls gesenkt. Die LDL-Apherese-Verfahren sind indiziert bei Patienten mit homozygoter familiärer Hypercholesterinämie und bei Patienten mit heterozygoter familiärer Hypercholesterinämie und frühzeitiger koronarer Herzkrankheit. Weiterführende Indikationen für dieses Verfahren werden zur Zeit noch diskutiert.

Antioxidative Vitamine und sekundäre Pflanzeninhaltsstoffe
Antioxidative Vitamine (z. B. Vitamin C und E sowie β-Carotin) und sekundäre Pflanzeninhaltsstoffe wie Phenole und Flavenoide werden derzeit in der Prävention der Atherosklerose diskutiert. Sie beeinflussen nicht die Plasmalipide.

Auswahl lipidsenkender Medikamente nach dem Phänotyp der Hyperlipidämie (vgl. Tab. 9.**4**)

Hypercholesterinämie

Patienten mit heterozygoter familiärer Hypercholesterinämie haben sehr hohe Plasma-Cholesterinspiegel (in der Regel 350 – 460 mg/dl) und benötigen deshalb eine intensive medikamentöse Therapie. Medikamente der ersten Wahl sind Cholesterinsynthesehemmer. Da damit häufig die Zielwerte nicht erreicht werden, sollte eine Kombinationstherapie mit Ionenaustauschern (z. B. zwei oder mehr Beutel Cholestyramin oder Colestipol) erfolgen.

Patienten mit mäßiger Hypercholesterinämie können mit Ionenaustauschern oder Cholesterinsynthesehemmern behandelt werden, wobei niedrige Dosen häufig ausreichend sind. Dieses gilt auch für die Patienten mit koronarer Herzkrankheit, wobei strengere Therapieziele zu beachten sind (s. Abschn. „Strategien und Behandlungsziele, S. 399).

Kombinierte (gemischte) Hyperlipidämie

Patienten mit gleichzeitiger Erhöhung des Cholesterins und der Triglyzeride im Plasma können – je nachdem, welche Lipiderhöhung überwiegt – mit Fibraten, Cholesterinsynthesehemmern oder Nikotinsäure behandelt werden. Falls die Hypertriglyzeridämie überwiegt, können zunächst Fibrate eingesetzt werden. Sollte das LDL-Cholesterin durch die Behandlung nicht die angestrebten Zielwerte erreichen, kann zusätzlich eine niedrige Dosis eines Ionenaustauschers (oder der Nikotinsäure) verordnet werden. Falls die Hypercholesterinämie überwiegt und die Triglyzeride nur mäßig erhöht sind, führen Cholesterinsynthesehemmer zu einer effektiven Senkung des LDL-Cholesterins und mäßigen Reduktion der Triglyzeride.

Hypertriglyzeridämien

Es gibt Hinweise dafür, daß erhöhte Plasma-Triglyzeridspiegel, insbesondere in Verbindung mit niedrigen HDL-Cholesterin-Werten, das koronare Risiko erhöhen. Schwere Hypertriglyzeridämien (Plasma-Triglyzeride > 1000 mg/dl) sind mit der Gefahr einer akuten Pankreatitis assoziiert und deshalb behandlungsbedürftig.

Fibrate werden als Medikamente der ersten Wahl bei einer Hypertriglyzeridämie eingesetzt. Sie senken sehr effektiv die Plasma-Triglyze-

ride und erhöhen gleichzeitig niedrige HDL-Spiegel. Während Nikotinsäure in Dosen über 2 g/d wegen der Nebenwirkungen schlecht toleriert
wird, eignet sich die Substanz in Dosen bis zu 1 g/d in Kombination mit
einem Fibrat, die Triglyzeridkonzentrationen drastisch zu senken und
die HDL-Spiegel zu erhöhen.

Behandlung von Frauen, Kindern und älteren Patienten

Vor der Menopause haben Frauen ein geringes koronares Risiko. Dementsprechend können die Zielwerte für Gesamt- und LDL-Cholesterin
weniger streng angesetzt werden, und nicht-medikamentöse Maßnahmen sollten zunächst maximal ausgeschöpft werden. Eine medikamentöse lipidsenkende Therapie bleibt Frauen mit familiärer Hypercholesterinämie und Patientinnen mit hohem kardiovaskulären Risiko vorbehalten.

Frauen mit einer antikonzeptiven Hormontherapie haben häufig erhöhte Triglyzeridspiegel im Plasma, die sich nach Absetzen des Medikamentes normalisieren. Patientinnen mit einer vorbestehenden Hypertriglyzeridämie sollten nicht mit einer antikonzeptiven Hormontherapie behandelt werden.

Postmenopausale Frauen sollten hinsichtlich der Einschätzung ihres koronaren Risikos wie Männer beurteilt werden. Unter einer Substitution mit Östrogenen können die Plasma-Triglyzeride und das HDL-
Cholesterin leicht ansteigen, während das LDL-Cholesterin sinkt. Die
Zugabe von Gestagen kann diesen Effekt vermindern, wobei die zyklische Gabe von Medroxyprogesteron zu Östrogenen keinen Einfluß auf
die Lipidprofile zu haben scheint.

Kinder und Jugendliche mit erhöhten LDL-Cholesterin-Werten
(über 130 mg/dl) bedürfen der klinischen Untersuchung und Fahndung
nach sekundären Hyperlipidämien (s. S. 397) und familiären Stoffwechselerkrankungen. Plasma-Triglyceridkonzentrationen von über 200 mg/
dl bei Kindern sind häufig mit einer Adipositas assoziiert. Triglyzeridspiegel von über 500 mg/dl sind in der Regel genetisch bedingt. Eine
lipidsenkende Kost steht bei Kindern und Jugendlichen mit Fettstoffwechselstörungen ganz im Vordergrund der Behandlung. Eine medikamentöse Therapie ist bei Kindern über 10 Jahren mit familiärer Hypercholesterinämie oder anderen schweren Stoffwechselstörungen indiziert, wenn 1. nach sechs- bis zwölfmonatiger diätetischer Behandlung
und Reduktion anderer kardiovaskulärer Risikofaktoren weiterhin LDL-
Cholesterin-Werte über 200 mg/dl vorliegen oder 2. LDL-Cholesterin-
Werte über 155 mg/dl liegen und entweder eine positive Familienanamnese für eine frühzeitige koronare Herzkrankheit besteht oder zwei

oder mehr zusätzliche kardiovaskuläre Risikofaktoren vorliegen, die trotz Bemühungen nicht unter Kontrolle gebracht werden können.

Die einzigen Medikamente, die zur Behandlung von Hypercholesterinämien bei Kindern und Jugendlichen empfohlen werden, sind die Ionenaustauscher Cholestyramin und Colestipol bei gleichzeitiger Folsäure-Substitution.

Auch bei **älteren Patienten** (über 65 Jahre) ist ein erhöhtes Plasma-Cholesterin ein unabhängiger Risikofaktor der koronaren Herzkrankheit. Entsprechend dieser Einschätzung sind die Strategien der Behandlung von Hyperlipidämien wie bei der Allgemeinbevölkerung gültig. Je nach biologischem Alter des Patienten und insbesondere bei Multimorbidität ist die Indikation zu einer medikamentösen lipidsenkenden Therapie individuell zu stellen.

Hyperurikämie und Gicht

Einteilung und Definition

Eine Hyperurikämie (Harnsäure im Plasma über 7,0 mg/dl) findet man in Deutschland bei nahezu 20% der Männer im Alter über 40 Jahre. In Abhängigkeit von der Höhe der Harnsäurekonzentration im Plasma führt diese Hyperurikämie früher oder später zu Gichtanfall, Harnsäuretophus, Nierensteinen oder selten zur Gichtniere. Patienten mit Harnsäurewerten über 9 mg/dl erleben mit 90% Wahrscheinlichkeit irgendwann einen Gichtanfall und mit 40% Wahrscheinlichkeit einen Nierenstein. Bei den Diskussionen um das metabolische Syndrom hat auch die Gicht einen festen Platz. Ältere Untersuchungen aus Framingham weisen für den Gichtkranken ein erhöhtes Koronarrisiko aus.

Die Gicht ist in den meisten Fällen die klinische Manifestation einer angeborenen Stoffwechselstörung, der familären Hyperurikämie. Diese Erbanlage führt unter dem Einfluß des Umweltfaktors Ernährung bei Männern meist im dritten Lebensjahrzehnt zur Manifestation der Hyperurikämie und in schweren Fällen auch der Gicht. Frauen entwickeln erst nach der Menopause eine Hyperurikämie und seltener eine Gicht.

Primäre Hyperurikämien

beruhen in aller Regel auf einer angeborenen Störung der tubulären Harnsäuresekretion in der Niere und sind in über 99% Ursache der landläufigen primären Hyperurikämie mit nachfolgender Gicht. Nur bei weniger als 1% der Patienten mit angeborener Gicht besteht eine vermehrte endogene Harnsäuresynthese als Folge unterschiedlicher Enzymdefekte des Purinstoffwechsels. Letztere Fälle werden bereits im Kindes- oder Jugendalter manifest und führen zu einer schweren tophösen Gicht mit Hyperurikämie und Erhöhung der Harnsäureausscheidung im Urin.

Sekundäre Hyperurikämien

unterteilt man in solche mit vermehrter Harnsäurebildung (Hämoblastosen, hämolytische Anämien, Zytostatikatherapie, Glukose-6-Phosphatase-Mangel) und solche mit verminderter renaler Harnsäureausscheidung (Nierenkrankheiten, Ketoazidosen, Arzneimittel, z. B. Saluretika, Pyrazinamid). Ihre Therapie besteht in einer erfolgreichen Behandlung der Grundkrankheit bzw. in einer symptomatischen Behandlung massiver Hyperurikämien, um Gichtanfälle und Harnsäuresteine zu vermeiden.

Indikationen zur Therapie

Die nicht-medikamentösen Maßnahmen bilden die Grundlage der Behandlung und sollten bei jedem Patienten mit Hyperurikämie zum Einsatz kommen. Die Indikationen zur Therapie mit Arzneimitteln ergeben sich aus dem mit steigenden Harnsäurekonzentrationen zunehmenden Risiko von Komplikationen. Führen die nicht-medikamentösen Maßnahmen nicht zum Ziel, sollten Patienten mit Hyperurikämie ohne Gicht ab 9 mg/dl mit Arzneimitteln behandelt werden, Patienten mit Hyperurikämie und Gicht in der Anamnese bereits ab 8 mg/dl ein harnsäuresenkendes Arzneimittel einnehmen (Abb. 9.**2**).

Therapie

Therapieziele

Die Therapie hat zum Ziel, die Harnsäurekonzentration im Plasma dauerhaft auf Werte um 5,5 mg/dl zu senken, um Gichtanfälle zu vermeiden und Harnsäureablagerungen im Gewebe abzubauen. Bei Nierensteinen in der Anamnese muß auch auf eine niedrige Harnsäurekonzentration im Urin geachtet werden.

Nicht-medikamentöse Therapie

Grundlagen der Behandlung von Hyperurikämie und Gicht sind nicht-medikamentöse Maßnahmen. Hierzu gehören eine Lebensweise ohne Extreme mit Ernährung in Maßen und regelmäßige körperliche Aktivität.

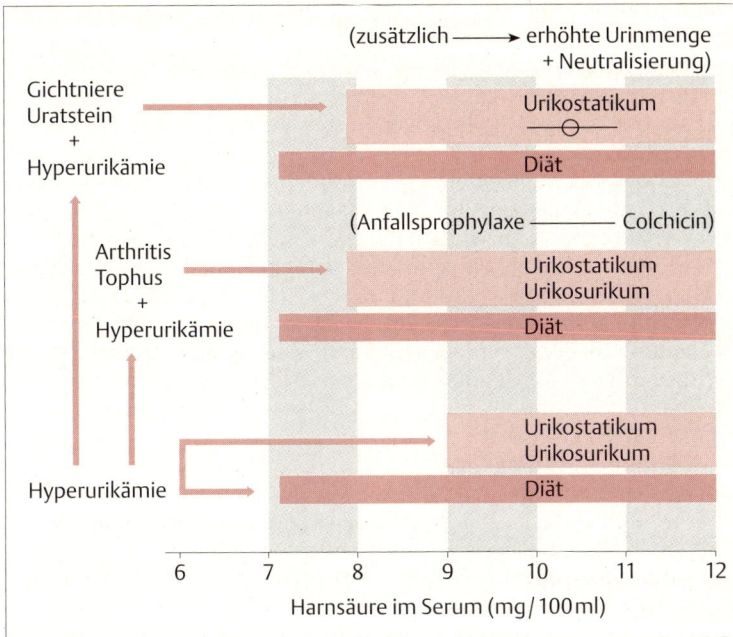

Abb. 9.**2** Indikationen zur Diät- und Arzneimitteltherapie bei Hyperurikämie und Gicht

Ernährungstherapie

Trotz der guten Wirksamkeit der modernen Arzneimittel zur Behandlung der Gicht ist die Diät wichtig, da die richtige Ernährung das Risiko klinischer Komplikationen der Gicht vermindert und Arzneimittel einsparen kann. Dadurch werden Kosten und Risiken von unerwünschten Wirkungen reduziert. Die Ernährungstherapie von Hyperurikämie und Gicht verfolgt drei Ziele:

1. Verringerung der Purinzufuhr mit der Nahrung,
2. Einschränkung des Alkoholkonsums,
3. Normalisierung des Körpergewichts.

Der *Puringehalt der Lebensmittel* ist nach wie vor der wichtigste Nahrungsfaktor mit Wirkung auf die Serum-Harnsäurekonzentration. Die verschiedenen Lebensmittel haben eine unterschiedliche Nährstoff-

und Energiedichte. Um satt zu werden, wird der Patient zwar unterschiedliche Mengen von Lebensmitteln, aber insgesamt eine bestimmte Menge an Energie aufnehmen. Die Bedeutung eines Lebensmittels in der Ernährung des Gichtkranken muß deshalb nach dem Energiehaushalt und aus praktischen Überlegungen heraus nach den üblichen Portionen beurteilt werden.

Als besonders purinreich gelten Innereien und bestimmte Arten von Fisch wie Sardellen. Auch die Haut von Geflügel und Fisch sowie die Schwarte vom Schwein enthalten relativ viel Harnsäurevorläufer und sollten vom Gichtkranken gemieden werden. Fleisch ist relativ purinreich, eine fleischfreie Ernährung ist aber nicht automatisch purinarm. Lebensmittel pflanzlicher Herkunft haben im allgemeinen eine geringere Energiedichte und werden in größeren Mengen verzehrt, so daß trotz geringeren Puringehalts doch nennenswerte Purinmengen aufgenommen werden. Bestimmte Gemüse, z. B. Hülsenfrüchte, haben sogar einen relativ hohen Puringehalt.

Man wird also dem Gichtkranken empfehlen, nur an 3 oder 4 Tagen der Woche einmal eine normale Portion Fleisch oder Wurst oder Fisch zu essen und Innereien ganz zu meiden. Die Eiweißzufuhr sollte bevorzugt durch Milch und magere Milchprodukte sowie Brot erfolgen.

Alkoholkonsum ist für den Gichtkranken riskant, da bei stärkerer Alkoholzufuhr in der Leber vermehrt Harnsäure gebildet wird und über die bei stärkerem Alkoholabbau auftretende Hyperlaktatämie eine Hemmung der renalen Harnsäureausscheidung auftritt. Beim Genuß von Bier ist neben den Wirkungen des Alkohols auch der Puringehalt zu berücksichtigen. Alkoholfreies Bier enthält etwa die gleiche Menge Purine wie normales Bier, aber keinen Alkohol. Wein enthält keine Purine, wirkt also proportional der Alkoholmenge. Es hängt von der Persönlichkeit des Patienten ab, ob man den Alkohol vollständig verbietet oder einem vernünftigen Patienten eine normale Portion eines alkoholhaltigen Getränkes zu jeder Hauptmahlzeit gestattet.

Übergewicht ist bei Patienten mit Gicht nicht selten. Nach Gewichtsreduktion findet man eine Senkung der Harnsäurekonzentration im Plasma. Fasten führt aber durch die vermehrte Ketonkörperbildung zu einer Hemmung der renalen Harnsäureausscheidung. Man rät dem Patienten deshalb zu einer langsamen Gewichtsreduktion mit dem Ziel Sollgewicht.

In der Ernährung gilt es, Extreme zu vermeiden. Fasten und Feste lösen häufig einen Gichtanfall aus. Wichtig ist auch eine ausreichende Flüssigkeitszufuhr, die ein tägliches Mindesturinvolumen von 1,5 l gewährleistet.

Physikalische Therapie

Die fortgeschrittene tophöse gichtige Arthritis erfordert die gleiche Physiotherapie wie andere Gelenkleiden, damit bis zur Wiederherstellung der normalen Funktion Osteoporose, Versteifungen und Muskelatrophien entgegengewirkt wird.

Medikamentöse Therapie

Eine medikamentöse Behandlung von Hyperurikämie und Gicht ist bei entsprechender Risikokonstellation und Anamnese zusätzlich zu den nicht-medikamentösen Maßnahmen notwendig. Man muß unterscheiden zwischen der Therapie des Gichtanfalls und der harnsäuresenkenden Arzneimitteltherapie der chronischen Hyperurikämie. Im folgenden werden die Wirkungsmechanismen, Dosierungen und unerwünschten Wirkungen sowie Kontraindikationen der einzelnen Arzneimittel dargestellt.

Therapie des Gichtanfalls

Für den *Gichtanfall* sind heute bei gesicherter Diagnose die nicht-steroidalen Antirheumatika Mittel der Wahl.

Indometacin eignet sich besonders gut zur Behandlung des akuten entzündlichen Geschehens eines Gichtanfalls, weil es bei der notwendigen hochdosierten, aber kurz dauernden Anwendung sehr gut verträglich ist. Mit 250 mg Indometacin am ersten Tag und weiteren 150 mg täglich tritt eine rasche Rückbildung des Gichtanfalls ein. *Unerwünschte Wirkungen* treten meist erst bei höherer Dosierung auf und sind vorwiegend im Magen-Darm-Bereich lokalisiert.

Colchicin ist mit seiner die Phagozytenaktivität hemmenden Wirkung weitgehend spezifisch und deshalb auch diagnostisch zu verwerten. Die Dosierung liegt bei maximal 8 mg/d. Zunächst gibt man in den ersten 4 Stunden stündlich 1 mg Colchicin, dann jede 2. Stunde jeweils 0,5 – 1 mg. An den folgenden Tagen wählt man eine absteigende Dosierung. Als *unerwünschte Wirkungen* treten mit einer Latenzzeit von mehreren Stunden häufig Durchfall und Übelkeit auf. Durchfälle können mit Loperamid beherrscht werden. Bei eingeschränkter Leber- oder Nierenfunktion muß die Colchicindosis reduziert werden. Überhöhte Dosen von Colchicin können eine Knochenmarksdepression hervorrufen. Nach Colchicin wurde selten auch eine Urtikaria und Alopezie beschrieben. Schwangerschaft ist eine *Kontraindikation*.

Zur Vorbeugung von Gichtanfällen zu Beginn einer harnsäuresenkenden Therapie können für 3 – 6 Monate 0,5 – 1,5 mg Colchicin täglich oder jeden 2. Tag verordnet werden.

Glukokortikoide müssen sehr selten als kurzdauernde Behandlung eingesetzt werden, wenn ein akuter Gichtanfall mit nicht-steroidalen Antirheumatika oder Colchicin innerhalb von 3 – 4 Tagen nicht zu beheben ist. Man dosiert 30 – 50 mg Prednisolon für 2 – 3 Tage.

Dauertherapie von Hyperurikämie und Gicht

Die Behandlung von Hyperurikämie und Gicht hat die zuverlässige Senkung der Harnsäurekonzentrationen im Plasma und Geweben zum Ziel. Dafür stehen zwei grundsätzlich verschieden wirkende Arten von Arzneimitteln zur Verfügung. Urikostatika (Allopurinol) hemmen die Harnsäuresynthese, Urikosurika (Benzbromaron, Sulfinpyrazon) steigern die Harnsäureausscheidung. Urikostatika sind aufgrund ihrer Wirkungen die Therapie der ersten Wahl.

Urikostatika
Allopurinol und sein Stoffwechselprodukt Oxipurinol hemmen das Enzym Xanthinoxidase und damit die Oxidation der Oxipurine Hypoxanthin und Xanthin zu Harnsäure, so daß die Konzentration der Harnsäure im Plasma und in Geweben abfällt und im Urin neben der Harnsäure auch die besser löslichen Vorstufen Hypoxanthin und Xanthin im vermehrten Maß ausgeschieden werden. Von den Handelspräparaten gibt man meist 300 mg als einmalige Dosis pro Tag, bis der gewünschte Effekt einer Senkung der Harnsäurekonzentration im Plasma auf Werte um 5,5 mg/dl dauerhaft erzielt ist. Bei Niereninsuffizienz ist die Allopurinoldosis zu reduzieren.

Zu Beginn einer Therapie können vermehrt Gichtanfälle auftreten, weshalb während der ersten Monate eine Colchicinprophylaxe empfohlen wird (s. o.).

Als *unerwünschte Wirkungen* treten sehr selten gastrointestinale Störungen auf. Überempfindlichkeitsreaktionen mit Vaskulitis drohen fast nur, wenn bei einer eingeschränkten Nierenfunktion die Dosis von Allopurinol nicht reduziert wird. Ganz vereinzelt treten auch Alopezie und Ichthyosis, Knochenmarksdepression und granulomatöse Hepatitis auf.

Als *Arzneimittelinteraktion* ist zu beachten, daß Allopurinol auch den Abbau von Mercaptopurin und Azathioprin hemmt, so daß die Dosierung dieser Medikamente während Allopurinoltherapie neu festzusetzen ist. Auch Tolbutamid und Cumarinderivate werden unter Allopurinol langsamer verstoffwechselt. Ampicillin soll mit Allopurinol häufiger Überempfindlichkeiten der Haut auslösen.

Urikosurika

Urikosurika hemmen die tubuläre Harnsäurerückresorption in der Niere. Es kommt bis zur Einstellung eines niedrigeren Plasmaspiegels und bis zur Ausschwemmung von Harnsäureablagerungen zu einer vermehrten renalen Harnsäureausscheidung. Deshalb gilt bei dieser Art der Therapie der Rat, die Harnsäurespiegel nur auf Werte um 5,5 mg/dl zu senken.

Zu Beginn der Therapie können vermehrte Gichtanfälle auftreten, weshalb während der ersten Monate eine Colchicinprophylaxe empfohlen wird (s. o.).

Benzbromaron hat eine protrahierte urikosurische Wirkung, so daß täglich nur eine Einzeldosis notwendig ist. Manche Patienten benötigen noch weniger und zum Erreichen des Therapieziels kann die Einnahme einer Tablette jeden 2. Tag ausreichen. Die weniger drastische Wirkung des Mittels verringert die Gefahr der akuten Anurie.

Die selten auftretenden *unerwünschten Wirkungen* betreffen am häufigsten den Magen-Darm-Trakt, Kopfschmerzen und vermehrter Harndrang sind vorübergehender Natur. Selten beobachtet man Übelkeit, Sodbrennen und eine variable Eosinophilie. Hautveränderungen sind seltene Ereignisse.

Arzneimittelinteraktionen bestehen mit Salizylaten, die die urikosurische Wirkung von Benzbromaron hemmen. Benzbromaron hemmt die tubuläre Sekretion einiger organischer Säuren. Mit Allopurinol bestehen Interaktionen, da Benzbromaron die Ausscheidung von Oxipurinol steigert. *Kontraindikationen* bestehen bei schweren Nierenfunktionsstörungen, Nierensteinanamnese und während der Schwangerschaft und Stillzeit.

Sulfinpyrazon wirkt ebenfalls urikosurisch, die Harnsäurekonzentration im Plasma fällt, und die renale Harnsäureausscheidung steigt an. Wegen der kurzen Halbwertszeit von Sulfinpyrazon sollte die Tagesdosis auf 3 Einzelportionen verteilt werden. Die Behandlung beginnt mit zweimal 50 mg am Tag. Die Dosissteigerung erfolgt dann in Schritten von 50 mg alle 3 Tage bis zu wirksamen Tagesdosen von 200–400 mg. Zu Beginn der Therapie ist auf eine ausreichende Flüssigkeitszufuhr und Urinneutralisierung zu achten.

Unerwünschte Wirkungen treten bei 10–15 % der behandelten Patienten auf. Am häufigsten sind es gastrointestinale Störungen, selten werden aber auch Leukopenie und Allergie beobachtet. Wechselwirkungen bestehen mit Antikoagulantien, oralen Antidiabetika, Penicillinen und Sulfonamiden, deren Wirkung verlängert bzw. gesteigert wird. Salizylate heben die urikosurische Wirkung von Sulfinpyrazon auf. *Kontraindikationen* bestehen bei Ulcus ventriculi oder duodeni, schweren Leber- und Nierenfunktionsstörungen und Nierensteinanamnese.

Auswahl harnsäuresenkender Arzneimittel

Mittel der 1. Wahl sind Urikostatika, z. B. Allopurinol, da durch diese Substanz die Bildung von Harnsäure gehemmt wird und ein Teil des Purinabbaus im Körper auf der Stufe von Xanthin und Hypoxanthin stehen bleibt, die leichter löslich sind und ohne das Risiko von Gichtanfall oder Steinbildung leichter im Urin ausgeschieden werden. An 2. Stelle, also bei Kontraindikation gegen Allopurinol, stehen Urikosurika, z. B. Benzbromaron. Urikosurika verbieten sich aber wegen der vermehrten Harnsäureausscheidung bei Gichtniere und Nierensteinleiden.

Kombination von Urikostatikum mit Urikosurikum

In Deutschland ist eine fixe Arzneimittelkombination mit 100 mg Allopurinol und 20 mg Benzbromaron im Handel. Ihre harnsäuresenkende Wirkung entspricht 300 mg Allopurinol bzw. weniger als 100 mg Benzbromaron. Das Kombinationspräparat hat den Vorteil, daß zu Beginn der Therapie keine so strengen Vorsichtsmaßnahmen bezüglich Diurese und Neutralisierung des Urins notwendig sind wie bei einem Urikosurikum allein in höherer Dosis. Das Kombinationspräparat hat aber den Nachteil, daß durch die Anwendung von zwei Substanzen das Risiko nicht-dosisabhängiger Nebenwirkungen (Überempfindlichkeitsreaktionen oder Wechselwirkungen) erhöht wird.

Therapie von Harnsäuresteinen

Zur Prävention oder Therapie von Harnsäuresteinen gehören eine hohe Flüssigkeitszufuhr und zusätzlich eine Neutralisierung des Urins. Durch Steigerung des Urinvolumens auf 2,5 l/24 h wird die Konzentration der steinbildenden Ionen, in diesem Fall Harnsäure, erheblich gesenkt und dadurch das Risiko einer Kristallisation deutlich vermindert. Gleichzeitig muß zur Verbesserung der Löslichkeit der Harnsäure im Urin eine Neutralisierung des Urins durch eine Diät überwiegend pflanzlicher Herkunft und den Urin alkalisierende Getränke wie Säfte von Zitrusfrüchten oder Alkali-Citrat-Gemische angestrebt werden. Kalium-Natrium-Hydrogencitrat läßt den pH-Wert des Urins auf Werte zwischen 6,5 und 7,0 einstellen. Der Erfolg ist durch die pH-Wert-Messung im Urin zu kontrollieren.

■ **Besondere Situationen:** Während Schwangerschaft und Stillzeit ist die Anwendung von Urikostatika und Urikosurika sowie von Colchicin kontraindiziert. Hyperurikämie und Gicht sind allerdings während der Schwangerschaft eine absolute Rarität. Auch im Jugendalter ist eine Gicht äußerst selten. Sie beruht dann in aller Regel auf einem Enzymdefekt mit vermehrter Harnsäuresynthese und muß mit Allopurinol behandelt werden. Eine eingeschränkte Nierenfunktion erfordert eine Reduktion der Dosierungen von Urikostatika, Urikosurika und Colchicin.

Verlaufskontrollen

Die primäre Hyperurikämie benötigt eine Dauertherapie mit dem Ziel von Harnsäurewerten im Plasma zwischen 5,0 und 5,5 mg/dl. Der Therapieerfolg ist anfangs durch Harnsäurebestimmungen in mehrtägigen Abständen zu sichern, später genügen Werte in Abständen von 3 – 6 Monaten. Bei einer Neutralisierung des pH-Werts im Urin sind zunächst tägliche Kontrollen notwendig.

Prognose

Unter konsequenter harnsäuresenkender Behandlung werden die Patienten nach wenigen Monaten anfallsfrei. Weichteiltophi verschwinden, Knochentophi können sich unter Wiederherstellung des Gelenkes zurückbilden. Reine Harnsäuresteine können sich unter Allopurinol auflösen. Eine günstige Beeinflussung einer Gichtniere ist nicht gesichert.

Störungen des Eßverhaltens: Anorexia nervosa und Bulimia nervosa

Einleitung und Definition

Eßstörungen sind chronische Erkrankungen. Sie sind charakterisiert durch die Manipulation der Nahrungsaufnahme und/oder des Körpergewichts. Ursache der Störung ist meist die Lösung oder Verschleierung innerer oder äußerer Anpassungsprobleme. Eßstörungen sind keine Ernährungs-„Störungen" und auch keine endokrinen Erkrankungen. Sie können aber zu Ernährungs- und endokrinologischen Problemen (wie z. B. Malnutrition, Wachstumsstörungen, Osteoporose, Amenorrhö) führen. Eßstörungen sind die Anorexia nervosa und die Bulimia nervosa. Differentialdiagnostisch müssen Eßstörungen von somatischen Erkrankungen (wie z. B. einer Schilddrüsenüberfunktion oder gastrointestinalen Erkrankungen), aber auch von endogenen Psychosen abgegrenzt werden.

Die diagnostischen Kriterien für eine **Anorexia nervosa** sind entsprechend der Amerikanischen Psychiatrie-Gesellschaft (DSM IV, 1993; DSM = „Diagnostic and Statistical Manual of Mental Disorders" der „Amerikanischen Psychiatrischen Vereinigung"):

1. Weigerung, das Körpergewicht auf einem Minimum des dem Alter und der Größe entsprechenden Normalgewichts zu halten,
2. trotz Untergewichtes starke Befürchtung, „dick" zu werden,
3. gestörte Wahrnehmung von Gewicht und Proportion des eigenen Körpers, d. h. sog. „Körperschemastörung")
4. primäre (Ausbleiben der Regelblutung über das vollendete 18. Lebensjahr hinaus) oder sekundäre Amenorrhö (Ausbleiben der Regelblutung über mindestens 6 Monate nach vorher normalem Menstruationszyklus).

Die diagnostischen Kriterien einer **Bulimia nervosa** sind:

1. wiederholte und unkontrollierte Heißhungerattacken (d. h. Verschlingen größerer Nahrungsmengen in kurzer Zeit; es treten mindestens 2 Attacken/Woche über einen Zeitraum von 3 Monaten auf),
2. Verhinderung der Gewichtszunahme durch selbstinduziertes Erbrechen, Laxantienabusus oder Diuretika,
3. ständige gedankliche Beschäftigung mit dem Essen und dem Körpergewicht,
4. Ausschluß einer Anorexia nervosa.

Die Weltgesundheitsbehörde (WHO) hat nach dem ICD-10 („International Classification of Diseases") ähnliche Kriterien für eine Anorexia nervosa formuliert: 1. Körpergewicht um mindestens 15 % unter Normalgewicht oder ein BMI $< 17,5$ kg/m^2; 2. selbstverursachter Gewichtsverlust; 3. „Körperschemastörung" (s. o.); 4. endokrine Störung der Hypothalamus-Hypophysen-Gonaden-Achse und 5. Störung von Pubertät und Wachstum bei Beginn der Erkrankung vor der Pubertät. Die Bulimia nervosa wird nach ICD-10 wie folgt definiert: 1. Eßattacken und ständige gedankliche Beschäftigung mit dem Essen und dem Heißhunger; 2. Verhaltensweisen wie selbst-induziertes Erbrechen, Laxantienabusus, gezügeltes Essen; 3. krankhafte Furcht, dick zu werden; 4. möglicherweise Anorexia nervosa in der Vorgeschichte. Abdominelle Beschwerden, selbst-induziertes Erbrechen oder eine Störung durch Dritte beenden eine Bulimieattacke. Das Problem der bulimischen Patienten wird gut mit dem Begriff des „dietary chaos" beschrieben. Sie essen unregelmäßig, wahllos durcheinander und teilweise unmäßig. Hunger und Sättigung scheinen ihnen unbekannt. Meist essen bulimische Patienten allein. Anorektische Patienten essen zu wenig (d. h. z. T. nur 200 bis 300 kcal/d).

Der Anorexia und der Bulimia nervosa ist die krankhafte Furcht vor dem Übergewicht gemeinsam. Einige Patienten wechseln im Verlauf der Erkrankung zwischen den beiden Krankheitsbildern. Im Gegensatz zu Anorexiepatienten haben bulimische Patienten ein deutliches Krankheitsgefühl. Sie empfinden die Heißhungerattacken als Verlust der Kontrolle über das Eßverhalten. Alkohol- und Drogenabusus sind möglich. Bulimiepatienten sind nach außen perfekt: Sie haben die Idealfigur und „funktionieren" immer. Neben dem selbst-induzierten Erbrechen sowie dem häufigen Laxantien- und Diuretikaabusus dienen eine strenge Diätetik und hohe sportliche Aktivitäten der Gewichtskontrolle des bulimischen Patienten. Häufige Gewichtsschwankungen (um $\pm$ 5 kg, bedingt durch Fasten bzw. vermehrtes Essen) illustrieren den Kampf um das Gewicht bei Patienten mit Bulimia nervosa. Entgegen der ständigen Thematisierung des Essens, des Gewichtes, der Figur und auch dem Leidensdruck bei Bulimie verleugnen Patienten mit einer Anorexia nervosa ihre Probleme und auch ihre Erkrankung. Allerdings verschleiern auch die Patienten mit Bulimia nervosa ihre wirklichen Probleme. Aus Schamgefühl und Angst sprechen sie eher über sekundäre Probleme als über die Eßstörungen selbst.

Patienten mit einer Anorexia nervosa können auch eine bulimische Symptomatik aufweisen. Das entscheidende Kriterium der Anorexia nervosa ist das Auftreten dieser Symptome bei pathologisch niedrigem Körpergewicht. Unterschieden werden können Anorexiepatienten mit gezügeltem Eßverhalten bis hin zum Hungern (Typ 1 oder restriktive Anorexie) von solchen mit zusätzlichen Eßattacken, selbst-induziertem Erbrechen und Medikamentenabusus (d. h. Laxantien, Diuretika, Appetitzügler) (Typ 2 oder bulimische Anorexie). Typ-1-Patienten sind häufig zwanghaft, pflichtbewußt, perfektionistisch, leistungsorientiert, introvertiert, emotional gehemmt und haben ständig Angst vor dem Kontrollverlust. Demgegenüber sind Typ-2-Patienten impulsiv, sozial schlecht integriert, depressiv und häufig in seelischer Not.

Eßanfälle (sog. „binge eating") werden nicht nur bei Anorexia oder Bulimia nervosa, sondern auch bei Adipösen beobachtet. Sie sind aber heute kein eigenständiges diagnostisches Kriterium. Eßanfälle sind laut Vorschlag im DSM-IV wie folgt charakterisiert:

1. Essen unverhältnismäßig großer Mengen in kurzer Zeit,
2. Verlust der Kontrolle während des Essens,
3. drei der folgenden Kriterien: sehr schnell essen, Essen bis zum Unwohlsein, Essen großer Mengen auch ohne Hungergefühl und ohne geplante Mahlzeiten, alleine essen; Ängstlichkeit, Langeweile, Depression als Auslöser der Eßattacke, Schuldgefühle, Abscheu oder Depressionen nach einer Eßattacke,

4. ständiger Kampf gegen die Eßstörung,
5. Eßattacken treten mindestens zweimal pro Woche über einen Zeitraum von 6 Monaten auf,
6. die Kriterien einer Bulimia nervosa werden nicht erfüllt.

Gezügeltes Eßverhalten, Freß–Brech-Attacken und Laxantien- oder Diuretikaabusus sind einander überschneidende Symptome. Sie charakterisieren verschiedene Untergruppen von Patienten entlang eines Gewichtsspektrums von über- bis untergewichtig. Bei allen magersüchtigen Patientinnen (auch bei denen aus ökonomischen Unterschichten) sind in der Regel Lebensmittel in ausreichendem Maße, ja häufig sogar im Überfluß vorhanden. Eßstörungen sind ein Problem der Überflußgesellschaften. In Entwicklungsländern, in denen z. T. immer wieder Hungersnöte drohen, gibt es diese Krankheitsbilder nicht. Eine Anorexia nervosa wird überwiegend bei Mädchen und Frauen im Alter zwischen 12 und 35 – 40 Jahren beobachtet. Die Erkrankungsgipfel liegen im 14. und im 18. Lebensjahr. Der Anteil männlicher Patienten beträgt 5 – 10 % der gesamten Patientengruppe. Die Anorexia nervosa hat bei Mädchen und jungen Frauen eine Prävalenz von bis zu 1 %. Die Bulimia nervosa ist häufiger (Prävalenz 4 – 8 %). Es sind überwiegend Frauen in einem Alter zwischen 20 und 35 Jahren betroffen. Nur 0,2 – 15 % der Bulimiker sind Männer. Eßstörungen sind bei homosexuellen Männern häufiger als bei Heterosexuellen anzutreffen. Die Diagnose einer Eßstörung wird meist 1 – 5 Jahre nach deren Beginn gestellt. Klinisch verläuft eine Anorexia nervosa meist in einer Episode mit drastischem Gewichtsverlust und Wiedererreichen des Normalgewichtes unter Therapie. Es sind aber auch episodische Verläufe ohne Remission bekannt. Demgegenüber ist eine Bulimie durch immer wiederkehrende Freß–Brech-Attacken gekennzeichnet. Das klinische Bild der Anorexia nervosa variiert sehr und wird durch die Zeichen und Folgen der Fehlernährung bestimmt: Kräfteverfall, Schwäche und Apathie, Kachexie, Minderwuchs, Hypothermie, Akrozyanose, Haarausfall, Speicheldrüsenschwellung, Exsikkose, Muskelkrämpfe, Karies, Bradykardie, ein niedriger Ruheumsatz, Hypotonie, Perikarderguß, Osteoporose, Schwächung der körpereigenen Immunabwehr mit Gefahr bakterieller Infektionen wie einer Tuberkulose, Veränderungen klinisch-chemischer (Anämie, veränderte Serum-Elektrolytspiegel, Hypoglykämie, prärenale Azotämie) sowie endokrinologischer Parameter (sekundärer Hyperaldosteronismus, erhöhte Cortisolspiegel mit erniedrigtem Dehydroepiandrosteron, sekundäre Amenorrhö mit niedrigen Gonadotropin-, Estradiol- und Progesteronspiegeln, ein „Nieder-T_3-Syndrom" mit zusätzlich niedrigen TSH-Spiegeln). Alle diese Phänomene sind sekundär und nach Behandlung und Kompensation des Ernährungszustandes reversibel. Ein Gewichtsverlust von 60 % des Normalgewichtes oder 50 % der Körperzellmasse ist mit dem Überleben nicht vereinbar. Ein plötzlicher Herztod kann aber bereits bei einem Körpergewicht von 35 % unterhalb des Idealgewichtes auftreten. Im Gegensatz zu den Patienten mit einer Anorexia nervosa ist der körperliche Befund bei Bulimiepatientinnen meist normal. Dennoch bestehen auch bei Patientinnen mit einer Bulimia nervosa trotz normalem Körpergewicht ernährungsabhängige Störungen. So ist die zelluläre Immunität bei Bulimie bereits deutlich reduziert. Bulimische Patienten zeigen laborchemisch infolge wiederholten Erbrechens häufig das Bild einer metabolischen Alkalose sowie Verschiebungen im Serum-Elektrolytmuster (niedrige Kalium-, Natrium-, Magnesium- und Chloridspiegel). Klinische und z. T. lebensbedrohliche Komplikationen ergeben sich aus dem häufigen Erbrechen (z. B. Aspiration von Mageninhalt, gastrointestinale Blutungen bei Schleimhautfissuren der Speiseröhre im Sinne eines Mallory-Weiss-Syndroms, schwere Elektrolytentgleisungen). Während anorektische Patientinnen meist einen Libidoverlust haben, sind bulimische Patientinnen sexuell aktiv.

Therapie

Die Anorexia nervosa und auch die Bulimia nervosa sind psychiatrische Krankheitsbilder. Es gibt heute keine spezifische Behandlung von Eßstörungen. Eine Indikation für eine Behandlung besteht streng genommen aus Sicht des Psychiaters bereits zu Beginn der Erkrankung. Sie stellt sich praktisch aus internistischer Sicht meist erst nach einer akuten Einweisung wegen einer somatischen Erkrankung.

Die Behandlung von Eßstörungen wird ambulant oder stationär durchgeführt. Eine stationäre Behandlung der Anorexia nervosa wird aus somatischen (z. B. schwere Malnutrition [vgl. Tab. 9.**10**], Exsikkose, Elektrolytentgleisungen, Bradykardie) und/oder psychosozialen Gründen (soziale Isolation, unlösbare familiäre Probleme, Scheitern eines ambulanten Behandlungsversuches) durchgeführt. Ziele der somatischen Behandlung sind die Therapie möglicher medizinischer Komplikationen, das (möglichst dauerhafte) Wiedererreichen eines (nahezu) normalen Körpergewichtes (BMI: 19–25 kg/m^2, d. h. eine physische Rehabilitation) und das Wiederauftreten der Menstruation. Die Motivation der Patienten ist in der Regel gering. Die stationäre Behandlung erfolgt interdisziplinär, meist durch einen Internisten (oder bei Jugendlichen durch einen Pädiater), einen Ernährungsmediziner sowie einen Psychiater.

Tab. 9.**10** Klinische Diagnostik der Mangelernährung

	normal	Grad 1	Grad 2	Grad 3
BMI („body-mass-index") (kg/m²)	19 – 25	< 18,5	< 17,0	< 16,0
Trizepshautfalte (mm)	♂ 12,5/ ♀ 16,5	< 80 %	< 60 %	< 40 %
Oberarmumfang (cm)	♂ 29,3/ ♀ 28,5	< 80 %	< 70 %	< 60 %
Kreatinin-Höhen-Index (g Krea × kg IBW/cm Größe)	♂ 0,5 – 0,8 ♀ 0,2 – 0,4	< 90 %	< 80 %	< 70 %
Serum-Albumin (g/l)	> 35	< 35	< 30	< 20
Serum-Transferrin (mg/dl)	> 200	< 200	< 180	< 160
Lymphozyten (/μl)	> 1500	< 1500	< 1200	< 800

IBW = „Ideal body weight"

Künstliche Ernährung

Eine Gewichtszunahme wird langfristig geplant und vorsichtig aufbauend mit Hilfe der künstlichen Ernährung erreicht. Bei einem Körpergewicht unter 40 kg muß künstlich ernährt werden. Die künstliche Ernährung wird unter 35 kg ausschließlich parenteral durchgeführt, zwischen einem Körpergewicht von 35 und 45 kg kann kombiniert enteral über eine Sonde und parenteral über einen zentral-venösen Verweilkatheter ernährt werden. Die Dosierung muß vorsichtig beginnen (z. B. mit 20 kcal/kg/d) und stufenweise den errechneten Energiebedarf erreichen. Der Energiebedarf wird entsprechend den Formeln von Harris und Benedict berechnet (Tab. 9.**11**). Die parenterale Ernährung muß als vollständige und ausgewogene Ernährung Kohlenhydrate, Fette, Eiweiß, Elektrolyte sowie sämtliche Mikronährstoffe enthalten und den Flüssigkeitsbedarf decken (Tab. 9.**11** und 9.**12**). Der Ernährungsplan wird bei parenteraler Ernährung in Form einer Rezeptur festgesetzt (Tab. 9.**12**). Bei enteraler Ernährung wird ebenfalls ein vorsichtiger Kostaufbau angestrebt (Tab. 9.**13**). Die Dosierung wird analog zur parenteralen Ernährung berechnet. Der Flüssigkeitsbedarf muß getrennt kalkuliert werden und kann aufgrund ihres Flüssigkeitsgehaltes nicht allein durch das Volumen der Sondenkost gedeckt werden. Aufgrund der Atrophie der Dünndarmschleimhaut wird zunächst mit einer „chemisch definierten Diät" (Tab. 9.**14**) ernährt. Nach Adaptation des Dünndarms, d. h. nach Kostaufbau und bei Toleranz des Patienten, kann eine nährstoffbilan-

Tab. 9.11 Rezeptur einer parenteralen Ernährung

1. Berechnung des **Ruheenergiebedarfs** nach Harris und Benedict:
   (Frauen: 655.095 + 9.5634 × Gewicht + 1.8496 × Größe – 4.675 × Alter;
   Männer: 66.473 + 13.7516 × Gewicht + 5.0033 × Größe – 6.755 × Alter)

2. Schätzung des **aktuellen Energiebedarfs:**
   (Ruheenergiebedarf × 1,3 bzw. × 1,5 – 1,7 bei katabolen Patienten)

3. Berechnung des **Eiweiß-/Aminosäurebedarfes:**
   (1,3 g Aminosäuren/kg KG/d)

4. Berechnung der **„Nicht-Eiweiß"-Kalorien** (aktueller Energiebedarf minus Eiweiß-/Aminosäurebedarf)

5. **Aufteilung** der „Nicht-Eiweiß"-Kalorien
   (70 % Glukose, 30 % Fett bzw.
   (50 % Glukose, 50 % Fett bei Katabolie)

6. **Substitution** von Elektrolyten, Spurenelementen und Vitaminen
   (empirisch)

7. Deckung des **Flüssigkeitsbedarfes** *(40 ml/kg KG/d)*

zierte Diät als Sondenkost verwendet werden (Tab. 9.**15**). Es ist unbedingt erforderlich, die enterale Ernährung dosiert und definiert über eine Sonde durchzuführen. Die Sonde wird naso-duodenal bzw. nasojejunal unter radioskopischer Kontrolle plaziert. Es werden filiforme (Polyurethan- oder Silikonkautschuk-) Sonden von > 10/12 Charrière verwandt. Es muß unbedingt mit einem Pumpensystem ernährt werden. Die Gewichtszunahme darf nicht mehr als 1 – 1,5 kg/Woche betragen. Das Zielgewicht wird ausschließlich aufgrund ernährungsmedizinischer Kriterien festgelegt und kann nicht frei zwischen Arzt und Patienten ausgehandelt werden. Mögliche ernährungsabhängige Komplikationen (wie z. B. eine Hypophosphatämie im Rahmen eines „overfeedings" oder eine Hyponaträmie bei Wahl einer natriumarmen Sondenkost) sind durch eine kontrollierte Zufuhr zu vermeiden. Die Kontrolle umfaßt die Standardlaborparameter (Elektrolyte inklusive Phosphat, Harnstoff, Blutglukose, Leberenzymmuster), das Körpergewicht und gegebenenfalls die Messung der Körperzusammensetzung (Methoden: Anthropometrie, bioelektrische Impedanzanalyse). Bei unklarem Befund können die Untersuchungen um eine approximale Bilanzierung anhand der Harnstoff- und Kreatininausscheidung im 24-h-Urin ergänzt werden. Bei längerfristiger parenteraler Ernährung (> 3 Wochen) wird routine-

Tab. 9.12 Beispiel eines Verordnungsbogens zur totalen parenteralen Ernährung (zentraler Venenkatheter)

cm: _____ kg: _____

EE: _____ kcal/d: _____

Substrat	ml	kcal	%	g
Glukose 20%	_____			max. Zufuhrrate
40%	_____			(5 g/kg/d)
70%				
Aminsosäuren				
Aminomel® 8%	_____			
Aminoplasmal® 10%	_____			
Aminoplasmal Hepa® 10%	_____			
Aminomel nephro® 6%	_____			(1,5 g/kg/d)
Lipide				
Lipofundin MCT® 10%	_____			
Lipofundin MCT® 20%	_____			(2 g/kg/d)
Vitamine				
Multibionta® (wasserl.)	_____			
Vitintra® (fettl.)	_____			
Elektrolyte				Tagesbedarf
Kaliumphosphat				K 1–2 mmol/kg
1 ml = 1 mmol K + 0,6 mmol P	_____			P 0,2–0,5 mmol/kg
KCl 7,45%				
1 ml = 1 mmol K	_____			
NaCl 5,85%				
1 ml = 1 mmol Na	_____			Na 1–2,5 mmol/kg
K-Magnesiumasp.				
1 ml = 1 mmol K + 0,25 mmol Mg	_____			Mg 0,15–0,2 mmol/kg
Kalzium-gluk.				
1 ml = 0,23 mmol Ca	_____			Ca 0,1–0,15 mmol/kg
Spurenelemente				
Zinkaspartat				
1 ml = 10 µmol Zn	_____			Zn 40–60 µmol/d
Inzolen infantibus®				
sine NaK	_____			
	_____			
Summe	_____			Energiezufuhr _____
				kcal/ld _____
Infusionsgeschwindigkeit	_____ ml/h			kcal/gN _____
				gN _____

Datum: _____ anordnender Arzt: _____ Zubereitet von: _____

Tab. 9.**13** Kostaufbau bei enteraler Ernährung

Ziel:	Kalorienbedarf 2000 kcal/d (= 2000 ml Sondenkost)	
	Flüssigkeitsbedarf 2400 ml/d (d. h. + 800 ml H_2O)	
Aufbau:	Tag 1 500 ml Sondenkost + 2000 ml H_2O	(150 ml/h über 16 h)
	Tag 2 1000 ml Sondenkost + 1600 ml H_2O	(175 ml/h über 16 h)
	Tag 3 1500 ml Sondenkost + 1200 ml H_2O	(175 ml/h über 16 h)
	Tag 4 2000 ml Sondenkost + 800 ml H_2O	(175 ml/h über 16 h)
	Tag 5 Bei Wunsch schrittweise Verkürzung der Infusionsperiode, maximale Infusionsgeschwindigkeit 250 ml/h	

mäßig eine Ultraschalluntersuchung des Abdomens durchgeführt (*cave:* Leberverfettung, Gallensteine).

Verhaltens- und Psychotherapie

Eine Verhaltens- oder Psychotherapie ist erst nach zumindest teilweiser Rekompensation des Ernährungszustandes sinnvoll und möglich. In der Regel wird sie bei einem Körpergewicht > 45 kg begonnen. Ziel der Behandlung ist es, den Patienten zu mehr Selbstbestimmung und Autonomie zu verhelfen. Die Verhaltenstherapie setzt das Gefühl der Eigenverantwortlichkeit voraus. Nicht alle Patienten mit einer Anorexia nervosa sind einer solchen Behandlung gewachsen. Die Behandlung der Ursachen ist im Einzelfall nur mit Hilfe einer Psychotherapie möglich. Diese wird im Krankenhaus begonnen und nach der Entlassung über Jahre ambulant fortgeführt. Obwohl die Einbeziehung der Familie im Einzelfall sinnvoll sein kann, ist eine systematische Familientherapie selten möglich. Eine zusätzliche medikamentöse Therapie kann im Einzelfall sinnvoll sein (z. B. die Gabe von Antidepressiva bei trotz Gewichtszunahme fortbestehenden Depressionen oder die Gabe von Fluoxetin bei nicht zu beeinflussenden bulimischen Attacken). Bei einer Bulimie ist eine direkte Intervention im Sinne einer somatischen Behandlung meist nicht notwendig. Behandlungsansätze sind die kognitive Verhaltenstherapie mit den folgenden Zielen: Selbstbeobachtung des Eßverhaltens, Ernährungsschulung (d. h. Vermittlung grundlegender ernährungsphysiologischer Informationen) sowie das Einüben eines normalen Eßverhaltens.

Tab. 9.**14** Chemisch-definierte Diäten (CDD) und modifiziert chemisch-definierte Diäten für Erwachsene (2000 kcal/d)

Produkt	kcal/ml	kcal/gN	ml	Kohlen-hydrate	Fett*	Ei-weiß	mOsm/l
1. CDD							
Precitene (Wander)	1,2	167	1680	326 g (65%)	45 g (20%) 26% eF 51% MCT	75 g (15%)	310
Salvipeptid (Clintec Salvia)	1	184	2000	380 g (76%)	24 g (11%) 66% eF	68 g (13%)	360
Peptisorb (Nutricia)	1	167	2000	375 g (75%)	22 g (10%) 42% eF 50% MCT	75 g (15%)	340
Nutricomp Peptid F (Braun Melsungen)	1	139	2000	336 g (67%)	15 g (15%) 29% eF 52% MCT	18 g (18%)	400
Survimed OPD (Fresenius)	1	139	2000	300 g (60%)	52 g (22%)	90 g (18%)	400
2. Modifizierte CDD							
Survimed renal (Fresenius)	1,3	399	1200	414 g (83%)	23 g (10%) 52% eF	31 g (7%)	450

* eF: essentielle Fettsäuren; MCT: mittelkettige Fettsäuren; gN: Gramm Stickstoff

Ernährungsberatung

Eine Ernährungsberatung ist bei Eßstörungen nur von begrenztem Wert. Sie kann zur Information der Patienten im Rahmen einer Verhaltenstherapie beitragen. Die Ernährungsberatung hat einen höheren Stellenwert bei der Behandlung einer Bulimia nervosa und ist dort Teil der Patientenschulung. Sie kann allerdings nur von in diesem Problemkreis geschulten Fachkräften durchgeführt werden.

Tab. 9.**15** Nährstoffdefinierte Diäten für Erwachsene und Kinder (2000 kcal/d)

Produkt	kcal/ ml	kcal/ gN	ml	Kohlen-hydrate	Fett*	Ei-weiß	mOsm/l
für Erwachsene							
Nutrodrip (Wander)	1	174	2000	271 g (52%)	78 (33%)	73 g (15%)	245 – 291
Salvimulsin (Clintec Salvia)	1	167	2000	275 g (55%)	67 g (30%)	75 g (15%)	230 – 393
Biosorb (Nutrica)	1	159	2000	236 g (48%)	80 g (36%)	80 g (16%)	270
Fresubin (Fresenius)	1	164	2000	276 g (55%)	68 g (30%)	76 g (15%)	300 – 350
Enrich (Abbott)	1,04	155	2080	286 g (55%)	70 g (31%)	84 g (14%)	352
Nutricomp F (Braun)	1,25	145	1600	298 g (59%)	53 g (23%)	86 g (18%)	320 – 400
für Kinder							
Bioni (Nutricia)	0,75	275	2667	275 g (55%)	75 g (36%)	45 g (9%)	280
Nutrodrip junior (Wander)	1,22	282	1639	279 g (56%)	73 g (35%)	44 g (9%)	270 – 300

* Anteil an essentiellen Fettsäuren zwischen 20 und 80%

Prognose

Es gibt bis heute wenig kontrollierte Studien zur Behandlung von Eßstörungen. Während die Behandlung in der akuten Phase kurzfristig meist Erfolg hat, zeigen Langzeitbeobachtungen über 4 Jahre einen teilweisen oder gar vollständigen Behandlungserfolg bei höchstens 50% der Patienten mit Anorexia nervosa. Nahezu 70% der Patienten betreiben einen fortgesetzten Laxantienabusus und haben weiterhin Eßstörungen. Psychiatrische Erkrankungen (Depressionen, Suchterkrankungen) treten nach längerem Verlauf häufig an die Stelle der Anorexia. Die Letalität (häufig Tod durch einen Suizid) ist abhängig von der Dauer der Anorexia nervosa hoch (bis zu 20% der Patienten). Somatische Probleme (z. B. eine Osteoporose) sind bei längerem Verlauf regelrecht. Verlaufsbeobachtungen bei Patienten mit einer Bulimia nervosa sind selten. Im Vergleich zu der Anorexie ist die Prognose einer Bulimie schlechter. Sie wird möglicherweise durch eine Langzeitbehandlung gebessert.

Literatur

Adipositas

Bouchard, C., J.-P. Depres, P. Mauriege: Genetic and nongenetic determinants of regional fat distribution. Endocr. Rev. 14 (1993), 72 – 93.

Garrow, J. S.: Obesity and Related Diseases (Churchill Livingstone: Edinburgh 1988).

Kasper, H., M. Wild, I. Husemeyer et al.: Rationalisierungsschema 1994 der Deutschen Gesellschaft für Ernährungsmedizin (DGEM). Akt. Ernähr.-Med. 19 (1994), 227 – 232.

Kohlmeier, L., A. Kroke, J. Pötzsch, M. Kohlmeier, K. Martin (Ed): Ernährungsabhängige Erkrankungen und ihre Kosten. Schriftenreihe des Bundesministeriums für Gesundheit, Band 27 (1993).

Müller, M. J., O. Selberg, V. Pudel: Adipositas. In Bünte, H., W. Domschke, T. Meinertz, D. Reinhardt, R. Tölle, W. Wilmans (Hrsg.): Therapiehandbuch, Teil Stoffwechselerkrankungen und Vitaminmangelzustände (Hrsg.: P. Schollmeyer) (1993), M5 – 1 – 21.

Müller, M. J., R. Großklaus: Who should undergo a very low energy diet? Clin. Investigator 71 (1993), 963 – 971.

Nationale Verzehrstudie. Schriftenreihe zum Programm der Bundesregierung: Forschung und Entwicklung im Dienste der Gesundheit, Band 18 (1991).

Noack, R., D. Johnsen: Epidemiologie der Adipositas in den westlichen Industrienationen. Diabetes und Stoffwechsel 2 (1993), 391 – 395.

Ravussin, E., B. A. Swinburn: Pathophysiology of obesity. Lancet 340 (1993), 404 – 408.

WHO Study Group (Ed): Diet, nutrition, and the prevention of chronic diseases. Report of a WHO Study Group. WHO Technical Report Series 797 (WHO: Genf 1990).

Fettstoffwechselstörungen

European Atherosclerosis Society: Prevention of coronary heart disease. Scientific background and new clinical guidelines. Nutr. Metab. cardiovasc. Dis. 2 (1992), 113 – 156.

National Cholesterol Education Program: Expert panel on detection, evaluation, and treatment of high blood cholesterol in adults. Circulation 89 (1994), 1329 – 1445.

Sacks, F. M., M. A. Pfeffer, L. A. Moye, J. L. Rouleau, J. D. Rutherford, T. G. Cole, L. Brown, J. W. Warnica, J. M. O. Arnold, C.-C. Wun, B. R. Davis, E. Braunwald for the Cholesterol and Recurrent Events Trial Investigators: The effect of pravastatin on coronary events after myocardial infarction in patients with average cholesterol levels. N. Eng. J. Med. 335: (1996) 1001 – 1009.

Scandinavian Simvastatin Survival Study Group: Randomised trial of cholesterol lowering in 4444 patients with coronary heart disease: The Scandinavian Simvastatin Study. Lancet 344 (1994), 1383 – 1389.

Shephard, J., S. M. Cobbe, E. Ford, C. G. Isles, A. R. Lorimer, P. W. Macfarlane, J. H. McKillop, C. J. Packard for the West of Scotland Coronary Prevention Study Group: Prevention of Coronary Heart Disease with Pravastatin in Men with Hypercholesterolemia. N. Eng. J. Med. 333: (1995) 1301 – 1307.

Hyperurikämie und Gicht

Gröbner, W., I. Walter-Sack: Gichttherapeutika; Physiologische Grundlagen, Klinik und Pharmakologie (Wissenschaftliche Verlagsgesellschaft: Stuttgart 1993).

Wolfram G.: Das moderne Konzept der Ernährung bei Gicht. Akt. Ernähr.-Med. 17 (1992), 24 – 32.

Zöllner, N.: Klinik und Therapie der Gicht. Dtsch. Ärztebl. 91 (1994), 2234 – 2245.

Störungen des Eßverhaltens

Beaumont, P. J. V., et al.: Treatment of anorexia nervosa. Lancet 341 (1993) 1635 – 1640.

Bruch, H.: Eßstörungen, Psychologie (Fischer Taschenbuch Verlag Stuttgart 1994).

Garner, D. M.: Pathogenesis of anorexia nervosa. Lancet 341 (1993) 1631 – 1635.

Herpetz-Dahlmann, B., H. Remscheidt: Anorexie und Bulimie im Jugendalter. Dtsch. Ärztebl. 91 (1994), B906 – B911.

Kalker, U.: Eßstörungen im Kindes- und Jugendalter. Ernährungsumschau 39 (1991), 442 – 447.

Pudel, V., J. Westenhöfer: Ernährungspsychologie (Hogrefe Verlag für Psychologie: Göttingen 1991).

Sachverzeichnis

H